Langzeitresultate in der Extremitäten- und Wirbelsäulenchirurgie

Rainer-Peter Meyer
Hans-Kaspar Schwyzer
Beat René Simmen
(Hrsg.)

Langzeitresultate in der Extremitäten- und Wirbelsäulenchirurgie

Follow-up von 20 und mehr Jahren

Mit über 300 Abbildungen

Mit einem Geleitwort von Prof. Fritz Hefti

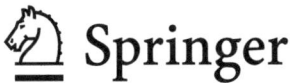

Herausgeber
Rainer-Peter Meyer
Orthopädie Obere Extremitäten
Schulthess Klinik
Zürich, Schweiz

Beat René Simmen
FMH Orthop. Chirurgie /Handchirurgie
Klinik Hirslanden
Zürich, Schweiz

Hans-Kaspar Schwyzer
Orthopädie Obere Extremitäten
Schulthess Klinik
Zürich, Schweiz

ISBN 978-3-662-49089-1   ISBN 978-3-662-49090-7 (eBook)
DOI 10.1007/978-3-662-49090-7

Die Deutsche Nationalbibliothek verzeichnet diese Publikation in der Deutschen Nationalbibliografie; detaillierte bibliografische Daten sind im Internet über http://dnb.d-nb.de abrufbar.

© Springer-Verlag Berlin Heidelberg 2016
Das Werk einschließlich aller seiner Teile ist urheberrechtlich geschützt. Jede Verwertung, die nicht ausdrücklich vom Urheberrechtsgesetz zugelassen ist, bedarf der vorherigen Zustimmung des Verlags. Das gilt insbesondere für Vervielfältigungen, Bearbeitungen, Übersetzungen, Mikroverfilmungen und die Einspeicherung und Verarbeitung in elektronischen Systemen.
Die Wiedergabe von Gebrauchsnamen, Handelsnamen, Warenbezeichnungen usw. in diesem Werk berechtigt auch ohne besondere Kennzeichnung nicht zu der Annahme, dass solche Namen im Sinne der Warenzeichen- und Markenschutz-Gesetzgebung als frei zu betrachten wären und daher von jedermann benutzt werden dürften.
Der Verlag, die Autoren und die Herausgeber gehen davon aus, dass die Angaben und Informationen in diesem Werk zum Zeitpunkt der Veröffentlichung vollständig und korrekt sind. Weder der Verlag noch die Autoren oder die Herausgeber übernehmen, ausdrücklich oder implizit, Gewähr für den Inhalt des Werkes, etwaige Fehler oder Äußerungen.

Umschlaggestaltung: deblik, Berlin
Fotonachweis Umschlag: © Urs Liechti

Gedruckt auf säurefreiem und chlorfrei gebleichtem Papier

Springer ist Teil von Springer Nature
Die eingetragene Gesellschaft ist Springer-Verlag GmbH Berlin Heidelberg

Widmung

Für unsere Lehrer ...
Paul Grammont, Norbert Gschwend, Erwin Morscher, Maurice Müller, Heiner Scheier, Albert Trillat, Heinz Wagner, Hardy Weber,
... die uns lehrten, klare Indikationen zu stellen und technisch korrekte Operationen durchzuführen.

Für alle Extremitätenchirurgen ...
... die diese Ideen übernahmen und sie an ihre Schüler weitergegeben haben.

Für unsere Patienten ...
... die noch nach 20 Jahren von den Operationen profitieren und auch bereit sind, unsere Langzeitkontrollen zu akzeptieren.

Geleitwort

Eine Erkenntnis von heute kann die Tochter eines Irrtums von gestern sein. (Marie von Ebner-Eschenbach)

In kaum einer medizinischen Disziplin ist die langfristige Wirkung des ärztlichen Handelns von so großer Bedeutung wie in der Orthopädie. Ist die entzündete Appendix entfernt und der Patient ohne Komplikationen nach Hause entlassen, so ist für den Viszeralchirurgen das Problem erledigt, um Spätfolgen braucht er sich kaum zu kümmern. Natürlich gibt es auch in anderen Fächern chronische Probleme, die langfristig über Jahre oder gar lebenslang behandelt werden müssen. Meist handelt es sich dabei um eine Dauerbehandlung wie etwa beim Diabetes mellitus, bei der Psoriasis, dem primär chronischen Rheumatismus, der chronisch obstruktiven Lungenkrankheit etc. Das Besondere an der Orthopädie ist, dass unser Handeln nicht kontinuierlich ist, sondern dass unsere Eingriffe jeweils eine bedeutende Weichenstellung in einem meist langfristigen Problem sind. Weichen haben bekanntlich die Wirkung einer Richtungsänderung. Ist die Weiche falsch gestellt, so fährt der Zug an den falschen Ort. Bei Eisenbahnen ist es allerdings jeweils einfach zu wissen, wohin der Zug je nach gestellter Weiche fährt. In der Orthopädie ist es eher wie beim Autofahren. Auch wenn wir in einem Kreisel die richtige Ausfahrt gewählt haben, gibt es in der Folge noch viele Möglichkeiten, vom richtigen Weg abzukommen. Es ist deshalb von entscheidender Bedeutung, dass wir einerseits überprüfen, ob die richtige Ausfahrt gewählt wurde, anderseits aber auch, ob der Patient in der richtigen Ortschaft angekommen ist.

Die Überprüfung von Langzeitergebnissen wird immer wieder damit kritisiert, dass Methoden, die vor 10, 20 oder 30 Jahren üblich waren, heute gar nicht mehr gebräuchlich sind. Dieses Schicksal werden aber die heute angewendeten Verfahren nach dem entsprechenden Zeitraum ebenfalls haben. Unser Optimismus, dass heute alles gut ist, ist deshalb ganz grundsätzlich verfehlt. Es ist daher von großer Bedeutung, dass wir überprüfen, ob jene Patienten, die wir im Kreisel in eine bestimmte Ausfahrt gelenkt haben, ihr Ziel auch erreicht haben und wenn nein, weshalb nicht. Dabei sollten wir nicht vergessen, dass eine der Ausfahrtmöglichkeiten immer auch die Entscheidung ist, keine Operation durchzuführen. Ein chirurgischer Eingriff muss zwingend zu einem besseren Resultat führen als die konservative Behandlung, denn ansonsten ist es nicht gerechtfertigt, eine schwere Körperverletzung vorzunehmen (und jede Operation stellt eine solche dar). Jeder Orthopäde erlebt im Laufe seines Lebens, dass eine bestimmte Operation die Erwartungen nicht erfüllt. Er wird deshalb nach mehreren Enttäuschungen davon Abstand nehmen, diesen Eingriff bei Indikation X weiterhin durchzuführen, selbst wenn vorwiegend Positives in der Literatur berichtet wird. Auf diese ist ohnehin kein Verlass. Neue Verfahren werden in kurz- und mittelfristigen Follow-up-Studien meist mit 70–90 % guten Resultaten angepriesen, und dass sie letztlich nicht funktioniert haben, erfährt man nicht aus der Literatur, sondern muss es an der Tatsache ablesen, dass keine weiteren Berichte mehr erscheinen (man denke z. B. an die Mosaikplastik). Es ist deshalb eine typische Eigenart älterer Orthopäden, dass sie in der Indikationsstellung viel zurückhaltender sind als jüngere. Aus diesem Grund gebe ich Patienten mit Problemen außerhalb meines eigenen Kompetenzgebiets häufig den Rat, sie sollen für die Indikationsstellung zu einem älteren Kollegen gehen, den Eingriff selber kann dann ein jüngerer durchführen.

Aus dieser Perspektive ist es äußerst effizient, ältere Orthopäden bezüglich ihrer Langzeiterfahrungen zu befragen. Oft erfährt man so sehr viel Substanzielles, das man aus der Literatur nur sehr schwer herauslesen kann. Die Herausgeber dieses Buches haben sich genau dies zur Aufgabe gemacht. Sie haben 38 erfahrene Orthopäden aus der Schweiz und dem Ausland zu ihren persönlichen Erfahrungen mit einer Vielzahl von Behandlungsmethoden und deren langfristigen Auswirkungen befragt. So sind viele unterhaltsame Interviews entstanden, die einige tiefgründige Aussagen enthalten. Viele der Interviewten haben auch jeweils einen illustrativen Fall mit Langzeitverlauf und entsprechenden Bilddokumenten beigetragen.

Herausgekommen ist ein äußerst originelles Buch, das es in dieser Art meines Wissens noch nicht gibt. Ich gratuliere dem Initianten R. Peter Meyer für diese tolle Idee und auch den weiteren Herausgebern für die Verwirklichung dieses wertvollen Projekts.

Fritz Hefti
Basel, September 2015

Vorwort

Beim Stichwort „Langzeitresultate" überkommt manch einen Leser das schiere Gähnen. Was soll das – 20 und mehr Jahre nach einer Intervention ihre Resultate zu analysieren? Nichts ist doch mehr wie damals. Die vormals angewandte Operationstechnik ist überholt. Die neuen Operationsverfahren sind ja ohnehin besser und über alle Zweifel erhaben! Der Patient ist 20 Jahre älter und nun meist auch wirklich alt.

So einfach lässt sich dieses Thema allerdings nicht kleinreden. Nur allzu oft sind es Abwehrreflexe, ja Angst vor den Tatsachen, die aus diesen Langzeitergebnissen resultieren und die uns Ärzte vor der Analyse unserer eigenen Langzeit-Follow-ups zurückschrecken lassen. – „Lassen wir es doch bleiben. Es wird schon gut sein!", so beschreibt Norbert Gschwend, ein großer Befürworter der akribischen Langzeitarchivierung, diesen weitgehend fehlenden Enthusiasmus für Langzeitstudien bei der nachfolgenden Ärztegeneration.

Das Nicht-kennen-Wollen unserer Langzeitresultate ist wie das Verdrängen unseres eigenen beruflichen Werdegangs. Nur in Kenntnis unserer persönlichen „Medizin-Geschichte" können wir zu der beruflichen Reife vorstoßen, die jeder Mediziner benötigt, will er standfeste Indikationen treffen, auf Bewährtem aufbauende Operationsverfahren anwenden.

Und nicht zuletzt holen wir aus der Langzeitdokumentation unsere Sicherheit, dem medizinisch-industriellen Komplex mit all seinen kurzlebigen technischen Neuerungen gegenüber kritisch zu sein und nicht bloß, wie Hans-Kaspar Schwyzer im Gespräch ironisch sagt, „die Hunde zu sein, wenn die Firmen unsere Hundehalter sind"!

Mit diesem Buch wollen wir versuchen, die Sensibilisierung für Langzeitresultate bei den operativ tätigen Ärzten zu wecken, das Langzeit-Follow-up aus seinem Dornröschenschlaf zu holen. – Keiner der 38 hier zu Wort kommenden Ärzte, der nicht ein engagierter Befürworter der Langzeitdokumentation wäre. Und bei diesen Ärzten handelt es sich nicht um eine beliebige Selektion. Bis auf wenige Ausnahmen sind allesamt gestandene Leiter von Kliniken oder langjährig in der Praxis tätige Ärzte, die mit ihrer Langzeitdokumentation eine hohe Eigenverantwortung gegenüber ihren eigenen Patienten manifestieren.

Vielleicht gelingt es uns, mit diesem Buchband den Funken für etwas mehr Engagement bei Archivierung und Analyse von Langzeitverläufen zu setzen. Damit wäre schon viel gewonnen.

R.-P. Meyer
H.-K. Schwyzer
B. R. Simmen
Sommer 2016

Dank

Ja – wem sollen wir danken? Unseren Vorgängern, die mit viel Mut, Beharrlichkeit und zeitlichem/finanziellem Aufwand an ihren Kliniken den Grundstein gelegt haben für Aufbau und Kontinuität einer Langzeitdokumentation ihrer Patientendaten? Sollen wir den engagierten Leitern der Bilddokumentation unserer Kliniken danken, die Angriffe von administrativer Seite abgewehrt und so die Archivräume mit ihren Langzeitschätzen vor der Liquidation aus „wirtschaftlichen Gründen" gerettet haben? Sollen wir den raren, aber immer wieder „aus dem Nichts" auftauchenden Fachärzten der uns nachfolgenden Generation danken, auf die der Funke für die Langzeitdokumentation überspringt und die den hohen Wert dieser Archive auch für ihren persönlich-beruflichen Werdegang realisieren?

Wir möchten vor allem und zuerst den 38 Autoren danken, die bei diesem wenig spektakulären Projekt ihr ganzes Herzblut eingebracht haben. Ihnen ist es zu verdanken, dass – so wenigstens unsere Meinung – dieses Thema zu dem Stellenwert fand, der ihm gebührt. In alphabetischer Reihenfolge der Autorennamen sind die Beiträge gegliedert.

Einmal mehr hat Frau Priti Inderbitzin alle Beiträge redigiert und zu buchkonformen Kapiteln geformt. Wie viel Enthusiasmus und auch Knochenarbeit hinter diesem Einsatz steht, vermag nur derjenige zu beurteilen, der selbst Buchprojekte anpackt.

Andreas Lütscher, der Leiter der Bilddokumentation unserer Klinik, gehört genau zu der Spezies von Fachleuten, die ihr ganzes Prestige und Können einsetzen, damit die Kontinuität unserer Langzeitarchive gewahrt bleibt. Manch einen Vorstoß von wenig kompetenter Seite zur Eliminierung von Archivräumen wusste er elegant abzuwehren. Dafür gilt ihm ein besonders großes „Dankeschön!".

Dass solche Bücher mit doch eher randständigen und auf den ersten Blick wenig attraktiven Titeln überhaupt zur Publikation gelangen, verdanken wir nicht zuletzt dem so bewährten Team des Springer-Verlags. Ohne die Kompetenz und Professionalität von Dr. Fritz Krämer, Frau Antje Lenzen, Frau Barbara Knüchel und Frau Thalia Andronis wären für uns Autoren solche Publikationen eine ungemein zähe Fleißarbeit, mit diesem Springer-Team jedoch ist es für uns ein „easy going"!

Herzlichen Dank an alle.

R.-P. Meyer
H.-K. Schwyzer
B. R. Simmen

Inhaltsverzeichnis

Mitarbeiterverzeichnis XV

1 Anstelle einer Einleitung 1
R.-P. Meyer

2 Langzeitresultate in der Forschung 9
L. Audigé

3 Langzeitresultate anhand zweier unkonventioneller Eingriffe 13
H. Bereiter

4 Langzeitresultate in der Kniechirurgie 19
T. Drobny

5 Langzeitresultate bei zementfreien Hüfttotalprothesen 31
M. Dörig

6 Langzeitresultate und evidenzbasierte Medizin 43
L. Dubs

7 Langzeitresultate und ihre Bedeutung für die Langzeitforschung 53
P. Engelhardt

8 Langzeitresultate in der Sportmedizin 63
W.O. Frey, R.-P. Meyer

9 Langzeitresultate in der Extremitätentraumatologie 69
A. Gächter, R.-P. Meyer

10 Langzeitresultate in der orthopädisch-traumatologischen Extremitätenchirurgie einer Großklinik 77
K. Grob

11 Langzeitresultate im Rückblick auf über 50 Jahre orthopädische Chirurgie 93
N. Gschwend, R.-P. Meyer

12 Langzeitresultate – das A und O in der Kinderorthopädie 103
F. Hefti

13 Langzeitresultate in der Wirbelsäulenchirurgie 113
D. Jeszenszky

14 Langzeitresultate – oder ist keine Langzeitdokumentation auch eine Option? 125
U. Kappeler

15 Langzeitresultate und ihre Bedeutung für den Allroundorthopäden und Traumatologen 131
C. Lampert

16 Langzeitresultate in der Fußchirurgie 139
H.-R. Meyer

17	**Langzeitdokumentation – die Büchse der Pandora für ihre Anwender** 143	
	R.-P. Meyer	
18	**Langzeitresultate bei Kniebinnenläsionen** 155	
	W. Müller	
19	**Langzeitresultate bei Infektionen** 163	
	P. Ochsner	
20	**Langzeitresultate in der Wirbelsäulen-Neurochirurgie** 177	
	F. Porchet	
21	**Langzeitresultate in der Knieendoprothetik** 185	
	S. Preiss, T. Guggi, T. Drobny	
22	**Langzeitresultate und die Charnley-Hüfttotalprothese – „the real prosthesis for life"** .. 193	
	B. Purbach, H. Durchholz	
23	**Langzeitresultate beim Kunstgelenkersatz am oberen Sprunggelenk** 199	
	P. Rippstein, C. Unverricht, J. Mainzer	
24	**Langzeitresultate und ihre Bedeutung bei der Korrektur von juvenilen Skoliosen** 211	
	M. Ruf	
25	**Die Langzeitresultate bei der Früherfassung von Hüfttotalprothesen-Versagern** 221	
	M. Rütschi	
26	**Langzeitresultate und ihre Bedeutung für den orthopädietechnisch tätigen Arzt** 229	
	B. Rüttimann	
27	**Langzeitresultate in der Handchirurgie** 235	
	S. Schindele, C. Krefter	
28	**Langzeitresultate bei Wirbelsäulenaffektionen von Kindern und Jugendlichen** 247	
	D. Schlenzka	
29	**Langzeitresultate in der Schulter- und Ellbogenchirurgie** 255	
	H.-K. Schwyzer	
30	**Langzeitresultate in der orthopädisch-traumatologischen Praxis** 271	
	R. Sheikh, U. Kappeler	
31	**Langzeitresultate und ihre Bedeutung für eine orthopädisch-traumatologische Universitätsklinik** 277	
	K. A. Siebenrock, M. Attinger	
32	**Langzeitresultate und ihre Bedeutung für die Ausbildung** 285	
	B.R. Simmen	
33	**Langzeitresultate in der Neurologie** 291	
	M. Sutter	
34	**Nachwort** 297	

Mitarbeiterverzeichnis

Attinger M.C., Dr. med.
Orthopädie Tiefenau
Spital Tiefenau
Tiefenaustrasse 112
CH-3004 Bern

Audigé L., Dr. med. vet.
Schulthess Klinik
Lengghalde 2
CH-8008 Zürich

Bereiter H., Dr. med.
Orthopädische Klinik
Kantonsspital Graubünden
Loëstrasse 99
CH-7000 Chur

Drobny T., Dr. med.
Schulthess Klinik
Lengghalde 2
CH-8008 Zürich

Dörig M., Dr. med.
Seeweg 10
CH-8592 Uttwil

Dubs L., Dr. med.
Merkurstrasse 12
CH-8400 Winterthur

Durchholz H., Dr. med.
Klinik Gut
Via Arona 34
CH-7500 St. Moritz

Engelhardt P., Prof. Dr. med.
Riggenbachstrasse 53
CH-4500 Olten

Frey W.O., Dr. med.
Balgrist Move>Med
Forchstrasse 319
CH-8008 Zürich

Gächter A., Prof. Dr. med.
Burgerstrasse 9
CH-9402 Mörschwil

Grob K., Dr. med.
Kantonsspital St. Gallen
Rorschacher Strasse 95
CH-9007 St. Gallen

Gschwend N., Prof. Dr. med.
Im Wingert 32
CH-8049 Zürich

Guggi Th., Dr. med.
Schulthess Klinik
Lengghalde 2
CH-8008 Zürich

Hefti F., Prof. Dr. med.
Universitäts-Kinderspital beider Basel
Spitalstrasse 33
CH-4056 Basel

Jeszenszky D., Dr. med.
Schulthess Klinik
Lengghalde 2
CH-8008 Zürich

Kappeler U., Dr. med.
Pilgerstrasse 36
CH-5405 Baden

Krefter C., Dr. med.
Schulthess Klinik
Lengghalde 2
CH-8008 Zürich

Lampert C., Dr. med.
Orthopädie am Rosenberg
Klinik Stephanshorn/Hirslanden
Rorschacherstrasse 150
CH-9016 St. Gallen

Mainzer J., Dr. med.
Schulthess Klinik
Lengghalde 2
CH-8008 Zürich

Meyer H.R., Dr. med.
Mythenquai 22
CH-8002 Zürich

Meyer R.-P., Dr. med.
Schulthess Klinik
Lengghalde 2
CH-8008 Zürich

Müller W., Prof. Dr. med.
Spechtweg 10
CH-4125 Riehen

Ochsner P., Prof. Dr. med.
Rüttigasse 7
CH-4402 Frenkendorf

Porchet F., PD Dr. med.
Schulthess Klinik
Lengghalde 2
CH-8008 Zürich

Preiss S., Dr. med.
Schulthess Klinik
Lengghalde 2
CH-8008 Zürich

Purbach B., Dr. med.
4 Park Close
Parbold WN 8 7 HP
Großbritannien

Rippstein P., Dr. med.
Schulthess Klinik
Lengghalde 2
CH-8008 Zürich

Rütschi M., Dr. med.
Loretto Krankenhaus
Mercystraße 6–14
D-79100 Freiburg i. Br.

Rüttimann B., Prof. Dr. med.
Rietstrasse 23
CH-8702 Zollikon

Ruf M., Prof. Dr. med.
Klinikum Karlsbad-Langensteinbach
Guttmannstraße 1
D-76307 Karlsbad

Schindele S., Dr. med.
Schulthess Klinik
Lengghalde 2
CH-8008 Zürich

Schlenzka D., Prof. Dr. med.
Laajalahdentie 17 A 26
FIN-00330 Helsinki

Schwyzer H.-K., Dr. med.
Schulthess Klinik
Lengghalde 2
CH-8008 Zürich

Sheikh R., Dr. med.
Husmatt 3
CH-5405 Baden

Siebenrock K. A., Prof. Dr. med.
Universitätsklinik für Orthopädische Chirurgie
und Traumatologie
Inselspital
CH-3010 Bern

Simmen B.R., PD Dr. med.
Klinik Hirslanden
Witellikerstrasse 40
CH-8032 Zürich

Sutter M., Dr. med.
Schulthess Klinik
Lengghalde 2
CH-8008 Zürich

Unverricht C., Dr. med.
Schulthess Klinik
Lengghalde 2
CH-8008 Zürich

Anstelle einer Einleitung

R.-P. Meyer

© Springer-Verlag Berlin Heidelberg 2016
R.-P. Meyer, H.-K. Schwyzer, B. R. Simmen (Hrsg.), *Langzeitresultate in der Extremitäten- und Wirbelsäulenchirurgie*,
DOI 10.1007/978-3-662-49090-7_1

Über neue Hüft- und Knieprothesenmodelle, über verbesserte vordere Kreuzbandoperationstechniken, über arthroskopische Zugangswege mit ihren Vor- und Nachteilen werden jährlich Hunderte, ja wohl Tausende von Beiträgen in Journals mit höchstem Ranking publiziert. Bei fundierten Publikationen über Langzeitresultate wird es da – in welchem Sprachbereich auch immer – wesentlich ruhiger.

Ist es einfach schnödes Desinteresse an diesen Resultaten? Ist es die Hemmung vor aufwendigen Recherchen? Ist es die geringe Wirkung, die solche Langzeitresultate auf die Leser ausüben?

Mit einem 30 Punkte umfassenden Fragenkatalog sind wir dieser Problemstellung nachgegangen und haben 38 erfahrenen Extremitäten- und Wirbelsäulenchirurgen mit unseren Stichwörtern auf den Zahn gefühlt. Erstaunliches konnten wir dabei erfahren. Alle teilnehmenden Autoren maßen dem Thema „Langzeitresultate" höchste Priorität zu. Auch wenn das Auswahlprinzip der Gesprächspartner ein mehr oder weniger zufälliges war, hatten wir doch mit einer gewissen Übereinstimmung bei diesem Thema gerechnet. Überrascht haben uns dann gleichwohl die Verve und der große Enthusiasmus, die diese Fachleute der Langzeitdokumentation entgegenbrachten. Unter Aufwendung von hohen zeitlichen und auch materiellen Ressourcen haben diese Ärzte die klinikeigenen Langzeitarchive aufgebaut, gepflegt und – soweit möglich – auch für deren Kontinuität gesorgt.

Erstaunlich auch zu sehen, wie viel man durch das Thema „Langzeitnachsorge" über die Persönlichkeit dieser Fachleute erfahren kann – und wie jeder auf seine Art die Sicherung dieser Daten erreicht hat. Wir ziehen mit unserem Fragenkatalog durch die vergangenen Jahrzehnte unseres Fachs und sind immer wieder von Neuem erstaunt, wie reichhaltig unsere Ausbeute geworden ist.

In alphabetischer Reihenfolge zeichnen wir hier nun ein „Kurzporträt" von den meisten beteiligten Autoren. Wir wollen damit ihr Verdienst und ihr Engagement für die Langzeitdokumentation würdigen.

Laurent Audigé Ursprünglich von der Veterinärmedizin über die AO-Foundation in Davos zur wissenschaftlichen Abteilung an der Schulthess Klinik Zürich gestoßen, sieht er bei der Langzeitdokumentation vorrangig die durch die Ethikkommission bewirkten Schwierigkeiten und die Behinderung der Forschung durch immer mehr Bürokratie, Zeitaufwand und Zusatzkosten. Das in der Schweiz 2014 eingeführte Human-Forschungsgesetz harrt noch seiner Bewährung.

Heinz Bereiter war über Jahrzehnte im Departement Chirurgie am Kantonsspital Graubünden in Chur Leiter der Orthopädie/Traumatologie. Für ihn ist klar der Klinikchef und nicht eine Klinik für die Langzeitdokumentation verantwortlich. Heinz Bereiter hat mit hohem persönlichem Einsatz ein eigenes Archiv mit einem Langzeit-Nachkontrollmanagement für seine Patienten aufgebaut. Dank einer nahezu lückenlosen Dokumentation der von Huggler/Jakob geschaffenen Druckscheibenprothese der Hüfte konnte Heinz Bereiter deren außerordentliche Langlebigkeit nachweisen.

Tomas Drobny ist einer der dominierenden Kniechirurgen der Schweiz und arbeitet an der Schulthess Klinik Zürich. Er präsentiert in diesem Buch eine Patientin mit seit über 20 Jahren tadellos funktionierenden Knietotalprothesen beidseits. Dies ist ein Beweis dafür, wie sich eine einmal als korrekt erwiesene Prothesenkonstruktion über Jahrzehnte bewährt. Die Konsequenz aus dieser bestechend klaren Langzeitdokumentation ist für Tomas Drobny die weitere Perfektionierung der Knieprothese bis zum Endziel des Funktionierens über 30–40 Jahre. Das wäre dann „the prothesis for life" – ein faszinierendes und realisierbares Ziel.

Maurus Dörig ist wohl derjenige Extremitätenchirurg, der seine eigenen Patientenendaten und die seiner Klinik am konsequentesten über Jahrzehnte gespeichert und analysiert hat. In der Langzeitdokumentation der Hüftendoprothetik ist Maurus Dörig als Einzelperson nahezu unschlagbar. Seine Patienten mit 5.000 Hüfttotalprothesen hat er über Jahrzehnte lückenlos erfasst und im Langzeit-Follow-up integriert. 2.200 Hüftprothesen weisen eine Laufdauer von 15–20 Jahren auf. Dörig postuliert anhand seiner Langzeitdokumentation die Perfektionierung der jeweiligen Prothesenmodelle in kleinen Schritten. Es darf kein ständiges Neu-Erfinden von völlig anderen Konstruktionen geben. Der Langzeiterfolg mit dem von ihm bevorzugten zementfreien Zweymüller-Titanschaft und der Metasul-Titanpfanne geben ihm recht.

Luzi Dubs gilt in gewissen Schweizer Orthopädenkreisen als „vorderer Kreuzbandoperations-Killer". Dies greift entschieden zu kurz. Durch sein jahrzehntelanges Pochen auf eine evidenzbasierte Medizin und seine systematischen Nachkontrollen der operativ angegangenen vorderen Kreuzbandrupturen – im Vergleich zu einem nichtchirurgisch behandelten Kollektiv – gelang es Luzi Dubs, die ausgesprochen strenge und differenzierte Indikationsstellung zur vorderen Kreuzbandplastik weiter zu verbessern. Natürlich hat Luzi Dubs damit ein zuvor lukratives Operationsfeld eingeschränkt und sich damit nicht nur Freunde gemacht. Doch von führenden Kniechirurgen erhält er in dieser Sache Support. Zitat von Tomas Drobny: „In der Dissertation von Andrea Peter (unter Leitung u. a. von Luzi Dubs) wird nachgewiesen, dass im Langzeitverlauf die nicht operierten Kreuzbandpatienten in Bezug auf ihre sportliche Aktivität besser abschneiden als die operierten. Diese Arbeit hat generell die Indikation zum vorderen Kreuzbandersatz infrage gestellt."

Peter Engelhardt bildete sich an den drei renommierten schweizerischen Ausbildungsstätten in Orthopädie/Traumatologie bei Prof. M. E. Müller in Bern, Prof. A. Schreiber in Zürich sowie Prof. B.G. Weber in St. Gallen aus. Peter Engelhardt gehört mit seiner Buchpublikation *Das Risiko der sekundären Coxarthrose* (Thieme Verlag 1984) zu den Exponenten in Sachen Langzeitresultate und ist ein Promotor der Langzeitdokumentation. Auch in seiner Publikation „Hüftbiographien" (Forschung und Technik, Neue Zürcher Zeitung 1984) unterstreicht er die Bedeutung von Langzeitstudien.

Walter O. Frey gehört in der Schweiz zu den bekanntesten und fundiertesten Sportmedizinern unserer Generation. Er betreut sein Sportlerkollektiv nicht bloß rein technisch und füttert die Sportler einfach mit Daten. Walter Frey begleitet seine Sportpatienten aus gesamtmedizinischer Sicht und zögert nie, den bei entsprechender Affektion jeweils besten Spezialisten konsiliarisch beizuziehen. In Sachen Sportrehabilitation hat Walter Frey neue Maßstäbe gesetzt. Mit einer Art von „Rooming-in" seiner Sportler in der Rehabilitationsphase weist er faszinierende Erfolge auf. Eine starke persönliche Bindung zu seinen Spitzensportlern bewirkt einen zusätzlichen Motivationsschub.

André Gächter ist eine „number one" in der Orthopädieszene, wo immer er antritt. Als langjähriger Chefarzt der renommierten St. Galler Klinik für orthopädische Chirurgie und Traumatologie zeichnete er als Hauptverantwortlicher für die Institutionalisierung einer substanziellen Langzeitdokumentation an seiner Klinik. Er führte 1994 ein eigenes Prothesenregister ein und speicherte einen minimalen Datensatz mit den Personalien der Patienten, den Röntgenbildern, Operationsberichten und dem genauen implantierten Prothesentyp. Dass nach seinem Rücktritt die Langzeitarchivierung am Kantonsspital St. Gallen verwässert und teils liquidiert wurde, ist nicht seine Schuld. Daraus wird einmal mehr ersichtlich, wie stark personenbezogen die Wahrung solcher Langzeitdokumentationen ist. – Als wertvollen Zusatzbeitrag zum Gespräch und zu seinem klinischen Fall fügt André Gächter noch einige Gedanken zur Qualitätskontrolle in der Orthopädie bei. Nur allzu klar wird daraus ersichtlich, welche maßlose „Verbürokratisierung" unseren Beruf erfasst hat und dass wir uns nicht genug dagegen wehren können.

Karl Grob ist Co-Chefarzt an der Klinik für orthopädische Chirurgie und Traumatologie des Bewegungsapparates am Kantonsspital St. Gallen und bewältigt seit Jahren ein gerüttelt Maß an anspruchsvollster Knochenchirurgie. In ganz besonderem Maße widmet er sich der handwerklich-chirurgischen Fort- und Weiterbildung seiner Assistenz- und Oberärzte. Seit Jahren führt er mehrmals jährlich anatomische Spezialkurse für sein Team und interessierte Extremitätenchirurgen am anatomischen Institut der Universität Zürich durch. Eines der Ziele dieser Kurse ist das Erlernen der klassischen Zugangswege in der Extremitäten- und Wirbelsäulenchirurgie. Dass solche begabten Teacher unter erschwerten Bedingungen auf den mehr als verdienten Titel eines Privatdozenten warten müssen, spricht einmal mehr gegen unsere verkrusteten Habilitationsverfahren.

Norbert Gschwend gehört zu den wirklich Großen unseres Fachs. Mit Maurice Müller war er einer der Ersten überhaupt, die sich substanziell um die Archivierung und Analyse von Langzeitresultaten an seiner Klinik bemühten. Die von ihm über nahezu 50 Jahre aufgebaute und geführte Schulthess Klinik Zürich gilt heute als Musterbeispiel, wie Langzeitdokumentationen über Jahrzehnte – erst analog, dann digital – trotz Spitalwechsels und personellen Umstrukturierungen präzise weitergeführt werden können. Norbert Gschwend hat finanzielle und personelle Kapazitäten für die Archivierung bereitgestellt, die auch nach seinem Rücktritt wirksam sind. So pflegt der heutige Leiter der Bilddokumentation, Andreas Lütscher, die Langzeitdokumentation in der Tradition von Norbert Gschwend weiter, und dies auch gegen diverse Einschränkungsversuche von administrativer Seite.

Fritz Hefti hat die Kinderorthopädie in der Schweiz nicht nur geprägt, sondern gleichzeitig auch auf ein ganz neues fachliches Niveau gehoben. Sein Werk *Kinderorthopädie in der Praxis*, 1997 erstmals im Springer-Verlag erschienen, in erweiterten Auflagen und auch in englischer Sprache fortlaufend auf den neuesten Stand gebracht, ist inzwischen zu einem Standardwerk in der Kinderorthopädie avanciert – nicht nur national, auch international. Die Verkaufszahlen dieses Buchs sind selbst für Springer-Verhältnisse gewöhnungsbedürftig. Dass für die Kinderorthopäden die Langzeitdokumentation das A und O ist, legt Fritz Hefti im Gespräch ganz klar fest. Zitat: „Wieso werden alte Behandlungsmethoden oft unbegründet als obsolet betrachtet? Weil diese Therapien nicht konsequent in ihren Langzeitverläufen beurteilt werden!" Fritz Hefti legt in unserem Buch den Fall eines Chondrosarkoms mit Manifestation an 2 Lokalisationen vor, den er über 23 Jahre verfolgt hat. Was könnte die Brillanz der Langzeitbeobachtung besser demonstrieren als diese Studie mit geheilter Patientin.

Dezsö Jeszenszky ist für die Wirbelsäulenchirurgie in der Schweiz ein Glücksfall. Ungarischstämmig mit langjähriger Ausbildung an führenden Wirbelsäulenzentren in Bad Wildungen und Karlsbad/Langensteinbach in Deutschland wurde Dezsö Jeszenszky von André Gächter, dem damaligen Chefarzt am Kantonsspital St. Gallen, in die Schweiz geholt. Seit 17 Jahren arbeitet er nun in der Schweiz, zunächst in St. Gallen, seit 10 Jahren als Chefarzt des Wirbelsäulenzentrums an der Schulthess Klinik Zürich. Für ihn sind Langzeitdokumentationen in der Wirbelsäulenchirurgie ähnlich wichtig wie in der Kinderorthopädie. In der Wirbelsäulenchirurgie wurde daher schon früh großes Gewicht auf die langfristige Datenspeicherung und ihre Kontinuitätssicherung gelegt. Es existieren heute offizielle Formulare, die auch international, beispielsweise bei „EuroSpine", konsequent angewendet werden.

Urs Kappeler ist der Spagat zwischen der orthopädischen Praxis und einer intensiven Traumatologie an einem Großspital vollauf geglückt. Über 28 Jahre führte er diese anspruchsvolle Arbeit aus und baute in dieser Zeit gemeinsam mit einem Kollegen eine orthopädisch-traumatologische Klinik mit jährlich bis zu 4.600 Eingriffen auf. Schon in den 1980er Jahren dokumentierte Urs Kappeler seine endoprothetisch versorgten Patienten, vorerst analog, später digital. Deutlich über 3.000 Hüfttotalprothesen sind so aufs Genaueste belegt. Diese Dokumentation half auch ganz wesentlich mit, Fehlkonstruktionen bei Prothesenmodellen frühzeitig zu entdecken und entsprechend Gegensteuer zu geben, wie beispielsweise beim Permalock-Schaft, bei der Endler-Pfanne und Ähnlichem mehr.

Christoph Lampert ist der Allroundorthopäde und Traumatologe par excellence. Chirurgisch ausgesprochen geschickt, kann er gerade in der unberechenbaren Traumatologie komplexe Problemstellungen entsprechend souverän meistern. Früh mit den digitalen Medien vertraut, baute er bereits 1994 zusammen mit André Gächter am Kantonsspital St. Gallen ein erstes Endoprothesenregister auf. Die zunehmende Subspezialisierung drängt nun auch ihn als weitfächerigen Extremitätenchirurgen in eine spezialisiertere Aktivität. Ob dies in der Traumatologie von Vorteil ist, bleibe dahingestellt. Die Zukunft wird es zeigen.

Hans-Rudolf Meyer war über Jahrzehnte erste Anlaufstelle bei Fußaffektionen im Raum Zürich, war aber auch international bestens vernetzt. Er wollte nicht immer alle neuesten Operationstechniken gleich übernehmen. Bei ihm stand der Mensch im Vordergrund und die Frage: Welche Relation besteht zwischen der Fußalteration und echter Behinderung? Manch eine Fußintervention mit fraglicher Indikation wurde nach Einholen einer Zweitmeinung bei Hans-Rudolf Meyer gestrichen. Was gut war in der Fußchirurgie, hat er übernommen, was modischer Firlefanz war, ließ er bleiben. Auch forderte er immer wieder vehement Nachkontrollstudien an den zum Teil von ihm im Ärztekollegium präsidierten Privatkliniken.

Rainer-Peter Meyer tastete sich über die Schulthess Klinik, das Regionalspital Langenthal und das Kantonsspital Baden in Führungspositionen vor bis zur Erkenntnis, dass es zum Erlernen von Führungsfunktionen gar kein Ausbildungsmodell gibt. „Learning by doing" war angesagt – mit gutem Effekt! Das Fazit: Mit einem menschlich und fachlich guten Team lässt sich alles bewältigen. Eine persönliche Begegnung mit A. Graham Apley, einem außergewöhnlichen Arzt und Menschen am Rowley Bristow Orthopaedic Hospital in Pyrford, England, führte zur lebenslang anhaltenden Begeisterung für Langzeitstudien.

Werner Müller vorzustellen wäre „Eulen nach Athen tragen". Er gehört zusammen mit der Lyoner Schule zu den Begründern der modernen Kniechirurgie in Europa. Mit seinem 1982 bei Springer erschienenen Buch *Das Knie* hat er ganzen Generationen von Kniechirurgen und solchen, die es werden wollten, den Weg gezeigt. Werner Müller war von Beginn an ein großer Befürworter von Langzeitbeobachtungen und ihren Analysen. Wie sonst hätte ein Buch von solcher Tragweite überhaupt entstehen können. Dass Werner Müller uns hier den Patienten mit der ersten, von ihm konzipierten vorderen Kreuzbandersatz-Technik mit einem Follow-up von über 30 Jahren vorstellt, ehrt dieses Buch und seine Herausgeber.

Peter Ochsner ist mit seiner akribischen Art, ein Problem anzugehen, der Typ von Wissenschaftler, der auf dem Gebiet der Knocheninfektiologie uns Extremitätenchirurgen aus dem Bereich der „Probierinterventionen" zu einer auf Fakten basierenden Therapie geführt hat. Viele von uns Extremitätenchirurgen und noch mehr Patienten verdanken ihm viel. Auch Peter Ochsner hat sein fundiertes Wissen im bei Springer 2003 erschienen Buch *Die Hüft-Totalprothese – Implantationstechnik und lokale Komplikationen* veröffentlicht. Wie sehr er dabei auf Langzeitkontrollen abstützt, dokumentiert das von Maurice E. Müller geschriebene Geleitwort. Zitat: „Das Werk von Peter Ochsner ist deshalb so einzigartig, weil alle Hüftprotheseneingriffe zwischen 1984 und 1997 am Kantonsspital Liestal mit Hunderten von Informationen prospektiv und nahezu lückenlos (>96%) dokumentiert worden sind."

François Porchet arbeitete während 15 Jahren an der neurochirurgischen Klinik des Universitätsspitals Lausanne, Schweiz. Er habilitierte sich dort mit einem Thema aus der Schnittstelle Neurochirurgie/orthopädische Chirurgie: „Die adäquate Operationsindikation bei lumbalen Diskushernien". Zusätzlich komplettierte François Porchet seine Ausbildung in Wirbelsäulenchirurgie mit einem halbjährigen Fellowship bei Prof. Volker Sonntag, Spine Surgery am Barrow Neurological Institut und Medical Center, University of Arizona, Phoenix, USA. Im Jahr 2003 erfolgte dann die Berufung zum Chefarzt der Wirbelsäulen-Neurochirurgie innerhalb der Spine Unit an die Schulthess Klinik in Zürich. Der von François Porchet in diesem Buch vorgestellte Fall ist aus neurochirurgisch-wirbelsäulenchirurgischer Sicht derart spektakulär, dass wir ihn trotz „erst" 15-jährigem Follow-up hier vorstellen möchten. Es darf angenommen werden, dass das heute – 15 Jahre nach dem Eingriff – subjektiv und objektiv vorliegende, funktionell nahezu ideale Resultat sich in den kommenden 5 Jahren kaum ins Negative entwickeln wird.

Stefan Preiss ist Leiter der Kniechirurgie an der Schulthess Klinik Zürich und steht für jährlich über 1.700 Knieeingriffe in der Verantwortung. Gemeinsam mit seinem leitenden Arzt, Laurent Harder, beschäftigt er sich intensiv mit der Perfektionierung von Knieteil- und -totalprothesen. Man stößt auf diesem Gebiet zu zunehmend anatomischen und individuell angepassten Prothesenmodellen mit nahezu idealen Bewegungsamplituden vor. Dass Stefan Preiss hier das Spätresultat einer Tibiakopfosteotomie vorstellt, entbehrt nicht etwa der Logik, sondern zeigt auf, wie gewissenhafte Orthopäden die gelenkerhaltende Chirurgie nach wie vor in ihrem Fokus haben.

Bodo Purbach arbeitet seit dem Jahr 2000 an der renommierten, von Prof. J. Charnley aufgebauten orthopädischen Klinik im englischen Wrightington. Er hat sich zunehmend auf die Hüft- und Kniegelenkendoprothetik spezialisiert. Heute widmet sich Bodo Purbach vor allem der Revisionschirurgie dieser beiden Gelenke. Der von ihm hier vorgestellte Fall einer über 37 Jahre funktionstüchtigen Hüfttotalprothese ist ein Markenzeichen dieser englischen Spitzenklinik und nicht etwa ein Einzelfall. Dass ein deutscher Orthopäde sich in dieses Klinikteam so ideal integriert, spricht nicht nur für die internationale Ausrichtung dieses orthopädischen Zentrums, sondern auch für die Persönlichkeit von Bodo Purbach.

Pascal Rippstein ist als ausgesprochen innovativer Fußchirurg in die „Fußstapfen" von N. Gschwend und H.-R. Meyer getreten und hat die Fußchirurgie in der Schweiz um eine wertvolle internationale Komponente erweitert. Die Hallux-valgus-Chirurgie hat mit dem Einbringen der Scarf- und Akin-Osteotomie, auch mit der achsenkorrigierenden Arthrodese des 1. tarsometotarsalen Gelenks nach Lapidus erhebliche Fortschritte zu verzeichnen. Pascal Rippstein beschäftigt sich auch intensiv mit der Entwicklung und Weiterentwicklung der Endoprothetik am oberen Sprunggelenk. Über 600 implantierte, funktionstüchtige OSG-Totalprothesen sprechen für sich.

Marcel Rütschi hat sich nach einer fundierten orthopädisch-traumatologischen Ausbildung unter anderem bei Prof. B.G. Weber, St. Gallen, Prof. W. Müller, Basel, Prof. N. Gschwend, Zürich, als Chefarzt am Loretto-Krankenhaus in Freiburg in Breisgau (Deutschland) etabliert. Marcel Rütschi hat in seiner bisherigen 22-jährigen Tätigkeit in leitender Funktion eine orthopädische Klinik mit 90 Betten und insgesamt 3.800 orthopädischen Eingriffen jährlich aufgebaut. Das soll ihm mal einer nachmachen.

Beat Rüttimann hat mit großem Engagement 40 Jahre die technische Orthopädie an der orthopädischen Universitätsklinik Balgrist, Zürich, betreut. Als Dozent für Medizingeschichte an der Universität Zürich leitete Beat Rüttimann ebenfalls über 40 Jahre das medizinhistorische Institut. Sein dezidiertes Einstehen für die Langzeitdokumentation hat seine Wurzeln nicht zuletzt auch in dieser seiner medizinhistorischen Tätigkeit. Er hat Korsettversorgungen bei Skoliosepatienten kommen und gehen sehen. Er hat die Spreizorthesen bei Hüftdysplasien erlebt, bis sie zur Seltenheit wurden. Und die früher nahezu obligaten Schuheinlagen bei Kindern wurden abgelöst durch die heute ebenfalls fast obligaten Zahnspangen. Entsprechenden Veränderungen sind auch die Langzeitresultate unterworfen. Keiner kann Langzeitresultate über einen so großen Zeitbogen spannen wie Beat Rüttimann mit der hier vorgestellten knieerhaltenden Unterschenkelamputation aus dem Russlandfeldzug von Napoleon vor über 200 Jahren!

Anstelle einer Einleitung

Michael Ruf gehört als Chefarzt des renommierten Zentrums für Wirbelsäulenchirurgie, Orthopädie und Traumatologie am Klinikum Karlsbad-Langensteinbach zu den profiliertesten Wirbelsäulenchirurgen Deutschlands. Er habilitierte sich zum Thema der frühzeitigen Korrektur kongenitaler Skoliosen und Spondylolisthesen im Kindes- und Jugendalter. Prof. Ruf ist auf diesem Gebiet ein gefragter Spezialist.

Stephan Schindele hat in seiner leitenden Funktion an der Abteilung Handchirurgie der Schulthess Klinik Zürich das Verdienst, die von Norbert Gschwend initiierte Kodierung der handchirurgischen Eingriffe konsequent weitergeführt und differenziert zu haben. So existiert heute ein wissenschaftlicher Code für jede Operation an der Hand, der seit über 20 Jahren praktisch unverändert fortgeführt wird. Wirklich eine eindrückliche Leistung einer Langzeitdokumentation, aus der auch immer wieder positiv korrigierende Impulse hervorgehen.

Dietrich Schlenzka hatte im Vergleich zu uns Schweizer Orthopäden weltpolitisch bedingt eine ausgesprochen anstrengende berufliche Laufbahn zu bewältigen. Nachdem er aus politischen Gründen in der damaligen DDR jede Menge Schwierigkeiten zu überwinden hatte, um überhaupt ein Medizinstudium antreten zu können, gelang ihm dann in Finnland, seiner Wahlheimat, eine brillante, seinen Fähigkeiten entsprechende Karriere, die ihn bis in die Führungsposition des renommierten ORTON-Hospitals in Helsinki führte.

Hans-Kaspar Schwyzer ist Leiter der Abteilung „Obere Extremitäten" an der Schulthess Klinik Zürich, die für alle Schulter- und Ellbogenaffektionen verantwortlich zeichnet. Im Jahr 2014 wurden an dieser Abteilung 1.547 Schulterinterventionen durchgeführt, davon 1.206, das heißt 78 %, rein arthroskopisch. Es ist daher nicht verwegen zu behaupten, dass sich die heutige, moderne Schulterchirurgie zunehmend zu einer arthroskopischen Chirurgie entwickelt. Hans-Kaspar Schwyzer selbst führte im Jahr 2014 375 Schulterarthroskopien durch. Dank dieses riesigen Erfahrungsschatzes kann er sich arthroskopisch auch an komplexeste Schulteraffektionen heranwagen. Ein nicht zu unterschätzender Vorteil ist, dass die arthroskopische Technik, die kurzen Interventionszeiten und die große Routine die Infektrate auf nahezu Null sinken lassen. Das große Verdienst von Hans-Kaspar Schwyzer und seinem Team ist, dass er mit seiner Crew die Arthroskopie am Schultergürtel und am Ellbogengelenk auf ein – auch international gesehen – hochprofessionelles Niveau geführt hat.

Ralph Sheikh hat als Nachfolger in der Praxis von Urs Kappeler ein über Jahrzehnte vorbildlich betreutes endoprothetisches Patientenkollektiv im Hüft- und Kniebereich übernommen und überwacht mit hoher Präzision die Langzeitresultate von mehreren 1.000 Patienten. Aber auch bei gelenkerhaltenden Eingriffen werden die Patienten in der Privatpraxis über 20 und mehr Jahre weiterbetreut und bedarfsweise einbestellt. Die hier von Ralph Sheikh und Urs Kappeler vorgelegten Langzeitresultate bestätigen auch das hohe Verantwortungsgefühl dieser Ärzte ihren Patienten gegenüber. Wenn gemeinhin von der Verpflichtung der Volumenkliniken zur Langzeitdokumentation gesprochen wird, zeigt das Beispiel dieser beiden Fachleute, wie mit einfachen, privaten Mitteln im kleineren Kreis ebenbürtige Arbeit geleistet werden kann.

Klaus Arno Siebenrock hat die von Maurice E. Müller in Bern auf hohem Niveau eingebrachte Hüftchirurgie, die dann im Beckenbereich von Reinhold Ganz erweitert wurde, weitergeführt und damit ihre Kontinuität gesichert. Über 1.000 periazetabuläre Osteotomien sind heute in einem Kontrollraster erfasst. Viele Modifikationen dieser operationstechnisch anspruchsvollen Chirurgie flossen dabei anhand von Langzeitverläufen ein. So traten 10 Jahre nach periazetabulärer Osteotomie (PAO) bei einigen Patienten Hüftimpingementbeschwerden auf. Die Ursache war eine banale. Es wurde mit der PAO die ventrale Überdachung zwar verbessert, jedoch nicht berücksichtigt, dass nicht nur das Azetabulum, sondern auch das proximale Femur dysplastisch war. Je nach individueller Morphologie wurde dann zusätzlich zur PAO die Ausmuldung am proximalen Femur durchgeführt. Es zeigt sich somit als Konsequenz von Langzeitstudien über 10 und mehr Jahre, dass bei einer PAO eine individuelle Korrektur notwendig ist. Klaus Arno Siebenrock ist nicht zuletzt durch seine Erfahrung bei dieser anspruchsvollen Becken-/Hüftchirurgie zu einem engagierten Vertreter von Langzeitdokumentationen geworden.

Beat René Simmen hat vor über 30 Jahren die direkte Nachfolge von Norbert Gschwend in der Rheumachirurgie an der Schulthess Klinik Zürich angetreten. Vorsichtig dosiert hat er die euphorische Einstellung seines Vorgängers in dieser hochspezialisierten Chirurgie etwas zurückgefahren. Zupass kamen ihm dabei die großen Fortschritte bei der medikamentösen Behandlung dieser Affektion, aber auch die immer besseren Resultate durch die arthroskopischen Operationstechniken in der pcP-Chirurgie. Großes Verdienst erwarb sich Beat Simmen auch in der Aus- und Fortbildung der ihm anvertrauten Ärzte. Er führte den von Norbert Gschwend initiierten Austausch mit internationalen Kliniken weiter, installierte aber auch auf nationaler Ebene eine konsequente Rotation seiner Ärzte mit anderen Schweizer Kliniken im Jahresrhythmus.

Martin Sutter Als leitender Neurologe an der Schulthess Klinik Zürich ist er mit Laurent Audigé der einzige nichtchirurgisch aktive Facharzt, der in diese Studie von Langzeitdokumentationen miteinbezogen wird – und dies mit gutem Grund. Immer wieder werden unerkannte, verkannte oder unterschätzte neurologische Affektionen bei der Indikationsstellung zu einem orthopädischen Eingriff nicht oder ungenügend berücksichtigt. Es folgen dann Interventionen, Reinterventionen, ja Re-Reinterventionen in ungutem Rhythmus, da das neurologische Grundleiden den erwarteten und versprochenen Erfolg der orthopädischen Intervention immer wieder zunichtemacht, sei es durch seine Progredienz, sei es durch seine primär negativen Auswirkungen. Den versierten Extremitätenchirurgen sind diese Situationen nur allzu bekannt. Martin Sutter weist mit seinem hier von ihm präsentierten Casus auf diese Fallgruben hin.

Langzeitresultate in der Forschung

L. Audigé

© Springer-Verlag Berlin Heidelberg 2016
R.-P. Meyer, H.-K. Schwyzer, B. R. Simmen (Hrsg.), *Langzeitresultate in der Extremitäten- und Wirbelsäulenchirurgie*,
DOI 10.1007/978-3-662-49090-7_2

> **Curriculum Laurent Audigé (1962)**
> Laurent Audigé ist ursprünglich Veterinärmediziner, arbeitet jedoch seit dem Jahr 2000 als klinischer Epidemiologe und Forscher in der Humanmedizin. Nach langjähriger Forschungstätigkeit an der AO-Foundation in Davos – Clinical Investigation and Documentation – hat er im Jahr 2012 die Leitung der Forschungsgruppe „Obere Extremitäten" an der Schulthess Klinik in Zürich übernommen. Seine Tätigkeit umfasst die Implementierung von klinischen Studien sowie die Auswertung von Patientenregistern.

2.1 Interview mit Laurent Audigé

- Für uns Wissenschaftler sind Langzeitresultate von **hoher Bedeutung**, weil wir damit klinisch relevante und prognostisch genaue Informationen an die klinisch tätigen Ärzte weitergeben können. Problematisch bei diesen Langzeit-Follow-up-Studien ist immer die multifaktorielle Beeinflussung der Resultate. Je größer die Zeitspanne des Langzeit-Follow-ups ist, desto größer sind auch die Streufaktoren.
- Die **Grenzen** der Langzeitresultate werden durch andere, neue Probleme gesetzt. Es dominieren Veränderungen im Allgemeinzustand, die den durch die Intervention erzielten Mehrwert relativieren.
- Langzeitresultate bringen zunehmend weniger **Sinn**, wenn die operierten Patienten durch gravierende neue Gesundheitsschäden alteriert werden.
- Das **Interesse** an den Langzeitresultaten ist gerade in der Forschung sehr hoch. Diese Informationen sind für Ärzte wertvoll, um fundiert arbeiten zu können. Viele Patienten erwarten, dass sie nach einer Intervention langfristig beschwerdefrei sind und es auch bleiben. Doch man kehrt nie mehr zu 100 % in den früheren Gesundheitszustand und die damit verbundene Lebensqualität zurück.
- Wenn Kunstgelenke über 20 Jahre einen guten Verlauf zeigen, wirft dies auch ein positives Licht auf die Klinik. Dies ist eine der Möglichkeiten zur Beurteilung der **Klinikqualität**.
- Die Langzeitdokumentation ist ausgesprochen aufwendig. Ich verstehe es, wenn für den einzelnen Arzt die **Motivation** zur Langzeitdokumentation **gering** ist. Der große Zeitaufwand steht in keinem Verhältnis zu dem für ihn resultierenden Benefit. Solche Langzeituntersuchungen können sehr wohl von eigens ausgebildeten, nicht operativ tätigen Ärzten durchgeführt werden. Zusätzlich müssen wir aber auch Personal für diese Arbeiten einstellen, und dieses muss dann auch entsprechend finanziert werden.

- Ausgesprochen wichtig für die **Datenqualität** ist die Vollständigkeit der Dokumentation und der Nachkontrollen.
- Die **Zeitabstände** bei der Langzeitdokumentation scheinen mir mit 5-Jahres-Kontrollen korrekt. Die Langzeitresultate müssen jedoch imperativ als Open-End-Dokumentation geführt werden.
- **Doppelspurigkeiten** bei der individuellen Datenerfassung und dem **nationalen Endoprothesenregister** sollten vermeidbar sein, insbesondere durch Standardisierung der Parameter und die Benutzung einer adäquaten Infrastruktur. Die eigenen Daten müssen korrekt erfasst werden und dann ins nationale Endoprothesenregister oder auch direkt in ein multizentrisches, geschütztes Datenbanksystem transferiert werden. Dieses Datenbanksystem muss jedoch den einzelnen Kliniken ein Abrufen ihrer eigenen Daten ermöglichen. Dadurch sollten auch allfällige Doppelspurigkeiten weitgehend zu vermeiden sein.
- **Neue Techniken** wirken sich empfindlich auf die Langzeitdokumentation aus. Neue Endoprothesen werden in der Regel nach Kadaver- und ersten Pilotstudien rasch auf den Markt gebracht. Es werden dabei generell nur Kontrolldaten in kurzen oder mittleren Zeitabständen erfasst. Langzeitresultate werden nicht abgewartet. Diese gehören zur Post-Marketing-Dokumentation! Projektionen auf 10–20 Jahre hinaus zu entwickeln, wäre approximativ und auch spekulativ. An der ETH (Eidgenössische Technische Hochschule) Zürich existiert zurzeit ein Forschungsprojekt mit dem Titel „Long Life Prosthesis". Ziel dieses Projekts ist es, ein Kunstgelenk zu entwickeln, dessen Laufdauer über der Lebenserwartung der Patienten liegt. Dies eröffnet auch neue Perspektiven für die Implantation von Kunstgelenken bei jungen Menschen.
- Wie stark das **Interesse** an Langzeitresultaten in **Privatkliniken** ist, vermag ich als Forscher nur bedingt zu beurteilen. Ich kann darüber spekulieren, dass die Privatkliniken eine niedrige Motivation für solche Langzeitkontrollen haben könnten, teils aus finanziellen Gründen, teils auch aus Angst, dass Fehlschläge publik werden könnten. Dies gilt jedoch für viele Kliniken und ihre Ärzte.
- Wir sollten die neuen **digitalen Technologien** benutzen, um eine bessere Langzeit-Follow-up-Erfassung zu ermöglichen. Die neue Ärztegeneration kann sehr gut klinische Daten direkt in einer Onlinedatenbank erfassen, wenn man die Technik einfach und unkompliziert macht. Viele Patienten können elektronisch bei sich zu Hause beispielsweise per E-Mail befragt werden. Wenn Patienten in der Lage sind, einen Fragebogen online auszufüllen, müssen sie nicht mehr in die Klinik aufgeboten werden. In welche Richtung die Erfassungsmöglichkeiten in Zukunft gehen, kann man nur erahnen. Vermutlich werden in 20 Jahren Langzeitresultate, und nicht nur diese, anders erfasst werden als heute.
- Die im Langzeitverlauf erfasste subjektive **Lebensqualität** ist wohl einer der wichtigsten Faktoren und auch der aussagekräftigste Aspekt von Langzeitstudien.
- Ich glaube nicht, dass man in **allen Kliniken** bei allen Patienten unbedingt **Langzeitresultate erfassen** muss. Es hängt natürlich von der Zielsetzung der Dokumentation ab. Forschung braucht nicht unbedingt alle Patienten! Ich spreche da allerdings als Wissenschaftler. Eine gute, professionell geführte Klinik liefert Resultate, die dann auch für andere Kliniken extrapolierbar sind. Beispielsweise können einzelne Patienten individuell auf lange Sicht beobachtet werden. Man kann primär auch detaillierte Daten sammeln und damit gute, prädiktive Systeme aufbauen, die von anderen

Kliniken genutzt werden können. Dazu braucht es kein flächendeckendes, sondern ein repräsentatives Patientenkollektiv. Andererseits sollten in einem Land meines Erachtens zum Beispiel möglichst 90 % aller Schulterprothesen mit einem minimalen Datenset erfasst werden. Nur so können dann die Resultate auch in ein Register der International Society of Arthroplasty Registries eingebracht werden. Dies erlaubt, seltene Probleme frühzeitig zu erkennen.

- Eine **zeitliche Beschränkung** einer Langzeitarchivierung sollte vermieden werden. Die **Kontinuitätssicherung** und somit der direkte Zugriff auf die Langzeitresultate hängt von der Weiterentwicklung der Software ab. Wir Forscher und Ärzte sind unseren Patienten gegenüber zur Open-End-Archivierung ihrer Resultate verpflichtet. Solche Daten sollten gerade für die Forschung auch nach dem Ableben des Patienten noch greifbar sein. Digitale Neuigkeiten gibt es zuhauf. Nicht alle sind von Bedeutung. Die wichtigsten digitalen Entwicklungen dürfen wir jedoch nicht verpassen. Es ist anzunehmen, dass die digitale Datenerfassung immer einfacher wird und somit die Wiederbenutzung der Daten auch für die Forschung immer möglich bleibt. Die digitale Textspeicherung im Langzeit-Follow-up dürfte relativ einfach sein, bei den Bildern wird es schwieriger.
- Die **Archivierung der Langzeitresultate** erfolgt heute meistens digital. Die digitale Verfügbarkeit ist für uns Forscher essenziell. Durch die digitale Speicherung lassen sich dann auch technisch einfach Transferprozesse aufbauen. Dies ergibt eine enorme Speicherkapazität vor allem bei den Bildern. Allerdings liegen die Datenquellen wie klinische Untersuchungen, Fragebogen und Ähnliches mehr, die wir erfassen müssen, heute noch meist in Papierform vor. Es ist sehr zeitaufwendig und ressourcenintensiv, eine Dokumentation vom Papier aufs elektronische Medium zu übertragen.
- Eine **Individualarchivierung** durch den Patienten selbst finde ich für die Forschung unbrauchbar. Dies ist keine eigentliche Archivierung. Der Patient bietet keine Gewähr für eine sichere Aufbewahrung seiner Daten. Jedoch sollte der Patient die Möglichkeit haben, seine Daten zu erhalten, bevor diese definitiv gelöscht werden.
- Ich denke, dass die Langzeitdokumentation primär für die individuelle Behandlung und die Qualitätssicherung wichtig ist. Die Wiederverwendung dieser Patientendaten ist jedoch auch für die Forschung sehr wertvoll. Um Zugriff auf diese Patientendaten zu erhalten, braucht es in der Schweiz ein **Votum der Ethikkommission.** Solche Voten sind nicht bloß beim Abrufen von Langzeitdaten notwendig, sondern müssen für alle relevanten gesundheitsbezogenen Daten eingeholt werden.
- Seit Januar 2014 ist in der Schweiz das **Human-Forschungsgesetz,** HFG, in Kraft. Die Umsetzung der daraus resultierenden Vorschriften ist mit viel Bürokratie verbunden. Die Ethikkommission war auf diese Gesetzgebung nicht wirklich vorbereitet. Es resultieren daraus ein massiv vermehrter administrativer Aufwand und zusätzliche Kosten. Zeitliche Verzögerungen benötigen viel Geduld. Es überrascht, dass wegen dieses neuen HF-Gesetzes nun die einfache Umkategorisierung eines wissenschaftlichen Projekts mit 500–800 Franken gleich teuer zu stehen kommt wie eine neue Studie mit Beurteilung und Genehmigung. Früher kostete eine Projektänderung 200 Franken. Solche Bürokratie kompliziert alle Abläufe unserer Forschungsarbeit merklich. Bleibt zu hoffen, dass die Sache sich einspielen und verbessern wird.

Langzeitresultate anhand zweier unkonventioneller Eingriffe

H. Bereiter

© Springer-Verlag Berlin Heidelberg 2016
R.-P. Meyer, H.-K. Schwyzer, B. R. Simmen (Hrsg.), *Langzeitresultate in der Extremitäten- und Wirbelsäulenchirurgie*,
DOI 10.1007/978-3-662-49090-7_3

Curriculum Heinz Bereiter (1947)
- Medizinstudium an der Universität Zürich mit Staatsexamen 1974
- Allgemeinchirurgie in Walenstadt: Dr. Simeon, Dr. Cadalbert; in Chur: Dr. Enderlin 1974–1976
- Orthopädie/Traumatologie in Chur: Prof. Huggler; in Lund/Schweden: Dr. Bauer; in Mannheim/Deutschland: Prof. Jani; in Basel: Prof. Morscher, Prof. Gächter 1977–1985.
- Seit 1986 am Kantonsspital Graubünden als stellvertretender leitender Arzt, leitender Arzt, Co-Chefarzt Departement Chirurgie und Leiter Orthopädie/Traumatologie
- Seit 2008 Senior Consultant Orthopädische Klinik Kantonsspital Graubünden

3.1 Interview mit Heinz Bereiter

■ **Grundsätzliches**

Von einer adäquaten Langzeitdokumentation und Kontrolle verspreche ich mir eine auf analytischer und kritischer Erfahrung basierende innovative Verbesserung unserer chirurgischen Aktivität. Gerade für die orthopädische Chirurgie erscheint mir die Langzeitbeobachtung von fundamentaler Bedeutung. Dies ist insbesondere neben der Kinderorthopädie vor allem in der Arthroplastik sehr früh erkannt und auch eingeführt worden.

Leider steht eine Dokumentation mit einer Laufzeit von über 10 Jahren im Widerspruch zu den allgemeinen rechtsverbindlichen gesellschaftlichen Grundlagen. Die Dokumentation und Archivierung erfordert sowohl einen hohen personellen wie auch infrastrukturellen Aufwand, um die entsprechende Qualität zu garantieren. Damit steht die orthopädische Chirurgie in einem ständigen Kampf für die Langzeitdokumentation und deren Aufwand mit der Ressourcenhoheit der verantwortlichen bürokratischen Administration.

Gemäß meiner Erfahrung lassen die heutigen strukturellen, rechtlichen, gesellschaftspolitischen und ökonomischen Aspekte eine qualitativ hochstehende Langzeitqualitätskontrolle in unserem Fachgebiet nicht mehr zu. Dies steht mit Sicherheit im Gegensatz zum Engagement der orthopädischen Chirurgen, die die Notwendigkeit einer qualitativ guten Langzeitkontrolle als essenziell erachten.

Langzeitstudien oder Langzeitnachkontrollen sind als hochstehende Qualitätskontrollen unseres chirurgischen Tuns zu bewerten, weshalb mit allem Nachdruck versucht werden muss, diese aufrechtzuerhalten.

■ Wertung der Langzeitkontrollen in der orthopädischen Chirurgie

Innovationen in der Chirurgie basieren in der Regel auf einer Arbeitshypothese des sogenannten gegenwärtigen Stands des Irrtums. Aus diesem Grund ist eine definierte Qualitätskontrolle im Sinne von entsprechenden Verlaufsstudien unabdingbar, um die Qualität der Chirurgie zu beurteilen. In der orthopädischen Chirurgie sind, wie oben erwähnt, Langzeitqualitätskontrollen äußerst wichtig. Im Bereich der Endoprothetik scheint diese Forderung vollständig akzeptiert, was auch durch die Einführung der Endoprothesenregister festgestellt werden kann.

Die Geschichte der Kreuzbandchirurgie zeigt in dieser Hinsicht ebenfalls die Wichtigkeit von Langzeitbeurteilungen. Einerseits ist dadurch eine alte Arbeitshypothese der Arthroseverhinderung ins richtige Licht gerückt worden und andererseits wurde durch die Analyse der unbefriedigenden Langzeitresultate die Wichtigkeit der Anatomie und der peripheren Strukturen neu entdeckt.

■ Voraussetzungen für Langzeitstudien

Grundsätzlich spielt es keine Rolle, ob Privatkliniken oder öffentlich-rechtliche Häuser Langzeitkontrollen vornehmen. Es geht nicht um ein Problem einer Institution, sondern der Ressourcen. Die Grundvoraussetzung ist persönliches Engagement mit entsprechender Qualität der Archivierung und der Dokumentation.

Dafür braucht es aber die adäquaten Mittel. Die Freistellung dieser Mittel ist leider eine ganz andere Geschichte. Die Interessen aller Beteiligten sind sehr divergent, und insbesondere ist die Zuständigkeit der Finanzierung ein fundamentales Problem.

Als beispielhaft muss in diesem Zusammenhang die SUVA (Schweizerische Unfallversicherungsanstalt) erwähnt werden. Die SUVA führt als Institution eine Langzeitarchivierung ihrer Fälle durch, auf die nach Bedarf und Fragestellung immer wieder zurückgegriffen werden kann. Ebenfalls muss die Einführung der Prothesenregister in diesem Sinne als sehr positiv erwähnt werden.

Die Zeitintervalle für Kontrollen sind meines Erachtens empirisch gut definiert. Die 5-Jahres-Abstände, insbesondere bei der Implantatchirurgie, sind als sinnvoll zu betrachten und meines Erachtens als Qualitätskontrolle von den Leistungsträgern zu finanzieren und von den Leistungserbringern zu dokumentieren.

Risikozeichen sind entsprechend zu würdigen und erfordern eine Weichenstellung für die weiteren Maßnahmen.

■ Kritische Beurteilung von Langzeitkontrollen/Langzeitstudien

Die Fragestellung bei einer Langzeitkontrolle sollte einfach und übersichtlich sein. Damit wird auch der Aufwand vereinfacht. Leider sind über eine lange Zeitachse betrachtet Ansichten und Meinung einem sehr starken Wandel unterworfen, sodass sich im Lauf der Zeit Fragen als obsolet und nicht mehr zeitgemäß erweisen.

Problematisch bei Langzeitbeurteilungen können unter Umständen die Schlussfolgerungen sein. Es lauern hier viele Fallstricke, die die Vergleichbarkeit betreffen. In der Regel ändern sich über die Jahre aufgrund des medizinischen

Fortschritts auch die Methoden, sodass eine permanente, auf jede Methode bezogene Langzeitbeurteilung und Beobachtung nötig ist, um dann auch die adäquaten Vergleiche korrekt anstellen zu können. Dieses zeigt sich meines Erachtens ebenfalls anhand des Beispiels der vorderen Kreuzbandchirurgie, die zwar über Langzeitbeobachtungen verfügt, deren entsprechende angewendete Methoden aber schwer zu vergleichen sind.

Demzufolge sind Aussagen über gegenwärtige Indikationen dieser Chirurgie anhand solcher Langzeitresultate kaum durchführbar, da zwischenzeitlich die Methoden durch den Fortschritt der Medizin entscheidend verändert respektive verbessert worden sind. So hat die heutige arthroskopische Kreuzbandchirurgie die periphere ligamentäre Rekonstruktionschirurgie neu entdeckt, nachdem über 30 Jahre der Fokus allein auf den intraartikulären Zentralpfeiler gelegt wurde. Die offene Chirurgie hat die Peripherie immer in die Überlegungen miteinbezogen, was durch die arthroskopische Chirurgie fast vergessen wurde.

Die Grundkrankheit ist bei einer Langzeitdokumentation ebenfalls zu berücksichtigen. Wie geht man mit Grundkrankheiten um, die eine kurze Lebenserwartung prognostizieren lassen? Ähnlich verhält es sich mit Versagern der Methode durch indirekte Vorkommnisse wie Infekte oder andere neu aufgetretene Krankheiten, die die Langzeitbeobachtung beeinflussen.

Langzeitbeobachtungen sind methodisch immer einem nicht zu verachtenden Bias unterworfen und müssen demzufolge adäquat interpretiert werden.

Die Einführung der Endoprothesenregister hat die Endoprothetik in ihrer Qualität deutlich mitgeprägt. Register haben aber auch spezifische Nachteile, insbesondere wenn es darum geht, Dokumentationsparameter zu erstellen. Die Register sind als Synergisten für eine klinikbezogene Langzeitqualitätskontrolle zu sehen, um die Objektivität zu verbessern.

- **Persönliche Erfahrung mit Langzeitstudien/Langzeitkontrollen**

Aus persönlicher Erfahrung stellen sich bei einer Langzeitbeobachtung von klinischen Resultaten unerwartete essenzielle Probleme ein:

Die Archivierung von Daten und Akten hat eine nichtkontrollierbare Eigendynamik durch fachlich oder administrativ andersdenkende Personen. Systemänderungen wie Umstellung der radiologischen Dokumentation von analoger auf digitale Bearbeitung haben sämtliches analoges Röntgenmaterial vernichten lassen. Computerprogramme zur Erfassung von Patientendaten und klinischen Untersuchungsresultaten, die zu einem Studienbeginn festgelegt worden sind, können aufgrund verschiedenster Programmänderungen und Hardwareentwicklungen plötzlich nicht mehr gelesen und bearbeitet werden. Patienten können aufgrund geographischer Veränderungen oder Zivilstandsänderungen nicht mehr aufgefunden werden.

Einzig haben sich die neuen Social Media wie Twitter und Facebook als hilfreich erwiesen, weil damit Patienten, die als verloren galten, zu einem späteren Zeitpunkt wiedergefunden werden konnten.

Zusammenfassend muss ich aus persönlicher Erfahrung feststellen, dass eine Langzeitkontrolle von über 5 Jahren mit überwiegender Wahrscheinlichkeit von strukturellen Problemen in ihrer Qualität massiv eingeschränkt wird. Dem kann nur mit intensivem persönlichem Engagement und entsprechender Kontinuität begegnet werden. Es müssen Parallelarchive zu den offiziellen Archiven für die Patientendokumentation angelegt werden, weil ansonsten wichtige Datengrundlagen verloren gehen. Dies ist im heutigen Umfeld praktisch nicht mehr möglich. Zudem sind in letzter Zeit durch die

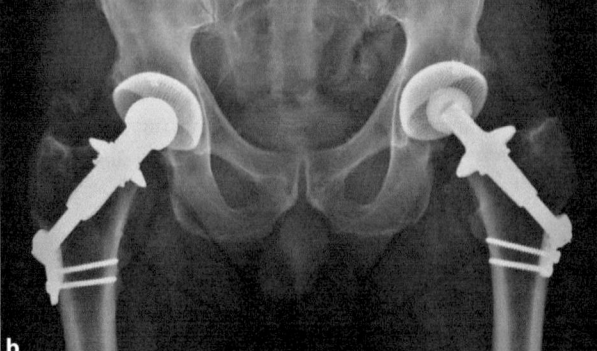

Abb. 3.1a–c Patient männlich, Beruf Förster, nach 20 bzw. 22 Jahren beschwerdefrei, überdurchschnittlich aktiv. **a** Rechtes Hüftgelenk, 20 Jahre nach Operation; **c** linkes Hüftgelenk, 22 Jahre nach Operation

Auflagen der ethischen Kommission zusätzliche Hürden geschaffen worden, die das Engagement in der praktischen Durchführung zusätzlich einschränken.

Zu hoffen ist, dass durch eine patientenverantwortliche und dem Patienten verpflichtete Datenaufbewahrung im elektronischen Zeitalter eine Verbesserung erreicht werden kann. Das Problem des Datenzugriffs wird weiterhin ein großes Problem sein, weil diesbezügliche verschiedene Interessen (auch auf Gesetzesebene) in Konflikt stehen.

In der medizinischen Entwicklung und Innovation befinden wir uns in einem sogenannten Grenzwert-Nutzen-Bereich. Das heißt, für eine neue sinnvolle WZW-Innovation (WZW: Wirksamkeit, Zweckmäßigkeit, Wirtschaftlichkeit) müssen heute wesentlich mehr Energie und Ressourcen aufgewendet werden als Mitte des 20. Jahrhunderts. Aus diesem Grund sollte man sich überlegen, für 5 Jahre keine neuen Innovationen einzuführen, sondern nur alte oder bestehende Verfahren in ihrer Methodik und in ihrem Resultat zu prüfen.

3.2 Druckscheibenprothese – 20 und 22 Jahre nach dem Eingriff

Das Konzept der Druckscheibenprothese im Sinne einer direkten Krafteinleitung auf die mediale Schenkelhalskortikalis wurde 1976 durch Prof. A. Huggler und Dr. Ing. Hilaire Jacob entwickelt. Eine breite klinische Einführung erfolgte Anfang der 1990er Jahre mit optimiertem Design. Am Kantonsspital Graubünden wurden über 100 Prothesen im Sinne einer Fallstudie erfasst. Aus diesem Grund liegen nun Langzeitresultate von 15 bis über 20 Jahren vor.

Trotz guter Resultate in der Standzeit und Klinik ist dieses Implantat nur noch schwer erhältlich. Insbesondere hat sich die Kumulation verschiedener kleiner implantatspezifischer Probleme im Vergleich zur Stielprothese als ungünstig erwiesen. In den Nachkontrollen in einem Zeitraum bis zu 20 Jahren konnten diese letztendlich adäquat beurteilt und relativiert werden (Abb. 3.1).

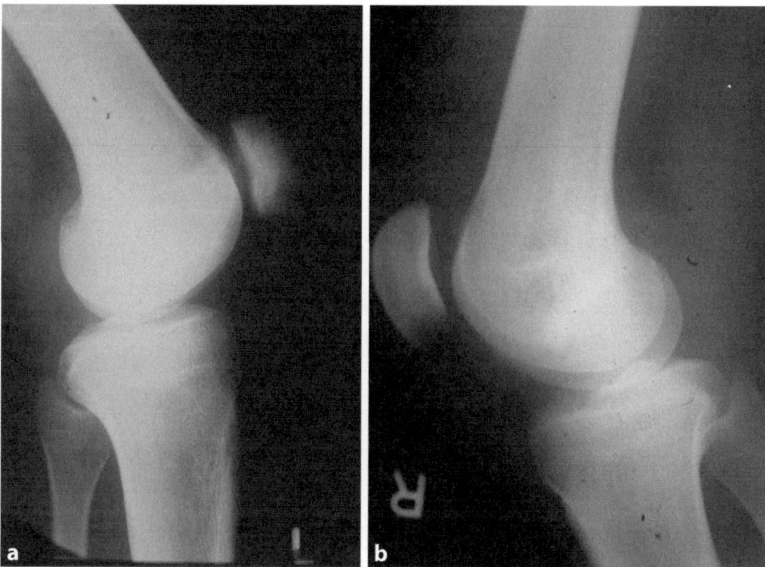

Abb. 3.2a,b Knie seitlich vor der Operation, linkes Knie 1994 (a), rechtes Knie 1992 (b). Die Trochleadysplasie mit „crossing sign" und „bump" ist gut zu erkennen. Arthrosezeichen femoropatellär sind bei dem damals 20-jährigen Patienten nicht zu sehen. Rechts (b) war die Indikation zur Operation aufgrund rezidivierender Luxationen gestellt worden, links (a) nur aufgrund des subjektiven Instabilitäts- und Unsicherheitsgefühls ohne objektive Luxation und auf ausdrücklichen Patientenwunsch, weil das Resultat am rechten Knie subjektiv so gut ausgefallen sei. (Leider konnten aus einem alten Diapositivarchiv nur noch diese seitlichen Bilder gefunden werden)

3.3 Trochleaplastik bei Trochleadysplasie – 21 und 23 Jahre nach dem Eingriff

Seit 1992 verwenden wir eine modifizierte Trochleaplastik nach Henry Dejour. Diese beinhaltet eine Rekonstruktion der Trochleafurche im subchondralen ossären Bereich. Die dysplastische Trochlea wird dabei subchondral-ossär distal gestielt und mit einem Meißel abgelöst. Darauf wird ossär-femoral eine neue Trochleafurche mit adäquater Tiefe gebildet. In der Folge wird der zuvor abgemeißelte Anteil in diese neu gebildete Furche hineingepresst und mittels Osteosutur fixiert. Aufgrund dieser Situation muss der Eingriff als Osteotomie einer Gelenkoberfläche betrachtet werden. Deswegen sind nicht unberechtigte Bedenken betreffend Arthroserisiko, auch bedingt durch das operative Vorgehen, vorhanden.

Die Stabilisierung der Kniescheibe bei rezidivierenden Luxationen der Patella und ausgeprägtem Unsicherheitsgefühl ist für die Patienten subjektiv aber von sehr hohem Wert. Aus diesem Grund hat sich in der Zwischenzeit die Trochleaplastik bei ausgeprägter Trochleadysplasie zur Stabilisierung der Kniescheibe durchgesetzt.

Kritiker der Trochleaplastik postulieren nach wie vor eine Erhöhung des Arthroserisikos durch die Operation, obwohl bekannt ist, dass eine Trochleadysplasie mit Patellainstabilität bis beinahe zu 80 % zu einer isolierten Femoropatellararthrose führt. Die Trochleaplastik wurde bisher nicht als arthroseverhindernd, sondern als stabilitätsverbessernd propagiert.

Wir überblicken nun operierte Kniegelenke mit einer Langzeitbeobachtung von über 20 Jahren. Diese scheinen eine Erhöhung des Arthroserisikos allein durch die Operation nicht zu bestätigen, insbesondere im Vergleich zum bekannten natürlichen Verlauf (◘ Abb. 3.2a,b; ◘ Abb. 3.3a–d).

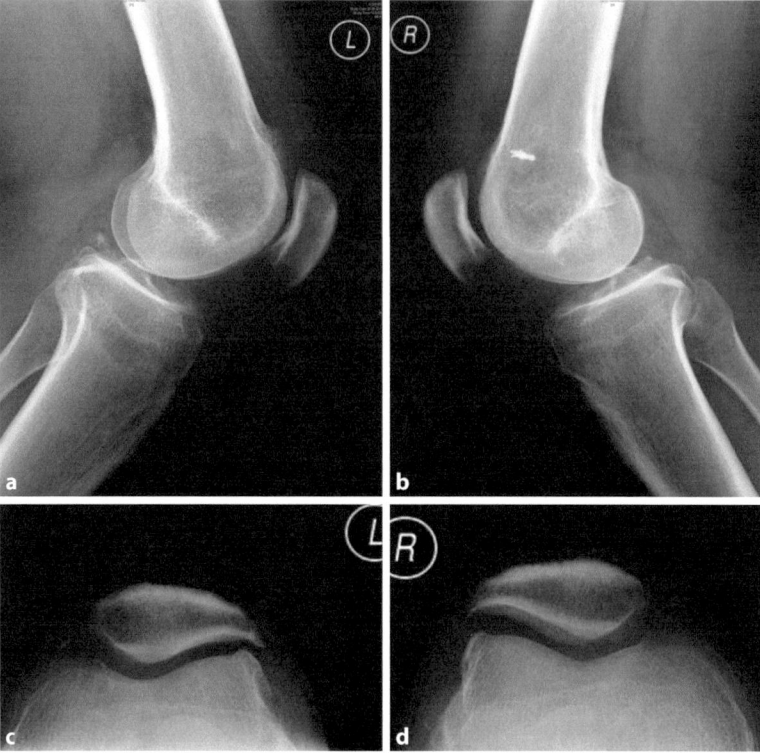

◘ Abb. 3.3a–d Röntgenbilder des heute 43-jährigen Patienten. Subjektiv beschwerdefrei außer leichten retropatellären Krepitationen. Sicheres Kniegelenkgefühl. Sportlich sehr aktiv, insbesondere im Skisport. Nur nach stärkster Belastung spürt er für einen Tag die Kniegelenke. Würde sich wieder operieren lassen. **a,b** Linkes Knie, 21 Jahre nach Operation; **c,d** rechtes Knie, 23 Jahre nach Operation. Keine massiven Arthrosezeichen. Spurs an der Patella. Kleiner Osteophyt an der lateralen Kondylenwange. Am rechten Knie (**c,d**) ist ein Knochenanker der „ersten Stunde" zur Fixation der Trochleaplastik zu sehen, dies als Ausdruck der Lernkurve der Fixationsmethodik.

Weiterführende Literatur

Bereiter H (2013) The thrust plate prostheses according to Huggler and Jacob basics development, and long term clinical experience – a historical review Invited lecture, 40th annual Meeting, Japanese Hip society, Hiroshima, 2013.

Bereiter H, Gautier E (1994) The trochleaplasty as a surgical therapy of recurrent dislocation of the patella in dysplastic trochlea of the femur. Arthroskopie 7:281–286

Déjour D, Allain J (2004) Histoire naturelle de l`arthrose fémoro-patellaire isolée. Rev Chir Ortop 90(Suppl 5):69–129 (1S)

Diederix LW, Van Winterswijk PJ, Schouten SB, Bakx PA, Huij J (2013) The thrust plate prosthesis: long-term clinical and radiological results. Acta Orthop Belg 79(3):293–300

Grehn H, Bühler G, Bereiter H (2015) Trochleaplastik bei patellofemoraler Instabilität. Arthroskopie 28:186–193

Kaegi ML, Buergi M, Jacob HAC, Bereiter HH (2015) The thrust plate Hiß prosthesis – a follow-up of 15 to 20 years with 102 implants. J Arthroplasty http://dx.doi.org/10.1016/j.arth.2015.11.020 10.1016/j.arth.2015.11.020

Knoch F von, Bohm T, Burgi ML, Knoch M von, Bereiter H (2006) Trochleaplasty for recurrent patellar dislocation in association with trochleardysplasia. J Bone Joint Surg Br 88:1331–1335

Yasunaga Y, Yamasaki T, Matsuo T, Yoshida T, Oshima S, Hori J, Yamasaki K, Ochi M (2012) Clinical and radiographical results of 179 thrust plate hip prostheses: 5–14 years follow-up study. Arch Orthop Trauma Surg 132(4):547–554

Langzeitresultate in der Kniechirurgie

T. Drobny

© Springer-Verlag Berlin Heidelberg 2016
R.-P. Meyer, H.-K. Schwyzer, B. R. Simmen (Hrsg.), *Langzeitresultate in der Extremitäten- und Wirbelsäulenchirurgie*,
DOI 10.1007/978-3-662-49090-7_4

Curriculum Tomas Drobny (1947)
- Medizinstudium in Prag und Frankfurt am Main
- Staatsexamen 1972 in Frankfurt am Main
- Allgemeinchirurgie zuerst in Deutschland, später in Basel, Prof. M. Allgöwer
- Orthopädie Bruderholzspital Basel, Prof. W. Müller
- Labor für Experimentelle Chirurgie Davos, Prof. S. Perren
- 1984 Promotion und Erlangung der Doktorwürde an der Universität Basel, Prof. E. Morscher
- Seit 1984 Schulthess Klinik Zürich, Orthopädie, Prof. N. Gschwend, Prof. H. Scheier, Dr. med. U. Munzinger; Assistenzarzt → Oberarzt → leitender Arzt → Co-Chefarzt
- Derzeitige Stellung: Senior Consultant Kniechirurgie, Schulthess Klinik Zürich

4.1 Interview mit Tomas Drobny

- **Langzeitresultate** halten uns den Spiegel unserer Arbeit vor Augen. In der Kniechirurgie ist es kaum anders als in den anderen Spezialitäten. Wenn unsere Arbeit lange hält, ist es o.k. Wenn dem nicht so ist, dann machen wir etwas falsch, oder die Methode bzw. die Implantate taugen nichts und müssen hinterfragt werden. Dazu kann die Analyse der Langzeitresultate nützlich sein. Es darf auch nicht sein, dass eine Methode bzw. ein Implantat als schlecht bezeichnet wird, wenn es nicht korrekt angewendet wurde. Schlechte Indikation + schlechte Operationstechnik = schlechtes Resultat, da kann das Implantat wirklich nichts dafür. Der Chirurg ist das schwächste Glied in der Kette.
- Wo liegen die **Grenzen des Langzeit-Follow-ups**? Die prothetische Versorgung bei alten Menschen ist ein Gewinn für ihre Lebensqualität und ihre Selbstständigkeit bzw. Unabhängigkeit. Nur zu oft verbannte früher eine schwere, gehbehindernde Gonarthrose die Menschen an die Krücken, in den Rollstuhl oder in Abhängigkeit vom Altersheim. Früher warteten wir mit dem Kniegelenkersatz bis über das 60. Lebensjahr in der Hoffnung, der Patient erlebe den Zeitpunkt der Revision nicht mehr.

Heute setzen wir bereits bei viel jüngeren Patienten Knieprothesen ein. Viele dieser Knieprothesenträger werden dann später mit Revisionen konfrontiert. Wir sollten deswegen nichts machen, was nicht reversibel ist. Eine Rückzugsmöglichkeit („second line of defense") muss es immer geben, denn es ist nichts für die Ewigkeit auf dieser Welt. Eine Grenze bei der Langzeitdokumentation darf es daher nicht geben.

- Bei vorderen Kreuzbandplastiken haben Langzeitdokumentationen über 20 Jahre nur einen sehr beschränkten Wert. Die Methoden für die Kreuzbandrekonstruktion wechseln fast im Jahresrhythmus, und der Einfluss von Begleitverletzungen auf das Langzeitresultat ist ebenfalls von Bedeutung. Das Patientenkollektiv ist zu inhomogen, um eine brauchbare Message daraus abzuleiten. C. Gerber und L. Dubs zeigten außerdem mit der Dissertation von Andrea Peter (2000), dass im Langzeitverlauf die nichtoperierten Kreuzbandpatienten in Bezug auf ihre sportliche Aktivität besser abschneiden als die operierten. Diese Arbeit hat generell die Indikation zum Kreuzbandersatz infrage gestellt.
- Bei prothetisch versorgten Kniegelenken sind Langzeitresultate jedoch ausgesprochen wichtig. Heute geben wir uns zufrieden mit Knietotalprothesen, die eine Laufdauer von 20 Jahren haben. Wir wollen jedoch Knieprothesen, die 30–40 Jahre funktionieren. Mit den Langzeitkontrollen erkennen wir früh Schwachpunkte. Eine enge Zusammenarbeit der Industrie mit den Orthopäden ist eine wichtige Voraussetzung für die Weiterentwicklung der Implantate. Für die Ärzte – nicht nur für die Orthopäden –, die bei den Firmen unter Vertrag stehen, ist es allerdings eine heikle Gratwanderung zwischen der ärztlichen Ethik und den Eigeninteressen. Zum hippokratischen Eid müsste dringend noch ein Zusatz über Interessenkonflikte hinzugefügt werden.
- Es besteht schon **Interesse an Langzeitresultaten**, nur nehmen sich wenige wirklich die Zeit dazu. Es ist aufwendig und kostspielig. Für den Operateur ist es finanziell uninteressant, und der Kostenträger will nichts davon wissen, solange es dem Patienten gut geht. Die Langzeitkontrollen sollten zur Pflichtleistung der Versicherungen werden. Alle Beteiligten – Operateur, Versicherung, Industrie und vor allem der Patient – sollten Interesse daran haben, wie sich ein Implantat im Langzeit-Follow-up verhält und wie zufrieden der Patient auch Jahre nach der Operation noch ist. Ich selbst habe durch das Feedback im Langzeitverlauf bei meinen Patienten in der Sprechstunde enorm viel gelernt. Nicht in allen Ländern ist dies so durchführbar wie in der Schweiz. In Deutschland werden die Nachkontrollen durch die Hausärzte gemacht, die wenig Sachkenntnis haben, und in den USA sind die Einwohner nicht so sesshaft und gehen oft für Nachkontrollen „verloren".
- Die **Kontinuitätssicherung der Langzeitresultate** ist ausgesprochen wichtig. Die Fragen nach den Langzeitresultaten und dem „case load" („Wie viele Operationen dieser Art pro Jahr machen Sie, Herr Doktor?") werden uns in Zukunft von den Patienten immer häufiger gestellt. Die Ärzte müssen im Sinne der Qualitätssicherung in diesem Bereich das Heft in der Hand behalten. Die Verwaltung darf da nicht hineinreden, wie es bereits in Deutschland der Fall zu sein scheint. Dort schließen sich Spitäler zu sogenannten Kaufgemeinschaften zusammen und kaufen Endoprothesen nach kommerziellen Kriterien ein. Diesem Beispiel dürfen wir nicht folgen. Die Qualität der Implantate und nicht der Preis muss die Priorität haben und beibehalten. Aber auch das „case load" hat seine Grenzen: lieber weniger und gut als viel und schlecht. Quantität zerstört von einem gewissen Punkt an die Qualität. Wo ist die Grenze?

- Gibt es **Synergien zwischen der eigenen Langzeitdokumentation** und den nun zunehmend installierten nationalen **Endoprothesenregistern**? In einem Endoprothesenregister finden wir in der Regel nicht viele Eigeninformationen. Der Wert solcher nationaler Register ist momentan eher beschränkt und von demographischer Natur. Es ist so, als würde man die Welt von der Stratosphäre aus beurteilen wollen. Man sieht, dass die Erde rund ist und dass es dort Wasser und Kontinente gibt. Das war es dann aber. Wir lernen am meisten aus Langzeit-Follow-ups unserer eigenen Fälle. Es ist viel besser, 100 eigene Patienten auf lange Sicht selbst zu analysieren, als sich über 10.000 anonyme Fälle in einem Prothesenregister zu informieren. Wer nimmt sich aber die Zeit und macht sich die Mühe für eine private Qualitätskontrolle? Der Trend zu den nationalen Endoprothesenregistern ist nicht aufzuhalten.
- „**Wear is not function of time, it is function of use!**" Daraus resultiert auch die Beeinflussung der Langzeitresultate durch den Patienten. Dies ist logisch und mag in gewissem Sinne stimmen. Andererseits beraten wir in dieser Hinsicht unsere Patienten nicht richtig und überlassen es ihnen, weil wir selber viele Faktoren und ihre Auswirkungen nicht genau kennen. Der Patient macht im Prinzip dann alles, was er will, solange dies keine Beschwerden verursacht und es ihm gut geht. Dies wirkt sich wiederum positiv auf seine Psyche, soziale Integration und Lebensqualität aus. Den Patienten soll man und wird man nicht ändern können. Wir können uns nur bei der paraoperativen Aufklärung Mühe geben, dem Patienten klarzumachen, was die Zielsetzung bei der Implantation eines Kunstgelenks ist: Schmerzfreiheit im Alltag, gute Gelenkbeweglichkeit und sich von A nach B möglichst ungehindert fortbewegen zu können. Alles, was darüber hinaus möglich ist, ist ein Zusatzgeschenk.
- Langzeitresultate und die **Qualität einer Klinik** können sehr wohl in einem Zusammenhang stehen. Es ist durchaus denkbar, dass mittels der nationalen Endoprothesenregister die Qualität der einzelnen Zentren beurteilt werden kann. Es bleibt dann den Zentren überlassen, wie sie mit dieser Information umgehen und ob sie intern eine weitere Analyse durchführen wollen, was im Sinne des eingangs erwähnten Spiegels zu erwarten wäre. Wenn keine Konsequenzen daraus gezogen werden, dann hat auch die Information aus dem nationalen Register keinen Sinn. Eine schlechte Performance könnte zum Beispiel Einfluss auf die Vergabe der Kostengutsprachen haben. Hier könnten also die Versicherungen und auch die Fachgesellschaften eingreifen.
- **Neue Techniken, neue Implantate** beeinflussen zweifelsohne die Langzeitresultate. Die Medizinaltechnikfirmen präsentieren rasch neue Prothesenmodelle, die die Probe der Zeit noch nicht bestanden haben. Das für Europa nötige CE-Zeichen (Symbol für Freiverkehrsfähigkeit in der EU) ist relativ einfach – zu einfach – zu bekommen. Keine Firma möchte 10 Jahre warten auf das „return of investment" der Entwicklungskosten. Manchmal hat man den Eindruck, dass von der Industrie die Gefahr von Sammelklagen eher in Kauf genommen wird als der Wille, in sorgfältige klinische Langzeitstudien zu investieren. Die Firmen dürfen diese Pflicht nicht an die nationalen Register abschieben. Die Industrie ist an ständig Neuem interessiert, was auch richtig ist, sonst gäbe es keinen Fortschritt. Marketing hat im Unterschied zu uns Ärzten keine Ethik. Die Firmen angeln sich die geeigneten Ärzte in leitender Stellung, die dann rasch zu akademischen Verkäufern mutieren. Hier ist es besonders wichtig, den Ehrenkodex zu bewahren. Die negativen Erfahrungen aus den Anfangs-

zeiten der MIS (minimal-invasive Chirurgie) und des Robotereinsatzes (Robodoc) sind uns noch in guter Erinnerung. Eine neue Technik muss reproduzierbar sein, muss besser sein als die herkömmliche und idealerweise auch einfacher und günstiger. Hier zeigt sich oft schon kurz- und mittelfristig, was läuft. Die Langzeitresultate geben dann die Sicherheit bzw. die Bestätigung.

- Eine gute Langzeitdokumentation ist auch die beste Werbung für eine gut geführte Klinik. An Privatkliniken beschränken sich Endoprothesennachkontrollen – wenn überhaupt – auf die Jahreskontrolle. In diesem Zeitraum funktioniert noch ziemlich alles. Erst die 5- und noch besser die 10-Jahres-Kontrollen lassen erkennen, ob die initiale Werbung in vivo das gehalten hat, was aus dem Testlabor in vitro versprochen wurde.
- In der Kniechirurgie beeinflusst der **Grundmorbus** die Langzeitresultate kaum mehr. Heute sind etwa 90 % aller Gonarthrosen degenerativer und posttraumatischer Natur und höchstens 10 % entzündlicher Ätiologie wie pcP, Psoriasis und Exoten wie beispielsweise das Hämophilenknie.
- Die Zeitintervalle beim Langzeit-Follow-up für Knie- und vermutlich auch andere Endoprothesen sind mit 5-Jahres-Kontrollen, wie wir es praktizieren, meines Erachtens korrekt und ausreichend. Sie haben jedoch ein „open end" und müssen bis zum Lebensende des Patienten erfolgen.
- Inwiefern und ob überhaupt **Infekte** die Langzeitresultate beeinflussen, ist nicht so eindeutig zu beantworten. Ein gutes Infektmanagement ist das A und O. Ein Frühinfekt, rasch erkannt und mit einer offenen oder arthroskopischen Spülung therapiert, kombiniert mit einer Synovektomie, eventuellem Polyethyleninlaywechsel und resistenzgerechter antibiotischer Therapie, sollte zur Restitutio mit entsprechend gutem Langzeit-Follow-up führen. Entscheidend ist dabei auch die interdisziplinäre Zusammenarbeit mit einem in dieser Materie versierten und erfahrenen Infektiologen. Sicher ist das Resultat auch von der Virulenz und vom Resistenzverhalten des Keimes abhängig. Beim Spätinfekt ist der Langzeiterfolg in den meisten Fällen auch möglich, aber weniger sicher. Man hat in diesen Fällen nur mit dem zweizeitigen Vorgehen – Prothesenausbau–Antibiotikaintervall–Prothesenwiedereinbau – eine Chance. Der einzeitige Wechsel, wie er von der Endoklinik in Hamburg propagiert wurde, fand nicht viele Nachahmer.
- Die **Lebensqualität** geht aus der Langzeitdokumentation klar hervor, sofern wir uns auf die Aussage der Standardscores verlassen wollen. Eine altersbedingte Einschränkung besteht vonseiten des Kunstgelenks nicht – außer durch allgemeinmedizinische Faktoren. Der alte Mensch muss in unserer Gesellschaft möglichst lange von Drittpersonen oder fremder Hilfe unabhängig bleiben.
- Mit einer **Archivaufhebung** an einer Klinik zerstört man seine eigene Geschichte. Alle **großen Zentren** sollten zu einer **zeitlich unlimitierten Langzeitarchivierung** verpflichtet werden. Eine solche Archivierung ist sicher nicht rentabel, doch muss sich eine Klinik im Eigeninteresse und im Interesse der Allgemeinheit eine solche leisten können.
- Mit der **Langzeitarchivierung und -dokumentation** treten im Verlauf der Jahre und der Klinikentwicklung immer wieder **Probleme** auf. Flexibilität wird gefragt. Neue Räume müssen gefunden werden. Eventuell ist auch ein Outsourcing notwendig. In der Digitalisierung der Daten bietet sich heute eine elegante Lösung an. Analog ist von gestern.
- Eine 10-Jahres-Guillotine darf es speziell bei der Langzeitdokumentation der Endoprothesen nicht geben. Diese hat lebenslänglich, bezogen auf das

Leben des Patienten, zu erfolgen. Allerdings besteht die Gefahr eines **Datenfriedhofs**. Eine Langzeitdokumentation, die nicht genutzt und nicht ausgewertet wird, ist wertlos.
- Eine Langzeitarchivierung, wie beispielsweise von der SUVA (Schweizerische Unfallversicherungsanstalt) vorbildlich praktiziert, ist nur sinnvoll, wenn dieses archivierte Material auch ausgewertet wird. Die Auswertung ist eine Riesenarbeit und kann sicher nicht von den im Alltagsgeschäft ausgelasteten Ärzten bewältigt werden. Es bräuchte dazu vermutlich eine Armee von Epidemiologen, die sich der Sache annehmen würden. Diese kosten aber wiederum Geld.
- Die Patientendaten könnten zur Langzeitarchivierung in digitaler Form auch an den **Patienten selbst** übergeben werden. Sie haben ja ein Eigeninteresse an ihren Daten. Auch wenn das in digitaler Form mit einer CD heute einfach wäre, wage ich an einer solchen Dezentralisierung der Datenbank und an der Compliance der Patienten zu zweifeln. Und wer weiß, ob die heutigen Datenträger auch in der Zukunft überhaupt noch eingelesen werden können.
- Am Aufbau der Langzeitdokumentation und an ihrer systematischen Auswertung sollten die **Wissenschaft**, die **Industrie** und die **Versicherungen** großes Interesse haben. Die Schaffung der nationalen Register könnte dafür ein guter Ansatz sein. Wenn die Finanzierung der nationalen Register gesichert ist, dann haben sie auch eine Zukunft. Verglichen mit anderen Ländern wie Schweden und Australien sind wir hier erst am Anfang.

4.2 Die Geschichte von Frau D.M.

Frau D.M. wurde uns im Herbst 1993 wegen seit 2 Jahren zunehmend schmerzhaften Gonarthrosen beider Kniegelenke zugewiesen. Zu der Zeit war die passionierte Bergwanderin und Ehrenbürgerin ihres geliebten Dorfs Zermatt 62 Jahre alt. Sie war auf die Hilfe eines Gehstocks angewiesen, musste täglich Ponstan einnehmen, und ihre Gehstrecke betrug lediglich 10–20 min. Mit ihrer Körpergröße von 163 cm und einem Körpergewicht von 88 kg war der BMI mit 33 im Bereich „severe overweight".

Die Beweglichkeit der Kniegelenke war bei einem passiven und aktiven Streckausfall von 10° bis ca. 100°/110° Flexion möglich, begleitet von starken und schmerzhaften Reibegeräuschen. Die Varusdeformitäten ließen sich manuell noch knapp korrigieren. Nebst der Varusgonarthrose im femorotibialen Gelenk waren bereits auch die femoropatellären Kompartimente arthrotisch verändert (◘ Abb. 4.1a–d). Der Leidensdruck war so groß, dass die Patientin die vorgeschlagene Kniearthroplastik – zuerst des rechten und bei gutem Verlauf später des linken Kniegelenks – so rasch wie möglich in Angriff nehmen wollte.

Am 25.1.1994 wurde das rechte Kniegelenk mit einer zementfreien LCS-Knieprothese (DePuy) unter Verwendung einer Rotationsplattform von 10 mm Dicke versorgt (◘ Abb. 4.2a,b).

Auf den primären Patellarückflächenersatz wurde, trotz gewisser degenerativer femoropatellärer Veränderungen, aufgrund der damals bestehenden und bis heute geltenden Philosophie verzichtet. Das war für die damalige Zeit eine sehr unkonventionelle Vorgehensweise. Die Operation erfolgte durch einen medialen Standardzugang ohne Erhalt des hinteren Kreuzbands. Die Patella wurde lediglich im Sinne einer peripatellären Denervation mit dem Elektrokauter behandelt, mit 3,2 mm Bohrer foragiert und die randständigen Osteophyten abgetragen.

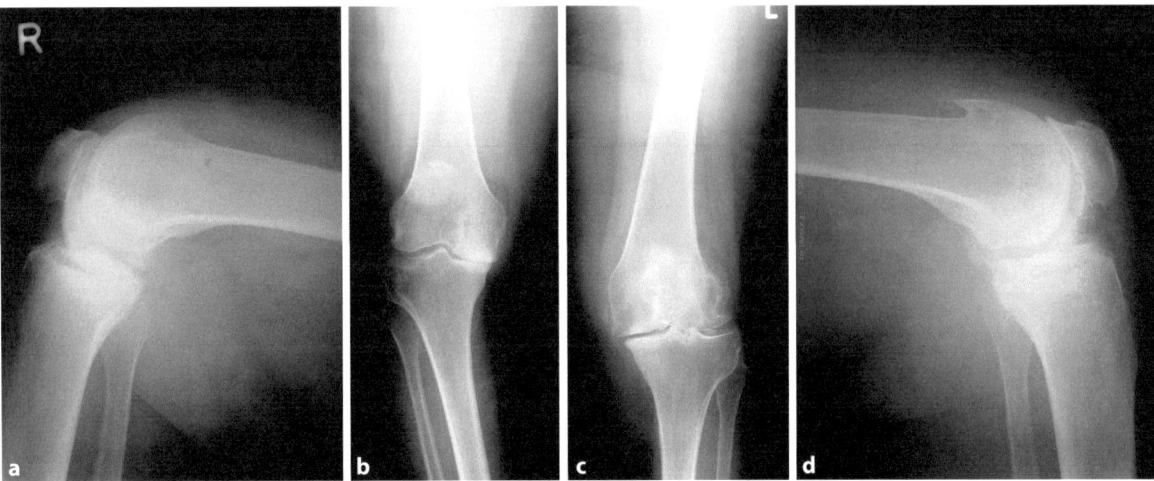

Abb. 4.1 Röntgen der Kniegelenke präoperativ. **a,b** rechtes Knie; **c,d** linkes Knie

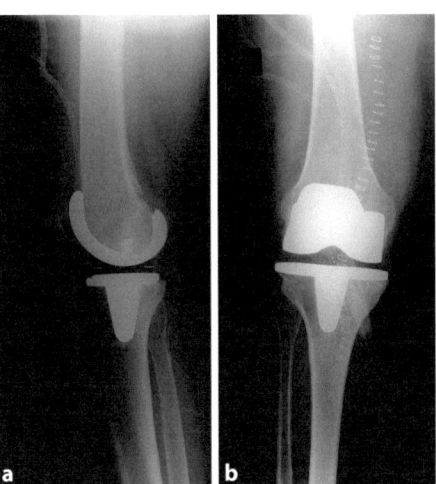

Abb. 4.2 Röntgen des rechten Kniegelenks unmittelbar postoperativ

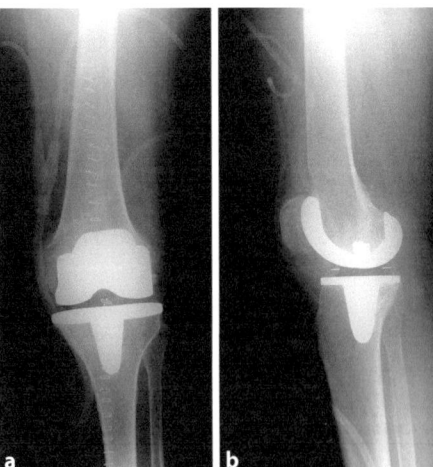

Abb. 4.3 Röntgen des linken Kniegelenks unmittelbar postoperativ

Der postoperative Verlauf war sehr erfreulich, sodass am 4.11.1994 in gleicher Weise auch das linke Kniegelenk mit einer LCS-Knieprothese versorgt werden konnte (Abb. 4.3a,b). Gleiches Vorgehen und gleiche Implantate wie

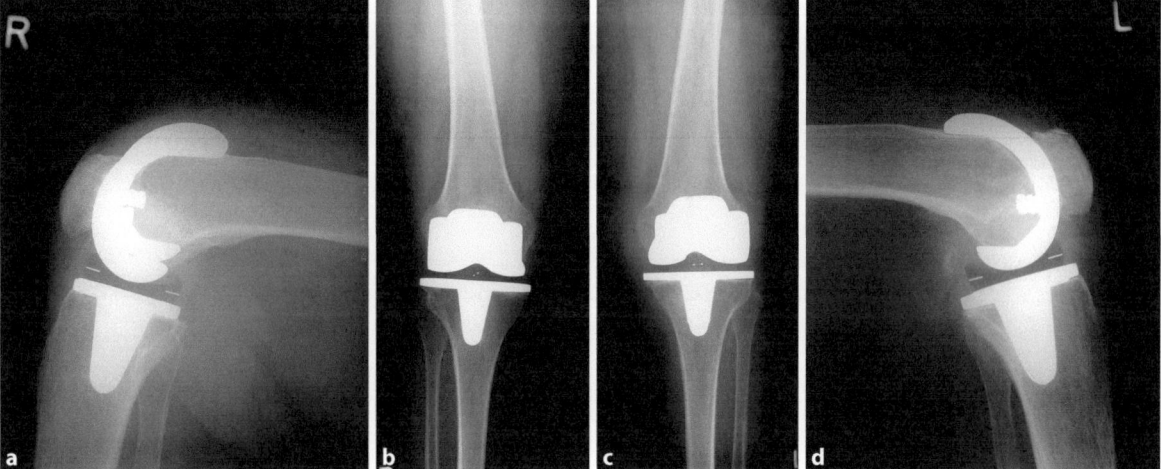

Abb. 4.4 Röntgen 1 Jahr postoperativ

auf der rechten Seite. Als einziger Unterschied zum rechten Kniegelenk wurde am linken Kniegelenk zur besseren Zentrierung der Patella ein lateraler Release vorgenommen.

Schon bei der 1-Jahres-Kontrolle (Abb. 4.4a–d) zeigte sich die Patientin mit beiden Kniegelenken sehr zufrieden. Sie hatte keine Schmerzen mehr, brauchte keinen Gehstock mehr, musste keine Schmerzmittel mehr einnehmen und konnte beschwerdefrei in ihrer Wahlheimat Zermatt wandern. Die Beweglichkeit verbesserte sich im weiteren Verlauf, entsprechend der präoperativen Ausgangslage, aus voller Streckung bis ca. 110° Flexion beidseits, womit die Patientin sehr zufrieden war und es immer noch ist. Die Klinik wird auch durch die 10-Jahres-Röntgenkontrolle (Abb. 4.5a–d) bestätigt.

Im Jahr 2006 wurde noch das rechte Hüftgelenk mit einer Totalprothese versorgt (Abb. 4.6a,b). Auch hier konnte bis heute eine sehr hohe Zufriedenheit erzielt werden, wobei die 8 Jahre nach der Hüftarthroplastik (Abb. 4.6c) noch in keinem Verhältnis zu den 20 Jahren nach Kniearthroplastik beidseits stehen.

Anlässlich der 20-Jahres-Kontrolle zeigt die Patientin nach wie vor ein objektiv wie auch subjektiv sehr zufriedenstellendes klinisches und radiologisches Resultat (Abb. 4.7a–d). Lediglich ihre Wanderungen haben sich von 6 auf 3 h reduziert, was allerdings mehr auf das zunehmende Alter als auf die Kunstgelenke zurückzuführen ist. Die Patientin ist inzwischen 83 Jahre alt.

Durch einen unabhängigen Untersucher wurden bei der 20-Jahres-Nachkontrolle für das rechte und das linke Kniegelenk folgende Scores erhoben:
- KSS 197 (Knee Score 97, Function Score 100)
- WOMAC 100
- OKS 100
- VAS 100

4.2.1 Kommentar

Die Geschichte von Frau D.M. ist zwar ein Einzelfall, aber durchaus repräsentativ für viele andere in gleicher Art und Weise versorgte Patienten und ist in vielerlei Hinsicht auch sehr lehrreich.

Erstens zeigt sie uns, dass schon mit den Implantaten von Ende der 1980er und Anfang der 1990er Jahre sehr gute Langzeitresultate erzielt werden konn-

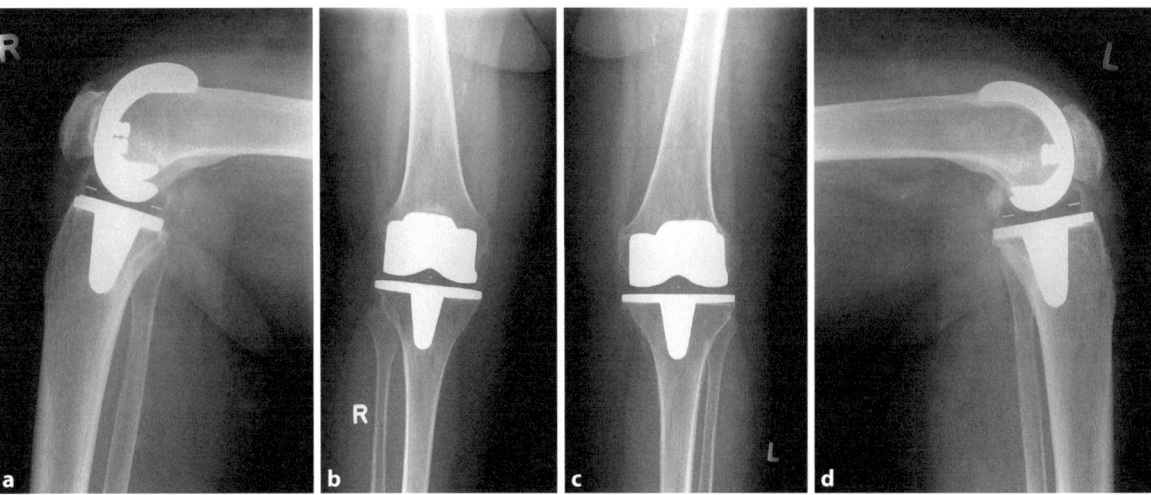

Abb. 4.5 Röntgen 10 Jahre postoperativ

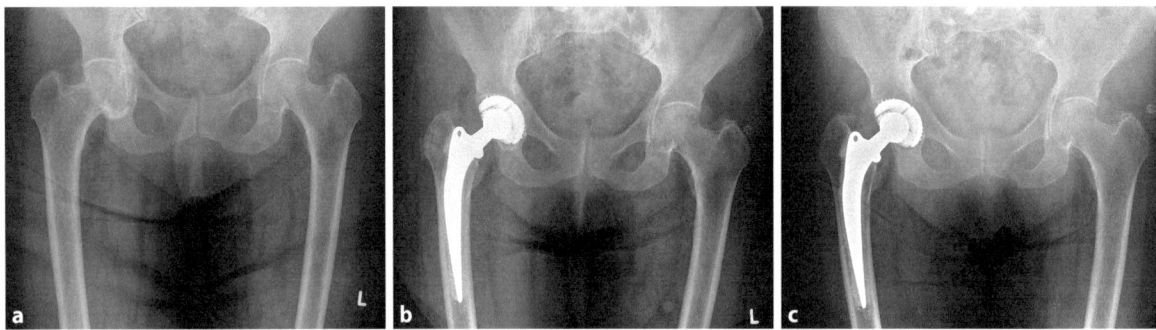

Abb. 4.6 Röntgen des Hüftgelenks, versorgt mit einer Totalprothese. **a** Präoperativ, **b** postoperativ, **c** 8 Jahre postoperativ

ten. Weiter zeigt es sich, dass die zementfreie Implantation einer Knieprothese mit der schon damals im LCS-Design verwendeten speziellen Beschichtung (Porocoat) funktioniert und eine dauerhafte biologische Fixation der Prothesenkomponenten ermöglicht. Die Röntgenaufnahmen (Abb. 4.7a–d) zeigen über den Zeitraum von 20 Jahren ein sehr gutes Prothesen-Knochen-Interface ohne jegliche Zeichen einer Lockerung, Knochenresorption, „lucent lines", „stress shielding". Die Prothesenkomponenten sitzen auch 20 Jahre postoperativ genau so fest wie unmittelbar nach Implantation.

Inwiefern das LCS-Prinzip („low contact stress") und die „mobile bearings" zu diesem schönen Langzeitresultat beigetragen haben, möchte ich nicht dogmatisch kommentieren, bin aber der festen Überzeugung, dass die Designer der LCS-Knieprothese, Michel Pappas und Fred Büchel, schon in den 1980er Jahren sehr unkonventionelle und zukunftsweisende Wege gegangen sind; damit haben sie sich in der stark von John Insall und seinen Schülern dominierten USA manche Feinde gemacht. Die LCS-Knieprothese, seit mehr als 30 Jahren immer noch im Handel, ist ein von keiner anderen Knieprothese übertroffenes Urgestein der modernen Knieendoprothetik, an dem sich alle neuen Modelle zu messen haben.

Auf den Röntgenaufnahmen in der postoperativen Serie bis 20 Jahre nach Implantation (Abb. 4.7) lassen sich keine Spuren von signifikantem Abrieb feststellen, was durchaus als Zeichen der Überlegenheit des LCS-Prinzips und der „mobile bearings" gegenüber den „fixed bearings" interpretiert werden kann. Es war schon in den 1980er Jahren nach dem Desaster der PCA-Knie-

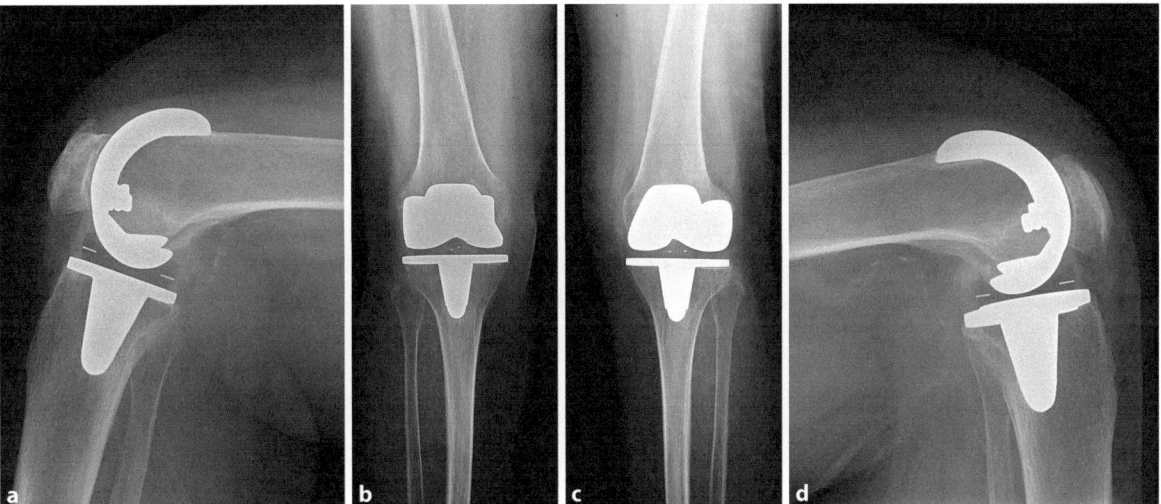

Abb. 4.7 Röntgen 20 Jahre postoperativ

prothese (Howmedica) mit „fixed bearings" und massiven abriebbedingten Polyethylendestruktionen bereits nach 5–7 Jahren mehr als einleuchtend, dass das Dilemma der „fixed bearings" mit entweder „mobility without congruency" – mit „high contact stress" und „low constrained forces" – oder „congruency without mobility" – mit „low contact stress", aber „high constrained forces – nur mit „mobility with congruency", also mit den „mobile bearings" mit „low contact stresses" und „low constrained forces" gelöst werden konnte. Nur so war es möglich, das angestrebte theoretische Ziel von „low wear" bei gleichzeitigem „low loosening" zu erreichen, wie es später auch praktisch mit den Langzeitresultaten der LCS-Knieprothesen bestätigt werden konnte.

Die Befürworter der „fixed bearings" haben sich in der Verbesserung des Polyethylens durch neue Sterilisationsverfahren, Vakuumverpackung und -lagerung, Hochvernetzung (Crosslink) und Vitamin-E-Zugabe aus der Patsche ziehen können, sodass sich die „fixed bearings" trotz „high contact stress" weiterhin einer weltweiten Beliebtheit erfreuen und ihre Anwender so der Gefahr eines „spin out" der mobilen Polyethylenbearings aus dem Weg gehen können.

Die von Fred Büchel für die Implantation der LCS-Knieprothese entworfene Tibia-first-Operationstechnik und die konsequente Befolgung der ligamentären Balancierung („flexion gap equal extension gap") war in den 1980er Jahren eine revolutionäre Innovation, die bis heute vom Gegenlager der Femur-first-Operationstechnik nicht verstanden worden ist, obwohl John Insall darüber publizierte. Die Kopplung der femoralen a.-p.-Schnittlehre an den tibialen Schnitt und damit an die automatische bzw. individuelle Ausrichtung der Rotation der femoralen Komponente auf die Femurlängsachse ist eines der Geheimnisse, das möglicherweise mehr als die „mobile bearings" der LCS-Knieprothese zu ihrem Erfolg verholfen hat.

Die Geschichte von Frau D.M. zeigt uns, dass auch ohne primären Patellarückflächenersatz eine Knieprothese im Langzeitverlauf gut funktionieren kann, wenn die Operationstechnik und das Prothesendesign („patella friendly design") optimal aufeinander abgestimmt sind. Und dies auch, wenn ein gewisser Tiefstand der Patella und eine laterale Hyperpression vorliegen, wie es aus dem Röntgenverlauf der axialen Aufnahmen von Frau D.M. über die Jahre vermutet werden muss (◘ Abb. 4.8a–i). Eine „hot patella" konnte szintigraphisch nicht nachgewiesen werden.

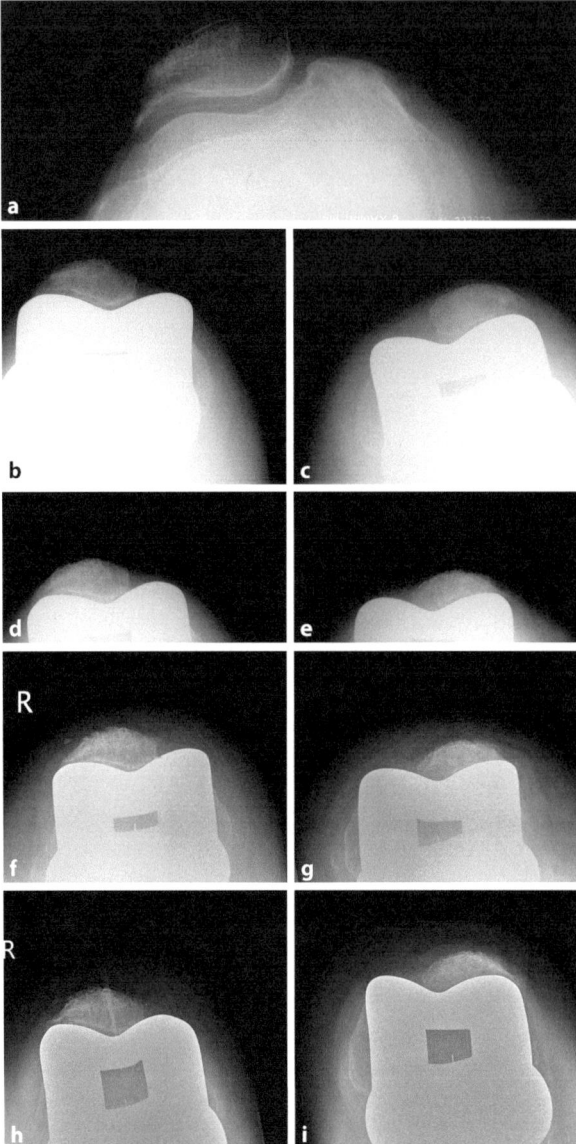

Abb. 4.8a–i Röntgenverlauf axialer Aufnahmen der Patella. **a** Präoperativ; **b,c** 1 Jahr postoperativ; **d,e** 5 Jahre postoperativ; **f,g** 10 Jahre postoperativ; **h,i** 20 Jahre postoperativ

Heute wissen wir, dass mit Knieprothesen auch ohne primären Patellarückflächenersatz gute Langzeitresultate erzielt werden können. In den 1980er Jahren wurde es aber fast einem Kunstfehler gleichgestellt, wenn anlässlich der Kniearthroplastik die Patellarückfläche nicht gleichzeitig mitersetzt wurde. Trotzdem wird noch heute die Frage nach dem primären Patellarückflächenersatz kontrovers diskutiert. Eine „never ending story", die bei den Diskussionen Vertreter der beiden Lager, die Protagonisten und die Antagonisten, auf den Plan bringt.

Damit es nicht ganz in Vergessenheit gerät, soll hier nur am Rande erwähnt werden, dass das LCS-Kniesystem eines der ersten wegweisenden „modular systems" war und von vielen anderen Firmen später mit ihren Baukastensystemen nachgebaut wurde.

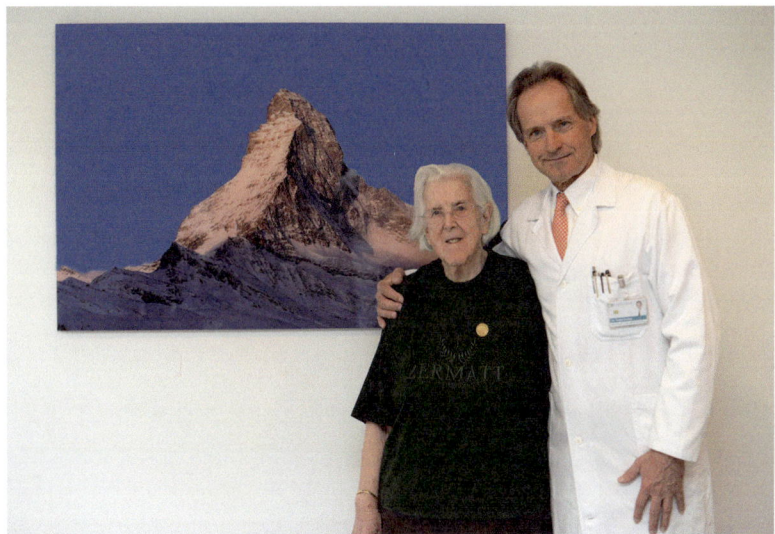

Abb. 4.9 Gruppenbild mit Matterhorn – die Patientin und ihr Operateur

Gruppenbild mit Matterhorn – die Patientin und ihr Operateur

Was der Kailash für die Tibeter, der Olymp für die Griechen, der Fuji für die Japaner und der Uluru für die Aborigines ist, ist das Matterhorn für Frau D.M. – ein heiliger Berg (Abb. 4.9). Sie hat es zwar nie weiter als bis zur Hörnlihütte geschafft, aber das Wandern am Fuße und im Schatten des Matterhorns vermittelt Frau D.M. das allergrößte Glücksgefühl. Dank der beidseitigen Kniearthroplastik vor 20 Jahren und der Hüftarthroplastik vor 8 Jahren musste sie auf dieses Allerhöchste der Gefühle bis heute nicht verzichten!

Literatur

Andrea Peter (2000) Die altersbezogene Sportfähigkeit nach vorderer Kreuzbandruptur und ihre Abhängigkeit vom operativen oder konservativen Vorgehen. Eine retrospektive vergleichende Fallserienstudie. Inaugural-Dissertation, Zürich

Langzeitresultate bei zementfreien Hüfttotalprothesen

M. Dörig

© Springer-Verlag Berlin Heidelberg 2016
R.-P. Meyer, H.-K. Schwyzer, B. R. Simmen (Hrsg.), *Langzeitresultate in der Extremitäten- und Wirbelsäulenchirurgie*,
DOI 10.1007/978-3-662-49090-7_5

Curriculum Maurus Franz Dörig (1938)
- 1965 Arztdiplom nach Studien in Zürich und Paris
- Nach der weiteren Ausbildung zum Facharzt für allgemeine Chirurgie und orthopädische Chirurgie FMH in Herisau, Zürich und St. Gallen
- 1976 in den Thurgau, an den Bodensee übergesiedelter Appenzeller, der während 26 Jahren im Kantonsspital Münsterlingen die Klinik für Orthopädie und Traumatologie des Bewegungsapparates aufbauen konnte und beim Ausbau der Hüftarthroplastik vor allem die zementfreien Titanimplantate bevorzugte
- In Zusammenarbeit mit einem in der Informatik und der Mathematik hochversierten Orthopädiekollegen konnte das Langzeitverhalten von Titanimplantaten mit dem ab 1983 aufgebauten Münsterlinger Hüftregister prospektiv erfasst und der weitere Verlauf bis 2013 dokumentiert werden

---

5.1 Interview mit Maurus Dörig

- Langzeitresultate sind die **Dokumentation** unserer **jahrelangen Erfahrung**. Daraus können wir lernen. Es braucht viel Erfahrung, um etwas zu können.
- Die **Grenzen** der Langzeit-Follow-ups werden durch die natürliche Alterung der Patienten mit all ihren Gebresten und Leiden gesetzt. Einen 100-jährigen Patienten – und von diesen wird es in unserer heutigen Zeit immer mehr geben – zu einer Kontrolle einzubestellen, ist unethisch. Diese Langzeitkontrollen müssen im Letzten ja zum Patientennutzen und nicht lediglich zum Nutzen für den Arzt und die Wissenschaft gemacht werden.
- Wieso sich so **wenige** für eine konsequente Langzeitdokumentation **engagieren**, ist auch eine Frage des Naturells des Operateurs. Ich bin im Zeichen der Jungfrau geboren und daher eher ein Detailbesessener. Nicht jeder Operateur will auch die Spätfolgen seines Tuns kennen!
- Ein Schlüsselelement für die **Kontinuitätssicherung** des Langzeitresultats ist meines Erachtens die optimale Zusammenarbeit mit einem guten, möglichst medizinisch erfahrenen Informatiker.
- Ein **nationales Endoprothesenregister** bringt aus meiner Sicht keine Doppelspurigkeit. Das im Aufbau begriffene schweizerische Register

„SIRIS" gibt uns eine gute Grundlage. Das Detailwissen müssen wir uns allerdings durch unsere eigenen Langzeitdokumentationen selber holen.

- **Patienten beeinflussen** Langzeitresultate selten negativ. Vielleicht überschätzen gewisse Patienten die Leistungsfähigkeit der Prothetik. Über die Langzeitkontrollen haben wir jedoch die Möglichkeit des Eingreifens. Die Patienten müssen vor einer solch eingreifenden Operation, wie es die Implantation eines Kunstgelenks ist, aber auch sorgfältig über alle Aspekte aufgeklärt werden. Wir brauchen Zeit für unsere Patienten. Auch Langzeitstudien brauchen Zeit.
- Anhand unserer Nachkontrollen bei Hüfttotalprothesen haben wir uns in regelmäßigen Abständen gefragt: „Was können wir verbessern?" In den frühen 1980er Jahren gab es die berühmt-berüchtigte Kombination Endler-Pfanne/Zweymüller-Schaft. Rasch realisierten wir anhand unserer Nachkontrollen, dass die Endler-Polyethylenpfanne, die direkt in den Knochen eingeschraubt wurde, untauglich war, der Zweymüller-Schaft sich jedoch bewährte. Die Endler-Pfanne wurde durch ein Titanpfannenmodell ersetzt, dem Zweymüller-Schaft blieben wir treu. So musste nicht das ganze Prothesensystem verworfen werden, sondern lediglich eine Teilkomponente. Es ist wie in der Automobilindustrie. Beim VW-Golf-Modell wird seit 1974 jeweils an jedem Nachfolgemodell etwas verbessert. Das Ganze ergibt dann nach Jahrzehnten der Detailpflege einen nahezu perfekten VW-Golf VIII. So sollte es auch in der Endoprothetik sein. Dies gilt im besten Fall als Endziel einer Prothese, die für ein ganzes Leben funktionieren sollte. Eine Klinik mit einer solch subtilen Endoprothesenpflege hat auch eine hohe Akzeptanz und ist eine **Qualitätsklinik**.
- **Neue Techniken** können Langzeitresultate beeinflussen. Wir wollen ja neue Techniken auch in der Endoprothetik übernehmen. Umso sorgfältiger muss dann die Nachkontrolle im Langzeit-Follow-up erfolgen. Dank solch systematischer Kontrollen haben wir auch die Fehlentwicklung beim Permalock-Schaft, den wir zwar, da zementiert, nur selten verwendeten, rasch erkannt und Gegensteuer geben können.
- Auch **Privatkliniken** werden auf lange Sicht nicht ohne die Langzeitdokumentation funktionieren können. Eine Trendwende zeichnet sich meines Erachtens bereits ab. Durch die Langzeitbegleitung der Patienten werden diese auch an eine Klinik gebunden und mit ihnen möglicherweise auch ihre Familien. Langzeitdokumentationen wirken so für eine Klinik teils als PR-Faktor, teils auch als Klinikanbindung, ähnlich einer „corporated identity".
- Ein **Grundmorbus** kann auf lange Sicht die Langzeitfunktion in der Hüftprothetik sehr wohl negativ beeinflussen. Dazu gibt es Beispiele zuhauf.
- Die **sinnvollen Zeitintervalle** in der Langzeitdokumentation sind inzwischen weitgehend standardisiert und auch akzeptiert. Nehmen wir bei einem Hüfttotalprothesenmodell eine Änderung vor, so verdichten wir die Nachkontrollintervalle insbesondere zu Beginn, beispielsweise beim Wechsel auf Metasul oder auf Durasul. Gerade das hochgepriesene Durasul („high density polyethylene") macht mir im Langzeitverlauf etwas Sorge bezüglich der biologischen Aktivität des Durasul-Abriebs. Dieses Material ist vermutlich aggressiver als der Abrieb des klassischen Polyethylens. Wir müssen uns auch im Klaren sein, dass der Patient im Langzeitverlauf Frühveränderungen nicht spüren kann. Es verspürt Schmerzen erst dann, wenn der Materialabrieb bereits zu massiven Osteolysen mit möglichen Frühlockerungen geführt hat. Frühalterationen sieht man lediglich auf den Röntgenbildern.

- Mein Patientenkollektiv von 5.000 Hüfttotalprothesenfällen habe ich lückenlos erfasst und auch im Langzeit-Follow-up integriert. Bei 2.200 Hüfttotalprothesenpatienten mit einer Laufdauer von über 15–20 Jahren beträgt die **Langzeitinfektrate** 0,5 %. Dies entspricht in etwa dem Standard bei anderen Serien. Eine wesentliche Beeinflussung des Langzeitverlaufs durch einen aufgetretenen Infekt habe ich nicht feststellen können. Auf lange Sicht haben wir jeden Infekt „in den Griff bekommen".
- Gute Langzeitresultate verbessern nicht nur die **Lebensqualität** des Patienten, sondern besonders auch die des behandelnden Arztes!
- Eine **Langzeitdokumentation** muss von Anfang an **prospektiv** angelegt sein. In der Retrospektive ist so etwas nicht mehr möglich. Unser nationales Endoprothesenregister „SIRIS" sollte diese Arbeit auch erleichtern.
- **Alle Krankenhäuser** mit integrierter orthopädischer Klinik brauchen eine **Langzeitdokumentation** ihrer Patienten. Führen sie eine solche nicht, wird eine eigenständige orthopädische Klinik in 20 Jahren an diesem Krankenhaus wohl nicht mehr existieren. Andersherum gesagt: Ein Langzeitarchiv ist die Überlebensfrage jeder orthopädischen Klinik.
- Nach meiner Erfahrung können **Medikamente**, insbesondere Immunosupressiva und Kortikosteroide, Infekte begünstigen und damit auch unter Umständen indirekt den Langzeitverlauf.
- Die **Langzeitarchivierung** gehört in den Leistungsauftrag des **leitenden Arztes** einer Klinik und verpflichtet ihn zu persönlichem Engagement.
- Die Archivierung erfolgt heute generell **digital**. Persönlich bearbeite ich memotechnisch analoge Dokumente lieber als digitale. Ich übersehe im Analogen kaum Fehler, wogegen ich im digitalen „Runterscrollen" Fehler verpassen kann. Vielleicht verarbeitet mein Hirn die Pixel schlechter als die analoge Darstellung!
- In der heutigen Orthopädie ist die Endoprothetik derart gut, dass ein **10-Jahres-Follow-up** niemals genügen kann. Heute ist eine lebenslange Dokumentation notwendig, soweit das hohe Patientenalter diese erlaubt.
- Die **Individualarchivierung** durch den Patienten selbst finde ich gut. Ich dränge meinen Patienten ihre Dokumentationen allerdings nicht auf. Heute gebe ich jedem zur Langzeitkontrolle erscheinenden Patienten eine CD mit seinen persönlichen Daten mit oder übertrage seine Röntgenbilder über Internet an ihn, falls er einen Computer hat.
- Die **SUVA** (Schweizerische Unfallversicherungsanstalt) hat ein komplett digitalisiertes, tadellos funktionierendes Langzeitarchiv. Die Zusammenarbeit zwischen der SUVA, den Versicherungsärzten öffentlicher Versicherungen und Krankenkassen ist gut. Die Fragestellung, ob eine Versicherungsleistung unfall- oder krankheitsbedingt ist, lässt sich meist rasch lösen. Etwas Sorge bereitet mir die zunehmende Stärke der SUVA mit ihrem großen Stab von Ärzten und juristischen Spezialisten. Da haben gewisse Versicherungsärzte manchmal einen schweren Stand.
- Langzeitresultate können durch **chirurgische Fehlleistung** verfälscht werden. Ich habe in meiner heutigen Funktion als beratender Orthopäde des Vertrauensarztes eher wenige solche Fehler gesehen. In Spezialistengruppen für Hüft- oder Knieprothetik hatten wir aber verschiedentlich krasse Fälle zu diskutieren.
- Exzessive **sportliche Aktivität** kann sich auf das Langzeit-Follow-up negativ auswirken.
Ein Beispiel: Ich konnte als Erster nachweisen, dass auch ein Zweymüller-Titanschaft brechen kann. Der 45-jährige Waffenläufer erbrachte mit implantierter Hüfttotalprothese täglich eine Laufleistung von 14 km, dazu

kamen noch mehrere Waffenläufe jährlich. Nach 2 Jahren trat ein Ermüdungsbruch des Prothesenschafts auf Höhe des Konus ein. Die Bruchlinie lag genau auf Höhe des eingelaserten **Swiss-Made-Signets**. Wir stellten fest, dass das Laserverfahren zu Mikrorissen führen konnte. Als Konsequenz wurde diese Markierungstechnik geändert.

— Als im Thurgau, einem schweizerischen Grenzkanton, tätiger Orthopäde hatte ich praktisch **keine Mühe**, die Patienten zu den **Langzeitkontrollen** einzubestellen. Im Norden grenzen wir an Deutschland. Da wollten die Patienten nicht hin, war ihnen zu fremd, nach Zürich ebenfalls nicht, war ihnen zu groß, zu fern. Unsere heimatverwurzelte Landbevölkerung folgte dem Motto: „Best settled, best conditions for long follow up studies".

5.2 Klinische Beispiele: zementfreie Titanimplantate der Hüfte

Im Thurgauer Kantonsspital Münsterlingen werden seit 1983 zementfreie Hüftgelenktotalprothesen eingesetzt mit regelmäßigen Nachkontrollen aller 2.286 bis Ende 2003 verwendeten Implantate:

Seit Beginn prospektive Erfassung aller Implantate mit klinischer Beurteilung und Röntgen nach 3 Monaten, 1(2) Jahr(en) und danach alle 5 Jahre bis 20/25 Jahre nach der primären Implantation, die auch ab 2004 nach meiner Pensionierung als CA-Orthopädie (Ende 2003) noch bis Mitte 2013 fortgesetzt wurden (◘ Abb. 5.1).

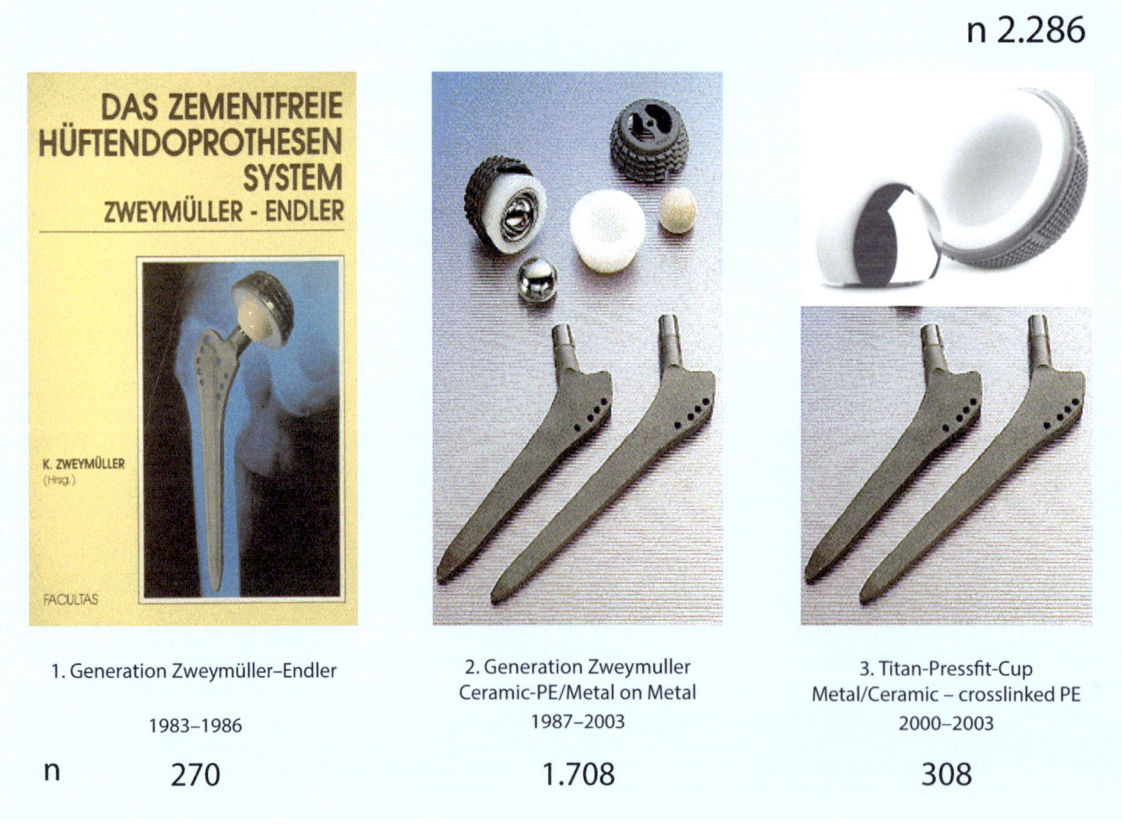

◘ Abb. 5.1 Zementfreie Titanhüftarthroplastik 1983–2003

5.2 · Klinische Beispiele: zementfreie Titanimplantate der Hüfte

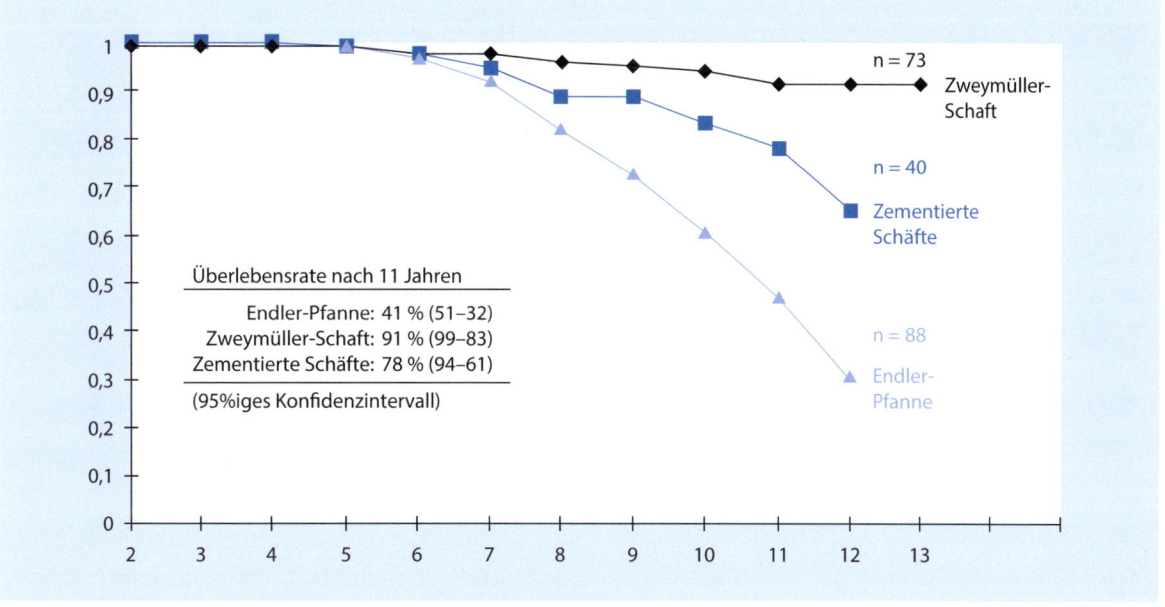

Abb. 5.2 Überlebensrate der Endler-Pfanne und verschiedener Schäfte

◘ Tab. 5.1 Endler-Zweymüller-Implantat der 1. Generation		
Implantate Titanschaft	n 2.016	
Alle Revisionen	84	4,2 %
Aseptische Lockerung	13	0,6 %
Abriebosteolysen	28	1,4 %
Andere	32	1,6 %
Infektionen	11	0,5 %

Das in den ersten Jahren ab 1983 verwendete Endler-Zweymüller-Implantat der 1. Generation (◘ Abb. 5.1), bei dem die Polyethylenpfanne direkt in den Knochen eingeschraubt wurde, hat sich nicht bewährt. Die 5- und 8-Jahres-Überlebensrate war unter 50 % (◘ Abb. 5.2), wobei aber meistens nur die Polyethylenpfanne ausgewechselt werden musste und der zementfreie Titanschaft in über 95 % belassen werden konnte mit unverändert stabilem Sitz bei den weiteren Nachkontrollen, auch nach über 25 Jahren (◘ Abb. 5.2; ◘ Abb. 5.4).

Deswegen ab Mitte 1987 Wechsel der zementfreien Pfannenverankerung auch auf Titan (2. Generation Zweymüller), wozu der rechteckig geformte Titanschaft (Alloclassic) in Kombination mit der Rein-Titan-Schraubpfanne CSF oder dem Titan-Pressfit-Cup (Allofit) bis Ende 2003 insgesamt 2.016-mal implantiert wurde (◘ Abb. 5.1; ◘ Tab. 5.1), entweder mit der Gelenkpaarung Keramik-PE (Polyethylen, n 1.045), „metal on metal" (MOM Metasul, n 663) oder Keramik-HXLPE („highly crosslinked polyethylene", n 308) mit folgendem Resultat bei den Kontrollen nach 10–20 Jahren (◘ Abb. 5.3).

Bei den regelmäßig durchgeführten Nachkontrollen konnten alle 28 abriebbedingten Probleme („wear-rate" 1,4 %) wie exzessiver PE-Abrieb oder „Metall-Allergien", Typ ALVAL („aseptic lymphocytic vasculitis associated lesions), bei der Gelenkpaarung MOM („metal on metal") meistens so frühzeitig erfasst werden, dass 22-mal, das heißt in fast 80 % aller Abriebrevisionen, „nur" der isolierte Inlaywechsel vorgenommen werden musste.

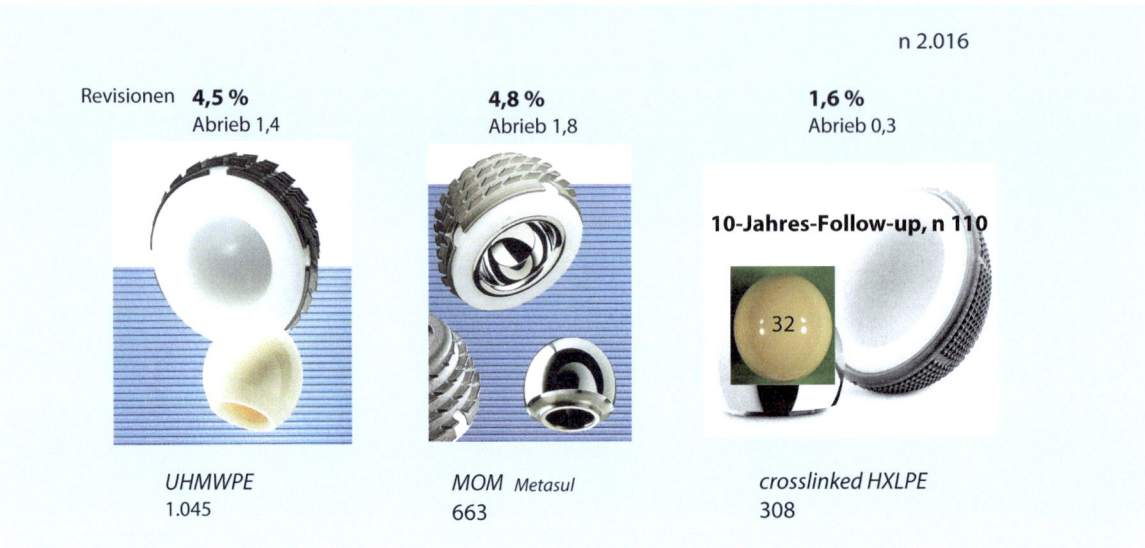

◘ **Abb. 5.3** Titanhüfttotalprothesen 1987–2003. UHMWPE „ultra high molecular weigth polyethylene"; MOM „metal on metal"; HXLPE „highly crosslinked polyethylene"

Dank der Früherfassung dieser Abriebosteolysen war nur 4-mal ein Pfannenwechsel und 2-mal ein Schaftwechsel notwendig. Bei allen anderen Abriebrevisionen waren sowohl die Pfanne wie auch der Titanschaft unverändert fest fixiert und konnten neben dem ausgewechselten Inlay stabil belassen werden.

Auch nachträglich gab es eine Bestätigung der Bedeutung des ab 1983 aufgebauten Münsterlinger Hüftregisters mit dem konsequent durchgeführten Follow-up und der Verwendung modularer Hüftimplantate, mit denen als „Minirevisionseingriff" isoliert „nur" die durch den Abrieb veränderten Komponenten ausgewechselt und ersetzt werden mussten, wie das abgenutzte und dezentrierte Inlay und der Gelenkkopf. Dieses Vorgehen wurde besonders auch ermöglicht durch das Verwenden eines modular aufgebauten Hüftimplantats mit hoher Auswechselqualität.

Dank der regelmäßigen Nachkontrollen aller Hüftimplantate wurden die Abriebprobleme so früh erfasst, dass aufwendige Hüftrevisionen mit dem Auswechseln des gesamten Hüftimplantats größtenteils vermieden werden konnten.

5.2.1 Endler–Zweymüller, 1. Generation

1983 primäre Implantation der Polyethylenpfanne und des Titanschafts. 7 Jahre danach deutliche Auslockerung der direkt in den Knochen eingeschraubten Endler-Polyethylenpfanne, die mit einer zusätzlich verwendeten Ganz-Abstützschale ausgewechselt wurde. Bei den weiteren Nachkontrollen auch nach über 25 Jahren unverändert stabiler Sitz des damals verwendeten Titanschafts der 1. Generation (◘ Abb. 5.4).

5.2.2 Titanschaft und Pfanne der 2. Generation

Das seit 1987 verwendete Titanimplantat mit dem rechteckig geformten Zweymüller-Schaft und der Rein-Titan-Schraubpfanne CSF hat sich sehr bewährt

5.2 · Klinische Beispiele: zementfreie Titanimplantate der Hüfte

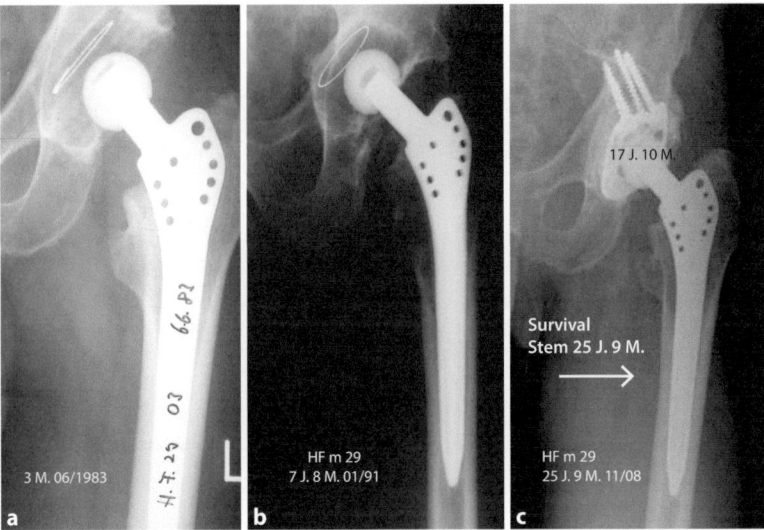

Abb. 5.4a–c Endler-Polyethylenpfanne/Zweymüller-Titanschaft, 1. Generation. **a** 3 Monate postoperativ; **b** 7 Jahre und 8 Monate postoperativ; **c** 25 Jahre und 9 Monate bzw. 17 Jahre und 10 Monate postoperativ

Abb. 5.5 Revisionen bei aseptischer Lockerung: 3; 19/20-Jahre-Follow-up

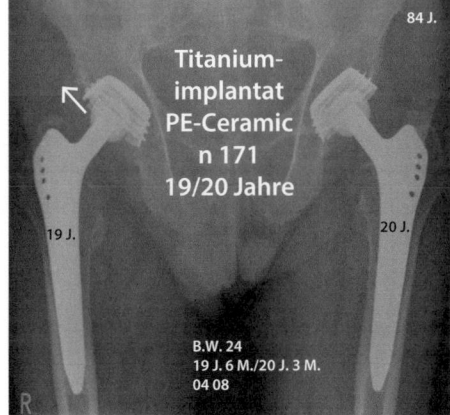

(Abb. 5.5). Auch nach 20 Jahren keine Probleme der Verankerung bei unverändert stabilem ossärem Einbau aller Komponenten, aber rechts Zeichen einer beginnenden PE-Abriebveränderung mit Inlaydezentrierung!

Obwohl mit den zementfreien Titanimplantaten auch im Langzeitverlauf eine stabile Verankerung erreicht wurde, sind im weiteren Verlauf bei den Gelenkpaarungen Keramik-Polyethylen und/oder „metal-on-metal" (MOM) vermehrt Abriebprobleme aufgetreten, die sich bei den späteren Kontrollen (15 und 20 Jahre) eher noch verstärkten.

Wie auch im Langzeitverlauf bestätigt, konnten die Probleme des Abriebverhaltens etwas verbessert, aber bis jetzt nicht vollumfänglich behoben werden. (Abb. 5.6; Abb. 5.7)

5.2.3 Gelenkpaarung Keramik–Polyethylen

Bei den Kontrollen der Gelenkpaarung Keramik–Polyethylen konnten schon ab dem 10. Jahr in 15 % zunehmende Inlayabriebdezentrierungen vorgefunden werden (Abb. 5.6).

Diameter	28 mm	32 mm
mäßig 2–2,5 mm	21 %	12 %
erheblich >3 mm	15 %	15 %

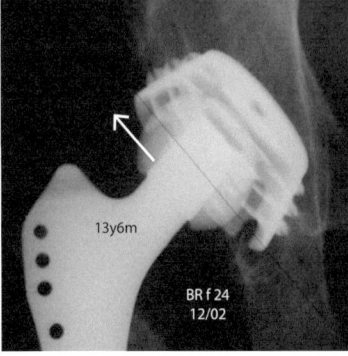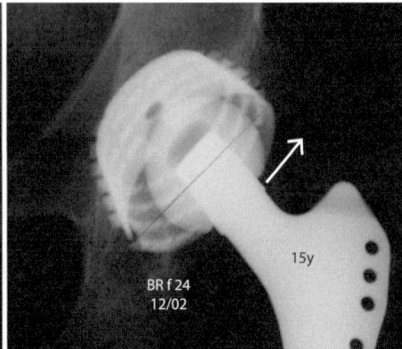

Abb. 5.6 Polyethyleninlaydeformation nach 10 Jahren

Diameter	28 mm	32 mm
mäßig 2–2,5 mm	-	37 %
erheblich >3 mm	-	63 %

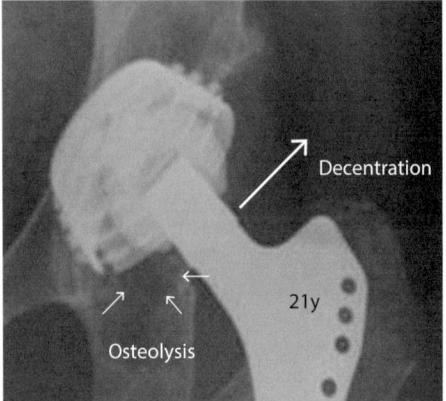

Abb. 5.7 Polyethyleninlaydeformation nach 20 Jahren

Bei der 20-Jahres-Kontrolle deutliche Zunahme der Inlaydeformierung auf insgesamt 63 % bei größtenteils auch schon behandlungsbedürftigen Osteolysen (Abb. 5.7; Abb. 5.8)

Nach 18 Jahren Zunahme der Abriebdezentrierung des primär verwendeten UHMWPE-Polyethylens („ultra high molecular weigth polyethylene") der linken Hüfte. Bei diesem zeitgerecht entdeckten PE-Abrieb war als Minirevisionseingriff nur der isolierte Inlaywechsel notwendig. Gleichzeitig konnte mit dem neu verwendeten Highly-crosslinked-polyethylene-Inlay (HXLPE) das schon 19 Jahre alte Implantat wieder dem neuesten Stand der modernen Abriebtechnologie angepasst werden.

5.2.4 Gelenkpaarung „metal on metal" (MOM)

Bei der in den Jahren 1992–2003 insgesamt 663-mal verwendeten MOM-Paarung Metasul ergaben die Nachkontrollen nach 15–20 Jahren 12-mal (in 1,8 %) überschießende Osteolysen, Typ ALVAL, bei denen 6-mal, das heißt bei 50 %, nur das Inlay gewechselt werden musste mit danach sichtbarer

5.2 · Klinische Beispiele: zementfreie Titanimplantate der Hüfte

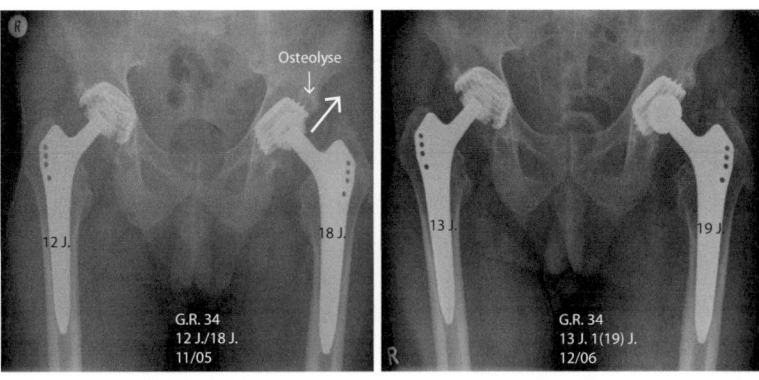

Contemporary polyethylene (PE) ⟶ Highly crosslinked polyethylene (HXLPE)

Abb. 5.8 Isolierter Inlaywechsel bei PE-Abriebdezentrierung

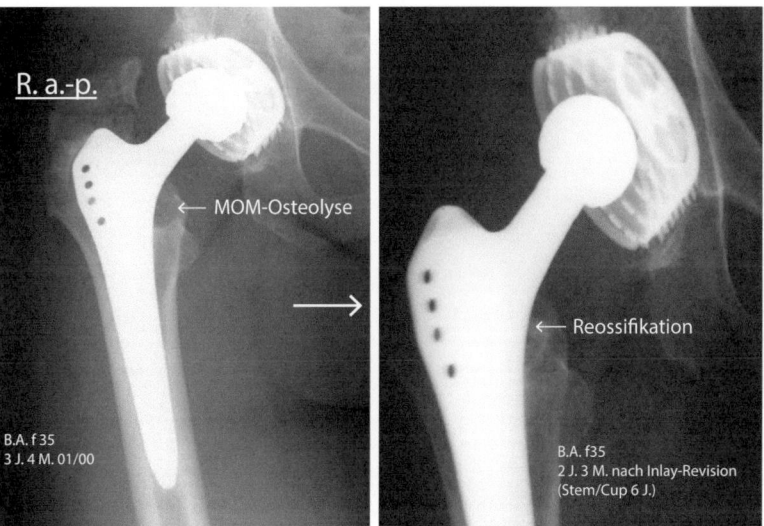

Abb. 5.9 Reossifikation in Zone 7, 2 Jahre nach Inlaywechsel (MOM → PE)

Reossifikation der Osteolysen. So auch im abgebildeten Beispiel in Zone 7 bei der später – 2 Jahre nach der Revision – vorgenommenen Röntgenkontrolle (Abb. 5.9).

5.2.5 MOM-Schaftwechsel

1 Jahr nach der primären Implantation traumatische Prothesenluxation nach Stoß von einer Kuh. Beim Follow-up 2 Jahre postoperativ Zeichen einer beginnenden Osteolyse, deswegen auch Kontrolle nach 3 Jahren mit dem Befund einer progredienten ALVAL-Osteolyse im Femur proximal (a.-p. Zone 1/2; 7/6 und axial Zone 8/9; 13/14). Die ALVAL-Osteolyse war so überschießend, dass neben dem Inlay auch der distal noch knapp fixierte Schaft ausgewechselt wurde. Befriedigender Einbau des neu eingesetzten SL-Schafts mit Reossifikation bei der 4-Jahres-Kontrolle. Die Titanpfannenschale selbst konnte stabil belassen werden (Abb. 5.9; Abb. 5.10; Abb. 5.11).

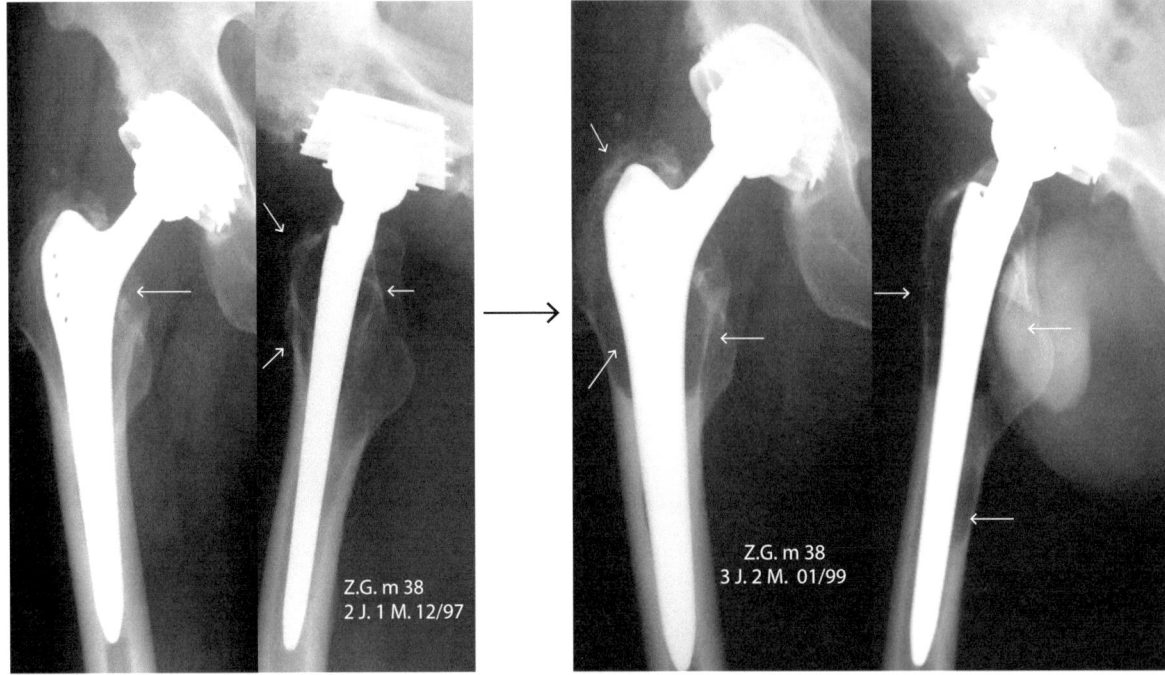

Abb. 5.10 Progressive Osteolyse (2 Jahre → 3 Jahre)

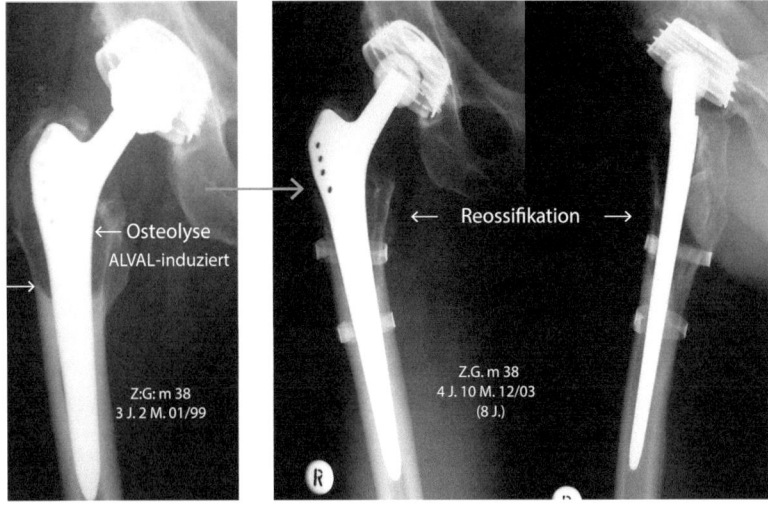

→ Reossifikation nach 4 Jahren

Abb. 5.11 MOM progressive-advancing ALVAL Stem-Osteolysis; Reossifikation nach 4 Jahren

5.2.6 MOM und „doctor's delay"

MOM Metasul auswärts implantiert. Einmalige Kontrolle durch den Operateur 3 Jahre nach der Implantation wegen eingeschränkter Hüftgelenkbeweglichkeit bei ektoper Ossifikation Grad III. Im Röntgenbild angedeutete Osteolyse in Zone 7. Keine weiteren Nachkontrollen.

5.2 · Klinische Beispiele: zementfreie Titanimplantate der Hüfte

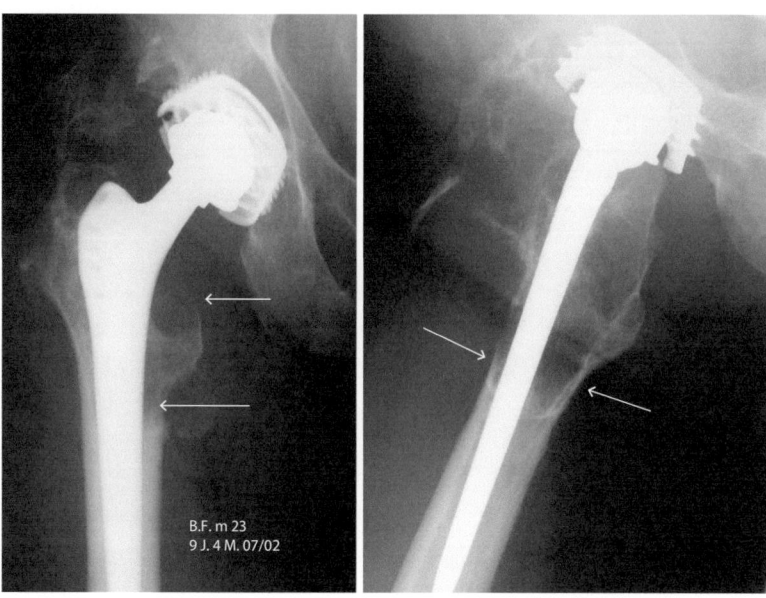

◘ **Abb. 5.12** Fortgeschrittene ALVAL-Osteolyse nach 9 Jahren

◘ **Abb. 5.13** Doctor's delay

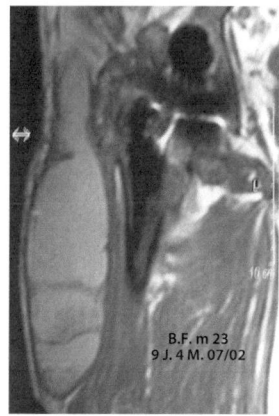

6 Jahre danach (9 Jahre postoperativ) Zuweisung wegen proximaler Oberschenkelschwellung bei massiv fortgeschrittenen ALVAL-Osteolysen in Zone 6–7/8–9 und 13/14 mit grotesk großen Weichteilzysten im MRI (◘ Abb. 5.12; ◘ Abb. 5.13). Verspätete Diagnostik bei verpasster Nachkontrolle?

5.2.7 MOM-Langzeitresultat

Im Alter von 24 Jahren größtenteils aufgelöster Femurkopf mit Schenkelhalsstummel der rechten Hüfte nach Motorradunfall und mehreren Rekonstruktionsversuchen. Erhebliche ektope Ossifikationen.

Anfang 1992 primär zementfreies Titanimplantat mit der MOM-Gelenkpaarung Metasul. 21 Jahre danach, im Alter von nun 46 Jahren, beschwerdefrei bei unverändert stabilem ossärem Einbau, keine metallassoziierten Veränderungen (◘ Abb. 5.14).

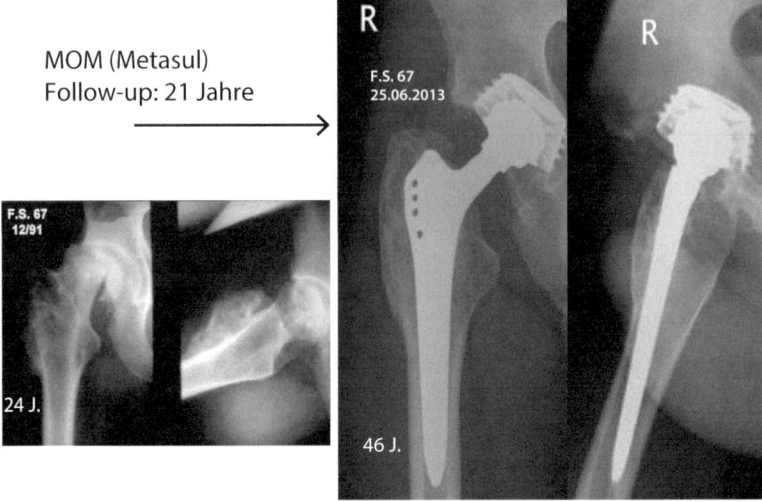

Abb. 5.14 MOM (Metasul). Follow-up: 21 Jahre

5.2.8 Schlussbemerkungen

Wie der Verlauf der Langzeitkontrollen der Jahre 1987–2013 bestätigt, haben sich die zementfreien Titanimplantate mit den Gelenkpaarungen Keramik-Polyethylen, „metal on metal" und auch mit dem Crosslinked-Polyethylen bei einer Gesamtrevisionsrate von 4,2 % (n 84) durchgehend bewährt. Insgesamt waren 84 Hüftrevisionen notwendig, davon 0,6 % wegen aseptischer Lockerung und 1,4 % („wear" n 28) als Folge von Abriebveränderungen, die meistens (79 %) mit einem isolierten Inlaywechsel als „mini-revisions hip-surgery" behandelt werden konnten.

Wie anhand der Nachkontrollen der letzten 30 Jahre dokumentiert, wurden mit den zementfrei eingesetzten Titanimplantaten die Probleme der ossären Langzeitverankerung größtenteils gelöst, während die des Abriebverhaltens der Gelenkpaarungen Keramik-PE und/oder „metal on metal" (MOM) im Langzeitverlauf noch nicht ganz behoben werden konnten.

Die neu entwickelten Gelenkpaarungen Crosslinked-Polyethylen zeigen aber einen deutlichen Trend zur weiteren Verbesserung des Abriebverhaltens.

Bei dem seit 2000 verwendeten Crosslinked-PE Durasul (n 308) kann im Vergleich zu den früheren Gelenkpaarungen Keramik-PE oder MOM bei den nun vorliegenden Crosslinked-Resultaten nach 10–15 Jahren eine weitere Reduktion der Abriebrate auf nur noch 0,3 % festgestellt werden, sodass in den nächsten Jahren noch eine weitere Verbesserung des jetzt schon guten Abriebverhaltens erwartet werden darf.

Dank dem seit 30 Jahren regelmäßig vorgenommenen Follow-up wurden die abriebassoziierten Probleme meistens so frühzeitig erfasst, dass aufwendige Totalprothesenwechsel, die einen vollständigen Austausch aller Komponenten erfordert hätten, zur Ausnahme wurden – besonders, da neben den regelmäßigen Nachkontrollen auch modular aufgebaute Implantate angewendet wurden, mit denen bei Bedarf nur die abgenutzten Komponenten ersetzt und der restliche Anteil des Implantats stabil belassen werden konnte. – Nach der Maxime: „A regularly follow up and a titanium hip implant with a high inter-changeable inlay modularity will avoid the point of no return in hip implant surgery."

Langzeitresultate und evidenzbasierte Medizin

L. Dubs

© Springer-Verlag Berlin Heidelberg 2016
R.-P. Meyer, H.-K. Schwyzer, B. R. Simmen (Hrsg.), *Langzeitresultate in der Extremitäten- und Wirbelsäulenchirurgie*,
DOI 10.1007/978-3-662-49090-7_6

Curriculum Luzi Dubs (1951)
- Wurzeln in Winterthur, von der Geburt 1951 bis heute bewahrt
- Orthopädisch (1981–1985) dankbarer „Schulthessianer"
- 1984 ASG Travelling Fellowship der SGO durch England-USA-Kanada
- Seit 1985 in eigener Praxis in Winterthur, Vertreter und Förderer einer auch ökonomisch minimal-invasiven ambulanten Chirurgie im Praxis-OP
- Präsidiums-Trias SGO 1996–2002
- Mit mutmaßlich angeborenem Hang zum kritischen Denken ab 1995 intensive Auseinandersetzung mit der evidenzbasierten Medizin, seit 2000 eigene Seminare
- Einführung der EBM-Kommentare beim schweizerischen (1999), deutschen (2007) und österreichischen (2010) Jahreskongress
- 2012 Ehrenmitglied der Schweizerischen Orthopädengesellschaft. Klinische Nutzenforschung und Psychosomatik in der Orthopädie als stetige Begleiter
- In der Freizeit seit Kindesalter als Cellist im Bann der Kammermusik

6.1 Interview mit Luzi Dubs

- Bei Langzeitverlaufsstudien muss der altersabhängige, körperliche Leistungsfähigkeitsverlust interessieren.
- Um den Nutzen einer Therapie, ob konservativ oder operativ, zu erfassen, wurde 1995 das MARA-Modell geschaffen. MARA ist die Abkürzung von „mean age related ability" oder mittlere altersabhängige Fähigkeit. Die MARA-Kurve durchzieht ein Diagramm, auf dem in der Vertikalen die körperlichen Leistungsfähigkeiten als Indikatoren sinnvoll aufgelistet sind. Auf der Horizontalen verläuft die Zeit (◘ Abb. 6.1). Damit können Veränderungen der Fähigkeiten von Individuen grafisch dargestellt und für die Beurteilung des eigentlichen Patientennutzens verwendet werden. Solche Fähigkeitskurven bieten sich geradezu an, um einzelne Fälle im Langzeit-Follow-up zu sammeln und den Verlauf nach operativer Behandlung einer Gruppe ohne Operation gegenüberzustellen. Das MARA-Modell sollte der Goldstandard in der orthopädischen Chirurgie sein.
- Die Endpunktdefinition ist in der Orthopädie wichtig. Die körperlichen Fähigkeiten nehmen naturgemäß ab. Wir müssen in unserem orthopädischen Tun besser sein als die „natural history".

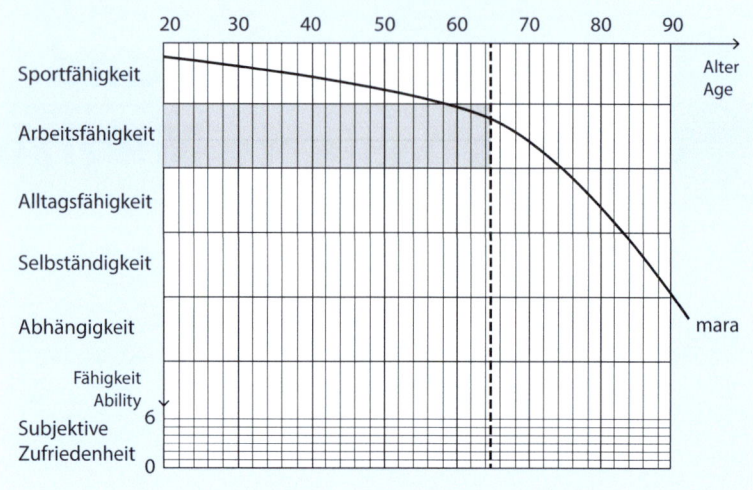

 Abb. 6.1 Altersabhängige körperliche Leistungsfähigkeit

- Behandeln wir wegen allfälliger Spätrisiken ein potenzielles Kranksein mit beispielsweise der intertrochantären Varisations-Derotations-Osteotomie zur Verhinderung einer Koxarthroseentwicklung oder aus den gleichen Überlegungen mit operativen Interventionen beim Hüftimpingement? Oder behandeln wir echtes Kranksein beispielsweise durch die Operation einer Hüftarthrose, einer Schenkelhalsfraktur?
- Die medizinische Erziehung richtet sich schwergewichtig auf akutes Kranksein aus. Langzeitbeobachtungen stehen da im zweiten Glied. Die Mediziner interessieren sich wenig für das chronische Kranksein. Je chronischer eine Affektion, desto unattraktiver ist sie, da nicht mehr kurative, sondern rehabilitative Maßnahmen ergriffen werden müssen. Der Patient sucht sich anderswo Hilfe: Alternativmedizin, Rheumaliga, Selbsthilfegruppen, Pfarrer.
- Ein Handicap in der Langzeitbeobachtung ist die Populationsflucht, die enorme gesellschaftliche Mobilität. Es fällt oft bereits wenige Jahre nach einem Eingriff schwer, die Patienten zu einer Kontrolle wieder aufzufinden.
- Auch wird das Beibringen von echten Langzeitresultaten nicht selten erschwert durch den zum Teil bedenklichen Verbesserungswahn der Produktehersteller und durch den Druck der Börse, die nie länger als 5 Jahre wartet. Im Endoprothesengeschäft geht es oft zu und her wie bei den Autobauern. Bevor das alte Modell zum Auslaufprodukt wird, steht schon ein neues mit kaum erkennbaren Verbesserungen in der Pipeline. Das „Doppel-S-Kurven-Diagramm" stellt diese Geschäftspraktiken eindrücklich dar (Abb. 6.2). Ein neuer Verlaufsboom für das Produkt soll so provoziert werden. Gutes Beispiel einer solchen Machenschaft ist das sogenannte Frauen-Knie in der Knieendoprothetik. Eine Knieprothese wurde speziell für Frauen entwickelt, ohne dass der Nachweis einer Verbesserung erbracht werden konnte. Das Produkt verschwand sang- und klanglos. Kommt so der Fortschritt daher? Dadurch werden auch konklusive Langzeitstudien kompromittiert. Wozu das alte Produkt nach 10 oder 20 Jahren nachkontrollieren, wenn das neue einen Fortschritt verspricht?
- Langzeitresultate werden auch beeinflusst durch individuelle Patientenmerkmale. Solche „Fremdfaktoren" können dazu führen, dass dieselbe Operation durch denselben Operator korrekt durchgeführt nach

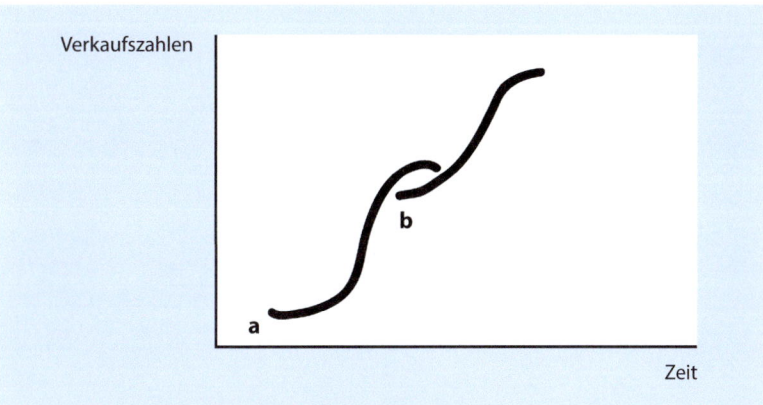

Abb. 6.2 a Primäres Produkt, b Nachfolgemodell

20 Jahren Follow-up zwei verschiedene Resultate zeigt. Es ist die **psychosoziale Resistenzlage** des Patienten, die einen nicht zu unterschätzenden prognostischen Faktor bei solchen Studien darstellt. Sie ist oft prädiktiver, als was wir an operativer Therapie einbringen.

- Langzeitstudien sollten für Kliniken, die mit Lehre und Forschung betraut sind, eine Verpflichtung sein. Bei Privatkliniken mit Belegarztsystem muss sich jeder Arzt selbst verantwortlich fühlen, ob er sein eigenes Patientenkollektiv im Langzeit-Follow-up betreuen will oder nicht. Dies hängt nicht zuletzt vom Verantwortungsgefühl und dem Fachinteresse des einzelnen Belegarztes ab.
- Langzeitstudien in der Privatpraxis sind auch eine finanzielle Angelegenheit. Ich persönlich kontrolliere meine operativ behandelten Patienten nach 1 Jahr, dann nach 10 Jahren, 15 und 20 Jahren telefonisch und per Brief mit fakultativem Einbestellen. Die analoge Archivierung meiner Patientendaten beansprucht inzwischen ein ganzes Zimmer mit einem monatlichen Mietzins von 360 CHF. Meine Nachfolger können dann dank Digitalisierung, falls von Interesse (!), diesen Raum anderweitig nutzen.
- Die Frage der Zeitintervalle bei Nachkontrollen muss differenziert betrachtet werden – nicht zuletzt auch in Bezug auf die spezifischen Fragestellungen. Die Sportfähigkeit interessiert vielleicht für ein Zeitintervall von 10 Jahren, die Berufs- und Alltagsfähigkeit interessiert jedoch über 30 und mehr Jahre. Sicher ist, dass die 10-Jahres-Guillotine bei der Archivierung fallen muss. Ein begrenztes Zeitintervall darf es in der Chirurgie des Bewegungsapparats nicht geben.
- Welches Studiendesign kann Langzeitfragen überhaupt beantworten? Es sind nur die retrospektiven Fallkontrollstudien, die langfristige Outcomefragen wirklich beantworten können. Prospektive, randomisierte Studien sind in der Langzeitforschung eine absolute Seltenheit, da diese kontaminiert sind und hohe Drop-out-Raten aufweisen.

6.2 Vordere Kreuzbandruptur – der Traum einer Reparatur

Die Diagnose einer vorderen Kreuzbandruptur löst in der Regel schockähnliche Gefühle von einer Bösartigkeit aus, die höchstens noch durch eine Krebsdiagnose übertroffen werden kann. Was ist zu tun? Was kann gemacht werden? Was muss gemacht werden?

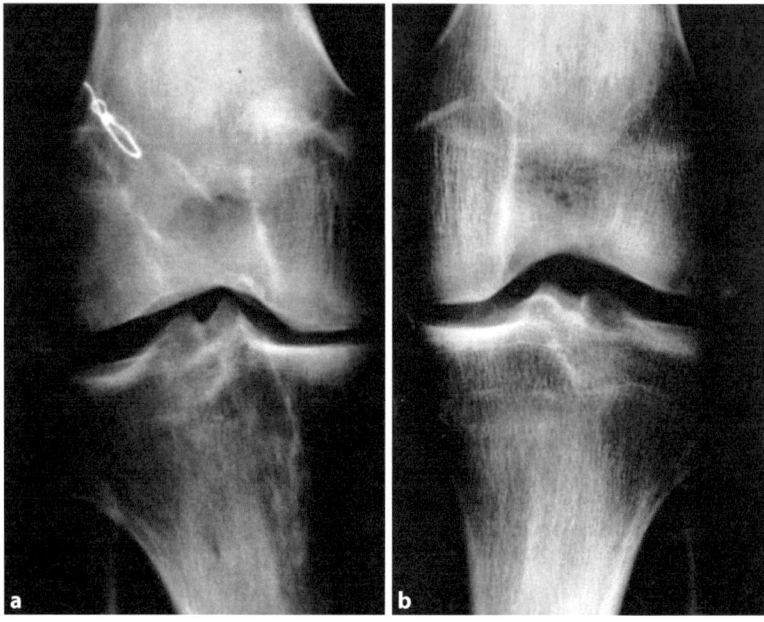

◘ **Abb. 6.3a,b** Röntgenbild des Kniegelenks 22 Jahre nach operierter vorderer Kreuzbandruptur rechts. **a** Knie rechts a.-p. im Einbeinstand (EBS); **b** Knie links a.-p. im EBS

Von jetzt an scheiden sich die Geister – im Denken, in der Sprache und im Handeln. Zwei Denkschulen prallen aufeinander. Die eine ist mechanistisch ausgerichtet, die andere eher dem biologischen Denken verpflichtet. Es soll der Versuch gewagt werden, die beiden Stoßrichtungen in den historischen Zeitgeist der Klassik und der Romantik einzuordnen.

6.2.1 Der Klassiker

Gemäß allgemeiner Auffassung strebt der Klassiker des ausgehenden 18. und beginnenden 19. Jahrhunderts nach Vollendung, fester Ordnung, Klarheit. Er sucht Objektivität, Logik, Gesetzmäßigkeiten und Vernunft. Er bemüht sich um Harmonie zwischen Gefühl und Verstand. Das geistige Zentrum ist die Herrschaft der Höfe.

In diesem Geist würde ein orthopädischer Chirurg klar mechanistisch denken. Er würde im Fall des gerissenen vorderen Kreuzbands die Reparatur durch Bandersatz für sinnvoll erachten, um den Patienten vor weiteren Abnutzungen am Knorpel und Meniskus zu schützen. Die Heilung würde erst vom Zeitpunkt des operativen Bandersatzes an beginnen.

Ein entsprechendes konkretes Fallbeispiel präsentiert ein heute 59-jähriger Informatiker, der zum Zeitpunkt eines Basketballunfalls 1992 gerade 37 Jahre alt war. Bei der Arthroskopie erfolgte medial im Hinterhorn eine Teilmeniskusentfernung und 8 Monate nach Unfall der vordere Kreuzbandersatz mit Patellarsehne. 22 Jahre nach dem Unfall wird er zur Nachkontrolle aufgeboten. Zu diesem Zeitpunkt zeigt er einen Aktivitätslevel von 4 Tegner-Punkten, im sicheren Einbeinstand eine leichte Varusachse rechts im Vergleich zur Gegenseite. Die Hocke ist gut möglich. Flexion 145-0-0, Lachmann positiv, Pivot-shift negativ, kein Muskelschwund, kein Erguss. Radiologisch zeigt er eine deutlichere Tendenz zur medialen Gonarthrose, die aber auch andeutungsweise auf der unverletzten Gegenseite erkennbar ist (◘ Abb. 6.3).

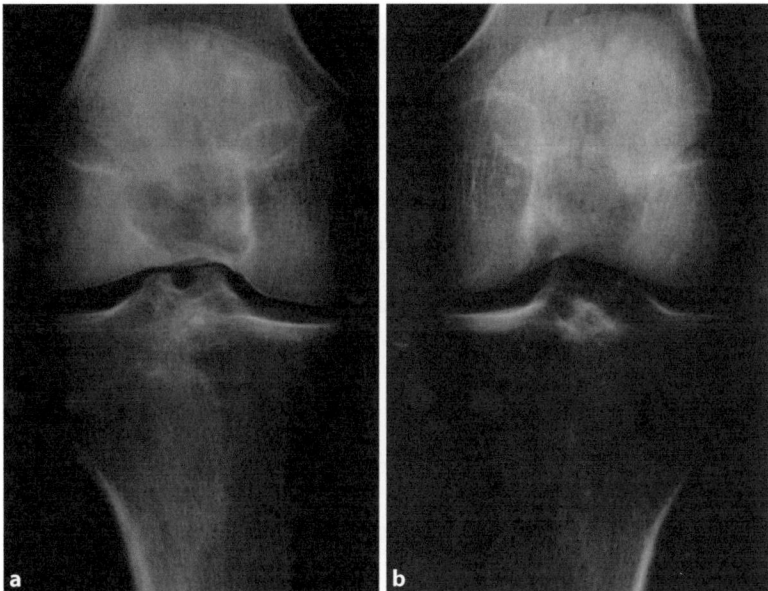

Abb. 6.4a,b Röntgenbild des Kniegelenks 40 Jahre nach vorderer Kreuzbandruptur rechts im Vergleich zur Gegenseite. **a** Knie rechts a.-p. im EBS; **b** Knie links a.-p. im EBS

6.2.2 Der Romantiker

Gemäß allgemeiner Auffassung strebt der Romantiker aus der Zeit der ersten Hälfte des 19. Jahrhunderts nach Unendlichkeit und will die Herrschaft der frei schöpfenden Phantasie. Er will die Grenzen zwischen Wissenschaft und Poesie, zwischen Traum und Wirklichkeit sprengen. Er fordert völlige Subjektivität, Individualisierung, Freiheit und Unabhängigkeit. Das geistige Zentrum ist die Natur. Ihr sei der kleine Mensch fügsam.

In diesem Geist würde ein orthopädischer Chirurg biologisch denken. Die Heilung beginnt zum Zeitpunkt des Unfalls in der Überzeugung, dass die Natur die intelligenteste Lösung bietet. Eine operative Rekonstruktion mit Bohrkanälen durch den Knochen und die Entnahme von Sehnenstreifen und Knochenblöcken wäre in erster Linie einmal eine zusätzliche Körperschädigung. Funktionsloses devitalisiertes Gewebe in den Umgebungsstrukturen darf gegebenenfalls entfernt werden.

Ein entsprechendes konkretes Fallbeispiel präsentiert ein heute 61-jähriger Frührentner, der 1974 vor der Rekrutenschule beim Fußballspielen das rechte Knie verdrehte. Er habe sofort ein dick geschwollenes Knie gehabt, und die Diagnose einer vorderen Kreuzbandruptur sei ihm damals mitgeteilt worden. Nach konservativer Behandlung habe er wieder über 15 Jahre hinweg Fußball gespielt, 1989 habe er wegen des Kniegelenks aufgehört und auf Tennis, Kickboxen und später auf Golfsport gewechselt. Dies sei bis 2014 gut gegangen, er habe nie Anlaufschmerzen gehabt. Im August 2014 sei er kontrolliert von einer Mauer gesprungen und habe bei der Landung plötzlich einen Knieschmerz rechts verspürt. Im September wurde er arthroskopisch am medialen Meniskus operativ behandelt. Klinisch und radiologisch sind 40 Jahre nach dem Unfall die Arthrosezeichen femorotibial minimal (Abb. 6.4).

Fälle mit einem Langzeitverlauf einer zumeist nicht diagnostizierten und somit auch nicht behandelten vorderen Kreuzbandruptur sind gar nicht so selten. Die „natural history" muss primär einmal als Goldstandard gelten. Wer einen operativen Aufwand eines Kreuzbandersatzes betreiben möchte, muss gegenüber dem natürlichen Heilungsverlauf nachweisen, dass die operativ stabilisierten Kniegelenke keine oder allenfalls verzögert eine arthrosebedingte Behinderung entwickeln.

Es macht nun aber wenig Sinn, in diesem Beitrag lediglich 2 Einzelfälle herauszupicken, um zu spekulieren, dass im einen Fall die Kreuzbandoperation nach 22 Jahren eine erhebliche Arthrose bewirkt haben könnte, im andern Fall ein Frührentner immer noch gut sportfähig ist, obwohl das vor 40 Jahren gerissene Kreuzband nicht operiert wurde. Jeder hat seine guten und schlechten Fälle. Es soll nun eine Aussage versucht werden, inwieweit die unterschiedlichen Behandlungswege zu unterschiedlichen Resultaten führen, ob die Denkschule der „Klassiker" gegenüber den „Romantikern" vorzuziehen sei.

6.2.3 Nutzenforschung beim Langzeitverlauf

Randomisierte Studien im Langzeitverlauf von mehr als 20 Jahren sind wegen der Drop-out-Rate von über 50 % unrealistisch. Also müssen Kohorten gebildet werden, die durch ein Matching bestmöglich miteinander vergleichbar sind. Besondere Sorgfalt ist dabei auf die Diskussion möglicher systematischer Denkfehler (Bias) zu legen:
1. Wie wurde die Auswahl der Kohorten getroffen? Liegt ein erheblicher Selektions-Bias vor?
2. Welche Störfaktoren könnten sich im Langzeitverlauf eingeschlichen haben (Kontamination durch andere Ereignisse wie Kreuzbandruptur auf der Gegenseite oder Reruptur auf der betroffenen Seite nach erneutem Unfall, Ruptur der Achillessehne, generalisierte Arthrose, Polyarthritis, Herzinfarkt usw.)? Wären solche allenfalls auf beide Gruppen gleichmäßig verteilt?
3. Werden patientenrelevante Endpunkte untersucht? Ist ein Score-Bias bzw. ein Surrogat-Bias ausgeschlossen?
4. Könnte ein Record- oder Recall-Bias die Aussage gefährden, indem sich die Patienten nicht mehr an frühere Details erinnern oder diese nicht konsequent in den Krankengeschichten dokumentiert waren?
5. Ein Gefälligkeits-Bias könnte dann entstehen, wenn der Patient durch seinen damaligen Operateur nach 25 Jahren wieder für eine Nachkontrolle aufgeboten wird und er aus lauter Wiedersehensfreude über seine große Zufriedenheit und sein sehr gutes Resultat berichtet. Dem gutgläubigen Patienten (und leider oftmals auch dem Arzt) ist natürlich nicht bewusst, dass das gute Resultat auch trotz der Operation bzw. auch ohne Operation hätte zustande kommen können.

6.2.4 Vom Saulus zum Paulus

Die ersten 10 Jahre meiner Praxistätigkeit waren geprägt von einem festen Glauben an die Sinnhaftigkeit derartiger Rekonstruktionen, und man fühlte sich nach mehreren hundert Operationen unter den „Klassikern" eigentlich euphorisch wohl. Zwischendurch erschienen aber auch sporadisch Kniepatienten in der Sprechstunde, die dafür sorgten, zunehmend Zweifel an der bisherigen Strategie zu streuen und dem „romantischen" Gedankengut die Tür zu öffnen. Gleichzeitig brachten gegen Ende des 20. Jahrhunderts beim Autor die erlernten methodischen Grundlagen, wie die orthopädische Literatur kritisch auf Aussagekraft hin analysiert werden kann, eine deprimierende Fülle an Erkenntnissen, wie die orthopädische Gemeinde systematisch Denkfehler begeht und sich immer wieder einen Nutzen vorzutäuschen scheint. Ein Kartenhaus brach bezüglich der operativen Behandlung der vorderen Kreuzbandruptur zusammen. Saulus wurde zum Paulus. Höchstens das Argument, man müsse die Operationstechnik einfach verbessern und nur die guten Operateure für den Eingriff zulassen, hätte den Traum einer Reparatur weiterträumen lassen.

6.2.5 Fähigkeitsassessment anstelle von Mischscores

Streng genommen möchte der Patient nur wissen, was er nicht mehr oder wieder kann. Er will Bescheid erhalten über den Verlauf seiner Fähigkeiten, kurz- oder langfristig, je nach Abmachung. Es ist dem Patienten letztlich völlig egal, wie stabil oder beweglich sein Gelenk ist oder wie sein Röntgenbild aussieht. Surrogatparameter, die den Schweregrad einer Organschädigung abbilden, interessieren ihn grundsätzlich nicht, höchstens seinen Arzt. Die messbare positive Veränderung soll selbstredend ein günstiges allgemeingültiges Schlussresultat voraussagen und dazu führen, dass sich deswegen der Fähigkeitsgewinn automatisch einstellt. Wie oft hat dieser Score-Bias die wissenschaftliche Gemeinde in einen trügerischen Glauben versetzt, um die Indikation zur Operation als nicht verhandelbar zu deklarieren! Die Thematik der Studien befasst sich nur noch mit Verfahrensfragen nach der Transplantatwahl, der Bündelungstechnik, der Verankerungsmethode, den Navigationshilfen oder der Nachbehandlung. Die Fragen zur Indikation werden großzügig ausgeblendet.

Sollte aber doch eines Tages das Credo Fuß fassen, letztlich nur Endpunkte zu bewerten, die den Patienten interessieren, sind die Messungen von Fähigkeiten im Vordergrund und allein verbindlich. Surrogatwerte dürfen und müssen wohl gemessen, jedoch völlig unabhängig von den Fähigkeitsbeurteilungen klassifiziert und interpretiert werden.

Unter der Leitung des Autors hat im Jahr 2000 Frau Andrea Peter ihre Dissertation herausgegeben (Peter 2000), die sich erstmals eines reinen Fähigkeitsassessments bei operierten und nichtoperierten Patienten mit vorderer Kreuzbandruptur bedient hat. Es wurde ein neues 25-Punkte-System der Sportfähigkeit getestet, das sich in der Folge wegen des bis anhin unterlassenen Validierungsverfahrens nicht hat verbreiten können. Schon damals zeigten die Fähigkeitsverläufe der 19 untersuchten nichtoperierten Patienten mit einem Follow-up von 34 Jahren einen erstaunlich guten Niveauerhalt und nach 12 Jahren gleichwertige, eher sogar bessere Ergebnisse als die operierten Patienten 12 Jahre nach Kreuzbandersatz.

6.2.6 Langzeitstudie mit und ohne Reparatur

Angelehnt an die 2015 abgeschlossene eigene Vergleichsstudie (Dubs 2015) soll nachfolgend über die Subgruppe der 14 „matched pairs" berichtet werden (◘ Abb. 6.5). Es wurden 2 Gruppen mit 14 Fällen (12 Männer, 2 Frauen, mittleres Alter, bei Unfall 32 Jahre) gebildet, die auch mit je 6,3 Tegner-Punkten bezüglich Aktivitätslevel beim Unfall vergleichbar sind.

Beim Versuch, Kohorten für die Beurteilung eines Langzeitverlaufs zu bilden, kann es wegen der vielen Wohnortwechsel schwierig werden, die Patientinnen und Patienten überhaupt zu finden. Bei den Frauen kommt es häufig zu Namensänderungen. Der Beschreibung der Run-in-Phase muss Beachtung geschenkt werden, da die enttäuschten Patienten beider Gruppen mit allenfalls

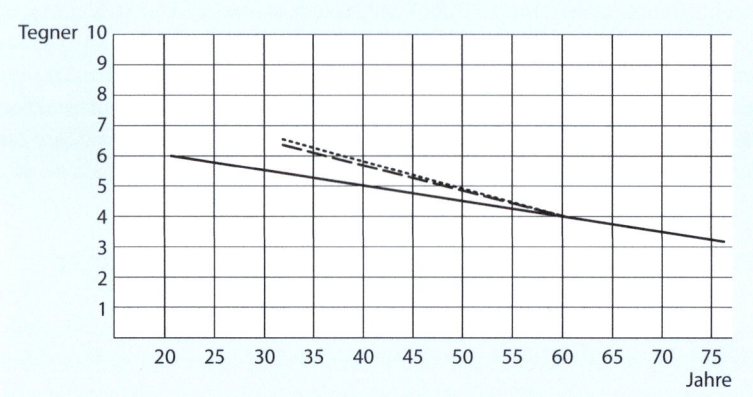

Abb. 6.5 14 „matched pairs" (12 Männer, 2 Frauen) mit vorderer Kreuzbandrekonstruktion und Follow-up von 25,7 Jahren (Tegner von 6,57 zu 4,28; *gepunktete Linie*) und ohne vordere Kreuzbandrekonstruktion und Follow-up von 27,5 Jahren (Tegner von 6,35 zu 4; *gestrichelte Linie*); Normkurve Tegner-Score (1–10), *durchgezogene Linie*

schlechtem Resultat oder bereits implantierten Kunstgelenken nicht bereit wären, sich nachkontrollieren zu lassen.

Trotz Matching dürfte im gezeigten Vergleich die Gruppe der Nichtoperierten mit arthroskopisch verifizierter vorderer Kreuzbandruptur einer negativen Selektion entsprechen, da alle wegen eines erheblichen Meniskusproblems vorstellig wurden. Unter diesen waren auch etliche resektionswürdige Korbhenkelläsionen als Ausdruck eines erheblichen Meniskusverlustes zu finden. Der Meniskuserhalt wird ja immer wieder gern als Argument für einen vorderen Kreuzbandersatz ins Feld geführt. Wie der Langzeitverlauf an einzelnen Beispielen aber zeigt, scheint sich die Entfernung eines geschädigten Meniskus bezüglich Arthroseentstehung nicht nachteilig auszuwirken.

Der validierte Tegner-Score als reines Fähigkeitsassessment hat 10 Abstufungen, um unterschiedliche körperliche Leistungsfähigkeiten im Sport und Beruf zu diskriminieren, wobei der Anspruch auf lineare Abstufungen nicht erfüllt werden kann. Maximal 10 Punkte bekommt ein Profifußballer, 1 Punkt bekommt einer, der auf ebenem Boden gehen kann. Ein Score-Bias ist also ausgeschlossen, da keine Organmesswerte einbezogen sind. Da sich die Patienten in der Regel genau erinnern können, wann sie wie leistungsfähig gewesen sind, können Recall-, Record- und Gefälligkeits-Bias weitestgehend ausgeschlossen werden. Ein Selektions-Bias ist grundsätzlich noch möglich.

6.2.7 Altersabhängige Tegner-Normwerte und MARA-Modell

1995 wurde die MARA-Kurve (▶ Abschn. 6.1) durch den Autor erstmals als wünschbarer Goldstandard des Patientennutzens am SGOT-Kongress in Genf in die Diskussion gebracht und nachfolgend publiziert (Dubs 1996). Trotz anderslautender Beteuerungen konnte diese wichtige Normkurve mit ihren Perzentilen in der Schweiz bis heute noch nicht etabliert werden.

2011 publizierten Yarashi und Mitarbeiter nach Befragung von 494 englischen Landsleuten eine Art MARA-Kurve mittels Tegner-Scores (Yarashi et al. 2011). In der Annahme, diese auch auf die hiesige Population übertragen zu können, wurde sie im hier vorgestellten Kohortenvergleich als Normbezug erstmals eingesetzt.

Die ◘ Abb. 6.5 zeigt nun im Langzeitverlauf von 25–28 Jahren einen Vergleich von je 14 operativ behandelten und nichtoperativ behandelten Patienten nach vorderer Kreuzbandruptur mit bestmöglicher Gestaltung der Vergleichbarkeit und dem einzigen patientenspezifischen Endpunkt der Fähigkeitsveränderungen bezogen auf den durchschnittlichen altersabhängigen physiologischen Fähigkeitsverlust. Die Differenz der Tegner-Punktverluste zwischen den Gruppen zeigt keine relevante Differenz. Den Operierten geht es im Langzeitverlauf also nicht besser. Verglichen mit der Normkurve, in der über 20 Jahre ein Fähigkeitsverlust von 1 Tegner-Punkt erscheint, bringt somit die Schädigung des vorderen Kreuzbands in der gleichen Zeitperiode lediglich einen zusätzlichen Fähigkeitsverlust von rund 1,2 Punkten, ob man das Kreuzband operiert oder nicht. Diese Feststellung sollte eigentlich die Vertreter, die gerne die Langzeitprognose mit Horrorszenarien ausschmücken, etwas milder stimmen. Die Frage bleibt natürlich noch ungeklärt, wie der Fähigkeitsweg vom Ausgangspunkt vor dem Unfall bis zum Zeitpunkt der Nachuntersuchung ausgesehen hat. Zufrieden scheinen die meisten Vertreter beider Gruppen: zum einen die Nichtoperierten, weil bei ihnen keine Operation nötig gewesen und dennoch eine gute, schädigungsgerechte Sportfähigkeit erhalten geblieben ist, zum andern die Operierten, die (dank oder trotz) des Eingriffs die Schmach des Unfalls gut bewältigt haben.

6.2.8 Fazit

Die Interpretation der Resultate hängt vom Standpunkt des Betrachters ab. Die Vertreter der „Romantik" fühlen sich bestätigt, dass die Resultate der „natural history" durch die Ergebnisse der operativen Rekonstruktion nicht übertroffen worden sind und dass demzufolge nach dem Prinzip des „primum nil nocere" die Nichtoperation dem Goldstandard entspricht. Da in der Schweiz der UVG-Versicherer gemäß dem Naturalleistungsprinzip für das Behandlungsresultat verantwortlich ist, müsste dieser sich ernsthaft die Frage stellen, ob diese Operation – gemäß Swiss Medical Board im Umfang von 20 Mio. Franken pro Jahr – weiterhin bezahlt werden soll.

Die Vertreter der „Klassik" sind aber doch noch in der Überzahl, und weltweit wird die Frage über die Notwendigkeit der Kreuzbandoperation kaum ernsthaft diskutiert. Der Arterhaltungstrieb, der an den spezialisierten Fachkongressen, wo unter Gleichgesinnten kritische Stimmen keinen Eingang finden, kaum gestört wird, dürfte die Szene weiter bestimmen. Dort darf man auch weiter auf die Unterstützung der Industrie zählen. Es ist immer wieder erstaunlich, wie in den Studien ein patientenrelevanter Endpunktwert wie der Tegner-Score höchstens in Nebensätzen genannt oder in der finalen Auswertung – im Gegensatz zur Ankündigung – absichtlich oder aus Versehen gar nicht mehr erwähnt wird.

Da kann doch gemäß eingangs erfolgter Beschreibung nicht die Rede von einer „Klassik" sein! Also suchen wir in den Lexika weiter nach Typisierungen dieser Zeitepoche, was prompt weitere Merkmale zutage fördert:
- Streben nach Objektivität, Typisierung, Gesetz, Vernunft, Gleichgewicht, nach gültiger und geschlossener Form; genaue Unterscheidung zwischen Lyrik, Epik und Dramatik; fordert Entsagung, Selbstbeschränkung, sittliche Willensstärke; lehnt Phantastisches, Verworrenes, Unklares ab; verlangt genaue Grenzensetzung. – Es ist genug, das Erforschbare zu erforschen, das Unerforschliche aber auf sich beruhen zu lassen.

Da steht tatsächlich etwas von Entsagung, Selbstbeschränkung und sittlicher Willensstärke. Genaue Grenzensetzung wird verlangt und Verworrenes, Unklares wird abgelehnt. Wäre es vielleicht nicht angemessener gewesen, die dominierend mechanistische Denkweise zeitgeschichtlich anders zuzuordnen?

Ende des 18. Jahrhunderts kennt die Literatur den Übergang von der „Sturm- und Drangzeit" zur eigentlichen „Klassik". Friedrich Schiller hat dies in seinem Drama „Torquato Tasso" (Dubs 1996) eindrücklich belegt. Im zweiten Akt bekennt Torquato Tasso als Vertreter der Sturm- und Drangzeit gegenüber Prinzessin Eleonore: „Erlaubt ist, was gefällt!" Diese entgegnet ihm kurz danach im Sinn der Klassik: „Erlaubt ist, was sich ziemt!" Diesen Paradigmenwechsel müsste die Medizin eigentlich stets beherzigen. Viele interessante Hypothesen gefallen und geben Anlass zum Träumen. Sie müssen aber stets in der Patientenrealität auf ihre Gültigkeit überprüft werden, was erst dann die Antwort darauf ermöglicht, ob es sich ziemt.

Literatur

Dubs L (1996) Erlaubt ist, was gefällt – wie lange noch? Schweiz Ärztezeitung 77(12):485–488
Dubs L (2015) Long term results in two cohorts comparing operative and non operative treatment of anterior cruciate ligament rupture oft the knee based on ability assessment by the Tegner score. Vortrag. Publikation in Vorbereitung
Peter A (2000) Die altersbezogene Sportfähigkeit nach vorderer Kreuzbandruptur und ihre Abhängigkeit vom operativen oder konservativen Vorgehen – Eine retrospektive vergleichende Fallseriestudie. Inauguraldissertation, Universität Zürich
Yarashi T et al (2011) Knee outcome scores – do we get people to normal? J Bone Joint Surg Br 93B:14

Langzeitresultate und ihre Bedeutung für die Langzeitforschung

P. Engelhardt

© Springer-Verlag Berlin Heidelberg 2016
R.-P. Meyer, H.-K. Schwyzer, B. R. Simmen (Hrsg.), *Langzeitresultate in der Extremitäten- und Wirbelsäulenchirurgie*,
DOI 10.1007/978-3-662-49090-7_7

Curriculum Peter Engelhardt (1944)
- Meine Lebensrealitäten teile ich gerne in ein Leben vor und ein Leben nach Äthiopien ein. Maurice Müller freute sich, dass einer seiner Mitarbeiter „sein" Spital in Addis Abeba 1974/75 mit moderner Orthopädie und Traumatologie befeuern würde. Obwohl nur vergleichsweise von kurzer Dauer, hat dieser Aufenthalt doch eine Langzeitwirkung auf mein Denken und Trachten entfaltet, die bis heute anhält.
- Aus dem wohl auch Abenteurer von damals ist nun ein Senior geworden, der das Skalpell nicht mehr anrührt, wohl aber der Orthopädie/Traumatologie im Bereich Versicherungsmedizin auf den Fersen bleibt. Wenn ich vor 40 Jahren noch dachte, die Orthopädie sei mit MEM (Maurice E. Müller) in der Zielgeraden angekommen, so war das ein Fehlschluss, der gelegentlich sogar hinderlich war. Geblieben ist der Langzeitgedanke in der Orthopädie, den es immer wieder wachzuhalten gilt.
- Meine weiteren akademischen Lehrer A. Schreiber, H. Cotta und F. Magerl haben mich ebenfalls geprägt. Vielleicht habe ich in Deutschland und der Schweiz ebenfalls Spuren hinterlassen.

7.1 Interview mit Peter Engelhardt

- Etwas vom Wichtigsten in der Orthopädie ist die **Prognose**. Mit der Langzeitdokumentation können wir die pragmatische Sicherheit verbessern. Es muss von Beginn an – soweit möglich – eine präzise Diagnose vorliegen. Wir müssen von einer definierten Ausgangssituation aus starten können. Ein Morbus Perthes beispielsweise muss in seinem Schweregrad von Beginn an genau definiert sein.
- Wo befinden sich die **Grenzen** in der Langzeitforschung? Im Prinzip ist die Langzeitforschung grenzenlos, das heißt, sie reicht „von der Wiege bis zur Bahre". Allerdings verhindern Altersgebrechlichkeit, Polymorbidität, schwere Invalidität von einem gewissen Punkt an substanzielle Langzeitaussagen. Dadurch stoßen wir an die Grenzen der Langzeitforschung. Sie bringt dann auch **keinen Sinn** mehr.

- Das **Engagement** bei der Langzeitdokumentation wird immer gering bleiben, solange keine größeren finanziellen Anreize vorhanden sind. Das ist leider so. Auch fehlt bei der Langzeitforschung das Spektakuläre. Wir leben in einer Zeit, in der der Horizont nicht über 5–10 Jahre hinausreicht – in allem! In seinem persönlichen Mikrokosmos sind Langzeitaspekte für den Menschen keine typische Betrachtungsweise.
- Der frühere Direktor der orthopädischen Universitätsklinik Balgrist Zürich, Prof. A. Schreiber, hat große Sorge getragen zur **Kontinuitätssicherung** des Balgristarchivs. Kein Röntgenbild, kein Krankendossier durfte im Original das Archiv verlassen. Alles musste kopiert werden. Ich selbst habe dank diesem Archiv verschiedene Langzeitstudien problemlos erarbeiten können. Heute befindet sich dieses Archiv in einem Luftschutzkeller. Seine Kontinuität hängt vom „human factor" ab. Das heißt, es muss sich eine Persönlichkeit mit Interesse dafür engagieren.
- Ich befürworte neben einer klinikbezogenen Langzeitdokumentation auch das in der Schweiz im Aufbau begriffene **nationale Endoprothesenregister**. Ein solches Endoprothesenregister kann eine große Objektivität einbringen. Es hat nicht bloß im Langzeitverlauf seine Bedeutung, sondern ist gleichzeitig auch ein Frühalarmsystem. Es zeigt an: „Hier läuft etwas schief!"
- Das Ziel in der Extremitätenchirurgie ist die Restitutio ad integrum. Wir wollen unseren Patienten durch einen Eingriff wieder die volle Leistungsfähigkeit zurückgeben. Der **Patient** kann nun den **Langzeitverlauf** durch verschiedene, zum Teil auch schwer definierbare Faktoren wie Übergewicht, exzessive sportliche Aktivität, Mikrotraumen, eventuell auch Ernährung, Nikotin und Ähnliches mehr beeinflussen.
- „Wie der Herr, so das G'scherr!" (Gescherte = gemeine Untertanen, bayrisch). Wenn der Klinikchef eine Sensibilität für Langzeitverläufe entwickelt, so färbt dies auch auf seine Klinik und seine Mitarbeiter **positiv** ab. Er sorgt so für eine qualitativ gute Dokumentation, die auch einen leichten Zugang zu den Daten ermöglicht. Dies kann zum **Stolz einer Klinik** werden.
- **Neue Techniken** können sehr rasch sehr großen Einfluss auf Langzeitverläufe nehmen. Der vordere Kreuzbandersatz mit Kohlefaserbändern war vor Jahren so ein Flop. Neue Techniken, insbesondere in der Arthroskopie, hinterlassen aber auch immer weniger „Landschäden", weniger Footprints. Langzeitverläufe werden dadurch vielleicht auch schwerer „lesbar".
- **Privatkliniken** sind im Prinzip nicht verantwortlich für die Langzeitdokumentation. Die Ärzte, die an diesen Kliniken arbeiten, sind es, die direkt verantwortlich für die Langzeitresultate bei ihren Patienten sind. Führt der Arzt keine Konservierung seiner Patientendaten im Langzeitverlauf durch, so besteht bei ihm wohl auch keine Wertschätzung seinen Patienten gegenüber.
- Ein **Grundmorbus** kann den Langzeitverlauf auf ganz unterschiedliche Art beeinflussen. Eine monothematische Affektion, wie beispielsweise der Morbus Perthes, hat ein wesentlich geringeres Beeinflussungspotenzial im Langzeit-Follow-up als polytopisch ablaufende Erkrankungen wie die Polyarthritis, der Morbus Bechterew und ähnliche mehr. Das sind dann ganz andere Dimensionen.
- Die **Zeitintervalle** bei der Langzeitdokumentation sind ganz unterschiedlich zu setzen. Liegt eine schwere Affektion vor mit großer Beeinflussung der beruflichen Aktivität, braucht es Kontrollen in kurzen Zeitabständen. Eine berufliche Umschulung ist kaum mehr sinnvoll, wenn die 100%ige Invalidität innert weniger Jahre abzusehen ist. Hingegen braucht die Ent-

wicklung von Arthrosen Zeit. 5-Jahres-Intervalle sind somit sinnvoll. Die Aussagekraft ist dann im Langzeitverlauf entsprechend groß.
- Der **Infekt** ist der große „**Spielverderber**" bei der Langzeitdokumentation. Er ist der Gegenläufer zu einer klaren diagnostischen Aussage.
- Langzeitresultate und **Lebensqualität** gehen „Hand in Hand". Ein gutes Langzeitresultat führt meist auch zu einer guten Lebensqualität. Unser ärztlicher Auftrag ist ja die Verbesserung der Lebensqualität. Diese spiegelt sich im guten Langzeitresultat wider.
- Eine **Archivaufhebung** darf nie zur Diskussion stehen. Viele Doktoranden haben das Balgristarchiv erfolgreich benutzt. Aber auch der jeweilige Zeitgeist manifestiert sich in solchen Archiven. Wieso besteht keine größere Wertschätzung für unsere medizinischen Archive? In der Kunst, bei Zeitungen, auch bei Radio und Fernsehen existieren Archive, die viel genutzt und hoch geschätzt werden. Es fehlt bei uns in der Medizin noch am Selbstverständnis der Archivierung. Die medizinischen Langzeitdokumentationen manifestieren den Zeitgeist und verdienen eine entsprechende Wertschätzung.
- In Deutschland darf die endoprothetische Chirurgie nur noch an Krankenhäusern mit einer minimalen Fallzahl von zurzeit ca. 50 Prothesen jährlich durchgeführt werden. **Kliniken mit kleiner Fallzahl** sind mit ihren Langzeitdokumentationen wohl **wenig aussagekräftig**. Solche Häuser sollten sich mit ihren Dokumentationen in einem Verbundsystem mit anderen Kliniken zusammenschließen. Meniskusforschung am Landspital bringt keinen Sinn.
- In der **Kinderorthopädie** sind Langzeitverläufe entscheidend. Dies ist ein Gebiet, in dem prognostische Aussagen sehr wichtig sind. Die Kinderorthopädie lebt zum großen Teil von Präventionsmaßnahmen wie beispielsweise bei der Hüftdysplasie. Die Kinderorthopädie ist ja nicht nur kurativ. Die Ausgangssituation ist beim Krankheitsverlauf genau zu definieren. Auch muss der Spontanverlauf verglichen werden mit dem Verlauf bei einer Therapie. Wann ist eine Coxa valga, ein Genu valgum als therapiebedürftig zu bezeichnen? Braucht es bei 8° valgus am Knie eine Korrekturoperation, bei 6° valgus jedoch nicht? Die Invalidenversicherung zahlt dann, wenn eine Alteration ohne operative Korrektur zu einer Einschränkung führt. Die Kinderorthopädie ist das Paradefach für die Langzeitforschung.
- Die Langzeitdokumentation erfolgt heute **digital**. Eine Krankengeschichte, ein Röntgenbild muss nicht haptisch fassbar sein. Eine unbeantwortete Frage ist die Sicherheit einer digitalen Langzeitdokumentation.
- Die **10-Jahres-Guillotine** bei der Archivierung von Langzeitresultaten ist ein Unsinn. Von 1987 bis 1995 hatten wir am Kantonsspital St. Gallen noch Zugriff auf alle Röntgenbilder. Später war dies nicht mehr möglich. Röntgenbilder sind die besten Datenträger. Sie sind objektiv und keiner subjektiven Beeinflussung unterworfen. Langzeitdokumentationen sind bei allen Krankheiten mit bildgebender Relevanz notwendig.
- Eine **Individualarchivierung** macht meines Erachtens Sinn. Bei einer meiner Langzeitforschungsarbeiten bewahrte die Ehefrau des verstorbenen Gatten seine Röntgenbilder wie Reliquien im Schrank auf und legte sie mir vor. In Zukunft wird wohl eine digitale Speicherkarte die Daten der Patienten im Kreditkartenformat konservieren. Möglicherweise werden dann aber solche Speichersysteme von Datenschützern auch verboten.
- Bei der **SUVA** (Schweizerische Unfallversicherungsanstalt) werden selektiv Unfallpatienten außerordentlich gut erfasst und langzeitdokumentiert.

- Gute Langzeitresultate finden sich selten bei **ungerechtfertigt** vorgenommenen **chirurgischen Eingriffen**. Das präoperative Aufklärungsgespräch kann nicht hoch genug bewertet werden. Der Patient muss dabei mit dem unbehandelten Verlauf und mit dem zu erwartenden operativen Verlauf konfrontiert werden. Es gibt lesenswerte Literatur über „Nichtstun in der Medizin" (Gerber 2014).
- Die **Schwierigkeiten** bei der Erhebung von **Langzeitdaten** sind in den skandinavischen Ländern und auch in der Schweiz gering. In Schweden und Dänemark besteht jeweils eine zentrale Bevölkerungsstatistik mit entsprechend einfachem Zugriff. Es verstärkt sich jedoch zunehmend die Bevölkerungsfluktuation, was die Patientenerfassung im Langzeitverlauf erschwert.

7.2 Patella multipartita: nosologischer Längsschnitt über 23 Jahre

7.2.1 Einleitung

Das Vorkommen einer Patella bipartita inkl. Patella multipartita (PM) wird mit einer Inzidenz von 0,2–6 % angegeben (Bourne 1990). Meist wird sie als Zufallsdiagnose anlässlich einer Bildgebung aufgedeckt. Differenzialdiagnostisch ist die Patella bipartita gegenüber einer Fraktur aufgrund der überwiegend superolateralen Lage (75 %) und seiner Formbildung gut abgrenzbar. Andere ossäre Pathologien der Patella sind selten, abgesehen von den häufigen Malformationen (Wiberg 1–3 usw.). Die Osteochondrosis dissecans inkl. „dorsal defect patella" sowie das Sinding-Larsen-Syndrom mit Ossifikationsabnormitäten am unteren Patellapol sind dagegen selten.

Der in versicherungsmedizinischer Hinsicht schlummernde pathologische Vorzustand einer Patella bipartita ist für die Kausalitätsfrage schwer einzuordnen, wenn nach einem Trauma retropatelläre Schmerzen auftreten. Eine Lockerung der straffen Synarthrose zwischen beiden Patellateilen wird als Verursacher der Beschwerden postuliert. Regelmäßig scheitert der Versuch, die Fusion der beiden Patellateile nachträglich durch eine Osteosynthese zu erzwingen.

Im vorgestellten Langzeitverlauf einer Patella multipartita von der Kindheit bis ins Erwachsenenalter ist der Träger über mehr als 20 Jahre praktisch beschwerdefrei. Gerade die Spontanverläufe von Pathologien am Bewegungsapparat, treffend auch als nosologischer Längsschnitt oder „natural course of disease" bezeichnet, erheischen unser besonderes Interesse, zeigen sie doch die Toleranzbreite gegenüber morphologischen Abweichungen vom „Normalen" auf.

7.2.2 Entstehung der Patella multipartita

Ogden (1984) hat die Ossifikationsprozesse an der Patella beschrieben. Danach liegt eine knorpelig präformierte Patella vor. Zentral gelegene Ossifikationszentren erscheinen im Alter zwischen 4 und 6 Jahren. Die Verschmelzung dieser Zentren verläuft anschließend rasch. Die Patella erscheint zu diesem Zeitpunkt im Röntgenbild in Form von knöchernen Granula. Im Alter von 9–10 Jahren ist die Patella von der inneren Struktur her definiert, das Erscheinungsbild ist homogen. Einzig der superolaterale Teil der Patella ist evtl. noch irregulär strukturiert, um erst in der Adoleszenz einer regelmäßigen Kontur zu weichen. Um die Patella herum findet bis zu diesem Zeitpunkt das perichondrale Wachstum statt, das die Patella zirkumferenziell vergrößert.

7.2 · Patella multipartita: nosologischer Längsschnitt über 23 Jahre

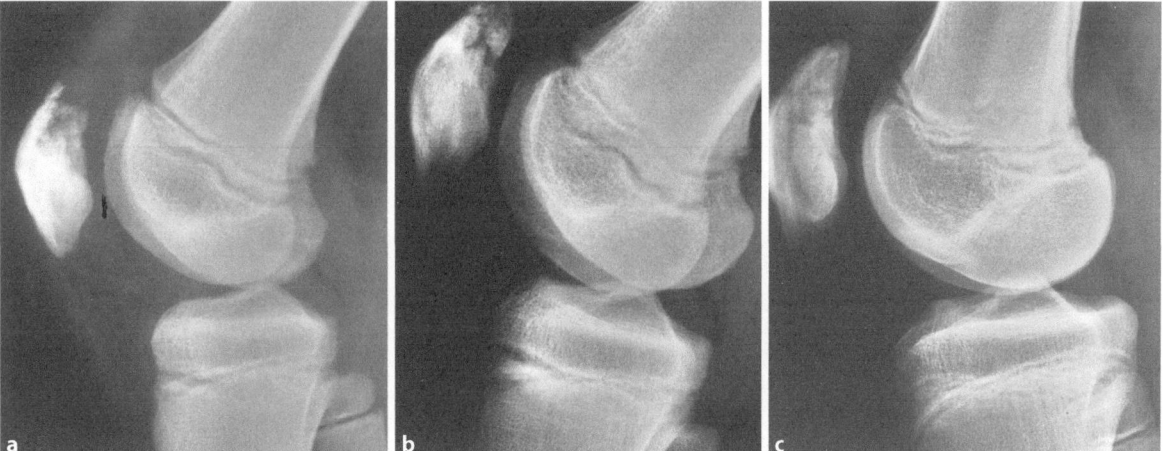

○ **Abb. 7.1a–c** Seitliche Darstellungen der Patella in Jahresabständen 1991, 1992 und 1993. Verschiedene Ossifikationsinseln im kranialen Bereich der Patella, die innert 2½ Jahren „konfluierten"

Generell finden sich zahlreiche Abweichungen von einer „normalen" Form der Patella im Wachstumsalter, sodass zum Beispiel die Diagnose Osteochondrosis dissecans nur sehr zurückhaltend gestellt werden darf.

Bei unvollständiger Verschmelzung der multiplen Ossifikationszentren in der Patella nach dem Alter von 10 Jahren ist der Zustand als bleibend anzusehen: Ganz überwiegend fehlt die Fusion des superolateralen Zentrums mit dem Hauptkomplex der Patella, es liegt eine Patella bipartita vor. Bei ausbleibender Verschmelzung von mehreren Knochenkernen resultiert eine Patella multipartita.

Der separierte Teil der Patellarückfläche weist den normalen Knorpelbelag auf, der auch an der übrigen Patella zu finden ist.

Eberhard et al. (1995) stellten einen Fall vor, bei dem sich aus einer dokumentierten Patella bipartita im Rahmen intensiver gymnastischer Betätigung eine Fragmentation des kleineren bipartiten Patellaanteils zu einer Patella multipartita entwickelt haben soll.

7.2.3 Fallvorstellung mit Bilddokumentation

Ein Langzeitverlauf einer Patella multipartita über Jahre und Jahrzehnte ist bislang nicht publiziert worden. Vorliegend wird der 23-jährige Verlauf einer einseitigen Patella multipartita bei einem Mann vom 12. Lebensjahr bis zum 36. Lebensjahr beschrieben.

Nach einem Bagatellunfall beim Wintersport wurde ein Röntgenbild des rechten Kniegelenks des damals 12-jährigen Knaben (04/1978) angefertigt, das zunächst den Verdacht auf eine Osteomyelitis lenkte (02/1991). Im MRI zeigten sich ein geringfügiger Kniegelenkerguss und ein Ödem am oberen Patellapol. Laboruntersuchungen schlossen einen Infekt aus.

Bei einer explorativen Arthroskopie wurde der artikuläre Knorpel als intakt beschrieben. Eine Bohrbiopsie zeigte im histologischen Bild unspezifische Unterbrechungen der Knochentrabekel, auf die breite Osteoidsäume aufgelagert waren.

Im weiteren 3-jährigen Verlauf war im Röntgenbild eine Größenzunahme des oberen Patellapols zu erkennen, der deutlich vom Hauptkorpus der Kniescheibe getrennt blieb und in sich selbst nochmals in 2 annähernd gleich große Hälften aufgeteilt war. In den seitlichen Röntgenbildern würde man eine Fusion des fragmentierten Oberpols der Patella in der im Jahresabstand angefertigten Bildgebung vermuten, die sich aber im CT nicht bestätigte (○ Abb. 7.1a–c; ○ Abb. 7.2).

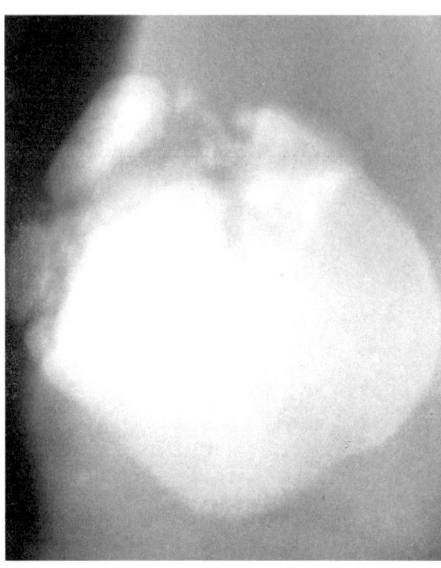

Abb. 7.2 Konventionelle a.-p.-Tomographie 1992. Zahlreiche kleinere Ossifikationsinseln umfassen den gesamten lateralen und oberen Patellarand

In diesem Zeitraum war der 12- bis 15-Jährige symptomlos (1991–1994). Im Jahr 2000 erfolgte nach einer Distorsion beim Fußball eine Teilmeniskektomie rechts. Das Fußballspielen wurde anschließend wieder praktiziert. Ein arthroskopischer Befundbericht ist nicht vorhanden.

Anlässlich einer aus wissenschaftlichen Gründen im Alter von 28 Jahren vorgenommenen klinischen Nachkontrolle äußerte der Mann bei längerem Abwärtsgehen Schmerzen im rechten Kniegelenk, ansonsten wurden keine Beschwerden berichtet.

Objektiv fand sich eine deutlich verbreiterte Patella (max. Breite 82 mm im Vergleich zu links 65 mm) mit Umfangdifferenz von + 3 cm rechts auf Höhe der Kniemitte. Das Kniegelenk zeigte ein Streckdefizit von 5° rechts (links normal). Das rechte Bein war effektiv um 2,0 cm kürzer als das linke. Die Oberschenkelmuskulatur wies rechts eine deutliche Umfangvermehrung von 6–8 cm an den typischen Messpunkten im Vergleich zur Gegenseite auf. Es wurde erneut eine Bildgebung mit CT vorgenommen. Die auffallende Differenz des Muskelumfangs und der Beinlänge konnte nicht in Verbindung mit der Abnormität der Patellaanatomie gebracht werden.

Nochmals 8 Jahre später, im Jahre 2014, erfolgte eine erneute wissenschaftliche – nur bildgebende – Untersuchung. Neue Beschwerden seien in den vergangenen Jahren nicht aufgetreten. Ärztliche Maßnahmen hatten keine mehr stattgefunden.

Die radiologische Dokumentation überspannt eine Dauer von 23 Jahren. Nach wie vor kommen in der Bildgebung 3 große Patellasegmente zur Darstellung, nebst kleinen (= Patella multipartita), gut eingepassten Knochenteilen. Auf den Schnitten in der Transversalebene scheinen die beiden lateralen bzw. superolateralen Patellaanteile keine wesentliche mechanische Aufgabe zu erfüllen. Besonders das laterale Segment ragt deutlich über die Kondylenbegrenzung hinaus, ohne eine wesentliche artikulierende Fläche mit seinem Gegenüber zu besitzen (◘ Abb. 7.3; ◘ Abb. 7.4a,b).

Hinweise für eine Arthrose des femoropatellaren Gelenks sind nicht zu erkennen. Kleine intraossäre Zysten auf Höhe des Synarthrosenspalts können (noch?) nicht als Vorzeichen einer Arthrose gewertet werden.

Im Vergleich zur Bildgebung vor mehr als 20 Jahren ist der Synarthrosenspalt schmaler geworden. Eventuell entspricht das einer noch während des Wachstums abgelaufenen Ossifikation in der Schlussphase.

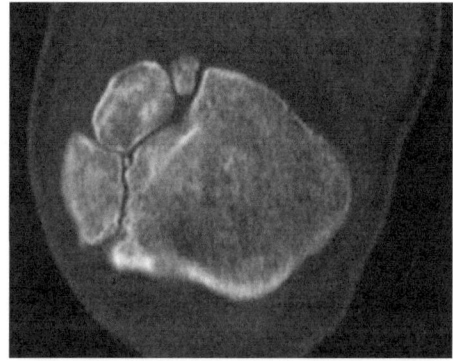

◘ **Abb. 7.3** CT 2014. 2 größere neben kleineren Segmenten, die durch Synarthrosen verbunden sind

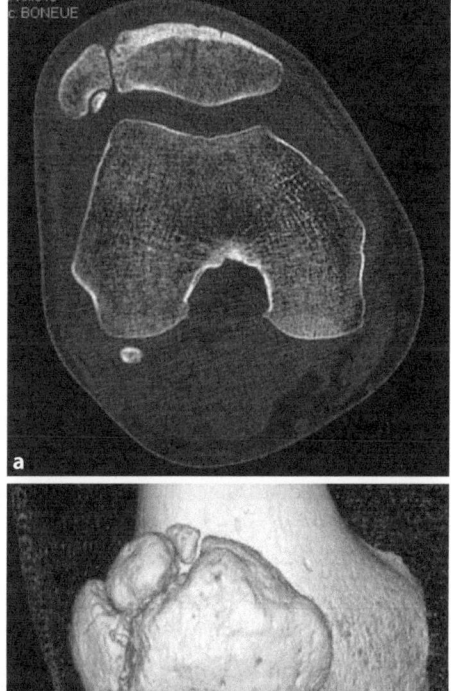

◘ **Abb. 7.4a,b** CT 2014. Aspektmäßig könnte außer von einer Patella multipartita auch von einer „Patella magna" gesprochen werden. Der relevante artikulierende Hauptteil der Patella hat einen weitgehend normalen Aspekt und eine kongruente Beziehung zum Femurkondylus. Keine Arthrose

7.2.4 Diskussion

Das Thema der geteilten Patella durchzieht die Fachliteratur seit Jahrzehnten. In seiner Monographie „Das Kniegelenk" hat Baumgartl (1964) das Erscheinungsbild vonseiten der Klinik ausführlich behandelt. Die relative Seltenheit des Vorkommens wird beschrieben. Dabei verweist er auf frühere Publikationen, in denen der hier vorgestellte Typ der Patella multipartita als besonderer Typ II/III klassifiziert wird. Auch Benedetti und Canepa (1959) berichten über eine größere Zahl von Fällen von Patella partita, die teilweise sogar histologisch untersucht wurden. Die Autoren favorisieren dabei die Ätiologie als mangelnde Fusion der multipel entstandenen Knochenkerne der Patella. Von dieser Vorstellung geht man heute überwiegend aus.

Hägglund und Pettersson (1989) beschreiben eine doppelte Patella bei einem Kind: Die Spaltlinie geht dabei ungewöhnlich quer durch die Patella. Ätiologisch wird diese Rarität als fehlende Fusion zweier Wachstumskerne beschrieben.

Die Prävalenz des männlichen Geschlechts lässt sich wohl mit dem Umstand erklären, dass frühere Serien von Knieröntgenbildern aus Lazaretten stammen, die nun einmal vorwiegend von männlichen Patienten dominiert wurden. Von der Klinik her ist für eine Patella bi- und multipartita die Verbreiterung der Kniescheibe bei nicht verändertem Längsdurchmesser typisch. Die meistens zufällige Aufdeckung des Befunds einer geteilten Patella spricht für ihre grundsätzliche Beschwerdefreiheit oder doch zumindest Beschwerdearmut. Über der Trennungsfuge soll gelegentlich ein Druckschmerz auslösbar sein. Ob die Schmerzen nach Traumatisierung der geteilten Patella der Abnormität anzulasten oder einfach typisch für ein Kontusionstrauma sind und einen längeren Leidensweg bedeuten können, bleibt offen. Die Warnung früherer Autoren (Baumgartl 1964), operativ-chirurgisch bei einer traumatisierten Patella partita vorzugehen, wird bis heute aufrechterhalten. Ob eine Exstirpation des kleineren abgespaltenen Fragments in den Fällen indiziert sein kann, bei denen die Patella auf Höhe der Spaltbildung verbreitert ist, der Eingriff also die Patellabreite normalisiert, bleibt als Frage offen.

Der vorgestellte Langzeitverlauf einer Patella multipartita mit einer ausgeprägten Abweichung von der Normalform der Patella zeigt auch nach 23 Jahren keine arthrotischen Veränderungen im Bereich des femoropatellaren Gelenks. Abweichungen von der Normalform eines Gelenks werden seit 70 Jahren präarthrotische Deformität genannt (Hackenbroch 1943). Das Ausbleiben einer Arthrose kann mit der auf den transversalen CT-Schnitten gut zu beurteilenden kongruenten Lage zu den Kondylen erklärt werden. Die veränderte Formgebung mit tendenziell eher einer Vergrößerung der artikulierenden Flächen ist biomechanisch evtl. sogar als Vorteil für das patellofemorale Gelenk anzusehen.

Die Biographie eines Gelenks im Längsschnittverlauf hört bei einem heute zu erwartenden durchschnittlichen Lebensalter von knapp 80 Jahren natürlich nicht im 3. Lebensjahrzehnt auf. Insofern liegt in unserem Fall weiterhin der Zustand einer präarthrotischen Deformität vor mit dem potenziellen Risiko, dass sich in den nächsten Jahrzehnten gleichwohl eine Arthrose realisieren könnte.

7.2.5 Zusammenfassung

Die knöchernen Anteile der Patella entstehen durch Zusammenschluss von multiplen kleinen Knochenkernen im Alter von 4–6 Jahren. Die superolaterale Ecke der Patella bleibt vom Aspekt her lange Zeit irregulär und erhält ihre definitive Kontur erst in der Adoleszenz. An dieser typischen Stelle entsteht bei ausbleibender Verschmelzung der Knochenkerne ein freies „Fragment", sodass das Bild einer Patella bipartita entsteht. Bei der seltenen Form einer ausbleibenden Fusion von mehreren Knochenkernen wird von einer Patella multipartita gesprochen.

Es wird der Fall einer seltenen Patella multipartita über einen Langzeitverlauf von 23 Jahren mit Bildgebung beschrieben. Bei dieser hat sich trotz der nur auf einer Seite vorhandenen Normabweichung bisher keine femoropatellare Arthrose entwickelt.

Literatur

Weiterführende Literatur

Engelhardt P (1984) Das Risiko der sekundären Coxarthrose. Thieme, Stuttgart

Engelhardt P (1984) „Hüftbiographien". Beilage „Forschung und Technik", Neue Zürcher Zeitung vom 26.09.1984

Zitierte Literatur

Baumgartl F (1964) Das Kniegelenk. Springer, Berlin

Benedetti G, Canepa G (1959) Il quadro anatomo-istologica della rotula partita. Archivo di Ortopedia 72:1409–1421

Bourne M, Bianco A (1990) Bipartite patella in the adolescent: results of surgical excision. J Pediat Orthop 10:67–73

Eberhard P et al (1995) Fragmentation progressive d'une patella bipartita. Revue Chir Orthop 81:78–80

Gerber B (2014) Nichtstun in der Medizin. Schweizerische Ärztezeitung 95(1):2

Hackenbroch M (1943) Die Arthrosis deformans der Hüfte. Grundlagen und Behandlung. Thieme, Leipzig

Hägglund G, Pettersson H (1989) A case of bilateral duplication of the patella. Acta Orthop Scan 60(6):725–727

Ogden JA (1984) Radiology of postnatal skeletal development. X. Patella and tibial tuberosity. Skeletal Radiol 11:246–257

Langzeitresultate in der Sportmedizin

W.O. Frey, R.-P. Meyer

© Springer-Verlag Berlin Heidelberg 2016
R.-P. Meyer, H.-K. Schwyzer, B. R. Simmen (Hrsg.), *Langzeitresultate in der Extremitäten- und Wirbelsäulenchirurgie*,
DOI 10.1007/978-3-662-49090-7_8

Curriculum Walter O. Frey (1957)
- Medizinstudium an der Universität Zürich mit Staatsexamen 1982
- Weiterbildung zum Spezialarzt für physikalische Medizin, Rehabilitation und Sportmedizin
- Gründung des sportmedizinischen Zentrums „move>med" 2002 in Zürich
- 2011 Integration des „move>med" in die orthopädische Universitätsklinik Balgrist Zürich als „Balgrist move>med" mit Übernahme der ärztlichen Leitung
- Olympiaarzt des Schweizer Teams bei 5 Olympischen Spielen, Betreuer mehrerer schweizerischer Nationalmannschaften und Verbandsarzt von verschiedenen Sportverbänden

8.1 Interview mit Walter O. Frey

- Bei den **Spitzensportlern** bestätigt sich in der Langzeitbeobachtung der **enorme Profit** des Sports, wenn der Sportler in seiner Karriere kein schwereres Trauma erleidet und er nach Karriereende auf tiefem Niveau weiter physisch aktiv bleibt. Es finden sich dann auch im Langzeit-Follow-up keine körperlichen Schäden. Im Gegenteil – diese Menschen sind gesünder als die Durchschnittspopulation. An schweizerischen Marathonläufern konnte nachgewiesen werden, dass 20 Jahre nach Karriereabschluss trotz weitergeführter Laufaktivität nicht mehr Gonarthrosezeichen bestanden als beim sportlichen „Normalverbraucher".
Auch wenn Spitzensportler bei einem schweren Trauma mit entsprechenden Unfallfolgen einen Langzeitschaden erleiden, bleibt bei diesen Menschen der Grundbewegungsdrang mit entsprechend positivem Effekt erhalten. Ich betreue seit Jahren eine Spitzensportlerin, die an multipler Sklerose leidet. Diese Person ist derart motiviert, führt ihre Trainingseinheiten derart konsequent durch, dass sie ihre Lebensqualität weiterhin sehr hoch zu halten vermag. Wir können zwar nichts am Grundmorbus ändern. Doch vielleicht können wir durch den hohen Bewegungsrhythmus das Immunsystem stärker mobilisieren. Diese Frau tut etwas Gutes für ihren Körper, sie funktioniert! So können auch echte Defektpatienten sämtliche biologischen Möglichkeiten ausschöpfen und ein Optimum aus ihrem Körper herausholen – auch im Langzeitverlauf.

- Wenn es einem Spitzensportler auch nach seinem Karriereende gelingt, seinen Bewegungsrhythmus beizubehalten, kann er **seine Grenzen** wirklich hinausschieben. Diese Sportler haben ein gutes Körpergefühl. Die erwähnte Multiple-Sklerose-Patientin bringt in der Physiotherapie in kurzer Zeit das hin, wofür der Durchschnittssportler 4 und mehr Wochen benötigt. Eine individuelle Betreuung solcher handicapierter Spitzensportler durch einen Sportarzt ihres Vertrauens ist von großer Bedeutung. Die Spitzensportler sind nicht besser als andere Sportler, aber sie verstehen mich als ihren betreuenden Sportarzt. Sie haben eine Urmotivation, aus der heraus sie ihre Grenzen weit hinauszuschieben vermögen.
- Nach dem Übertritt von der Profiaktivität in den „Ruhestand" muss der Spitzensportler in seinem Leben einen riesigen Graben überwinden. Es geht dann nicht mehr um Leistung, sondern um Lebensqualität. Wenn der Spitzensportler dies nicht realisiert und immer wieder beispielsweise Extremskifahren will ohne Aufwärmphase am Morgen, ohne Ausgleichssport mit Biken oder Ähnliches mehr, kann er nie zum Genießer auf der Piste werden. Da bringt dann auch die beste begleitende Sportmedizin nichts mehr. Es breitet sich Frust aus, und die **Langzeitresultate** bringen **keinen Sinn** mehr.
- **Langzeitresultate** finden auch im Spitzensport **keinen großen Anklang**. Aus sportlicher Sicht heißt es meist: „Aus den Augen aus dem Sinn." Auch oder gerade die Sportler leben in einer schnelllebigen Zeit. Plötzlich ist alles weg! Ein erster Lebensabschnitt geht zu Ende. Nach einer kurzen Überlappung beginnt die Lebensphase nach dem Spitzensport. Die einen schaffen den Sprung, werden Mitarbeiter im Designteam einer Skifirma oder Pistenbauer, die anderen schaffen es nicht.
- Die **Kontinuitätssicherung bei Langzeitresultaten** im Sport funktioniert auf individueller Ebene. Meine Position als Sportarzt bleibt auch bei den zurückgetretenen Cracks aktuell. Plötzlich taucht ein ehemaliger Olympiasieger wegen eines medizinischen Problems mit seinem kleinen Sohn bei mir auf. Die Spitzensportler wollen auch nach Karriereende ihren Mannschaftsarzt weiter konsultieren. Meine Aufgabe besteht dann meist im Triagieren: „Brauche ich einen Kniespezialisten?" Die Kontinuitätssicherung ist dadurch gegeben, dass die Spitzensportler mich weiter kontaktieren können. Wenn die Chemie zwischen den Spitzensportlern und mir stimmt, bleiben wir zeitlebens miteinander verbunden – oft sogar auch im privaten Bereich. Die Zeit während der extremen sportlichen Belastung war so intensiv, dass die Beziehung fürs weitere Leben hält.
- Die **Langzeitresultate** werden im Spitzensport ganz massiv **durch die Sportlerpersönlichkeit beeinflusst.** Die Beziehung zwischen dem Sportler und seinem betreuenden Arzt ist in der Aktivzeit ausgesprochen eng. Auch nach Karrierenabschluss beeinflusst die individuelle Betreuung die Langzeitresultate im positiven Sinn.
- Beim Sportmediziner sind seine **medizinischen Grundqualitäten** ganz entscheidend, was sich im Langzeitverlauf niederschlägt. Es finden sich in der Sportmedizin aber auch viele „Gurus". Das ist ungut.
- Die **Interdisziplinarität** ist äußerst wichtig. Die Sportmedizin ist heute viel zu breit, als dass sie von „Einzelkämpfern" bewältigt werden könnte. Der Sportmediziner benötigt ein substanzielles medizinisches Umfeld, ohne das nichts funktioniert. Die Qualität des Sportmediziners steht in direkter Relation zu seiner Ausbildung. Er muss auch insgesamt ein guter Arzt sein.

- **Neue Techniken** beeinflussen in der Sportmedizin Langzeitresultate sehr wohl. Auch in der konservativen Therapie muss man bei neuen Trends mitmachen, sonst ist man weg vom Fenster. Du musst als medizinischer Gesprächspartner à jour sein. Auch bei paramedizinischen Methoden muss man genau wissen, was abgeht, sonst verliert man seine Glaubwürdigkeit in der Führung des Sportlers. Auch in der Sportmedizin gibt es nicht nur neue Modetrends, sondern beispielsweise auch neue Rehabilitationstechniken, die substanziell etwas bringen. Die Core-Stabilität, Tiefenstabilität, Rumpfstabilität tritt heute ganz anders auf. Früher wurden der Musculus rectus abdominis und die Erector-trunci-Muskulatur gezielt auftrainiert. Heute wird hinuntergebrochen in die segmentale Stabilisierung mit isolierter Musculus-transversus-Aktivierung.
- Für den Spitzensportler gibt es keine öffentlichen oder privaten Kliniken. Der **Spitzensportler** will immer als **Privatpatient** behandelt werden.
- Ein beim Spitzensportler vorhandener schwerer **Grundmorbus** ist eher die Ausnahme, doch es gibt ihn. Ich betreue einen Spitzensportler aus der Langlauf-Nationalmannschaft, der an einer chronischen Polyarthritis leidet und mit Methotrexat behandelt wird. Fundamental wichtig ist hier, dass dieser Spitzenlangläufer gleich behandelt wird wie seine Teamkollegen. Als ärztlicher Betreuer muss ich ihm helfen, den Spagat zu schaffen zwischen seinem Grundmorbus und seiner Hochleistung. Dieser Spitzenathlet hat es geschafft. In der ehemaligen DDR wäre so etwas nie möglich gewesen. Der Athlet wäre schon bei der Frühselektionierung eliminiert worden.
- Wir Sportmediziner kennen keine **Zeitintervalle** für die Langzeitdokumentation. Wir arbeiten mit einem Check-up-System. Während der Aktivzeit des Sportlers finden jährlich 1–2 Check-ups statt. Nach dem Karriereende – je nach Sportart mit ca. 40 Jahren – geht dieses Check-up-System dann über in reguläre ärztliche Untersuchungen mit Blutbildkontrollen, Belastungs-EKG und Ähnlichem mehr. Die Spitzensportler behalten in der Regel ihren sportlichen Rhythmus auf tieferem Niveau bei.
- In der Langzeitdokumentation manifestiert sich auch die **Lebensqualität** der Sportler. Ohne schwereres sportliches Trauma ist der Spitzensportler auch nach dem Karriereende gesünder als die Durchschnittspopulation. Dies bestätigte sich im Langzeit-Follow-up.
- Eine eigentliche **Archivierung der Langzeitresultate** bei Spitzensportlern kennen wir nicht. Wir arbeiten individuell und basieren auf der Freundschaft mit dem Sportler. Mein eigenes Archiv führe ich jedoch seit Jahrzehnten analog, nun digital. Seit 2002 sind sämtliche Daten digital archiviert und dürfen nicht gelöscht werden.
- Die **Individualarchivierung** ist bei den Spitzensportlern die Regel. Die Sportler werden von uns angehalten, alle Unterlagen aufzubewahren und einen „Check-up-Ordner" zu führen. Diese Dokumente werden parallel zu den von uns betreuenden Sportärzten archivierten Daten geführt. Alle Leistungstests werden durch die Sportler archiviert. Sie sind interessiert an ihren Werten und tauschen sich mit ihren Kollegen aus. Die Spitzensportler funktionieren im Aufbewahren ihrer Gesundheitsdaten hochprofessionell.
- Langzeitverläufe von Spitzensportlern können auch durch **operative Fehlleistungen** stark beeinflusst werden. Viele Sportkarrieren wurden so geknickt. Der populäre Sportlername verleitet zum Operieren. Sekundär leidet der Sportler dann unter Umständen an Langzeitproblemen. Der Operationsschnitt ist wie ein Brandzeichen. Es verbindet den Operateur zeitlebens mit dem Sportler – im Positiven wie im Negativen.

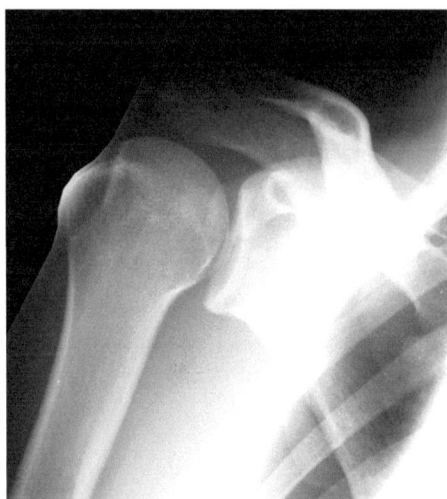

Abb. 8.1 Status nach anteroinferiorer Schulterluxation mit Hill-Sachs-Läsion

8.2 Traumatische vordere Schulterluxation – 36 Jahre nach subkapitaler Humerusdrehosteotomie nach Weber

R.-P. Meyer

8.2.1 Die Vorgeschichte

Eine heute 60-jährige Sportlerin, über lange Jahre Spitzenathletin im Schweizer Skisport, erlitt erstmals 1976 durch einen Sturz bei einem Skirennen eine anteroinferiore „Schultersubluxation" rechts. Es wurde von ärztlicher Seite von einem Gelenkkapselriss gesprochen. Es erfolgte eine kurzfristige Ruhigstellung. Restbeschwerden verblieben. Beim Konditionstraining auf dem Trampolin mit Vorwärtssalto erfolgte 1977 eine nun eindeutige anteroinferiore Schulterluxation rechts. Es verblieb eine funktionelle Restinstabilität an der rechten Schulter. Wegen des intensiven internationalen Rennkalenders konnte keine substanzielle Therapie erfolgen. Eine erneute Luxation der rechten Schulter erlitt die Patientin dann bei einem Slalomrennen durch Schlag an einer Stange im Januar 1978. Die Patientin wurde zur chirurgischen Stabilisierung ans Kantonsspital St. Gallen überwiesen. Prof. B.G. Weber operierte die prominente Skirennfahrerin im Februar 1978. Er führte die von ihm entwickelte Technik der subkapitalen Humerusdrehosteotomie an der rechten Schulter durch (Abb. 8.1; Abb. 8.2). Die Patientin war 3 Monate nach dem Eingriff wieder voll einsatzfähig und absolvierte mit dem nationalen Skiteam das Sommertraining. Die Metallentfernung erfolgte 1 Jahr nach Intervention und verzögerte die Skiaktivität der Spitzenläuferin nicht. Bis heute ist die Sportlerin vonseiten ihrer rechten Schulter völlig beschwerdefrei und funktionell in keiner Weise beeinträchtigt.

8.2.2 Situation 36 Jahre nach Drehosteotomie an der rechten Schulter

Wir untersuchen die Patientin am 31.10.2014, das heißt 36½ Jahre nach der Intervention, klinisch, konventionell-radiologisch und mit Ultraschall an ihrer

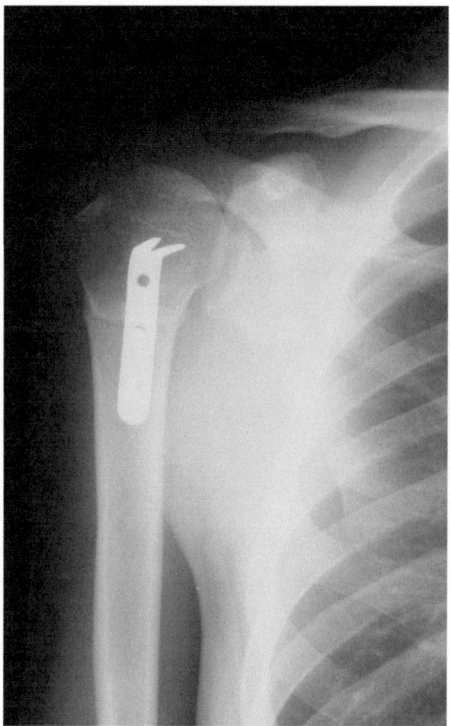

Abb. 8.2 Status nach Drehosteotomie, postoperativ

rechten Schulter. Die Schultergelenkbeweglichkeit ist praktisch symmetrisch. Der Vertebra-prominens-Daumenabstand ist rechts um ca. 10 cm reduziert im Vergleich zur Gegenseite. Klinisch lassen sich an beiden Schultern keine pathologischen Rotatorenmanschettenzeichen fassen. Die lange Bizepssehne ist im Sulcus rechts leicht druckdolent. Das AC-Gelenk ist unauffällig. Die Röntgenaufnahmen der rechten Schulter vom 31.10.2014 a.-p. in Außenrotation/Innenrotation, axial und nach Morrison zeigen ein altersentsprechendes AC-Gelenk. Auch glenohumeral finden sich keine Arthrosezeichen. Im Humerus zeigt sich noch eine feine Skleroselinie nach Plattenfixation (◘ Abb. 8.3a–d). Die Sonographie der rechten Schulter vom 31.10.2014 dokumentiert einen intakten Cuff bei kleiner PAST-Läsion intervallnah. Die lange Bizepssehne ist zentriert im Sulcus mit leichter proximaler Verdickung.

8.2.3 Analyse

Die Patientin ist mit dem heute vorliegenden postoperativen Resultat über 36 Jahre nach Intervention vollauf zufrieden. Die Sportlerin ist nach wie vor als Skiläuferin aktiv und ist Trainerin eines hochkarätigen Frauenskiteams. Auch spielt sie zum Teil mehrmals wöchentlich Tennis. Selbst bei höchster Belastung treten keinerlei Beschwerden am rechten Schultergürtel auf.

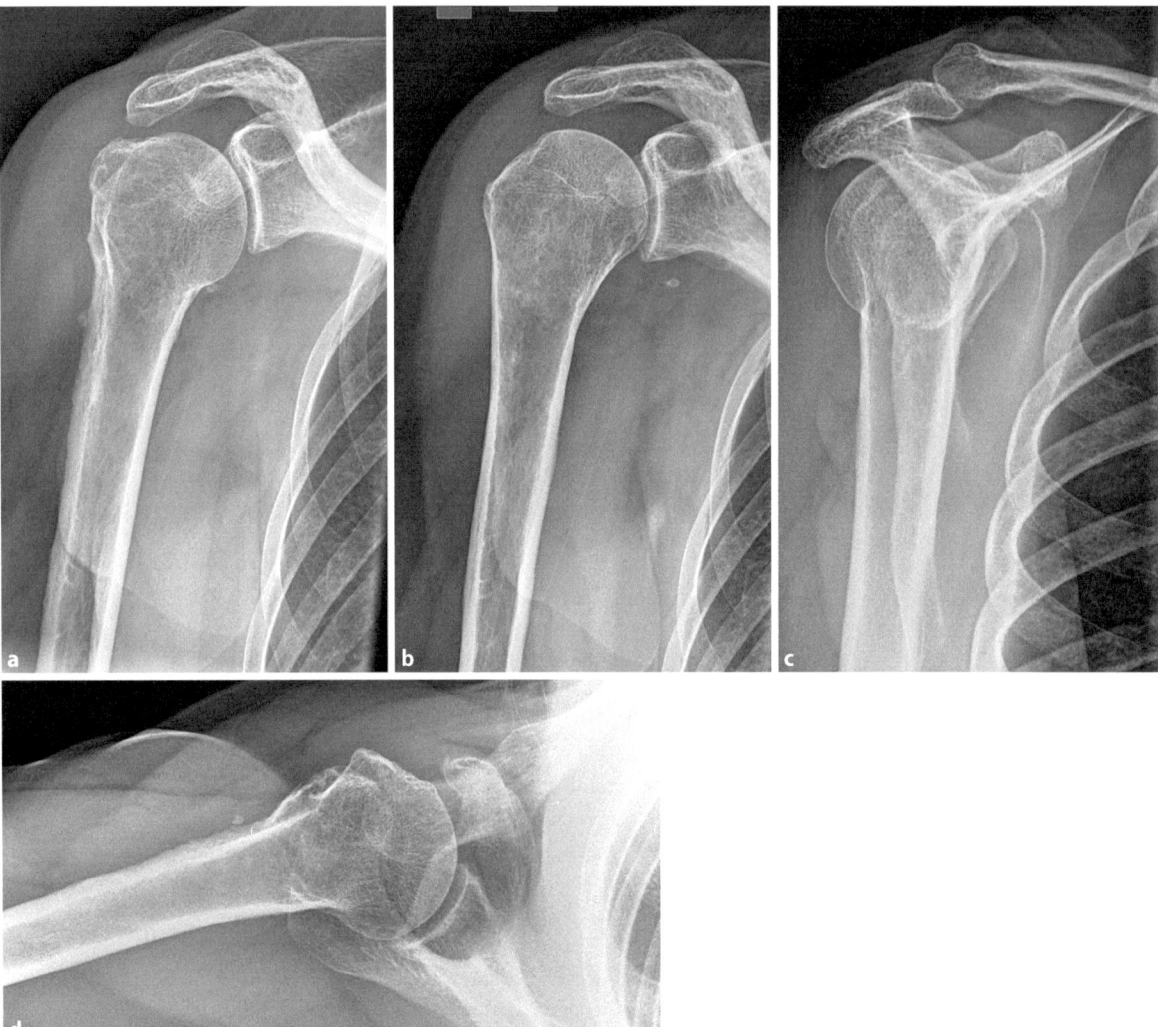

Abb. 8.3a–d 36½ Jahre nach Drehosteotomie, keine Arthrosezeichen glenohumeral

Langzeitresultate in der Extremitätentraumatologie

A. Gächter, R.-P. Meyer

© Springer-Verlag Berlin Heidelberg 2016
R.-P. Meyer, H.-K. Schwyzer, B. R. Simmen (Hrsg.), *Langzeitresultate in der Extremitäten- und Wirbelsäulenchirurgie*,
DOI 10.1007/978-3-662-49090-7_9

Curriculum André Gächter (1940)
Als schwieriger Fall in der Schule reichte es doch für Matura Typus A mit Philosophie, wohlbehütet im Internat. Aller Unkenrufe zum Trotz Medizinstudium und in Basel Ausbildung zum Orthopäden in der irrigen Auffassung, dass man am Bewegungsapparat alles objektiv messen könne. Abstecher nach Chicago für knapp 2 Jahre in Klinik und Forschung. Zurück in Basel mit mühsamer Habilitation über „Lockerungsmechanismen von Hüftprothesen", schwierig, weil sich die „isoelastische Prothese" in der Habil als optimales Lockerungsmodell entpuppte. Gleichzeitig auch Mitentwicklung bei der Arthroskopie. Von Basel aus nach St. Gallen geholt und dort 10 Jahre als Chefarzt (Traumatologie und kalte Orthopädie). Aus politischen Gründen Demission meinerseits etwas zu früh, denn der damalige Gesundheitsminister wurde danach abgewählt. Seither in einer florierenden Privatklinik tätig und spezialisiert in Operationen und Teaching der minimal-invasiven Prothetik. Übrigens: In ein Privatspital wollte ich nie. Aber seit im öffentlichen Spital Umsatzvorgaben und Boni Einzug gehalten haben, war mein Entschluss gefasst.

9.1 Interview mit André Gächter

- In der Extremitätentraumatologie werden die **Langzeitresultate** ganz entscheidend am **Unfalltag** vorgespurt. Wie wird der verunfallte Patient geborgen, welches Spital übernimmt ihn? Welcher Arzt behandelt primär den Patienten? Viel Schicksal, viel Glück, auch viel Pech ist dabei im Spiel. Läuft am ersten Tag alles gut ab, ist der Verunfallte auf der richtigen Schiene. Gelingen Erstdiagnostik und Erstintervention, ist der Patient fein raus, und auch das Langzeitresultat wird entsprechend ausfallen.
- Wo liegen die **Grenzen** der Langzeitresultate in der Traumatologie? Gerade in der Traumatologie besteht oft eine große Diskrepanz zwischen den klinischen Befunden und den Röntgenbildern, zwischen objektiven Daten und subjektiven Empfindungen. Im Gegensatz zu degenerativen Erkrankungen hat der Traumapatient in der Regel vorher keine Beschwerden und wird vom Resultat der Wiederherstellung automatisch enttäuscht sein. Die Gretchenfrage lautet hier: „Würden Sie sich nochmals operieren lassen und wenn ja, vom gleichen Operateur?"

- Das **Problem** des wirklich „langen" Langzeit-Follow-ups besteht in der Krux: „Wird der Patient polymorbid?" Auch die beste Osteosynthese ergibt beim polymorbiden Patienten ein eingeschränktes Langzeitresultat.
- In der Traumatologie besteht **wenig Interesse** an Langzeit-Follow-ups. Versicherungstechnisch ist die Sache nach 5 Jahren gelaufen. Die Berentung ist erfolgt und wird kaum mehr geändert. 1994 betrug die Archivierungsdauer am KSSG noch 20 Jahre. Wegen fehlender Lagerungsmöglichkeiten (vor allem in der Radiologie) wurde sie auf 10 Jahre reduziert. Das Interesse an Langzeitresultaten wird dadurch bei den Ärzten geschmälert. Die Akten sind in der Regel nur noch bei den Versicherungen greifbar.
- Die **Kontinuitätssicherung** der Langzeitresultate wird immer kritisch bleiben. Früher haben wir mit Mikrofilmen dokumentiert, was sehr aufwendig war. Heute erfolgt die Dokumentation digital. Es besteht jedoch keine finanzielle Unterstützung. Die Arbeit ist mühsam. Wo sollen die Daten unter Berücksichtigung des Datenschutzes gespeichert werden? Wer will das machen?
- Aus meiner Sicht ist es Schwachsinn, wenn wir in der Schweiz nun auch noch ein nationales Endoprothesenregister aufbauen. Wir sind schlicht und einfach zu spät mit diesem Ansinnen. Skandinavien, Australien und viele andere Länder haben vor Jahrzehnten damit begonnen, was gut war. Ich plädiere heute für ein hundertprozentiges **Revisionsregister**. Jede Revision einer Endoprothese muss registriert und dokumentiert werden – jede Primärrevision, aber auch jede Sekundärrevision. Die Dokumente müssen alle spezifischen Daten der zu revidierenden Prothese enthalten. Wie wollen wir eine erfolgreiche Prothesenrevision anpeilen, wenn wir nicht einmal den zu revidierenden genauen Prothesentyp kennen? Mit einem Revisionsregister hätten wir Sofortresultate und müssten nicht erst 15–20 Jahre warten. Viele namhafte Institute wehren sich gegen ein Revisionsregister. Viel Geld ist im Spiel, auch viel Angst, dass ein Prothesenmodell schlecht beurteilt werden könnte.
- Inwiefern **Patienten** Langzeitresultate **beeinflussen**, ist sehr zu hinterfragen. Die heutigen Hüftprothesen erlauben problemlos eine große sportliche Aktivität. Ich sage meinen Patienten, sie dürfen alles machen, was ihnen Freude bereitet und gut tut. Reserven habe ich bei Keramik-Keramik-Kombinationen. Das „shock absorbing" von Keramik ist schlechter als das von Polyethylen. Eine (wenn auch seltene) Keramikfraktur ist für den Patienten ein Desaster. Ich habe nie Keramikpaarungen verwendet.
- Ein gut geführtes Langzeitarchiv spricht für die gute Führung und **Qualität einer Klinik**. Das Archiv ist das Herz einer Klinik. Allerdings sind Langzeitdokumentationen heute ein wenig „aus der Mode gekommen". Generell ist der an einem Krankenhaus betriebene administrative Aufwand schon primär derart groß geworden, dass zusätzliche Langzeitstudien kaum mehr angepackt werden. Auch sind die Ansprüche an eine Langzeitstudie sehr hoch, braucht es doch für alles das Einverständnis von Direktion, Ethikkommission und Patient, auch wenn keine Patientennamen publiziert werden. Wir dürfen ja eigentlich nicht einmal das Röntgenbild eines anonymisierten Patienten für einen Vortrag verwenden, wenn wir nicht das schriftliche Einverständnis des Patienten vorliegen haben, alles nach dem Motto: „Die Krankengeschichte gehört dem Patienten."
- Neue **Techniken** haben auch in der Traumatologie große Auswirkungen. Manchmal sind es nicht einmal die „großen Würfe", sondern kleine Neuerungen, die ein Resultat auch auf Lebenszeit verbessern. Ein Beispiel:

Im Kantonsspital Basel haben wir bei den Malleolarfrakturen die Fibula mit einer lateral angebrachten Platte fixiert. Das knapp unter der Haut gelegene Osteosynthesematerial verursachte nicht selten Probleme. In St. Gallen brachte Hardy Weber eine funktionelle Klassifikation der Malleolarfrakturen und montierte die Fibulaplatte dorsal. Durch diese Lage (Antigleitplatte) des Implantats waren die Probleme weitgehend behoben.

- Die **Wertschätzung** von Langzeitdokumentationen an **Privatkliniken** ist unterschiedlich. Qualitätskontrollen sind im Belegarztsystem schwerer durchzuführen. Es zählt vor allem der mittelfristige Erfolg.
- Ich glaube nicht, dass ein **Grundmorbus** automatisch die Langzeitresultate negativ verändert. Häufig sind wir selbst überrascht, was für positive Langzeitresultate wir beispielsweise bei schwer alterierten pcP-Patienten noch nach 20 Jahren vorfinden. Und das Beste an der Sache ist: Wir wissen nicht, wieso das so ist!
- Die **sinnvollen Zeitintervalle** bei Langzeit-Follow-ups sind zum Teil auch klinikabhängig. Das große Problem liegt im Zahlungssystem. Nur „echte" UVG-Unfallversicherungen bezahlen Nachkontrollen. Bei KK-unfallversicherten Patienten bezahlt solche Untersuchungen über Selbstbehalt und Franchise der Patient selber. Vielfach herrscht die Meinung vor, dass Nachkontrollen im ureigenen Interesse der Klinik wären und daher auch durch diese bezahlt werden sollten. Kontrollen wären aber auch im Interesse der Versicherungen. Wie viele Kontrollen in welchen Abständen vorgesehen sind, wird dann sekundär.
- **Infekte** können Langzeitresultate beeinflussen. Wenn Frühinfekte suboptimal behandelt werden, können sie spät, auch sehr spät wieder aufflackern, speziell im Knochenbereich. Dies sind Zeitbomben – auch noch nach 20 und mehr Jahren.
- Die **Liquidierung eines Klinikarchivs** ist ein Vergehen. Ich selbst fotografiere seit Jahrzehnten die Röntgenbilder meiner Patienten ab Negatoskop und besitze so auf einfache Weise eine persönliche Dokumentation. Diese kann mir keine Klinikdirektion wegnehmen.
- **Alle Krankenhäuser** – ob öffentlich oder privat – sind zu einer Archivierung der Patientendaten verpflichtet.
- Die **Wirbelsäulentraumatologie** lebt von den Langzeitresultaten. Nur an der Wirbelsäule können die Etagen einzeln behandelt werden und später auf jeder Höhe segmentale Korrektureingriffe vorgenommen werden.
- In der **Kindertraumatologie** zeigen uns die Langzeitkontrollen, wie erfahren und gut der Kinderchirurg bei der Erstintervention war. Wird vom diensthabenden Arzt beispielsweise eine Ellenbogenfraktur mit Kirschner-Draht falsch fixiert, besteht später kaum mehr eine Korrekturmöglichkeit – außer durch die Natur.
- Die Auswirkung von **Medikamenten** auf die Langzeitresultate wird kontrovers diskutiert. Verzögern nichtsteroidale Medikamente die Knochenheilung? Den Prothesen-Ingrown? Ich glaube das nicht, müssten wir doch nach Jahrzehnten der Applikation dieser Medikamente solche Reaktionen öfters sehen. Sicher jedoch weisen Raucher eine schlechte Knochenheilung auf, wobei Nikotin kein Medikament ist!
- Die **Problematik der Archivierung** für die Langzeitdokumentation ist komplex. Es werden Qualitätskontrollen von oben herab kommandiert, statt diese Kontrollen von unten nach oben funktionieren zu lassen. Den Fotografen, den Sekretärinnen, den Assistenzärzten sollten Werkzeuge in die Hand gegeben werden, damit sie die Archivierung anpacken können. Daraus entstehen dann auch fundierte Qualitätsdokumente. Das

Qualitätsmanagement besteht heute vorwiegend aus einem Palaver von „übergeordneten", selbsternannten Instanzen mit dürftiger Qualifikation ohne jede praktische Erfahrung. Ich habe am Kantonsspital St. Gallen ein eigenes digitales Archivierungssystem aufgebaut, von dem ich allerdings nicht weiß, ob es heute noch fortgeführt wird.

- Die Sicherung der Langzeitresultate erfolgt heute generell **digital**. Es muss jedoch nicht nur mit 1 Festplatte, sondern mindestens mit 2 Festplatten gerechnet werden. CDs und DVD-Träger sind prinzipiell unsicher. Ich selbst habe Fälle erlebt, bei denen die auf CD digitalisierten Daten nicht mehr lesbar waren.
- Die auf CDs gespeicherten Daten den **Patienten zur Aufbewahrung zu** übergeben, ist eine Form von sogenannter Individualarchivierung. Zu bedenken ist: Die CDs sind klein und können verloren gehen. Die alten, unförmigen Röntgenbilder waren beim Patienten wohl sicherer.
- Die Langzeitdokumentation ihrer Patienten wird bei der **SUVA** (Schweizerische Unfallversicherungsanstalt) vorbildlich gepflegt und ist in sicheren Händen. Gerade für posttraumatische Fälle mit entsprechender Berentung ist eine Archivierung von sehr langer Dauer wichtig.
- Die **Sportschäden** an Gelenken werden in Bezug auf ihre Arthroserate immer wieder unterschätzt. Sportschäden weisen selten gute Langzeitresultate auf, weil die Sportler darauf angewiesen sind, trotz Schmerzen und schwerwiegenden Verletzungen auch mithilfe von Steroidinjektionen weiterzumachen.
- Für die Langzeitdokumentation stellen sich **je nach Land** ganz unterschiedliche Herausforderungen. In den USA ist die Mobilität enorm, die Patienten sind daher entsprechend schlecht ausfindig zu machen und einzubestellen. In der Schweiz haben wir das Problem der Migranten mit ganz verschiedener Namensregistrierung.

9.2 Habituelle vordere Schulterluxation – 30 Jahre nach subkapitaler Humerusdrehosteotomie nach Weber

A. Gächter, R.-P. Meyer

9.2.1 Die Vorgeschichte

Ein heute 51-jähriger Mann wurde vor 30 Jahren bei habitueller vorderer unterer Schulterluxation links durch eine subkapitale Humerusdrehosteotomie nach Weber an seiner linken Schulter stabilisiert. Prof. B.G. Weber, damals Chefarzt am Kantonsspital St. Gallen, hatte diese Technik 1964 initiiert und 1969 publiziert. Dr. Fritz Magerl, damals Co-Chefarzt bei Prof. Weber in St. Gallen, führte den Eingriff beim hier vorgestellten Patienten durch. Hohe Kompetenz in technischer Ausführung und Betreuung waren somit garantiert (◘ Abb. 9.1a,b).

Die Idee hinter dieser Operationstechnik sowie die einzelnen operativen Schritte haben wir im Buch *Schulterchirurgie in der Praxis* (Meyer und Gächter 2001) erneut vorgestellt.

In der Folge blieb der Patient an seiner linken Schulter beschwerdefrei. Eine Reluxation trat bei diesem sportlich aktiven Mann seither nicht mehr auf. Die gegenseitige rechte Schulter luxierte vor ca. 20 Jahren bei adäquatem Trauma. Eine konservative Therapie zeigte ein befriedigendes Resultat bis vor gut einem Jahr. Nun besteht auch auf der rechten, nicht operierten Seite eine habituelle anteroinferiore Schulterluxation, weswegen der Patient sich an unserer Klinik meldet.

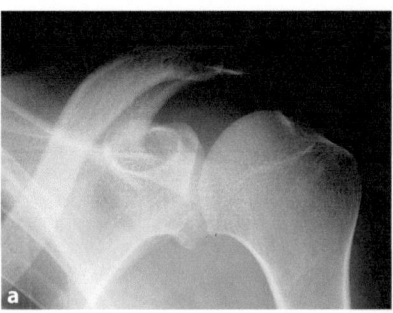
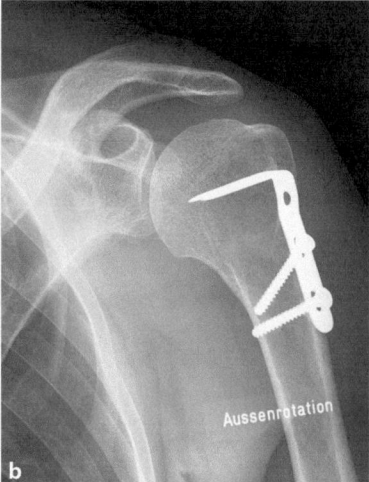

 Abb. 9.1 a Linke Schulter a.-p. präoperativ, b linke Schulter a.-p. postoperativ

9.2.2 Situation 30 Jahre nach Drehosteotomie an der linken Schulter

Vonseiten der linken Schulter ist der Patient beschwerdefrei. Die Schultergelenkbeweglichkeit ist frei. Eine funktionelle Instabilität wird nicht erwähnt. Klinisch bestehen keine sicher fassbaren Instabilitätszeichen. Radiologisch besteht ein Status nach Drehosteotomie. Die Schulter ist korrekt zentriert bei erhaltenem Gelenkspalt (Abb. 9.2a–c). In der dynamischen Ultraschalluntersuchung ist die Rotatorenmanschette allseits intakt ohne Bursitis, ohne glenohumeralen Erguss. – An der rechten Schulter wird zum Wunschtermin des Patienten in nächster Zeit die vordere Schulterstabilisierung nach Latarjet teils arthroskopisch, teils offen vorgesehen.

9.2.3 Analyse

Der Patient wurde an der linken Schulter mit 20 Jahren wegen seiner rezidivierenden anteroinferioren Schulterluxationen zeitgerecht operiert. Die Drehosteotomie nach Weber zeigt auch 30 Jahre nach der Intervention eine beschwerdefreie, stabile Schulter ohne Zeichen einer Omarthrose. Der Eingriff ist operationstechnisch beherrschbar und auch modern, salopp ausgedrückt „minimal-invasiv" ausführbar. B.G. Weber propagierte seine Operationstechnik für Fälle mit deutlicher Hill-Sachs-Läsion. Die Nachsorge ist denkbar einfach. Die diesem Eingriff nachgesagte Provozierung von früh zu erwartenden arthrotischen Veränderungen glenohumeral ist nicht fundiert dokumentiert. Auch müsste als Gegenbeweis in einer Langzeitstudie nachgewiesen werden, dass andere Operationstechniken, wie sie bei habituellen anteroinferioren Schulterluxationen angewendet werden – beispielsweise die Intervention nach Latarjet –, im Langzeit-Follow-up keine arthrotischen Veränderungen verursachen. Es ist auch festzuhalten, dass ja meist vorgeschädigte, mehrfach luxierte, zum Teil voroperierte Schultergelenke zur Stabilisierungsoperation kommen. Es wird somit schwierig zu differenzieren sein, wie viele arthrotische Schädigungen wegen der Mehrfachluxationen bereits vor der Stabilisierungsintervention vorlagen und wie viele Schäden der Drehosteotomie oder der Latarjet-Intervention

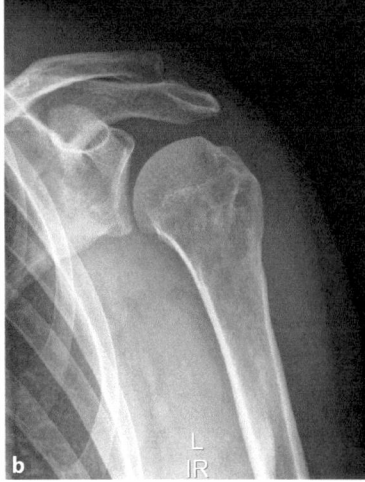

Abb. 9.2 a Linke Schulter a.-p. in Außenrotation, b linke Schulter in Innenrotation, c linke Schulter axial

angelastet werden können. Oder andersrum gesagt: „Ist zuerst das Huhn oder ist es das Ei?"

9.3 Qualitätskontrolle in der Orthopädie: Wer liefert wen ans Messer?

A. Gächter

In der Schweiz gab es schon seit jeher ärztliche Qualitätskontrollen. Jeder Rapport, jede Verlaufsröntgenkontrolle oder Publikation diente dazu. Im Rahmen der Zertifizierungswelle verschafften sich die Qualitätskontrolleure neu Zugang zum Spital und zur Praxis und haben die Qualitätskontrolle neu erfunden.

Durch das KVG wurde die Qualitätskontrolle gesetzlich vorgeschrieben. Es mussten neue Gremien geschaffen werden, die zusätzlich zu den Zertifizierungen noch in großem Stil die Outcomes kontrollieren durften. Jedes Spital musste solche Kontrollorgane einrichten. Der Staat selber verfügt zusätzlich noch über solche Institutionen wie die Swissmedic, ANQ, SwissNOSO, und neuerdings steht noch ein zusätzlicher Quali-Schirm (Zentrum für Qualität) in den Startlöchern – dem Gesundheitsminister sei Dank.

Die Swissmedic wäre zuständig für Medikamentenprüfung und **Implantate**. In der Orthopädie interessieren uns vor allem die vielfältigen Implantate, und Swissmedic („Swissmedic – for therapeutic products you can trust", ▶ https://www.swissmedic.ch/) hätte eine Funktion wie die FDA (Food and Drug Administration) in Amerika. Wenn sich nun Implantatprobleme abzeichnen, müsste Swissmedic in der Lage sein, ein Frühwarnsystem aufzuziehen. Theoretisch war es auch angedacht, dass jedes Spital, das Implantatversagen operativ behandelt, dies unverzüglich der Swissmedic meldet. Auch die Produzenten wären dazu verpflichtet. Doppelt genäht hält bekanntlich besser.

Vor einigen Jahren wollte ich von der Swissmedic wissen, wie viele Keramikbrüche bei Hüftprothesen (Kopf oder Pfannen) in der Schweiz bisher vorgekommen seien. Ich erhielt über Monate keine Antwort. Erst beim mehrmaligen kräftigen Nachfassen erhielt ich die Auskunft: 2(!) Keramikbrüche, beide aus dem Tessin. Dies konnte jedoch nicht richtig sein, denn die Expertengruppe

Hüfte der damaligen SGOT (Schweizerische Gesellschaft für Orthopädie und Traumatologie) hatte sogar Mitglieder der Swissmedic zu einem Meeting eingeladen, bei dem es allein um etwa 10 Keramikbrüche vom selben Hersteller ging, der mittlerweile nicht mehr im Schweizer Markt tätig sein darf. Die Initiative zu diesem Meeting ging übrigens von der Hüftexpertengruppe (also von Ärzten) aus. Weshalb wusste Swissmedic nicht Bescheid?

Zweites Beispiel: Ein Arzt wendet sich an die Hüftexpertengruppe der SGOT, weil er nach Einbau eines neuen Pfannenmodells viele Versager hatte und seine Haftpflichtversicherung ihn nicht mehr versichern wollte. Die Hersteller stellten sich auf den Standpunkt, dass der Operator hafte, weil er die Pfannen „falsch" implantiert habe. Die Expertengruppe kam aber zum Schluss, dass es sich um einen Mangel des „Sandwichkonzeptes" der Pfanne handelte. Die Pfanne wurde vom Markt zurückgezogen. Dies alles ohne Initiative von Swissmedic.

Bekanntlich hatte die Schweiz trotz der Pionierleistungen in der Gelenkprothetik immer noch kein **Implantatregister**, wie es skandinavische Länder, Australien etc. seit Jahrzehnten führen. Wieder auf Initiative der SGOT wurde nach vielen Widerständen ein Implantatregister auf die Beine gestellt, das sowohl von der SGOT als auch von Implantatfirmen vorfinanziert wurde. Das Register hört auf den idyllischen Namen SIRIS. Man darf sich natürlich fragen, ob es zu diesem späten Zeitpunkt nicht effizienter und billiger gewesen wäre, nur ein obligatorisches **Revisionsregister** zu führen. Da hätte man die Resultate viel schneller und billiger sammeln können. Eine Grundvoraussetzung war, dass die Datenhoheit des Registers in den Händen der SGOT (heute „Swiss Orthopedics") bleiben sollte. Die Schwierigkeit bestand nun aber darin, dass nicht alle Spitäler mitmachen wollten, da nebst dem Zeitaufwand auch Kosten anfallen. Zu diesem Zeitpunkt schaltete sich die ANQ („Nationaler Verein für Qualitätsentwicklung in Spitälern und Kliniken"; koordiniert und realisiert Qualitätsmessungen) ein und konnte nach eigenen Angaben erreichen, dass nun (nach entsprechendem Druck) über 90 % der Spitäler beim SIRIS mitmachen. Die ANQ wollte nun aber, dass das Implantatregisterformular erheblich ausgeweitet wird, damit noch viele andere, zum Beispiel soziale oder anästhesiologische Parameter einfließen konnten. Die ANQ erhält für ihre Arbeit einen kleinen Obulus und sieht sich verpflichtet, jährlich einen Report zu publizieren, obwohl Resultate erst in 10–20 Jahren zu erwarten sind. Damit ist die Datenhoheit in „fremde, nichtärztliche" Hände gerutscht, und man kann sich fragen, wie reißerisch eine solche Hochglanzpublikation von den Medien aufgebretzelt werden wird.

Zu guter Letzt sollen die Ärzte in der Schweiz nun über ein neues **nationales Qualitätszentrum** reguliert werden. Mit dem neuen Gesetz soll die „Verbesserung der Qualität der Leistungen, Erhöhung der Patientensicherheit und Kostendämpfung" (Lindner 2014) erreicht werden. Das nationale Institut soll mit 30 Stellen dotiert werden, und man schätzt die Kosten auf 32 Mio. jährlich. Davon werden 22 Mio. allein für die Patientensicherheit benötigt und sollen über eine Prämienerhöhung in der Grundversicherung von 3,50 Franken pro Person hereingeholt werden. Die restlichen 10 Mio. für die Überprüfung medizinischer Leistungen sollen über die Steuern finanziert werden. Die unzähligen Arbeitsstunden der Ärzte, die für Analysen und Ausfüllen von Fragebögen entstehen und womöglich der 50-Stunden-Woche weitere Reduktionen der Dienstleistungen abringen, sind dabei nicht mitgezählt.

Es sieht also rosig aus für die Qualität im schweizerischen Gesundheitswesen, und die Qualität rechtfertigt auch den Preis …

Sehr viele Stufen sichern die Qualität: Jeder einzelne Arzt muss Qualitätsprüfungen über sich ergehen lassen (z. B. mittels Creditpoints). Die Spitäler müssen sich zertifizieren und rezertifizieren, sonst werden ihnen womöglich die Leistungen gekürzt. Diverseste Apparaturen müssen zertifiziert werden. Die einzelnen Abteilungen machen ihre Qualitätskontrollen wie seit je über wissenschaftliche Publikationen, Nachkontrollen, Röntgenrapporte etc. Zusätzlich haben diverse Abteilungen ein eigenes Quali-Management-Programm. Die meisten größeren Spitäler haben einen eigenen Qualitätsmanager, machen mit beim Benchmarking mit anderen Spitälern und verfügen über ein CIRS („critical incidence reporting system"). Auch der Kanton kontrolliert kräftig mit. Die Unfallversicherungen und Krankenkassen überwachen die Behandlungsqualität. Die einzelnen Fachgesellschaften verfügen ebenfalls über diverse Programme (z. B. über Langzeitresultate, Marathon etc.). Die Industrie hat ihre eigenen Zertifizierungen und Qualitests. Die Universitäten sind ebenfalls aktiv. Zum Schluss kommen noch die nationalen und halbnationalen Gremien von ANQ, SwissNOSO, Comparis bis statistisches Amt. Und jedes Amt misst mit eigener Messlatte. Ich mag wohl noch eine ganze Reihe vergessen haben. Vermutlich sind wir bald so weit wie in den USA: Von 10 Personen, die im Gesundheitswesen tätig sind, sehen 9 davon nie einen Patienten.

Ärzte und Spitäler sind gezwungen, an diesen Qualitätsmessungen mitzumachen, ansonsten wird der Hahn zugedreht, das heißt, wenn ein Spital gewisse Kriterien nicht erfüllt, kann es geschlossen werden oder die Vergütungspraxis der Versicherungen wird reduziert, eigentlich nachvollziehbar. Aber aufgrund welcher Kriterien geschieht dies und sind die diversen Schreibtischtäter in der Lage, solch weitreichende Entscheide zu fällen? Todesfallstatistik und Infektstatistik sind klassische Beispiele. Sind die gelieferten Daten dann überhaupt noch zuverlässig, wenn ein Spital zum Beispiel weiß, dass es sich damit ans Messer liefert? Ein weiteres Problem ist der Datenschutz. Seit Einführung der Fallpauschalen (Swiss-DRG) müssen unendlich viele Daten geliefert werden. Der Patient mag dabei noch geschützt sein, aber die Daten können auf einzelne Spitäler summiert werden. Dies ergibt einen riesigen Datenfriedhof und eine außerordentlich ungünstige Verquickung von Qualitätskontrolle und Betriebskontrolle, die einer zentral gesteuerten Medizin Tür und Tor öffnet. Wollen wir das?

Riesige Summen sollen nun für Institutionen ausgeschüttet werden, die mit Patienten kaum etwas am Hut haben. Dieses Geld wird in administrative Kanäle geleitet und fehlt bei der Behandlung der Patienten.

Billiger und besser soll nun trotzdem alles werden: ganz einfach über das Mantra des Ausbaus von Qualitätskontrollen ... Aber niemand weiß, ob damit die schwierig zu definierende Qualität tatsächlich besser wird und was uns das alles kostet.

Literatur

Meyer RP, Gächter A (Hrsg) (2001) Schulterchirurgie in der Praxis. Springer, Heidelberg

Linder T (2014) Steuerung der Ärzte durch ein neues nationales Qualitätszentrum: Vorsicht ist geboten. Schweizerische Ärztezeitung 95:35

Langzeitresultate in der orthopädisch-traumatologischen Extremitätenchirurgie einer Großklinik

K. Grob

© Springer-Verlag Berlin Heidelberg 2016
R.-P. Meyer, H.-K. Schwyzer, B. R. Simmen (Hrsg.), *Langzeitresultate in der Extremitäten- und Wirbelsäulenchirurgie*,
DOI 10.1007/978-3-662-49090-7_10

Curriculum Karl Grob (1967)

Ich war nie ein Akademiker und werde es wohl auch nie werden. Fast hätte ich das Gymnasium zugunsten einer Lehre als Möbelschreiner abgebrochen. Ein Berufsberater hat mich schließlich wieder auf die schulische Bahn zurückgebracht. Die Freude am Handwerk hat mich nie losgelassen. Die wissenschaftlichen Fächer in der Schule, der Sport und die Freude an Menschen haben mich schließlich bewogen, Medizin zu studieren. Jung, während des Studiums, wurde ich Vater von zwei Töchtern. Eine dritte Tochter kam später noch dazu. Der sofortige Einstieg ins Berufsleben nach dem Studium war somit vorbestimmt. Meine erste klinische Stelle an der Klinik für Chirurgie, Orthopädie und Traumatologie am Kantonsspital Baden war dank hervorragender Lehrer ein Volltreffer. Ich erhielt während 3 Jahren einen Rucksack, von dem ich heute noch zehre. Abstecher nach Australien mit frustrierender Forschung im Ganganalyselabor. Dann folgte die Anstellung als Assistent in St. Gallen. In dieser Zeit rief ich die Operationskurse für „Orthopädische Zugangswege" am Anatomischen Institut der Universität Zürich-Irchel ins Leben. Ich erhielt einen Lehrauftrag, der bis heute, 14 Jahre später, noch anhält. Beförderung. Ich wurde zusätzlich Konsiliararzt am Kantonsspital Herisau. Bald wurde ich als Oberarzt mit spezieller Funktion in der Hüft- und Knieprothetik eingesetzt. Ich leitete über viele Jahre die Sprechstunde für Revisionen von Hüft-und Knieprothesen; nebenbei wurde ich zum Leiter der Orthopädie und Traumatologie am Spital Rorschach ernannt. 2005 folgte ein Fellowship in Los Angeles. Zurück am Kantonsspital St. Gallen führte ich den direkten anterioren MIS-Zugang in der Hüftprothetik ein. Bis heute setze ich mich für eine überlegte Wahl dieses Zugangs ein. Teaching-Aufträge in- und außerhalb des Kantonsspitals folgten. 2011/12 Sabbatical und Forschungsjahr an der University of Western Australia. Seit 2013 bin ich nun am Kantonsspital St. Gallen stellvertretender Chefarzt. Ich leite das Hüft-Team und bin weiterhin als Konsiliararzt in der Knieprothetik tätig.

10.1 Interview mit Karl Grob

- Langzeitdokumentationen sind die **Basis unseres Schaffens**. Wir gehen in unserer Arbeit von einem bestimmten Ausgangspunkt aus, gehen zu Punkt 2 und biegen auf die Gerade ein. An einem bestimmten Punkt braucht es jedoch eine Richtungsänderung. Die Langzeitresultate vermitteln uns die Richtung, die wir einzuschlagen haben.
- **Grenzen** gibt es bei den Langzeitresultaten **keine**. Wir setzen mit dem operativen Eingriff beim Patienten eine bestimmte Ausgangssituation. Diese verändert sich in der Folge kaum mehr. Es tritt aber die natürliche Alterung mit ihren degenerativen Elementen hinzu. Es wird dann schwierig zu beurteilen, was das Resultat der primären operativen Intervention ist und was an Handicaps zusätzlich hinzukommt.
- **Langzeitresultate** bringen kaum **Sinn** in der Tumorchirurgie. Verbundosteosynthesen, Tumorprothesen sind meist kurzfristige Verbesserungen der Lebensqualität und der Pflegesituation.
- Das **Interesse an Langzeitresultaten** ist letztlich auch eine **Charakterfrage**. Nicht selten geben sich Operateure bei gutem Verlauf nach der ersten Sprechstundenkontrolle zufrieden und sehen keine weiteren Kontrollen mehr vor. Systematische Langzeitkontrollen gehören imperativ in die Verantwortung des Operateurs. Man **muss** sich einfach dafür interessieren. Man muss wissen, ob die obere Sprunggelenktotalprothese neben der oberen Sprunggelenkarthrodese überhaupt eine Berechtigung hat. Eine solche Beurteilung gelingt nur über das Langzeit-Follow-up. Ich bin daran – unabhängig von Spitaladministrationen –, für unsere Klinik ein eigenes Röntgenarchiv mit hoher Speicherkapazität aufzubauen. Komplexe Gelenkfrakturen, Endoprothetik, Skoliosen und mehr werden wir gezielt „speichern". Wir wollen Gegensteuer geben. Wir lernen von unseren Vorgängern, übernehmen ihre guten Ideen und fügen neue hinzu. Ohne Langzeitdokumentation wird alles einfach weggewischt. – Gut wäre es, wenn man auch den hohen Erfahrungsschatz von pensionierten Extremitätenchirurgen erhalten könnte und diese Spezialisten in die Aus- und Weiterbildung, beispielsweise in unsere operativen Anatomiekurse, einbinden könnte.
- Die **Kontinuitätssicherung** von Langzeitdokumentationen kann bei einem Chefarztwechsel schweren Schaden nehmen. Neuer Wind bei einer Neubesetzung ist gut, doch soll er nicht gleich alles Alte wegblasen. Es braucht Größe, um Gutes, Bewährtes von einem Vorgänger zu übernehmen.
- Ein **nationales Endoprothesenregister** ist auch in Bezug auf die Langzeitdokumentation wertvoll. Ein Endoprothesenregister ist jedoch nur so gut wie seine eingespeicherten Daten. So wie das Endoprothesenregister zurzeit konzipiert ist, bleiben noch viele Fragen offen. Wann ist ein Resultat gut? Das kann sehr unterschiedlich beantwortet werden. Das Endoprothesenregister muss in ärztlicher Hand bleiben. Es dürfen damit auch keine Spitäler kaputt gemacht werden. Wenn sich Politiker solcher Endoprothesenregister „annehmen", führt das zur Katastrophe.
- Patienten können **Langzeitresultate** sehr wohl **beeinflussen**. Man kann die Patienten jedoch nur bedingt in die Pflicht nehmen. Wenn ein Hüfttotalprothesenträger Marathonläufe absolviert, so ist das schlicht unverantwortlich. Wir müssen mit unseren Patienten Lösungen suchen, die diese dann auch zufriedenstellen. Wir dürfen die Schuld nie auf die

Patienten abwälzen. Die Aussage über die „fehlende Compliance" ist eine faule Ausrede.
- Die **Klinikqualität** manifestiert sich auch in den Langzeitresultaten. Wir bauen auf der Erfahrung unserer Vorgänger auf. Die Langzeitdokumentation gibt uns einen Überblick. Auch unsere Vorgänger haben viel überlegt. Echte Fehler werden in der Regel nicht über lange Zeit weitergezogen.
- Bei den **neuen Techniken** müssen wir 2 Schienen laufen lassen. Wir müssen Bewährtes bewahren, jedoch unter strengster Beobachtung bewusst neue Techniken zulassen. Vor allem aber dürfen wir uns nicht von der Industrie einfach vereinnahmen lassen. Oberflächenersatz in der Hüftprothetik, Roboter in der Hüftchirurgie, Navigation am Kniegelenk – dies alles hat eine gewisse Berechtigung, kann ergänzend hilfreich sein. Auch der minimal-invasive Zugang in der Hüftprothetik hat Vorteile. Es ist jedoch nicht so, dass die alten Zugänge einfach obsolet sind. Man darf den Operateur, der den konventionellen Zugang an der Hüfte weiterhin praktiziert, deswegen nicht einfach schlechtmachen. Der Patient glaubt, dass seine Hüfte wegen des minimal-invasiven Zugangs so gut funktioniert. Dabei ist einfach die Prothetik im Hüftbereich heute so perfekt.
- Bezüglich der Langzeitdokumentation haben **Privatkliniken** einen anderen Fokus. Die Wirtschaftlichkeit steht da im Vordergrund. Das hat auch gewisse Vorteile. Die Langzeitdokumentation an der Privatklinik steht in direkter Relation zur Persönlichkeit des Arztes. Ist dieser Arzt patientenfokussiert, ist er auch an Langzeitresultaten seiner Patienten interessiert.
- Eine Form von **Grundmorbus** mit negativer Beeinflussung der Langzeitresultate ist beispielsweise die Drogenabhängigkeit von Patienten. Bei diesem meist jugendlichen Patientenkollektiv müssen wir uns ernsthaft überlegen, ob bei drogeninduzierter Femurkopfnekrose nicht anstelle der Hüfttotalprothesenimplantation die primäre Hüftarthrodese mit späterer Desarthrodesierungsmöglichkeit sinnvoller wäre.
- Die **Zeitintervalle** für Langzeitkontrollen sind in der Endoprothetik heute weitgehend standardisiert. Nach der 1-Jahres-Kontrolle werden jeweils in 5-Jahres-Abständen Kontrollen geplant. Diese müssen jedoch lebenslänglich erfolgen. Bei komplexen Gelenkfrakturen sind die Zeitintervalle wohl individueller zu gestalten. Diese Dokumentationen bei Frakturen sind von großer Bedeutung. Sie haben einen enormen Lerneffekt. – Die umfangreiche Diapositivsammlung von Prof. B.G. Weber mit den von ihm osteosynthetisch versorgten Frakturen stand kurz vor der Entsorgung. Ich konnte sie durch Zufall retten und bin nun so im Besitz eines hochinstruktiven Schatzes von speziellen Osteosynthesetechniken.
- **Infekte** belasten die Langzeitresultate ganz erheblich. Bei Frakturen ist das Problem meist weniger groß als in der Endoprothetik. Bei Protheseninfekten kämpfen wir zunehmend mit antibiotikaresistenten Keimen, Pilzinfektionen wie Candida albicans, Propioni und Ähnlichem mehr. Auch die sogenannten Low-grade-Infekte werden oft unterschätzt. Es ist möglich, dass gewisse aseptische Prothesenlockerungen sich später ebenfalls als Infekte entpuppen. Die Infektion ist und bleibt ein großes Thema in der Endoprothetik und der Knochentraumatologie.
- Die **Lebensqualität** ist entscheidend im Langzeit-Follow-Up. Sie basiert auf 3 ebenbürtigen Kreisen, die sich entsprechend tangieren: dem mechanischen Schaden am Bewegungsapparat, der Psyche des Patienten und dem sozialen Umfeld des Patienten. Wird der Patient primär korrekt

versorgt – sei es osteosynthetisch, sei es prothetisch –, ist alles o. k. und die 3 Kreise bleiben im Gleichgewicht. Wenn jedoch einer dieser Kreise einreißt, wird der ganze Bewegungsapparat destabilisiert. Eine korrekt durchgeführte Osteosynthese, eine ideal implantierte Prothese führen zu einer enormen Verbesserung der Lebensqualität. Wir tragen dabei eine sehr hohe Verantwortung gegenüber unseren Patienten.

- Eine **Archivaufhebung** darf gar nie zur Diskussion stehen. Wir sind dabei auch unseren Nachfolgern gegenüber in der Pflicht. Wir bilden durch unsere Langzeitdokumentationen einen Fundus, aus dem sie schöpfen können. Stichwort: das gerettete Diapositivarchiv von Prof. B.G. Weber.
- Es gibt meines Erachtens **keine Krankenhäuser, keine Kliniken**, die auf eine **Langzeitdokumentation verzichten** dürfen. Wer Patienten behandelt, muss diesen gegenüber auch für das Langzeit-Follow-up verantwortlich zeichnen. Die Krankenhausverwaltung ist in dieser Beziehung wie eine Blackbox und somit ungeeignet. Der Operateur steht in der Pflicht.
- In der **Wirbelsäulenchirurgie** und in der **Kinderorthopädie** ist der Langzeitverlauf ein absolutes Muss. Das Gleiche gilt aber auch für die Endoprothetik und für komplexe Gelenkfrakturen.
- **Medikamente** können die Langzeitresultate sehr wohl beeinflussen. Hohe Kortisondosen können zu Femur- und Humeruskopfnekrosen führen. Ob auch eine kortisonbedingte schlechtere Verankerung der Prothesenkomponenten wegen schlechterer Knochenqualität möglich ist, ist nicht bewiesen. Bei steroidhaltigen Medikamenten, Zytostatika und Immunosuppressiva besteht eine Gratwanderung. Wir müssen die Patienten bei Wahleingriffen entsprechend einbeziehen.
- Heute liegen riesige Datenmengen vor, die wir zu selektieren und zu verarbeiten haben. Wenn wir schon auf den Mond fliegen können, sollte es auch möglich sein, eine **saubere Archivierung** hinzukriegen.
- Eine optimale Archivierung erfolgt heute **digital**. Wir bauen an unserer Klinik zurzeit ein Archivsystem auf mit Untergruppierungen für komplexe Gelenkfrakturen, Endoprothetik und Wirbelsäule. Die Röntgenbilderauswahl ist selektiv-restriktiv. Wir wollen so einen „Datenfriedhof" vermeiden.
- Die heute noch gesetzlich vorgeschriebene „10-Jahres-Guillotine" zur Aufhebung von Archiven muss abgeschafft werden. 10 Jahre sind aufs ganze Leben gesehen eine kurze Zeitspanne. Eine 10-Jahres-Limite ist willkürlich, ist einfach eine runde Zahl und nicht hilfreich.
- Den Patienten in Form einer **Individualarchivierung** in die Dokumentation einzubringen, ist meines Erachtens eine gute Sache. Dieses System klappt ja bereits bei Spitzensportlern. Wir sollten auch über eine individuelle Patientenkarte mit digitaler Datenspeicherung ähnlich einer Kreditkarte nachdenken.
- Der **Operateur** muss sich zunehmend für eine **selektive Langzeitdatenspeicherung** bei seinem Patientengut engagieren. Ich nehme immer meinen Fotoapparat mit in den Operationssaal. Ich speichere wöchentlich die instruktiven Fälle aus dem Röntgenrapport ab. Wünschenswert wäre auch ein Datenaustausch mit anderen Kliniken oder gar Symposien über solch selektive Fälle wie komplexe Azetabulumfrakturen, periazetabuläre Beckenosteotomien, endoprothetische Revisionsfälle und Ähnliches mehr. Die Digitalisierung gibt uns unglaubliche Möglichkeiten, die unsere Vorgänger noch gar nicht kannten.
- Zweifelsohne belasten **chirurgische Fehlleistungen** die Langzeitdokumentation. Bei einem großen Fallkollektiv werden sich jedoch solche

Fehlleistungen auch wieder etwas ausgleichen. Wir können keine Operationstechniken archivieren. Auch den Weichteilschaden finden wir selten archiviert.
- Die **geographische Lage** kann die Langzeitdokumentation erheblich beeinträchtigen. In Australien sind Nachkontrollen wegen der enormen Distanzen kaum möglich und wenig akzeptiert. Doch zurzeit habe ich auch in der Schweiz Mühe, einen Patienten mit Revisionsschaft nach Hüftprothesenrevision aus dem nahegelegenen Appenzell nach St. Gallen einzubestellen: „Es geht mir ja so gut, Herr Doktor."

10.2 45-jähriger Verlauf nach Schanz-Angulationsosteotomie

P. A. 22.02.1956

Folgender Beitrag zeigt ein zwiespältiges Bild der Hüftendoprothetik. Sicherlich zu Recht wird die Entwicklung in der Hüftprothetik als Erfolg des 20. Jahrhunderts gewertet. Allerdings – nicht immer ist die Endoprothetik erfolgreich.

10.2.1 Schanz-Angulationsosteotomie

Die Schanz-Angulationsosteotomie („angulation osteotomy", „subtrochanteric valgus-extension osteotomy", „pelvic support osteotomy") ist heute ein nur noch sehr selten durchgeführtes Operationsverfahren der hohen Hüftgelenkluxation. Bei der Schanz-Angulationsosteotomie wird durch eine tiefe subtrochantäre Femurosteotomie das proximale Femur valgisch eingestellt. Dadurch ergibt sich eine Druckentlastung des Hüftkopfs in der Sekundärpfanne. Es entsteht eine Abstützfläche am Becken. Die Medialisierung des Schafts führt zu einer Schmerzlinderung sowie einer verbesserten Stabilität.

- **Indikation**

Therapieresistente hohe Hüftluxationen im Adoleszenten- und Erwachsenenalter. Allerdings durch die Erfolge der Diagnostik und Frühtherapie der Hüftluxation einerseits und die enormen Fortschritte der Hüftendoprothetik andererseits wird dieses gelenkerhaltende Verfahren heute kaum mehr angewandt. Eine weitere Indikation ergibt sich bei einer destruktiven, neonatalen, septischen Arthritis oder nach Anlage einer Girdelstone-Arthroplastik (Perry und Berry 2012). In all diesen Fällen kommt es zu einem instabilen Gelenk mit Migration nach proximal. Dies führt zu einer relativen Verkürzung und dadurch Schwächung der Hüftabduktoren mit „Duchenne-Hinken".

- **Kontraindikation**

Wachstumsalter. Mit dem Wachstum wird die erreichte Angulation wieder ausgeglichen; weitere Nachkorrekturen müssten folgen. Eine spätere Implantation einer Hüfttotalprothese ist erschwert (Eskelinen et al. 2009; Perry und Berry 2012; Lai et al. 2005).

- **Durchführung**

Subtrochantäre Osteotomie und Keilentnahme mit lateraler Basis. Der Winkel des Keils wird präoperativ je nach anatomischen Verhältnissen bestimmt und beträgt in der Regel 30–40 %. Die anschließende Osteosynthese erfolgt mit einer

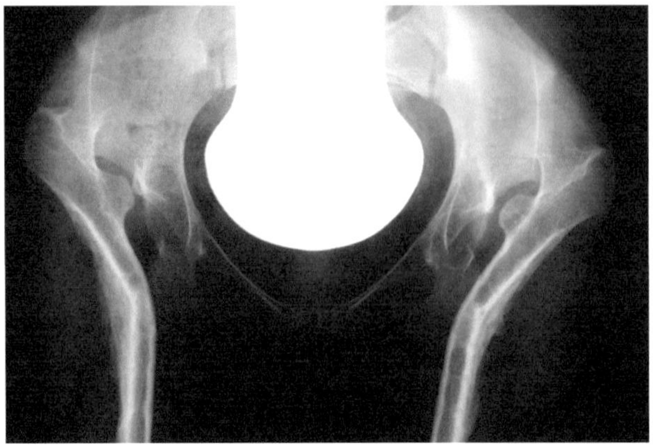

◘ **Abb. 10.1** Beckenübersicht vom 14.12.1971: hohe Hüftluxation Crowe-Type-IV beidseits bei 15-jähriger Patientin. Zustand nach Schanz-Angulationsosteotomie im Kindesalter

seitlich angelegten und entsprechend angebogenen Platte. Gegebenenfalls kann die Operation mit einer Resektion des Hüftkopfs kombiniert werden. Die Valgisierung proximal überträgt sich nach distal auf das Kniegelenk, weshalb eine suprakondyläre Varisationsosteotomie des Femurs nötig sein kann.

10.2.2 Schlussbetrachtung

Die Dokumentation dieses Falles zeigt, dass die Schanz-Angulationsosteotomie, im Wachstumsalter durchgeführt, teilweise wieder korrigiert wird. Im weiteren Verlauf wurde deshalb eine zweite Osteotomie nötig.

Die Metallentfernung am rechten Femur führte zu einer unnötigen Schwächung des Femurs mit nachfolgender Fraktur. Bei der Erstimplantation der Hüfttotalprothese konnte das Drehzentrum nicht anatomisch rekonstruiert werden. Eine präoperative iliofemorale Distraktion (Lai et al. 2005) oder gleichzeitige femorale Verkürzungsosteotomie (Eskelinen et al. 2009) wäre möglicherweise zielführender gewesen. Eine Lockerung der Pfanne ist allerdings – trotz suboptimaler Platzierung – nicht eingetreten.

Die Schaftimplantation war durch die ausgeprägte Krümmung des Femurs (Antekurvation), die kontrakten Gelenkverhältnisse, den sehr engen Markraum (kleinwüchsige Patientin, Zustand nach Osteotomie und Osteosynthese sowie dysplastischer Schaft) erschwert. Der gewählte S-ROM-Prothesenschaft (DePuy) erwies sich im Nachhinein als ungünstiges Implantat. Dieser Schaft osteointegriert lediglich im proximalen, intertrochantären Bereich des Femurs. Dies genügte im vorliegenden Fall nicht. Mit dem nachträglich gewählten Revisionsschaft (Revitan, Zimmer) konnte die für die Schaftimplantation ungünstige Krümmung des Femurs mit korrigiert werden.

Folgende Abbildungen dokumentieren den 45-jährigen Verlauf nach primärer Schanz-Angulationsosteotomie: ◘ Abb. 10.1; ◘ Abb. 10.2; ◘ Abb. 10.3; ◘ Abb. 10.4; ◘ Abb. 10.5; ◘ Abb. 10.6; ◘ Abb. 10.7; ◘ Abb. 10.8; ◘ Abb. 10.9; ◘ Abb. 10.10; ◘ Abb. 10.11; ◘ Abb. 10.12; ◘ Abb. 10.13; ◘ Abb. 10.14; ◘ Abb. 10.15; ◘ Abb. 10.16; ◘ Abb. 10.17; ◘ Abb. 10.18; ◘ Abb. 10.19; ◘ Abb. 10.20; ◘ Abb. 10.21; ◘ Abb. 10.22; ◘ Abb. 10.23; ◘ Abb. 10.24; ◘ Abb. 10.25.

10.2 · 45-jähriger Verlauf nach Schanz-Angulationsosteotomie

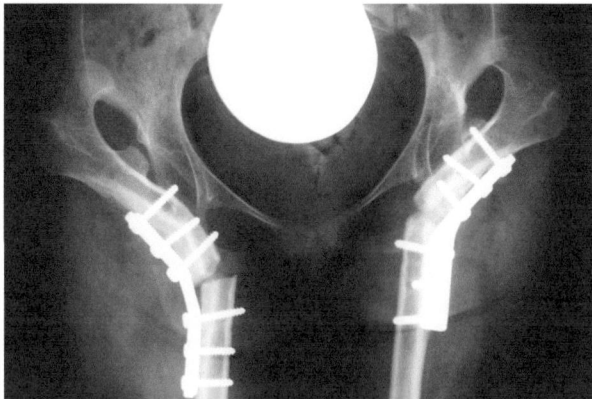

Abb. 10.2 Beckenübersicht vom 04.04.1972: Zustand nach zweiter Schanz-Angulationsosteotomie, versorgt mit angebogener DCP-Platte. Korrektur der Angulation von 25–30° auf 40–45°

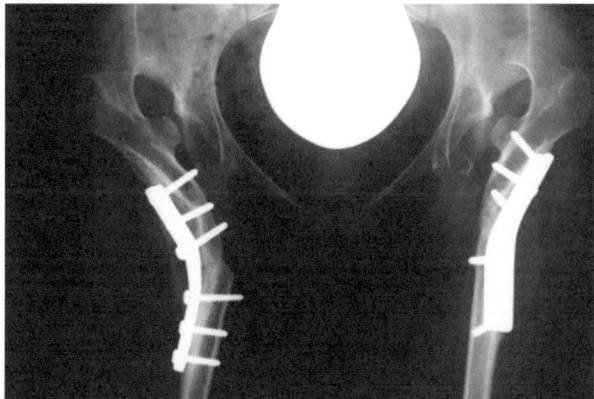

Abb. 10.3 Beckenübersicht vom 08.08.1972: klinische Verlaufskontrolle 4 Monate postoperativ mit zunehmender Konsolidierung

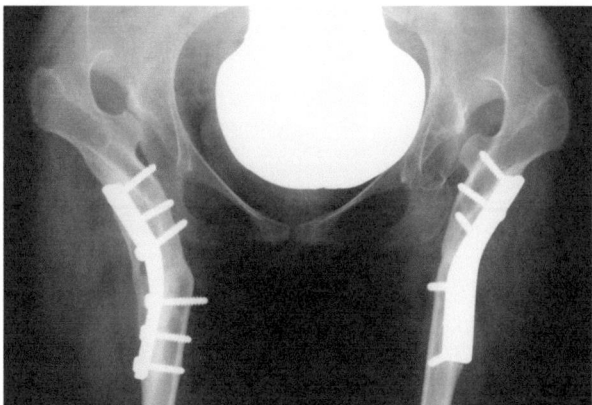

Abb. 10.4 Beckenübersicht vom 10.10.1974: 2-Jahres-Kontrolle

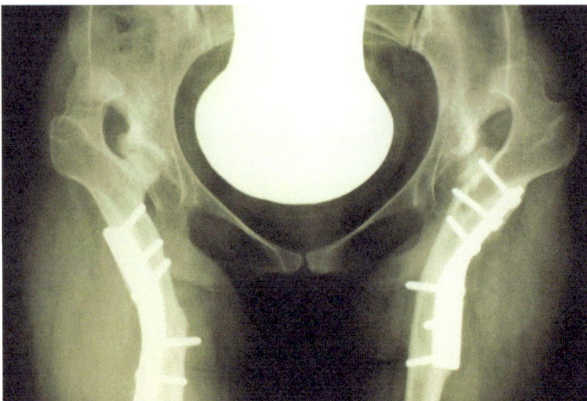

Abb. 10.5 Beckenübersicht vom 20.04.1978: 6-Jahres-Kontrolle, unveränderte Konsolidierung der Femura, Artikulation zwischen Azetabulum und Trochanter minor mit arthrotischen Veränderungen. Die Patientin berichtet über zunehmende belastungsabhängige Schmerzen in beiden Hüftgelenken mit gürtelförmiger, pelvitrochantärer Ausstrahlung bis und mit Kniegelenken beidseits. Deshalb wird die Indikation zur Metallentfernung gestellt

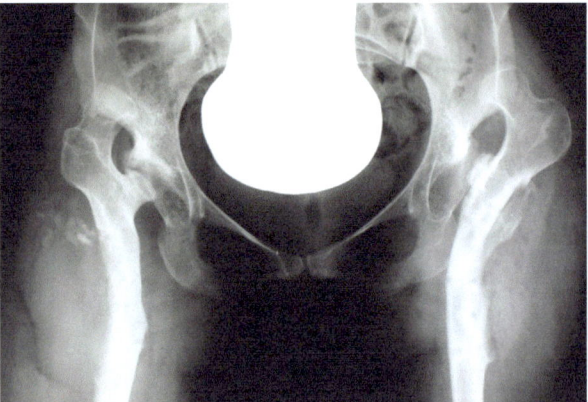

Abb. 10.6 Beckenübersicht vom 18.07.1978: Zustand nach Metallentfernung, Femura beidseits

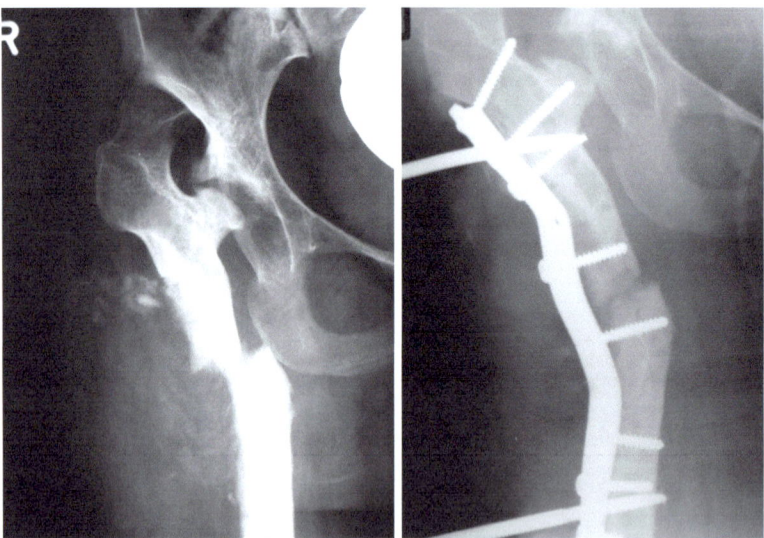

Abb. 10.7 Hüftgelenk rechts a.-p. vom 25.07.1978: proximale Femurfraktur nach Metallentfernung. Es folgt eine proximale Femurosteosynthese mit angebogener DCP-Wellenplatte in Kombination mit „fixateur externe".

10.2 · 45-jähriger Verlauf nach Schanz-Angulationsosteotomie

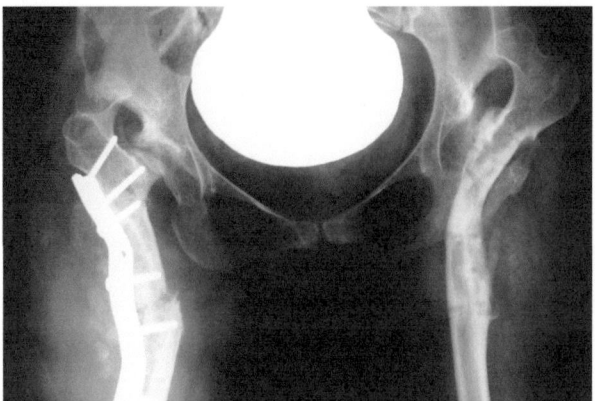

Abb. 10.8 Beckenübersicht vom 31.07.1978: zunehmende Konsolidierung des rechten Femurs, Zustand nach Metallentfernung proximales Femur links

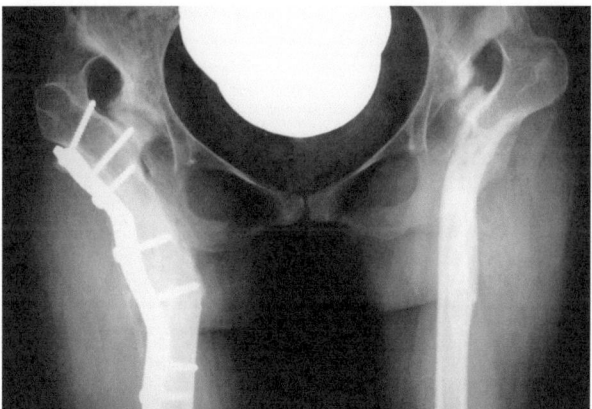

Abb. 10.9 Beckenübersicht vom 24.07.1979: 1-Jahres-Kontrolle nach Reosteosynthese proximales Femur rechts; zunehmende Ankylosierung zwischen Trochanter minor und Azetabulum rechts

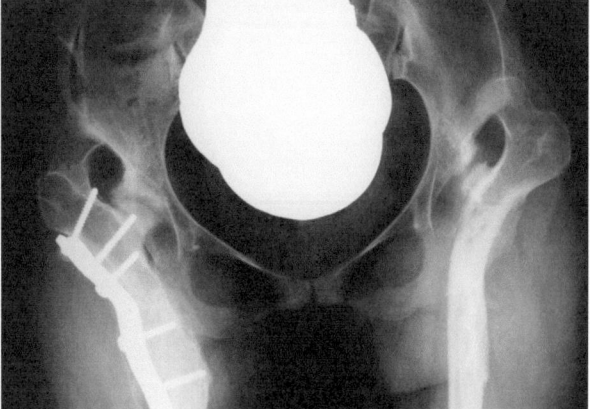

Abb. 10.10 Beckenübersicht vom 21.03.1980: 2-Jahres-Kontrolle nach Reosteosynthese proximales Femur rechts

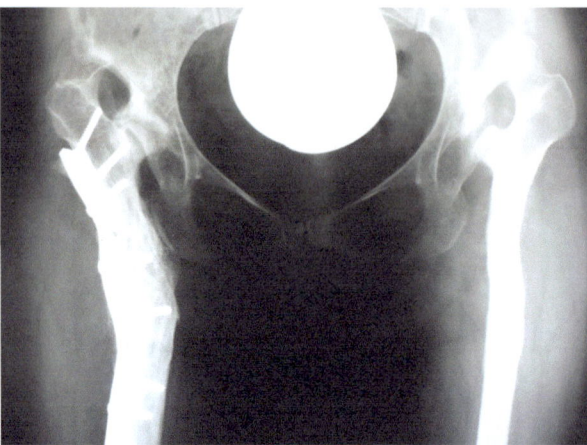

Abb. 10.11 Beckenübersicht vom 20.09.1980: Die Patientin berichtet über zunehmende Schmerzen pelvitrochantär links. Diese werden auf eine störende Interaktion zwischen Femurkopf und Becken zurückgeführt, weswegen die Indikation zur Resektion des Femurkopfs links gestellt wird

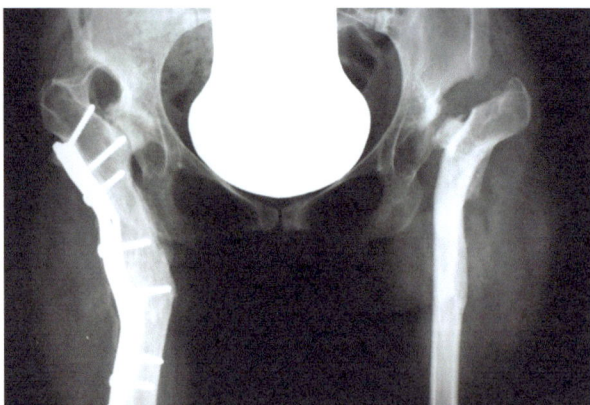

Abb. 10.12 Beckenübersicht vom 25.09.1980: Zustand nach Resektion des Femurkopfs links (Girdlestone-Hüfte)

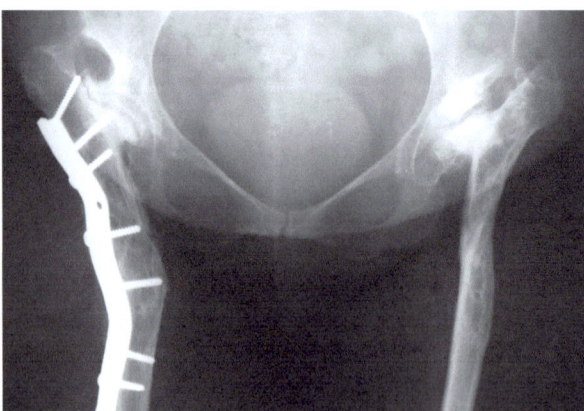

Abb. 10.13 Beckenübersicht vom 23.03.1981: 6 Monate postoperativ nach Anlage einer Girdlestone-Hüfte links; zunehmende degenerative Veränderungen im Pseudogelenk zwischen Trochanter minor und Azetabulum beidseits

10.2 · 45-jähriger Verlauf nach Schanz-Angulationsosteotomie

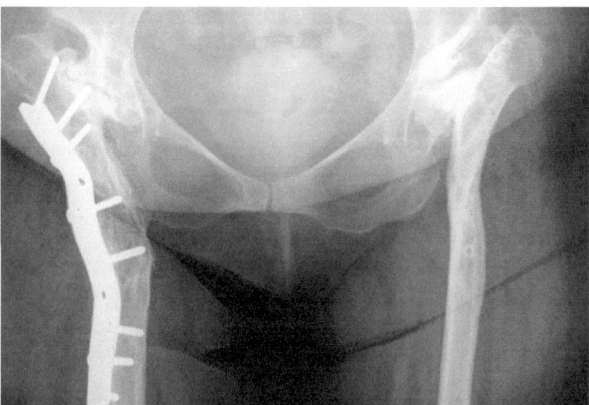

Abb. 10.14 Beckenübersicht vom 29.05.2000: Die Patientin meldet sich wegen unerträglicher belastungsabhängiger Schmerzen im linken Hüftgelenk. Besserung nach „intraartikulärer" Infiltration

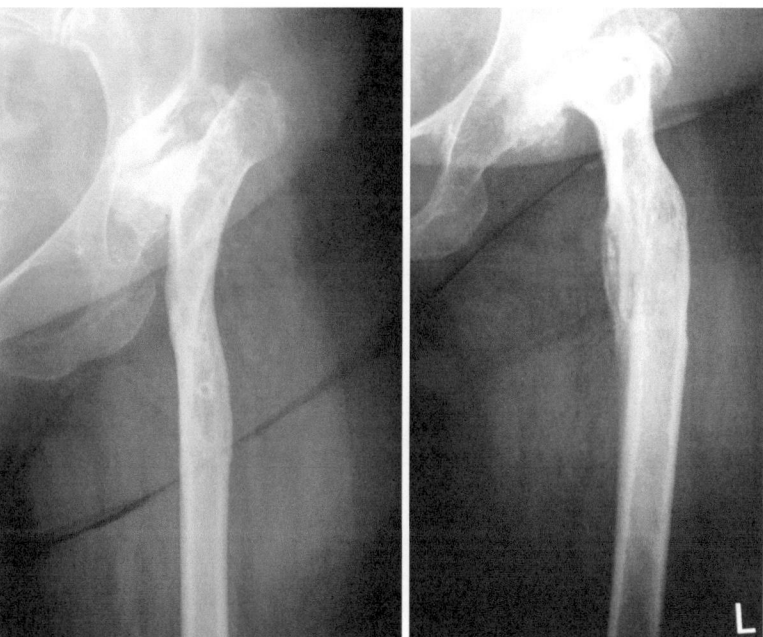

Abb. 10.15 Hüftgelenk links a.-p. und in Außenrotation vom 26.09.2003: Die Patientin berichtet über zunehmende Hüftschmerzen links, die prothetische Versorgung ist unausweichlich. Bei subtotaler Ankylosierung des rechten Hüftgelenks wird die Alternative einer Arthrodese des linken Hüftgelenks verworfen

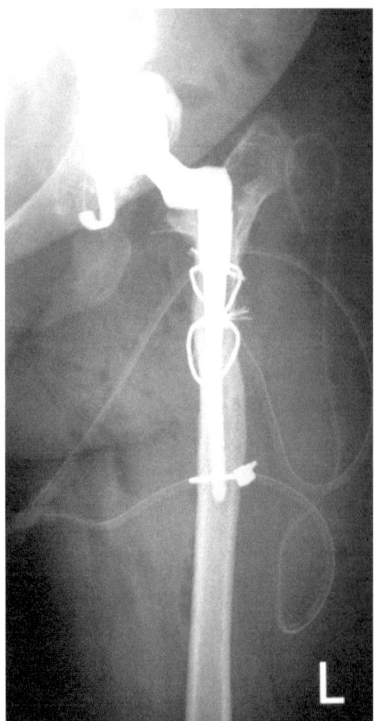

Abb. 10.16 Hüftgelenk links a.-p. vom 17.02.2004: Zustand nach Implantation einer Hüfttotalprothese links (Pfannendachschale nach Ganz, zementierte Flachprofilpfanne, unzementierter S-ROM-Schaft – DePuy, Johnson & Johnson –, Schutzosteosynthese proximales Femur – Dall MilesCerclages)

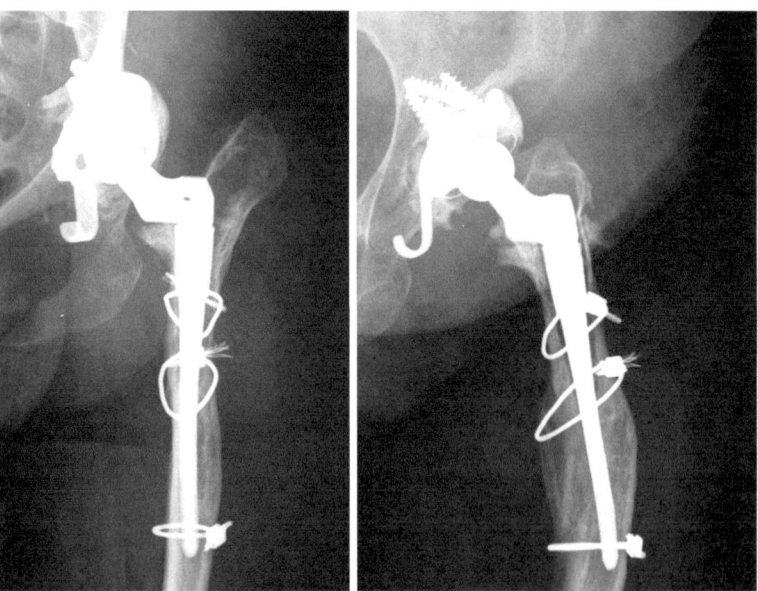

Abb. 10.17 Hüftgelenk links a.-p. und in Außenrotation vom 08.03.2004

10.2 · 45-jähriger Verlauf nach Schanz-Angulationsosteotomie

◘ **Abb. 10.18** Hüftgelenk links vom 23.07.2004

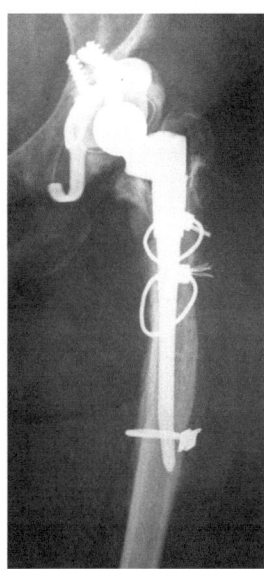

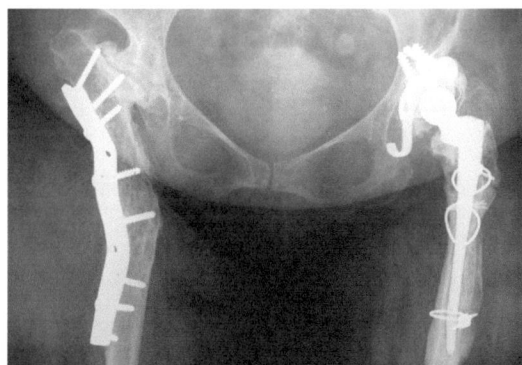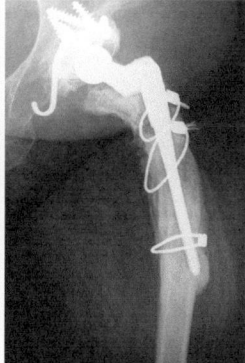

◘ **Abb. 10.19** Beckenübersicht sowie linkes Hüftgelenk in Außenrotation vom 11.05.2007

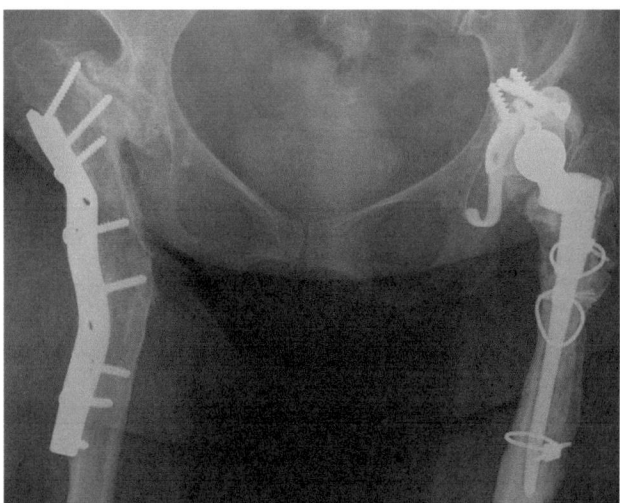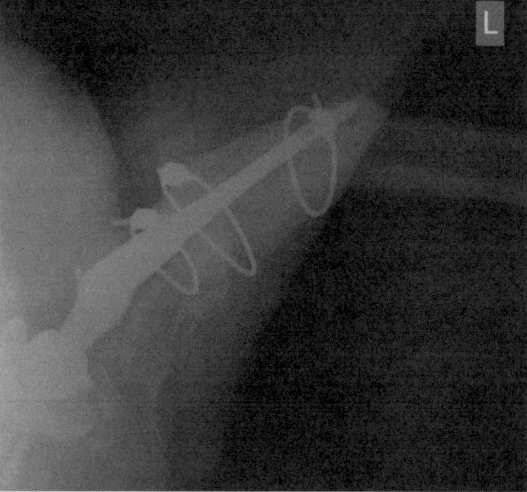

◘ **Abb. 10.20** Beckenübersicht sowie Hüftgelenk links axial vom 02.05.2008: Die Patientin ist mit dem Verlauf sehr zufrieden. Die Mobilisation an zwei Gehstöcken ist schmerzfrei. Man beachte die ausgeprägte Antekurvation des Femurschafts nach Schanz-Angulationsosteotomie

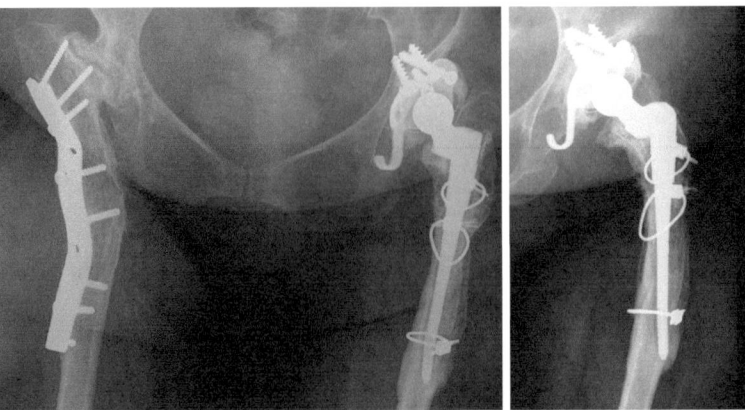

Abb. 10.21 Beckenübersicht sowie Hüftgelenk links in Außenrotation vom 07.05.2010

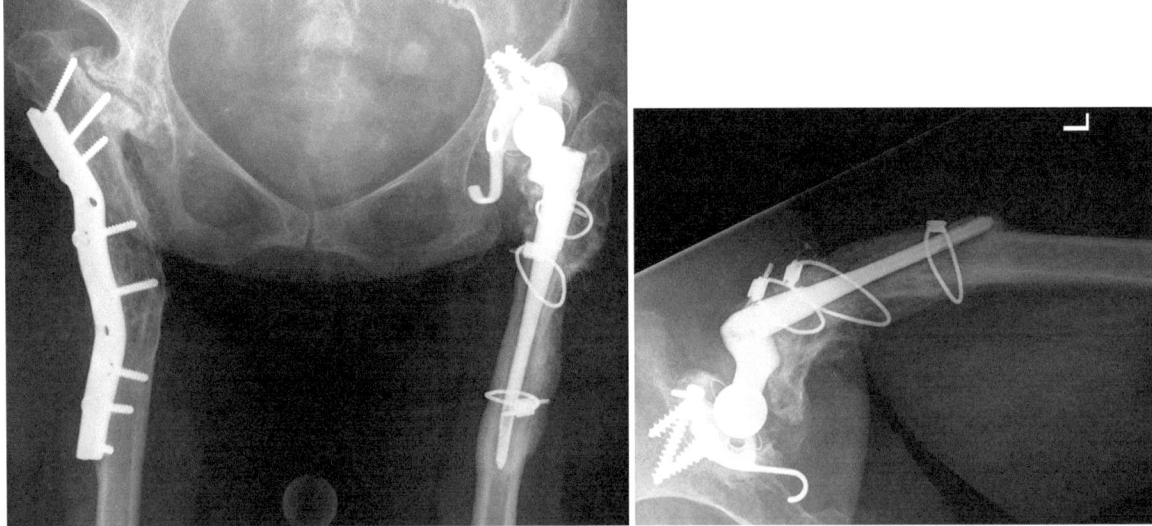

Abb. 10.22 Beckenübersicht sowie Hüftgelenk links axial vom 23.03.2012: Die Patientin berichtet über vermehrte Schmerzen im proximalen Femurschaftbereich mit Ausstrahlung zum Kniegelenk. Die Indikation zum Schaftwechsel mit Korrektur der Antekurvation des Femurschafts wird gestellt. Der Verdacht einer Schaftlockerung bestätigt sich

Abb. 10.23 Hüftgelenk links vom 09.08.2012: postoperativ nach Schaftwechsel (transfemoraler Zugang)

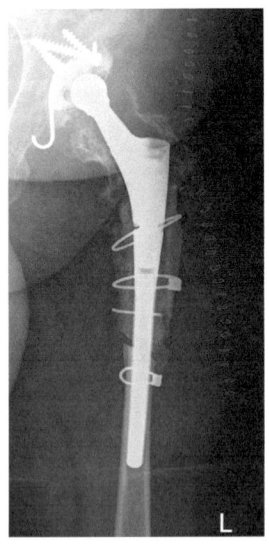

Abb. 10.24 Hüftgelenk links a.-p. vom 12.10.2012: 2-Monats-Kontrolle mit zunehmender Konsolidierung des proximalen Femurs nach transfemoralem Zugang

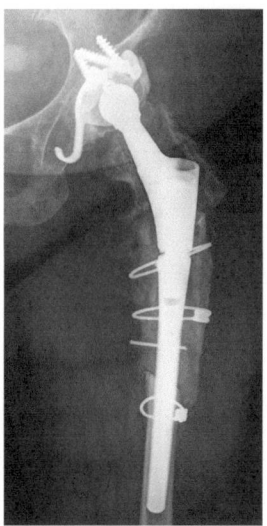

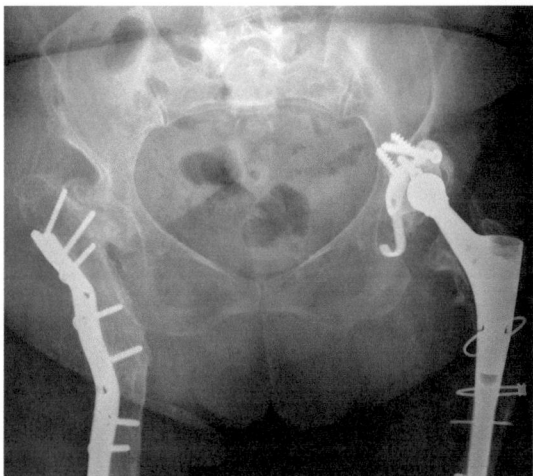
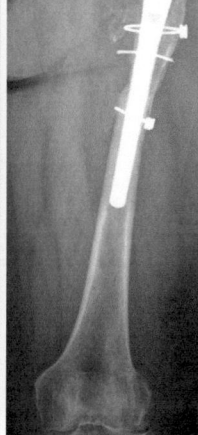
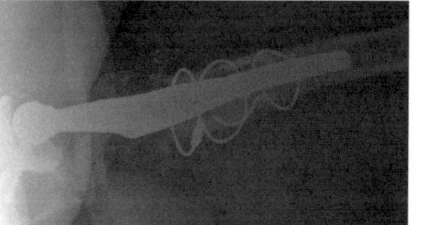

Abb. 10.25 Beckenübersicht sowie Femur links a.-p. axial vom 02.03.2015: Die Patientin ist an Stöcken schmerzfrei mobil. Korrekte Osteointegration des Schafts

Literatur

Eskelinen A, Remes V, Ylinen P, Helenius I, Tallroth K, Paavilainen T (2009) Cementless total hip arthroplasty in patients with severely dysplastic hips and a revious Schanz osteotomy of the femur: techniques, pitfalls, and long-term outcome. Acta Orthop 80(3):263–269

Lai KA, Shen WJ, Huang LW, Chen MY (2005) Cementless total hip arthroplasty and limb-length equalization in patients with unilateral Crowe type-IV hip dislocation. J Bone Joint Surg Am 87(2):339–345

Perry KI, Berry DJ (2012) Femoral considerations for total hip replacement in hip dysplasia. Orthop Clin North Am 43(3):377–386

Langzeitresultate im Rückblick auf über 50 Jahre orthopädische Chirurgie

N. Gschwend, R.-P. Meyer

© Springer-Verlag Berlin Heidelberg 2016
R.-P. Meyer, H.-K. Schwyzer, B. R. Simmen (Hrsg.), *Langzeitresultate in der Extremitäten- und Wirbelsäulenchirurgie*,
DOI 10.1007/978-3-662-49090-7_11

Curriculum Norbert Gschwend (1925)
- Nach Erlernen einer disziplinierten und zielstrebigen Arbeitsweise am Gymnasium Medizinstudium in Zürich. Basisausbildung in Orthopädie an der orthopädischen Universitätsklinik Balgrist Zürich, bereichert durch viele Auslandsaufenthalte in den USA, Kanada und Skandinavien.
- Nach Übernahme der Leitung der Klinik Wilhelm Schulthess in Zürich 1962 Umbau dieses Hauses zu einem modernen, operativ ausgerichteten Betrieb mit für die damalige Zeit ungewöhnlich flachen, teamorientierten Führungsstrukturen. Hauptgewichtung in der Chirurgie der Polyarthritis, der rekonstruktiven Gelenkchirurgie sowie der Entwicklung von Kunstgelenken im Knie-, Ellenbogen,- Hand- und Fingergelenkbereich.
- Als Ehrenmitglied von 22 nationalen und internationalen Gesellschaften für Orthopädie und Traumatologie blicke ich heute teils mit Erstaunen, teils auch mit Verständnis auf die uns nachfolgende Generation von Orthopäden. Diese hat sich mit viel Mut und Kraft den gesellschaftspolitischen Strömungen zu stellen und muss sich des in unserem Fach übermächtigen industriell-medizinischen Blocks erwehren. Unser Beruf darf nicht zu einem bloßen Geschäft verkommen.

11.1 Interview mit Norbert Gschwend

- Gute Langzeitresultate aus subjektiver Sicht „tun uns wohl". Aus objektiver Sicht sind sie der signifikante Beweis, dass **eine Methode** sich auch **im Langzeitverlauf bewährt**.
- **Grenzen** im Langzeitverlauf werden nicht zuletzt auch von Patienten gesetzt. Verhält er sich adäquat? Liegt eine zunehmende Osteoporose vor?
- **Sinnlos** werden Langzeit-Follow-ups bei zunehmender Polymorbidität unserer Patienten. Besteht keine größere physische Aktivität mehr, wird der Patient gar bettlägerig, haben Langzeitresultate keine Aussagekraft mehr.
- Viele Operateure **wollen nicht** auch noch **Langzeitresultate erarbeiten**. Zu groß ist der Aufwand, zu teuer das Einbestellen der Patienten. Sie folgen dem Motto: „Lassen wir es bleiben. Es wird schon gut sein!" Dabei

finden sich so viele positive und auch negative Erkenntnisse bei Langzeitstudien. Vor allem sollten uns die negativen Resultate interessieren. Aus ihnen können wir lernen. Meist liegen ja Fehler der Operateure vor, seltener auch der Patienten.

- Die **Kontinuitätssicherung** bei der Langzeitdokumentation ist eine schwierige. Oft scheitert diese am vorhandenen Geld. Auch muss der Patient häufig für die Langzeit-Follow-up-Kontrollen bezahlen. So lautet das Fazit: Geht es dem Patienten gut, kommt er nicht. Geht es ihm schlecht, kommt er – auch keine ideale Situation für eine objektive Langzeitstudie.
- Ich befürworte ein **nationales Endoprothesenregister** wie beispielsweise SIRIS (Schweizerisches Implantatregister) in der Schweiz. Je geschlossener eine Dokumentationsserie ist, desto aussagekräftiger ist sie. Die Vollständigkeit des Registers ist ein Vorteil. Dies gibt Sicherheit, dass keine grundlegenden Fehler vorliegen. Negative Aspekte können nicht einfach ignoriert werden.
- Bei Langzeitstudien dürfte die **Schuld** an schlechten Resultaten nur **selten beim Patienten** liegen. Es besteht immer die Gefahr, dass man subjektive Faktoren oder Verdrängungsmechanismen einbringt. Wir wollen uns entlasten, uns selber gefallen.
- Bei den Langzeitresultaten und der **Klinikqualität** geht es wohl eher um die Qualität des Operators. Als Chef suche ich bei Negativresultaten Erklärungen: Liegt ein Unfall vor? Eine massive Überlastung? Auch hier dürfte der Fehler nur selten beim Patienten liegen. Entscheidend ist die Grundehrlichkeit.
- **Neue Techniken** entstehen zu einem guten Teil aus der Analyse von Langzeitverläufen mit negativen Resultaten. Wir müssen dann die Hauptschwachpunkte eliminieren. Auch dürfen wir bei der Entwicklung von neuen Techniken die Physiologie des Knochens nicht außer Acht lassen. Nach 20 Jahren weist der Knochen eine andere Festigkeit, andere Strukturen auf als zum Zeitpunkt der Intervention.
- Persönlich kenne ich keine **Privatkliniken** mit einer Langzeitdokumentation. Diesbezüglich existiert da eine defensive Haltung, um bei allfälligen Negativresultaten nicht in den Fokus der Kritik zu geraten. Privatkliniken exkulpieren sich selbst – wohl unbewusst.
- Als **Grundmorbus** können wir bei Langzeitverläufen im weitesten Sinne auch die Osteoporose bezeichnen. Hormonelle Störungen können zu einer vorzeitigen Knochenalterung führen. Eine Insuffizienz des Hormonhaushalts kann bei Langzeitstudien eine große Rolle spielen. Die körperliche Aktivität ist wichtig. Wird ein Hüft- oder Knieprothesenträger zunehmend inaktiv und nimmt er an Gewicht zu, ist das für die Langlebigkeit eines Kunstgelenks nicht belanglos.
- Die **zeitlichen Kontrollintervalle** im Langzeitverlauf sollten bei Frauen möglicherweise anders gelegt werden als bei Männern. Die postklimakterische Osteoporose ist schwierig zu quantifizieren und stellt einen erheblichen Negativfaktor dar.
- Nicht selten laufen **Infekte** inapperzept ab und können so im Anfangsstadium nur mit Mühe erfasst werden. Der Sammelbegriff der „Low-grade-Infekte" wird durch immer präzisere Untersuchungstechniken wie Mehrfachproben, lang andauernde Bebrütung und gengestützte Analysen genauer aufgeschlüsselt. Infekte werden im Langzeitverlauf jedoch immer Grenzfälle bleiben.
- Die **Lebensqualität** zeigt im Langzeitverlauf riesige individuelle Unterschiede. Der eine Patient mit Hüfttotalprothese ist ein Faulenzer mit

reduzierten Ansprüchen, der andere sucht Herausforderungen und steckt sich immer anspruchsvollere Ziele. Solche individuellen Ansprüche sind in der Langzeitdokumentation schwer quantifizierbar.
- **Archivaufhebungen** sind Unsinn. Man sucht immer neue Gründe, Langzeitdokumentationen beenden zu können. Damit das nicht geschieht, muss eine für die Archivierung verantwortliche Person bestimmt werden. Es persistiert sonst eine ständige Unsicherheit.
- Welche **Kliniken Langzeitdokumentationen** führen sollen, ist nicht bloß eine Frage der Größe der Klinik – ob universitär oder regional. Ganz wesentlich ist auch, wer diese Archivierungsarbeit führt und wie kompetent diese Person ist. Der eine führt ein Archiv präzise, ein anderer eher im Sinne von „laissez faire". Es können auch Verdrängungsmechanismen auftreten und Negativfälle eliminiert werden.
- In der **Wirbelsäulenchirurgie** sind Langzeitverläufe absolut essenziell. Als schwer belastender Faktor gilt bei Wirbelsäuleninterventionen – vor allem bei den immer älter werdenden Patienten – die Osteoporose. Diese wirkt sich im Langzeitverlauf entsprechend negativ aus.
- Bei der **rheumatoiden Arthritis** darf trotz gewaltiger Verbesserung der Medikation der natürliche Verlauf nicht ganz außer Acht gelassen werden. Ist die pcP noch aktiv? Liegt eher ein „ausgebranntes" Stadium vor? Auch die persönliche Aktivität der pcP-Patienten ist schwer quantifizierbar. Vieles ist im Langzeitverlauf – auch labortechnisch und radiologisch – schwer fassbar. Eine schleichende Osteoporose lässt sich oft kaum belegen.
- Die **Problematik der Archivierung** ist evident. Dabei spielt der Klinikverwalter eine nicht unerhebliche Rolle, wenn er immer wieder nachfragt, ob alle diese Zahlen und Taten „für ewig" erhalten bleiben sollen.
- Was die Technik der Archivierung betrifft, war ich schon früh ein Promotor der **digitalen Dokumentation.**
- Dass ein Archiv nach 10 Jahren aufgehoben werden soll, entbehrt jeglicher Logik. Ein Röntgenbild kann nur verglichen werden, wenn die ganze Röntgenserie vorhanden ist und auch erhalten bleibt.
- Die **individuelle Archivierung** durch den Patienten selbst könnte eine Bereicherung sein, stößt möglicherweise auch an finanzielle Grenzen. Ich selbst habe damit keine Erfahrung.
- **Chirurgische Fehlleistungen** beeinflussen Langzeitresultate sehr wohl. Ob eine Korrekturosteotomie die gewünschte postoperative Valgus-/Varusstellung aufweist, ist auch im Langzeitverlauf entscheidend.
- Die **geographische Verteilung** der Patienten spielt im Langzeit-Follow-up mit. Ich hatte ein sehr breites, auch internationales Kollektiv von Patienten, das nicht einfach abrufbar war. Dies kann wissenschaftlich nicht begründet werden, wirkt sich bei der Langzeitdokumentation aber wissenschaftlich negativ aus.

11.2 Schultertotalprothese nach Neer – 23-Jahre-Follow-up

11.2.1 Die Vorgeschichte

Ein heute 83-jähriger Mann ist wegen einer 1972 diagnostizierten chronischen Polyarthritis seit 42 Jahren in unserer Klinik in Behandlung. Verschiedene durch den Grundmorbus bedingte Interventionen wurden durchgeführt. Am

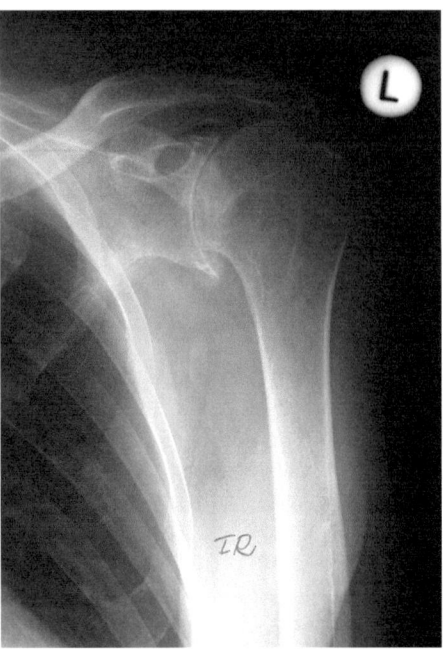

Abb. 11.1 Linke Schulter a.-p. präoperativ

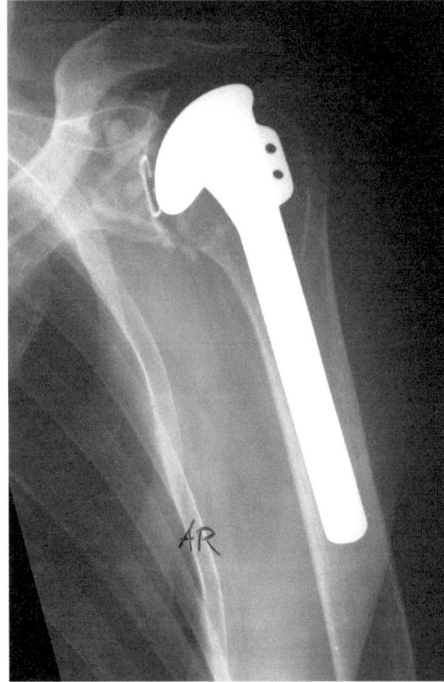

Abb. 11.2 Linke Schulter a.-p. postoperativ

19.06.1990 wurde von Prof. Norbert Gschwend, dem damals führenden Rheumachirurgen in der Schweiz, bei schmerzhafter rheumatoider Omarthrose an der linken Schulter eine Totalprothese nach Neer mit zementfreiem Schaft und zementierter Polyethylenpfanne implantiert (Abb. 11.1; Abb. 11.2).

In der Folge war der Patient nahezu 12 Jahre bei guter Schulterfunktion beschwerdefrei. Am 28.02.2002 wurde bei zunehmender Bewegungseinschränkung und diffusen Schmerzen an der linken Schulter eine klinische, radiologische und szintigraphische Kontrolle durchgeführt. Eine Lockerung der Humeruskomponente konnte ausgeschlossen werden, ebenso eine Infektsituation

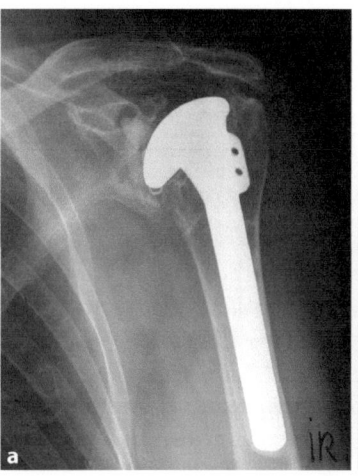
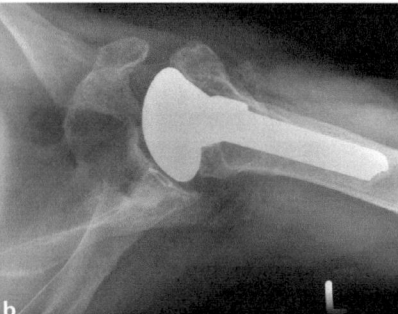

◘ **Abb. 11.3** a Linke Schulter a.-p.; b linke Schulter axial

(◘ Abb. 11.3a,b). Die Rotatorenmanschette war teils mechanisch, teils durch den rheumatischen Grundmorbus bedingt weitgehend konsumiert. Ein Wechsel von der klassischen Schultertotalprothese auf eine inverse Schulterarthroplastik wurde dem Patienten vorgeschlagen, von ihm jedoch abgelehnt.

11.2.2 Situation 23 Jahre nach dem Eingriff

23 Jahre nach Implantation der Schultertotalprothese links wird der Patient von uns auf Zuweisung der Rheumatologen erneut klinisch, radiologisch und mit Ultraschall beurteilt. Die Beschwerden sind in etwa stationär. Die Bewegungsamplitude genügt für den Alltag. Die Röntgenbilder dokumentieren einen Hochstand des Prothesenkopfs in der a.-p.-Aufnahme bei guter Zentrierung in der axialen Inzidenz (◘ Abb. 11.4a–c). Die Ultraschalluntersuchung ergibt

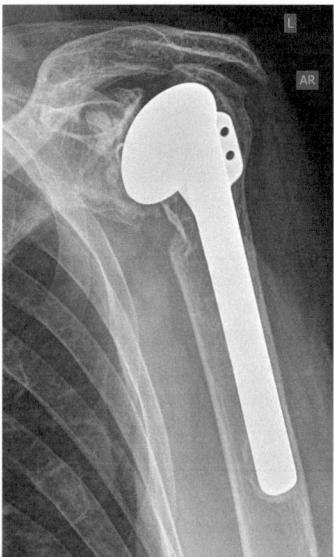
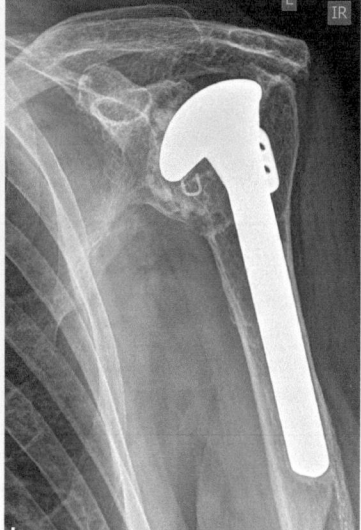
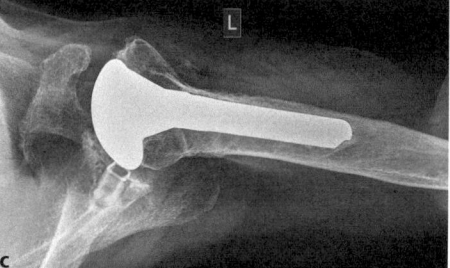

◘ **Abb. 11.4** a Linke Schulter a.-p. in maximaler Außenrotation; b linke Schulter in maximaler Innenrotation; c linke Schulter axial

eine praktisch vollständige Konsumation der Rotatorenmanschettenstrukturen. Wir empfehlen im Hinblick auf einen allfälligen Prothesenwechsel eine Spect-CT-Untersuchung der linken Schulter. Da eine chirurgische Therapie vom Patienten jedoch erneut abgelehnt wird, verzichten wir auf eine weitere Zusatzuntersuchung.

11.2.3 Diskussion

Der heute 83-jährige Mann, durch seine chronische Polyarthritis mit multiplen Handicaps behaftet, ist nicht mehr in der Lage, sich zu einem größeren Eingriff durchzuringen. Die aktuelle Situation an der linken Schulter ist in Funktion und bezüglich Schmerzen für den Patienten noch tolerierbar.

Die Langzeitkontrolle zeigt hier klar auf, dass die zeitlichen Kontrollabstände, wie sie an unserer Klinik heute Standard sind, korrekt greifen. Anlässlich der 10-Jahres-Kontrolle – im vorliegenden Fall nach 11½ Jahren – wurde dem damals 72-jährigen Patienten der Wechsel auf ein inverses Prothesenmodell bei konsumiertem Cuff empfohlen. Wir sind überzeugt, dass dem Patienten durch den damals vorgeschlagenen Prothesenwechsel für viele weitere Jahre eine schmerzfreie funktionstüchtige Schulter hätte gegeben werden können.

Es zeigt sich hier auch klar, dass bei der prothetischen Versorgung am Schultergürtel im Langzeit-Follow-up andere Kriterien zum Tragen kommen als bei den Hüft- oder Knietotalprothesen. Eine klassische Schultertotalprothese ist so lange funktionstüchtig und beschwerdearm, solange der Cuff weitgehend intakt ist. Ist die Rotatorenmanschette einmal konsumiert, wird aus biomechanischen Gründen eine inverse Schultertotalprothese notwendig. Mit den heute gebräuchlichen Modularsystemen ist der operationstechnische Aufwand beim Prothesenwechsel dem Patienten auch zumutbar. Dass bei Patienten mit rheumatoider Arthritis die Cuffstrukturen rascher konsumiert sind, hat seine Logik, ist doch neben dem mechanischen Faktor zusätzlich ein metabolisch schädigendes Element vorhanden.

11.3 23 Jahre funktionstüchtige GSB-Ellenbogentotalprothese III bei chronischer Polyarthritis

11.3.1 Die Vorgeschichte

Eine an chronischer Polyarthritis leidende Patientin meldet sich wegen eines zunehmend schmerzhaften rechten Ellenbogens mit erheblicher Bewegungseinschränkung bei Rechtshändigkeit am 11.06.1991 in der rheumatologischen Sprechstunde der Schulthess Klinik. Die Bewegungsamplitude des rechten Ellenbogens beträgt in Flexion/Extension 145/45/0° bei einer Pro-/Supination von 60/0/0°. Radiologisch zeigt sich eine massive Destruktion des rechten Ellenbogens (◘ Abb. 11.5a,b).

Am 01.10.1991 wird eine GSB-III-Ellenbogentotalprothese von Prof. N. Gschwend implantiert (◘ Abb. 11.6a,b). Die Patientin wird in der Folge im Rahmen der Prothesennachkontrollen in regelmäßigen Abständen klinisch und radiologisch kontrolliert. Am 29.03.2003, 12 Jahre nach Implantation der Ellenbogenprothese, ist die Patientin weitgehend beschwerdefrei. Eine gewisse Kraftverminderung bei Flexion/Extension wird erwähnt. Die Bewegungsamplitude am rechten Ellenbogen beträgt in Flexion/Extension 150/35/0° bei einer

11.3 · 23 Jahre funktionstüchtige GSB-Ellenbogentotalprothese III bei chronischer Polyarthritis

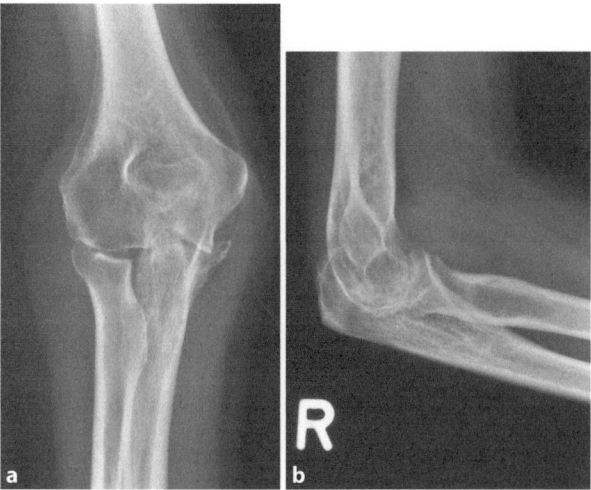

◘ **Abb. 11.5a,b** Ausgeprägte Ellenbogenarthrose bei pcP

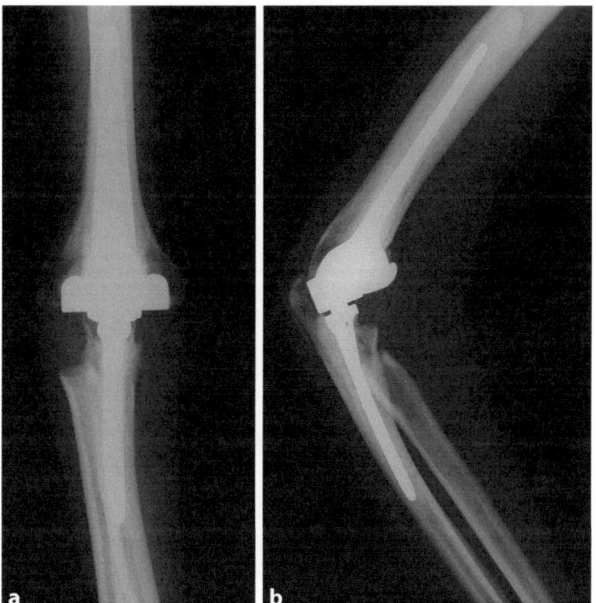

◘ **Abb. 11.6a,b** GSB-III-Ellenbogentotalprothese nach Implantation

Pro-/Supination von 70/0/15°. Radiologisch finden sich keine Lockerungszeichen, weder humeral noch ulnar (◘ Abb. 11.7a,b)

11.3.2 Situation 23 Jahre nach GSB-Ellenbogentotalprothesenimplantation

Die vorerst letzte Kontrolle findet am 17.09.2014 in unserer Klinik statt. Die inzwischen 72½-jährige Frau ist an ihrem prothetisch versorgten Ellenbogen nach wie vor beschwerdearm. Der rechte Ellenbogen ist im Alltag voll funktionstüchtig. Eine sturzbedingte Kontusionierung des rechten Ellenbogens vor wenigen Monaten konnte die Patientin ohne Schaden problemlos wegstecken. Bei der klinischen Untersuchung bestehen reizlose Hautverhältnisse. Die Achse

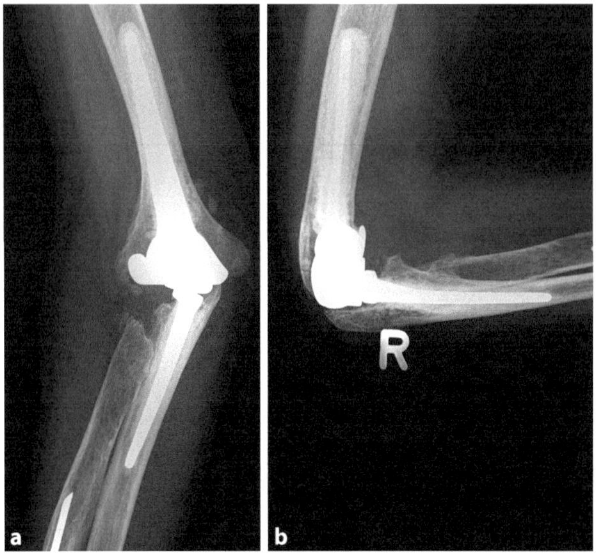

Abb. 11.7a,b GSB-III-Ellenbogentotalprothese 12 Jahre postoperativ

ist korrekt. Die Bewegungsamplitude beträgt in Flexion/Extension 150/30/0° bei einer Pro-/Supination von 70/0/20°. Die Extrembewegungen sind schmerzfrei. Es besteht eine mäßige Laxität bei stabilem Anschlag. Radiologisch finden sich keine Lockerungszeichen, weder an der humeralen noch an der ulnaren Komponente. Die Resorptionszone unter den Kondylen ist im Vergleich zu den Aufnahmen vom 19.03.2003 trotz anderen Strahlengangs sowohl lateral wie medial größer geworden. Wir interpretieren diese Resorption als Folge der Stressprotection. Teils ist sie wohl auch durch den Polyethylenabrieb bedingt (Abb. 11.8a,b)

11.3.3 Analyse

Bei der Patientin ist seit 1967, das heißt seit ihrem 30. Lebensjahr, eine chronische Polyarthritis bekannt. Diese wurde medikamentös immer nach neuestem Stand therapiert. Zurzeit wird die Patientin mit Methotrexat und Humira behandelt und ist schmerzschubfrei. Verschiedene durch die Grunderkrankung bedingte Operationen, zum Teil gelenkerhaltend, zum Teil gelenkersetzend, wurden durchgeführt. Die Patientin ist bis heute selbstständig und auf keine Fremdhilfe angewiesen.

Die prothetische Versorgung der Ellenbogengelenke wird auch von Spezialisten kritisch, oft überkritisch beurteilt. Die von uns betreuten und im Rahmen des Endoprothesenregisters in regelmäßigen Zeitintervallen klinisch und radiologisch beurteilten Ellenbogenprothesenpatienten zeigen ein beruhigendes und auch erfreuliches Gesamtergebnis. Bei insgesamt 293 implantierten GSB-III-Ellenbogenprothesen sind nach 10 Jahren 80 %, nach 20 Jahren 67 % ohne Revisionseingriffe noch funktionstüchtig. Die Ellenbogenprothesen bei rheumatoider Arthritis zeigen die besseren Langzeitergebnisse als die Prothesen bei posttraumatischen Schädigungen mit entsprechenden Voroperationen.

11.3 · 23 Jahre funktionstüchtige GSB-Ellenbogentotalprothese III bei chronischer Polyarthritis

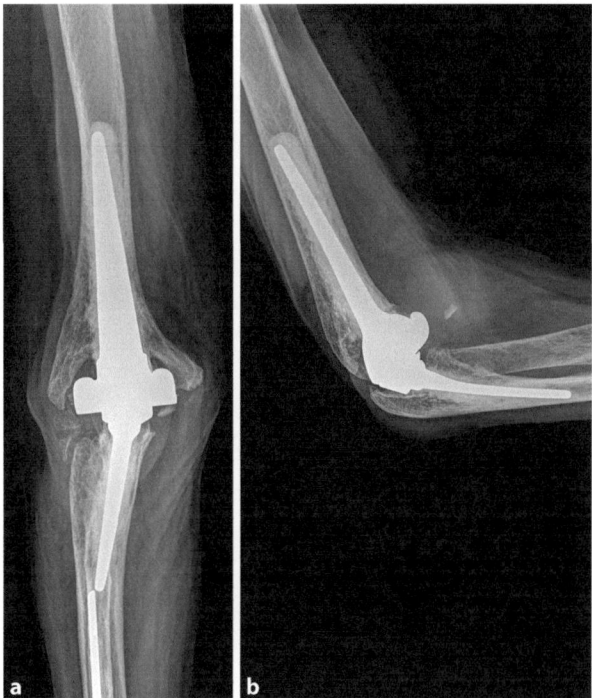

Abb. 11.8a,b GSB-III-Ellenbogentotalprothese 23 Jahre nach Implantation

Langzeitresultate – das A und O in der Kinderorthopädie

F. Hefti

© Springer-Verlag Berlin Heidelberg 2016
R.-P. Meyer, H.-K. Schwyzer, B. R. Simmen (Hrsg.), *Langzeitresultate in der Extremitäten- und Wirbelsäulenchirurgie*,
DOI 10.1007/978-3-662-49090-7_12

Curriculum Fritz Hefti (1945)
Die Schulen besuchte ich in Basel, die Matur (1965) mit wenig Begeisterung, da ich mich viel mehr für Musik (Klavierspiel) und Theater interessierte. Anschließend eher zufällig das Medizinstudium gewählt, von einem Schulfreund dazu überredet. Ein Praktikum in Chirurgie in Baden brachte mich auf den Geschmack des chirurgischen Handwerks, zumal ich in einem anderen Unterassistenten einen guten Freund fand. Nach dem Studium Chirurgie in Baden, sehr gute Kameradschaft im ganzen Team (das sich bis heute noch jährlich trifft). Am meisten Freude an der Orthopädie, deshalb diese Weiterbildung an der Universitätsklinik in Basel gewählt. Der Plan war, mit meinem Freund in Baden eine orthopädische Praxis zu gründen. In Basel dann sehr wohlwollende Unterstützung durch meinen charismatischen Chef, Erwin Morscher. Freude auch an Forschung und Lehre, weshalb mir mein Chef abriet, in die Praxis zu gehen. Auslandsaufenthalte in USA und Schottland mit Schwerpunkt Kinderorthopädie. Chirurgische Vielseitigkeit dann vor allem als Oberarzt bei André Gächter in der orthopädisch-traumatologischen Abteilung erworben (1986/87). Schließlich wurde ich leitender Arzt in meinem Traumfach Kinderorthopädie (1989). Als 1994 Erwin Morscher die Kinderorthopädie vor seinem Rücktritt in die Selbstständigkeit führte, wurde ich zum Chefarzt ernannt, ohne dass ich mich je darum beworben hatte. Später wurde meine akademische Stellung sogar in ein Ordinariat übergeführt, ohne dass ich mich darum bemühen musste. Die Selbstständigkeit ermöglichte es, das Fach Kinderorthopädie (vor allem im Umfeld eines hochspezialisierten Kinderspitals) wesentlich weiter zu entwickeln. Die gemachten Erfahrungen habe ich in einem Buch beschrieben, das nicht nur die Vielseitigkeit dieses Fachs darlegt, sondern auch den Spaß vermitteln soll, den die Arbeit mit Kindern bereitet. Heute Kinderorthopädie nur noch konsiliarisch, dafür wieder mehr Zeit, um Klavier, Sport und Freundschaften zu pflegen (zum Beispiel aus der Badener Zeit).

12.1 Interview mit Fritz Hefti

Langzeitbeobachtungen sind in der Kinderorthopädie absolut essenziell. Beim Kind kann eine Langzeitstudie nicht nach 10 Jahren abgeschlossen werden. Bei gewissen kinderorthopädischen Problemen zeigt sich das Resultat der

Behandlung oft erst nach 40 und mehr Jahren. Es gibt Beobachtungen, wie beispielsweise bei der **Epiphysenlösung** an der Hüfte, die zeigen, dass bei milden, nicht reponierten Epiphysenlösungsfällen nach 50 Jahren bei weniger als der Hälfte eine Arthrose vorliegt, was im Widerspruch zur heute verbreiteten Meinung steht, dass jede nicht offen reponierte Epiphysenlösung unweigerlich zur Arthrose führt. So betrachtet ist auch eine Beobachtungszeit von 10 Jahren für manche Fragestellungen nicht genügend aussagekräftig. Wieso werden alte Behandlungsmethoden oft unbegründet als obsolet betrachtet? Weil diese Therapien nicht konsequent in ihren Langzeitverläufen beurteilt werden.

Die **Klumpfußbehandlung** beim Kind ist eines der eindrücklichsten Beispiele, wohin eine nicht effektive Langzeitbeobachtung führt. Die konservative Klumpfußbehandlung nach Ponseti zeigt geradezu exemplarisch, welche Konsequenzen aus einer Langzeit-Follow-up-Studie resultieren können. Ponseti stellte sein Konzept der konservativen Klumpfußbehandlung in den 1950er Jahren vor. Niemand wollte seine Erfolge wahrhaben, und man hat seine sehr konservative Vorgehensweise belächelt. Die ganze orthopädische Welt glaubte 50 Jahre lang Ponseti nicht. Nach seiner Pensionierung stellte er seine Methode auf seiner Homepage ins Netz. Daraufhin begann ein veritabler „Ponseti-Run". Vor allem die Eltern übten Druck für eine konservative Klumpfußtherapie auf die involvierten Kinderorthopäden aus. Auch wir übernahmen die Ponseti-Methode ab dem Jahr 2000. Zuvor operierten wir zwei Drittel aller Klumpfüße zum Teil mit aufwendigen Techniken. Heute können wir uns bei der konservativen Therapie nach Ponseti meist auf eine minimal-invasive Tenotomie der Achillessehne beschränken. Unsere frühere Klumpfußtherapie war falsch. Jede Operation am Fuß führt zu Steifigkeiten. Ein beweglicher Fuß mit leichter Fehlstellung ist besser als ein ästhetisch korrekter steifer Fuß ohne Kompensationsmöglichkeiten. Die nach Ponseti behandelten Füße sind heute sowohl funktionell wie auch ästhetisch um Längen besser als die zuvor aufwendig operierten Füße.

- **Operationen und Theorien**

Viele operative Verfahren wurden vorgeschlagen aufgrund von (meist biomechanischen) Theorien. Allzu häufig hatten die Operationen nicht die gewünschte Wirkung, weil die Theorie falsch oder unvollständig war und die Realität viel komplexer ist als unsere biomechanischen Vorstellungen. Die Tuberositas-tibiae-Vorverlagerung bei femoropatellaren Problemen, die extraartikulären Kniestabilisierungen bei vorderer Kreuzbandruptur, die vordere Kreuzbandersatzplastik mit Dacron oder Carbon Fibers, die glenohumerale Kapselschrumpfung durch Thermo- oder Laserkoagulation bei Schulterinstabilitäten, die intertrochantäre Derotationsosteotomie bei Coxa antetorta und viele andere mehr sind solche erfolglose, aus theoretischen Vorstellungen geborene Operationen. Selten oder nie fand bei diesen Operationstechniken eine seriöse Langzeitnachkontrolle statt. So lauthals von ihren „Erfindern" diese Techniken angepriesen wurden, so rasch verschwanden sie auch wieder. Keiner dieser „Erfinder" publizierte mehr etwas über seine „innovativen" Operationen.

- **Akute, subakute und chronische Epiphysenlösung an der Hüfte**

Eine der wesentlichen Erkenntnisse im Bereich der Pathophysiologie des Hüftgelenks ist die Problematik des Hüftgelenks. Das Impingementkonzept wurde nicht nur aufgrund theoretischer Überlegungen, sondern auch auf der Grundlage von anatomischen Studien wie auch intraoperativer Beobachtungen bei chirurgischer Hüftluxation entwickelt. Vor allem aufgrund dieser Beobachtungen wurde postuliert, dass bereits eine geringe Lyse zur Koxarthrose führen wird. Die Autoren ziehen daraus die Konsequenz, dass jede Form von Epiphysenlösung offen reponiert werden muss. Es gibt jedoch Langzeitstudien über 40 und mehr Jahre, die dokumentieren, dass bei milden Formen der Epiphysenlösung auch nach 50 Jahren erst etwa die Hälfte der Patienten eine Koxarthrose aufweist (Carney et al. 1991; Carney und Weinstein 1996; Engelhardt 1994; Wensaas et al. 2011). Dabei ist das manchmal geäußerte Argument, das Aktivitätsniveau und damit die Beanspruchung der Hüfte sei früher geringer gewesen als heute, nicht stichhaltig – im Gegenteil. Vielleicht hat man früher etwas weniger Sport getrieben (wobei gerade die ECF-Patienten auch nicht sehr sportlich sind), aber die Alltagsbelastung war um ein Vielfaches höher, da man sehr viel zu Fuß gehen musste und die heutigen Transportmöglichkeiten noch nicht zur Verfügung standen. Es ist offenbar nicht so, dass jeder beobachtete Knorpelschaden beim Impingement an der Hüfte unweigerlich später zu einer Arthrose führen muss. Diese Meinung entspringt einer morphologisch-mechanistischen Denkweise. Das Wachstum, das Remodelling, die Anpassung und Entwicklung der Hüfte, wie wir Kinderorthopäden dies im Langzeitverlauf sehen, wird hier ins Behandlungskonzept nicht einbezogen. Ohne Zweifel bedeutet das Konzept des Impingements einen großen Fortschritt im Verständnis der Koxarthroseentstehung, und es hat auch zu überzeugenden Therapiekonzepten geführt. Bei Nichtberücksichtigung des Spontanverlaufs in der Langzeitbeobachtung besteht jedoch die Gefahr der chirurgischen Übertherapie. Zurzeit arbeiten wir an einer multizentrischen Studie über akute und chronische Epiphysenlösungen an der Hüfte, um das Ausmaß des Remodellings bis zum Wachstumsabschluss zu studieren. Es ist sicher, dass heute zu viele Patienten mit Symptomen eines Hüftimpingements operiert werden. Wie groß ihr Anteil ist, wird erst die Zukunft zeigen. Es ist aber zu vermuten, dass er recht beträchtlich ist.

- **Langzeit-Follow-up und bereits bestehende Kontrollregister**

Die **AO-Dokumentation** besteht seit mehr als 50 Jahren. Es wurde ein Riesenaufwand betrieben und auch sehr viel Geld investiert. Anfänglich wurden in den AO-Spitälern eigene Leute für die Dokumentation angestellt. Es gingen jedoch enttäuschend wenig kluge Arbeiten daraus hervor, da dieses Register Daten zum Teil ungenügend erfasst und die Lücken zu groß sind. Ein **Endoprothesenregister** ist sicher sinnvoll. Es wird jedoch nur so gut sein wie seine Dateneingaben. Die Motivation des einzelnen Assistenten als Dateneingeber in eine anonyme Datenbank ist gering. Der junge Arzt interessiert sich nicht für Langzeitergebnisse. Er sucht den kurzfristigen Erfolg. Es schaut für ihn ja auch finanziell nichts heraus. Es stellt sich die Frage, ob unter Umständen dieser junge ärztliche Dateneingeber pro Fall bezahlt werden soll nach dem Motto: ohne Geld keine Motivation! Geld sollte allerdings nur fließen, wenn die Dateneingabe auch tatsächlich lückenlos ist.

- **Langzeitbeobachtung und ihre Konsequenzen auf spezifische Affektionen**

In der **Wirbelsäulenchirurgie** beim Kind und Adoleszenten führt das Langzeit-Follow-up zu eingreifenden Erkenntnissen. An der kinderorthopädischen Universitätsklinik Basel werden jährlich an die 100 Skoliosen operiert. Der Großteil der operativ angegangenen Skoliosen ist neurogen induziert, ein wesentlicher Anteil ist auch malformationsbedingt. Idiopathische Skoliosen machen nur noch einen relativ geringen Anteil aus. Bei idiopathischen Skoliosen gibt es heute recht gute Langzeitstudien. Sie zeigen, dass operierte Skoliosepatienten auch nach 30 Jahren eine gute Lebensqualität aufweisen, obwohl damals die Patienten mit Harrington-Stäben operiert wurden, die keine sagittale Konturierung erlaubten und die vorbestehende Lordose noch verstärkten. Die Langzeitergebnisse zeigten, dass die wesentlichsten Erfolgsfaktoren das sagittale Profil und die Balance in der Frontalebene sind (Danielsson und Nachemson 2001a, 2001b; Helenius et al. 2002; Padua et al. 2001; Sinclair und Hefti 2000). Die Cobb-Winkel hingegen haben relativ wenig Bedeutung. Auch bei neurogenen Skoliosen haben Langzeitstudien gezeigt, wie wichtig die Stabilität der Wirbelsäule für die Sitzfähigkeit und damit die Lebensqualität der Patienten ist.

Die **akute, infektiöse kindliche Koxitis** ist bei zu spätem Eingreifen deletär. Mehr als 4 Tage nach Infektbeginn ist die Hüfte kaputt. Auch mehrfache Folgeoperationen können Narbenbildung, Kapseleinziehung und Gelenkzerstörung nicht mehr aufhalten, wie Langzeitstudien dokumentieren.

Die **juvenile Polyarthritis** ist heute praktisch kein Thema mehr in der Kinderorthopädie. Dies ist vermutlich das Resultat eines multifaktoriellen Geschehens – vermehrte Durchmischung der Bevölkerung mit entsprechenden hereditären Auswirkungen, substanzielle Verbesserung der medikamentösen Therapie und früh einsetzende Krankengymnastik.

■ **Schwierigkeiten bei der Archivierung von Langzeitresultaten**

Für eine orthopädische Klinik ist die Erstellung und Archivierung von Langzeitverlaufsdaten sicher leichter zu bewerkstelligen als für ein öffentliches Krankenhaus. Allgemeinchirurgen interessieren sich allein schon wegen ihrer Patientenauswahl weniger für Langzeitresultate als Chirurgen des Bewegungsapparats. Kinderchirurgen und Kinderärzte sind ebenfalls wenig interessiert an Langzeit-Follow-ups. Die meisten der von ihnen behandelten Krankheiten sind nach einer akuten Phase respektive einer Operation ausgeheilt und haben keine langfristigen Auswirkungen. Auch für die Nebenwirkungen von medikamentösen Therapien interessiert man sich vor allem während der Therapiephase. Für langfristige Auswirkungen interessiert man sich nur bei Medikamenten, die über sehr lange Zeit bei chronischen Krankheiten gegeben werden. Es liegt deshalb in der Natur der Sache, dass an Langzeitergebnissen in den Spitälern vorwiegend die Orthopäden interessiert sind.

Die früher **analog** durchgeführte Datenspeicherung erfolgt heute **digital**. Es sollte trotz der zu erwartenden raschen technischen Entwicklung auch nach 20 und mehr Jahren möglich sein, die Langzeitresultate auf neue Datenträger zu übertragen. Nicht der technische Wandel ist das Problem bei der Langzeitdatenarchivierung. Der Feind lauert „im Innern". Die zur Dateneingabe bestimmten, meist jungen Ärzte müssen die essenziellen Daten präzise eingeben. Die 10-Jahres-Zeitguillotine muss fallen und je nach Fach individuell ausgedehnt werden. Die SUVA (Schweizerische Unfallversicherungsanstalt) verfügt über ein exzellentes Archivierungssystem, doch betrifft dies lediglich die Unfallpatienten. Die bildgebende Dokumentation sollte von den Röntgeninstituten an den einzelnen Patienten übergeben werden, dem diese Dokumente ja auch gehören. Der Patient hat ein hohes Eigeninteresse an seinen Daten und deren Aufbewahrung. Computerdiscs mit Operations- und Austrittsberichten sowie eine CD mit der Bildgebung sollen an den Patienten abgegeben werden. Zusätzlich sollen diese digitalen Dokumente auch vom Operateur aufbewahrt werden. Sowohl die ärztliche wie auch die administrative Leitung einer Klinik haben ein zentrales Archiv zu führen, das unauflösbar sein muss. Aus Platzgründen werden in den meisten Spitälern die Röntgenfilme jeweils nach 10 Jahren vernichtet. Einzig am Balgrist in Zürich gibt es ein wirklich langfristig angelegtes Röntgenarchiv. Im digitalen Zeitalter ist der Platzbedarf kein Grund mehr. Es darf auch nicht damit argumentiert werden, dass Datenformate eines Tages nicht mehr lesbar sind und dass Datenträger alt und eines Tages physisch unlesbar werden. Die Spitäler müssen sich so organisieren, dass von Zeit zu Zeit die Daten auf neue

Datenträger übertragen werden und eventuell auch auf neue Datenformate. Bevor ein Datenformat verschwindet, gibt es in der Regel eine lange Übergangszeit, während welcher Daten problemlos in ein neues Format übersetzt werden können. Interesse an langfristig aufbewahrten Daten, vor allem Röntgenbildern, haben übrigens nicht nur Orthopäden, sondern es gibt auch immer wieder Rechtsfälle, die nicht mehr korrekt beurteilt werden können, weil heute die gesetzliche Archivierungspflicht nur 10 Jahre dauert. Dies sollen einige Gedankenansätze sein, die zur Verbesserung der Datenarchivierung beitragen können. Vielleicht braucht es in Zukunft sogar eine eigene Gesetzgebung, um diese Vorschläge durchzusetzen.

12.2 Langzeitresultat bei biologischer Rekonstruktion nach Tumorresektion am Femur

Ende 1990 kam die damals 13-jährige Patientin S.M. zu uns in die Sprechstunde. Sie klagte über diffuse Oberschenkelbeschwerden links, die seit einigen Monaten andauerten. Das daraufhin angefertigte Röntgenbild zeigte unscharf begrenzte Zonen von Osteolyse sowie Sklerosen im proximalen Bereich des Femurs. Die weiteren Abklärungen ergaben eine zusätzliche Veränderung im Bereich der lateralen Kortikalis an der distalen Tibia. Das MRI zeigte in weiten Bereichen des proximalen Femurs Zonen mit deutlicher Signalveränderung (◘ Abb. 12.1a–d).

Daraufhin wurde eine offene Biopsie an beiden Lokalisationen durchgeführt. Sie brachte beide Male die Diagnose eines Chondrosarkoms, histologisch an der Grenze zwischen Grad 1 und 2. Somit handelte es sich um die ungewöhnliche Diagnose eines **primär multifokalen Chondrosarkoms** in einem sehr jungen Alter. Es wurde eine weite Resektion geplant. Für den Tumor am Femur musste eine Resektion der ganzen Schaftbreite von der Mitte des Schenkelhalses bis fast zur Mitte des Oberschenkels über eine Länge von ca. 15 cm vorgesehen werden. Der Trochanter major konnte erhalten bleiben. An der distalen Tibia war ebenfalls eine En-bloc-Resektion geplant. Da die Fibula des linken Unterschenkels nicht betroffen war, sollte diese für die Rekonstruktion verwendet werden können. Ihren Einsatz planten wir ohne vaskulären Anschluss.

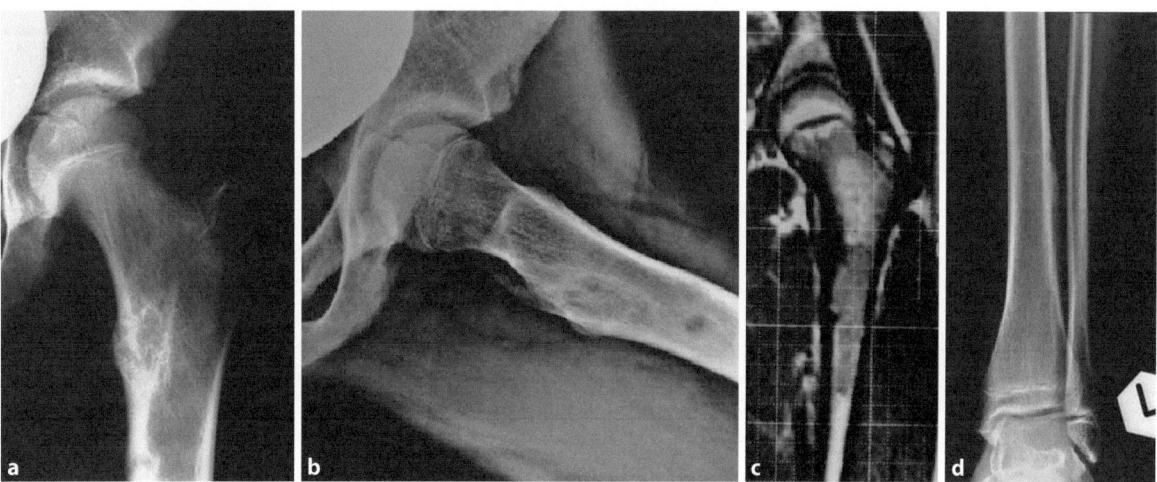

◘ **Abb. 12.1a,b** Röntgenbilder präoperativ a.-p. und axial des proximalen Femurs bei Chondrosarkom Grad 1–2; **c** MRI des proximalen Femurs, **d** Röntgenbild des distalen Unterschenkels, auf dem im Bereich der lateralen Kortikalis der Tibia ebenfalls eine Veränderung zu beobachten ist, die sich histologisch als zweites Chondrosarkom herausstellte

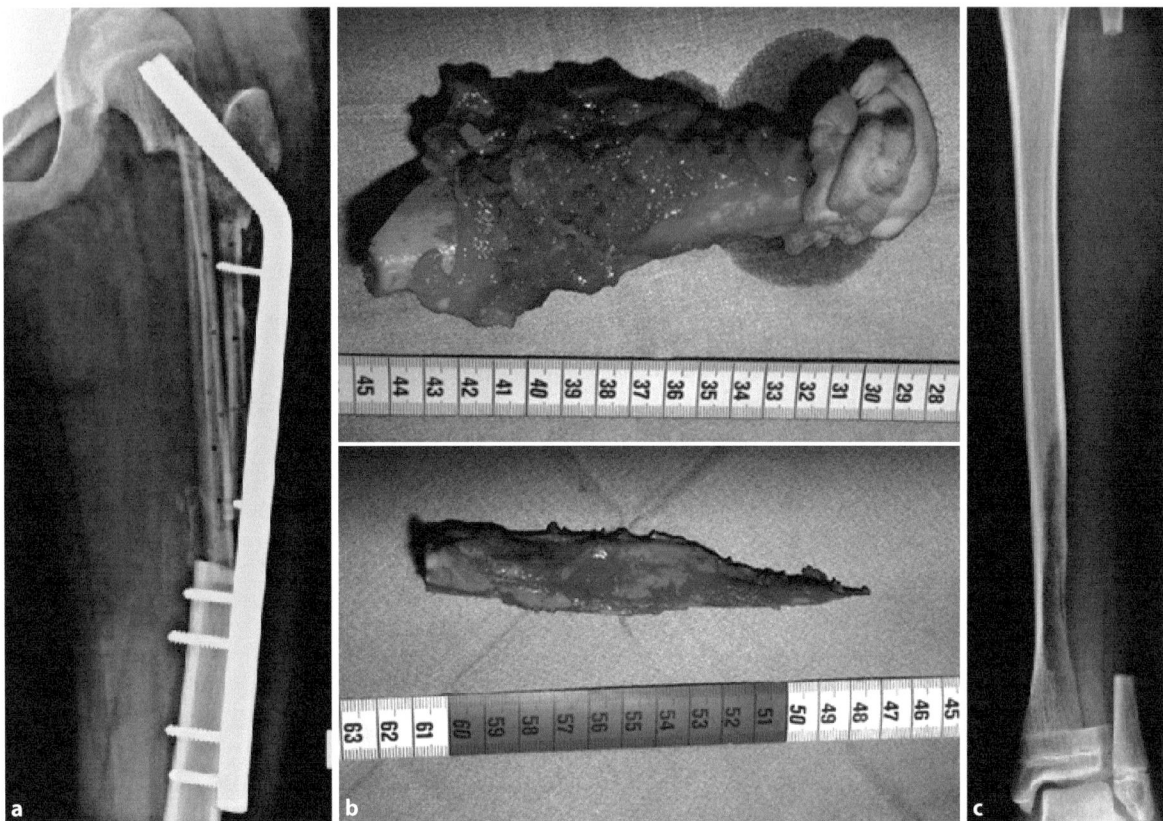

☐ Abb. 12.2 a Röntgenbild des proximalen Femurs postoperativ nach weiter Resektion des Chondrosarkoms und Überbrückung mit nicht vaskularisierter autologer Fibula und einer 130°-Winkelplatte; **b** Operationspräparate des Resektates am Femur (oben) und der Tibia (unten); **c** Röntgenbild des distalen Unterschenkels nach En-bloc-Resektion des Tumors an der lateralen Kortikalis der Tibia und nach Fibulaentnahme

Im Februar 1991 wurde die geplante Operation durchgeführt. Beide Tumoren wurden en bloc entfernt. Die Fibula wurde in 2 Teile geteilt und entsprechend eingesetzt. Es wurde mit einer 130°-Winkelplatte stabilisiert. Im Bereich des Unterschenkels wurde keine Stabilisation durchgeführt ☐ Abb. 12.2.

Als Komplikation trat, bedingt durch die Fibulaentnahme, eine partielle Parese des N. peroneus links auf. Die Patientin musste deshalb anfänglich mit einer Heidelberger-Feder versorgt werden.

Während 9 Monaten durfte die Patientin nur teilbelasten. ☐ Abb. 12.3 zeigt den Zustand um diese Zeit bei Beginn der Vollbelastung.

Knapp 2 Jahre postoperativ hatte sich aus den 2 Fibulastücken ein solides Femur gebildet, das angedeutet schon einen zentralen Hohlraum aufwies.

4 Jahre postoperativ war das Femur weitgehend konsolidiert, sodass die Indikation zur Metallentfernung gestellt werden konnte. Es hatte sich aus den 2 Fibulastücken ein eigentlicher Röhrenknochen mit zentralem Hohlraum ausgebildet (☐ Abb. 12.4). Zu diesem Zeitpunkt wurde die Metallentfernung durchgeführt. Eine abgebrochene Schraube wurde belassen.

Die Patientin war sehr aktiv, obwohl sich die Peroneusparese nur teilweise erholte. Sie trat zum Beispiel während mehrerer Jahre mit einer Tanzgruppe öffentlich auf, die „Western Square Dance" tanzte. Hierfür absolvierte sie ein recht intensives Training.

In der Mitte des Jahres 2002 kam die Patientin in die Sprechstunde wegen Beschwerden im Bereich des oberen Sprunggelenks. Die Röntgenaufnahmen zeigten, dass die Fibula nur unvollständig regeneriert und der distale Teil des-

12.2 · Langzeitresultat bei biologischer Rekonstruktion nach Tumorresektion am Femur

◘ **Abb. 12.3** Röntgenbild 9 Monate postoperativ nach weiter Resektion und Rekonstruktion

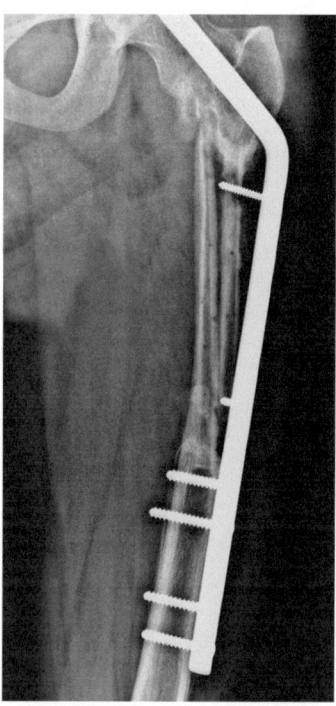

◘ **Abb. 12.4** Röntgenbild 4 Jahre postoperativ. Es hat sich ein Röhrenknochen gebildet

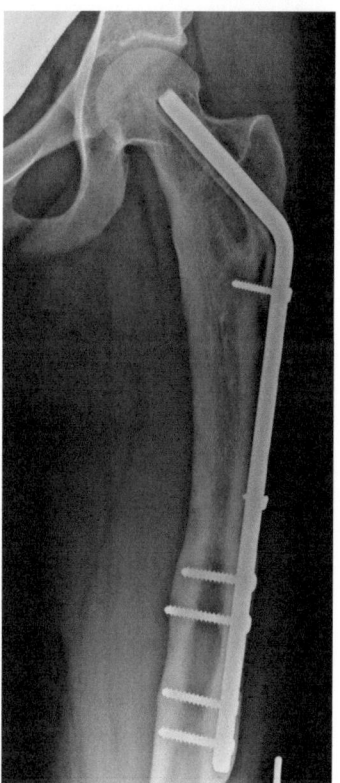

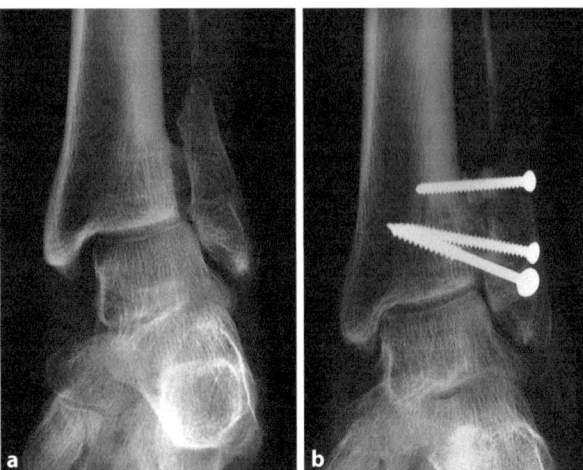

Abb. 12.5 a Röntgenbild des oberen Sprunggelenks 8 Jahre postoperativ. Die Fibula weicht nach lateral aus und mit ihr die Talusrolle; **b** Zustand nach Arthrodese zwischen Fibula und Tibia

halb instabil war und nach lateral auswich. Damit verschob sich auch der Talus nach lateral ◘ Abb. 12.5. Als Lösung des Problems fusionierten wir die distale Fibula mit der Tibia mittels 3 Schrauben. Dies führte zu einer wesentlichen Beschwerdebesserung. Bis heute hat die Patientin in diesem Bereich kein wesentliches Problem mehr. Nach wie vor besteht eine Fußheberschwäche, die Patientin benötigt jedoch keine Schiene oder Bandage, weder im Alltag noch beim Sport.

Heute, 23 Jahre nach dem Eingriff, ist die Patientin beschwerde- und tumorfrei. Die Röntgenbilder zeigen ein fast normales Femur, das geringgradig verdickt und einige Grade in varus verbogen ist. Strukturell handelt es sich aber um einen Röhrenknochen. Im Bereich des oberen Sprunggelenks besteht eine solide Fusion zwischen Tibia und Fibula. Die Fibula ist nur unvollständig regeneriert und weist eine Pseudoarthrose im distalen Bereich auf. Diese verursacht jedoch keine Beschwerden. Die Patientin wünscht zurzeit keine Achsenkorrektur (◘ Abb. 12.6).

Dieser Fall illustriert auf eindrückliche Weise das Remodellierungspotenzial des menschlichen Knochens. Aus 2 eingepassten Stücken Fibula hat sich ein Röhrenknochen gebildet, das heißt, zentral, dort, wo mit den beiden Kortikales der Fibula der Knochen am dichtesten war, hat sich ein Hohlraum ausgebildet. Die Fibula wurde ohne vaskulären Anschluss eingesetzt und hat sich spontan revaskularisiert. Auch im Bereich der Entnahme der Fibula fand eine Regeneration statt, die allerdings unvollständig war. Solange keine Gelenke betroffen sind, können biologische Rekonstruktionen nach Tumorresektionen den Vorzustand weitgehend wiederherstellen. Der Knochen ist ein wunderbares Organ. Bekanntlich ist es das einzige solide Organ am menschlichen Körper, das ohne Narbe heilen kann. Auch seiner Fähigkeit zur funktionellen Anpassung sind kaum Grenzen gesetzt. Der Fall demonstriert in idealer Weise das Gesetz „form follows function".

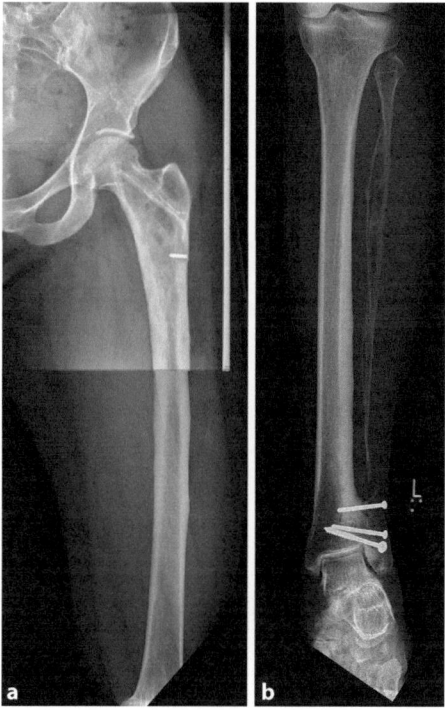

◘ Abb. 12.6 a Röntgenbild des Femurs 23 Jahre postoperativ. Es hat sich ein weitgehend normaler Röhrenknochen gebildet mit ganz leichter Varusverbiegung. **b** Röntgenbild des oberen Sprunggelenks 10 Jahre nach Fusion zwischen Fibula und Tibia. Das Gelenk steht in einer Valgusfehlstellung, verursacht aber zurzeit keine Beschwerden

Literatur

Carney B, Weinstein S, Noble J (1991) Long-term follow-up of slipped capital femoral epiphysis. J Bone Jt Surg Am 73(1991):667–674

Carney BT, Weinstein SL (1996) Natural history of untreated chronic slipped capital femoral epiphysis. Clin Orthop 322:43–47

Danielsson AJ, Nachemson AL (2001a) Childbearing, curve progression, and sexual function in women 22 years after treatment for adolescent idiopathic scoliosis: a case-control study. Spine 26:1449–1456

Danielsson AJ, Nachemson AL (2001b) Radiologic findings and curve progression 22 years after treatment for adolescent idiopathic scoliosis: comparison of brace and surgical treatment with matching control group of straight individuals. Spine 26:516–525

Engelhardt P (1994) Spontanverlauf der Epiphyseolysis capitis femoris. Orthopäde 23:195–199

Helenius I, Remes V, Yrjönen T, Ylikoski M, Schlenzka D, Helenius M, Poussa M (2002) Comparison of long-term functional and radiologic outcomes after Harrington instrumentation and spondylodesis in adolescent idiopathic scoliosis. A review of 78 patients. Spine 27:176–180

Padua R, Padua S, Aulisa L, Ceccarelli E, Padua L, Romanini E, Zanoli G, Campi A (2001) Patient outcomes after Harrington instrumentation for idiopathic scoliosis: a 15- to 28-year evaluation. Spine 26:1268–1273

Sinclair M, Hefti F (2000) Langzeitresultate nach operativer Aufrichtung idiopathischer Skoliosen. Klinisch-radiologische Ergebnisse 28 Jahre danach. Orthopädische Praxis 36(1):26–31

Wensaas A, Svenningsen S, Terjesen T (2011) Long-term outcome of slipped capital femoral epiphysis: a 38-year follow-up of 66 patients. J Child Orthop 5(1):75–82

Langzeitresultate in der Wirbelsäulenchirurgie

D. Jeszenszky

© Springer-Verlag Berlin Heidelberg 2016
R.-P. Meyer, H.-K. Schwyzer, B. R. Simmen (Hrsg.), *Langzeitresultate in der Extremitäten- und Wirbelsäulenchirurgie*,
DOI 10.1007/978-3-662-49090-7_13

> **Curriculum Dezsö Jeszenszky (1954)**
> - Nach dem Gymnasium Medizinstudium an der Semmelweis-Universität Budapest in Ungarn. Parallel dazu begeisterter Fußballspieler bis zum 32. Lebensjahr, dann „unhappy triad" mit Ende meiner Fußballkarriere.
> - Facharztausbildung in Ungarn mit chirurgischen, traumatologischen und kinderorthopädischen Zwischenstationen. Nach der Facharztprüfung Suche nach einer geeigneten Ausbildungsstätte für Wirbelsäulen- und vor allem Wirbelsäulendeformitätenchirurgie. Erste Stelle gefunden bei Professor K.-F. Schlegel in Essen 1987. Von dort geradewegs nach Bad Wildungen, „Deutsches Skoliosezentrum". Ich durfte ein Schüler von Klaus Zielke werden, der mich heute noch mit seinem Wissen prägt. Mit seiner Hilfe landete ich in Karlsbad-Langensteinbach bei Professor Jürgen Harms, meinem größten Mentor. Ab 1990 verbrachte ich 9 wunderschöne Jahre bei ihm in einem Weltzentrum der Wirbelsäulenchirurgie. Deutsche Facharztprüfung für Orthopädie 1992. Im Jahr 1993 8-monatige Chefarzttätigkeit mit Aufbau der Wirbelsäulenchirurgie in Bad Berka, Thüringen, Deutschland.
> - Nachdem mich André Gächter aus Deutschland in die Schweiz entführt hat, Beginn als leitender Arzt für Wirbelsäulenchirurgie am Kantonsspital St. Gallen 1999. Sehr schöne Zeit in einem sehr lebendigen Orthopädie-/Traumatologie-Team mit einer Wirbelsäulenchirurgie von weit ausgebautem Spektrum.
> - 2004 Berufung an die Schulthess Klinik Zürich zum Chefarzt Wirbelsäulenchirurgie zur Teamerweiterung der WS-Abteilung durch Professor Dieter Grob. Chirurgische Tätigkeit als „all spine surgeon" mit großer Liebe zu angeborenen Pathologien sowie Syndrompathologien und oberen Halswirbelsäulenpathologien bei Kindern und Erwachsenen mit von mir entwickelten neuen Operationsmethoden. Zusätzliches Wirbelsäulenengagement am Kinderspital Zürich.

13.1 Interview mit Dezsö Jeszenszky

- In der Wirbelsäulenchirurgie sind die Langzeitresultate ein **Qualitätsbeweis** für unsere Arbeit. Gute Langzeitresultate geben uns Sicherheit. Wir lernen viel aus diesen Langzeit-Follow-ups. Sie besitzen auch einen großen Lerneffekt.

- Langzeitresultate müssen gerade in der Wirbelsäulenchirurgie bei möglichst vielen Patienten erhoben werden. Die Menge der Daten ist wichtig. Bezüglich Dauer der Langzeitdokumentation gibt es **keine Grenzen** – je länger, desto besser. Insbesondere bei Deformitäten oder degenerativen Lumbalskoliosen darf es keine Altersgrenze geben, wobei bei Letzteren die Patienten unter Umständen nicht mehr lange genug leben. Das ist dann die wirkliche Grenze.
- Langzeitresultate bringen **bei ganz alten Menschen** wohl kaum mehr großen Sinn. Bei Wirbelsäulenpatienten haben wir allerdings selten Menschen von 80 bis 100 Jahren.
- Meine Oberärzte sind stark am Langzeit-Follow-up **interessiert**. Bei den Assistenzärzten ist das anders. Sie wissen ja noch gar nicht, ob sie sich wirklich mit der Wirbelsäulenchirurgie befassen wollen.
- Die **Kontinuitätssicherung** von Langzeitresultaten ist in der Wirbelsäulenchirurgie gewährleistet. D. Grob, M. Aebi und andere haben die Tango-Formulare entwickelt, die heute auch international, beispielsweise bei Euro Spine, als offizielle Formulare benutzt werden. Die Tango-Formulare sind Fragebogen zur Qualitätssicherung. Sie werden allerdings noch nicht konsequent genug angewandt und sollten über die 10-Jahres-Grenze hinaus weitergeführt werden. So können echte Langzeitresultate generiert werden.
- **Nationale Wirbelsäulenregister** existieren meines Wissens nicht oder noch nicht. Es bestehen aber sogenannte Abwehr-Register. Deren Aufgabe ist es, mit koordinierten Fallzahlen bei neuen Operationstechniken möglichst rasch möglichst viele Fälle zu beurteilen. Die Fragestellungen lauten dann beispielsweise: „Wie sinnvoll ist der interspinöse Spacer? Wie hoch ist der Abrieb bei Diskusprothesen?" Bei Metall-Metall-Paarungen bestehen heute schon Langzeitresultate über 10 Jahre. Wir müssen jedoch die Situation über noch längere Zeitspannen beobachten.
- Die **Beeinflussung der Langzeitresultate** durch die Patienten ist beim Kind gering. Bei geistig Behinderten wird es schwieriger, bei alten Menschen noch schwieriger. Wie will man bei alten Menschen exzessives Bücken – beispielsweise beim Schuhebinden – verhindern? Dies ist eine alltägliche Gewohnheitsbewegung. Bei ausgeprägter Osteoporose mit operativ stabilisierter Wirbelkörperkompressionsfraktur führt diese Alltagsbewegung jedoch zu weiteren Kompressionsfrakturen.
- Bei den Langzeitresultaten manifestiert sich in direkter Relation die **Klinikqualität**. Da kann nichts und niemand etwas beschönigen.
- **Neue Operationstechniken** in der Wirbelsäulenchirurgie können Langzeitresultate im positiven wie im negativen Sinn beeinflussen. Die modernen Stabilisationstechniken prägen die heutige Wirbelsäulenchirurgie in ganz positiver Weise. Interspinöse Spacer sind meines Erachtens eine Fehlleistung, eine technische Spielerei ohne therapeutischen Effekt.
- Heute ist das Interesse an einer Langzeitdokumentation an **Privatkliniken** eher gering. Doch auch die Privatkliniken müssen sich zunehmend um solche Daten bemühen, um nicht ins Abseits zu geraten.
- Ein **Grundmorbus** kann die Resultate in der Wirbelsäulenchirurgie erheblich beeinflussen. Bei den Kleinwüchsigen findet sich ein buntes Bild von Wirbelsäulenaffektionen wie strukturelle Veränderungen, angeborene Missbildungen und vieles mehr. Die Bechterew-Krankheit ist – vermutlich wegen der verbesserten Therapie – im Rückzug. Gleiches gilt auch für die Polyarthritis. Neu beschäftigt uns Wirbelsäulenchirurgen in zunehmendem Maße die Parkinson-Krankheit mit der dabei häufigen

Kamptokormie. Die Palette der Grunderkrankungen ist im Wandel. Mit der Überalterung der Bevölkerung sehen wir osteoporosebedingt massive Deformitäten. Auch die Spinalstenose nimmt im Alter deutlich zu. Wir befassen uns auch publizistisch vermehrt mit diesen Phänomenen.

- Die **Zeitintervalle** der Langzeitkontrollen hängen bei den Wirbelsäulenpatienten stark vom Grundmorbus ab und müssen entsprechend individuell gestaltet werden. Bei sanierter Diskushernie wäre ein Langzeit-Follow-up interessant. Doch 70 % der an einer Diskushernie operierten Patienten geht es gut, und sie verschwinden aus unseren Kontrollen. 20 % kommen zur Reintervention und 10 % geht es schlecht.
Bei Kindern werden die Langzeitkontrollen heute mindestens bis zum Wachstumsabschluss durchgeführt. Aus meiner Sicht genügt dies noch nicht. Wir sollten diese Patienten wegen allfälliger Spätfolgen lebenslänglich im Auge behalten.
- Bei **Infekten** in der Wirbelsäulenchirurgie beobachte ich seit Jahrzehnten ein mir unerklärbares Phänomen: Wir stellen saisonabhängige Infekthäufungen fest. – Infekte an der Wirbelsäule können in der Regel durch die Metallentfernung fast immer saniert werden. Bei langstreckigen Skoliosekorrekturen stellen wir bei einem Low-grade-Infekt sogar eine raschere Fusionierung fest. Nach Metallentfernung verschwindet auch hier der Infekt.
- Gute Langzeitresultate bedeuten auch gute **Lebensqualität**. Die Lebensqualität ist das alles entscheidende Kriterium. Alles andere ist sekundär.
- Die **Langzeitarchivierung** ist bei Wirbelsäulendeformitäten **essenziell**. Leider wurde auch an unserer Klinik ein Teil der Langzeitdokumentationen entsorgt.
- Auch aus Sicht der Wirbelsäulenchirurgie sollten **alle Krankenhäuser**, die die Spezialität Wirbelsäule in ihrem „Angebot" führen, zur unbegrenzten Langzeitdokumentation verpflichtet werden. Auf kurzen Nenner gebracht: „Ohne Langzeitdokumentation gibt es keine Wirbelsäulenchirurgie!"
- Auch in der **Kinderorthopädie** gilt das Dogma der Langzeitarchivierung. Wirbelsäulenchirurgie ist ja gleichzeitig auch Kinderwirbelsäulenorthopädie.
- Die **Polyarthritis** ist auch in der Wirbelsäulenchirurgie regredient. Wir haben jährlich noch etwa 1–2 pcP-bedingte Densarrosionsfrakturen an unserer Klinik operativ zu versorgen. Die steroidinduzierte Osteoporose erschwert die Wirbelsäulenchirurgie zum Teil erheblich. Ein Durchstabilisieren bei osteoporotischen Wirbelsäulendeformitäten – unter Umständen sogar von thorakal 1 bis zum Sacrum/Becken – scheint uns aber immer noch besser als ein schlimmes Siechtum der Patienten, wenn sie nicht mehr aufstehen können.
- Die Langzeitarchivierung sollte heute bei der breit angewandten Digitalisierung **kein Problem** mehr darstellen. Die Technik ist vorhanden, der Platzbedarf ist überschaubar. Gefahr droht eher vonseiten der Klinikadministration.
- Eine Archivierung muss bei Wirbelsäulenpatienten lebenslänglich erfolgen. Dies gilt vor allem bei Wirbelsäulendeformitäten. Korsettbehandlungen erfolgen heute nur noch bei nichtoperativ angegangenen idiopathischen Skoliosen.
- Die **individuelle Archivierung** der Daten durch die Patienten selbst praktizieren wir schon seit Jahren. Die Krux ist bloß, dass die Patienten ihre Unterlagen meist nicht zu den Kontrolluntersuchungen mitbringen!

- **Chirurgische Fehlleistungen** beeinflussen die Wirbelsäulenchirurgie in ganz erheblichem Ausmaß und damit auch die Langzeitresultate. Die Wirbelsäulenchirurgie an unserer Klinik besteht zu über 50 % aus Revisionschirurgie. Dies dürfte die Frage der chirurgischen Fehlleistungen wohl eindeutig beantworten.
- **Sportler** sind auch bei Wirbelsäulenaffektionen ein dankbares Patientenkollektiv. Wirbelkörperfrakturen, auch traumatisierte Spondylolysen zeigen gute postoperative Langzeitresultate.
- An unserer Klinik haben wir ein breit gestreutes **internationales Wirbelsäulenpatientenkollektiv** mit beispielsweise Tumoren, schweren kongenitalen Deformationen, kongenitalen zervikalen Problemen bei Kleinkindern und vielem mehr. Ein Langzeit-Follow-up ist bei diesen Patienten erschwert, jedoch heute digital möglich.

13.2 Langzeitresultat – 22 Jahre nach einer Hemivertebraresektion ohne Fusion bei einem 2-jährigen Kind

Ende 1992 kam ein damals knapp 2-jährige Mädchen in Begleitung seiner Eltern wegen einer vom Hausarzt festgestellten Wirbelsäulenverkrümmung zur Untersuchung. Nach Angaben der Eltern hatte die Kleine bisher keinerlei Beschwerden. Die mitgebrachten Röntgenbilder, die erstmals im Alter von 8 Monaten angefertigt wurden, zeigen eine lumbale Skoliose mit zusätzlicher Kyphose. Im Vergleich mit den neuen Röntgenbildern stellen wir eine Progredienz der Skoliose fest. Deshalb führen wir mit den Eltern ein erstes Gespräch. Zum damaligen Zeitpunkt bestand bei Halbwirbeln als Routineeingriff einerseits die In-situ-Spondylodese oder bei einigen Kliniken eine kombinierte, meist ventrodorsale Resektion und eine Etage höher und tiefer gelegene Instrumentation mit Fusion. An unserer wirbelsäulenchirurgischen Abteilung in Karlsbad-Langensteinbach haben wir dank unseres sehr progressiv und modern denkenden Chefarztes, Professor Jürgen Harms, bei höhergradigen und progredienten oder progredienzgefährdeten Hemivertebrafällen die alleinige dorsale Resektion mit Fusion in der kürzestmöglichen Strecke durchgeführt. Ganz selten wurden noch ventrale Eingriffe bei einer Hemivertebradiagnose durchgeführt. Damit waren wir gegenüber unseren Mitstreitern in der Wirbelsäulenchirurgie im Vorsprung. Leider wird heute, also 22 Jahre später, an vielen Kliniken diese einfache Missbildung noch immer kombiniert operiert.

Aufgrund der nachgewiesenen Progredienz bei dem bereits gehenden kleinen Mädchen und aufgrund des Ausmaßes der Krümmung haben wir den Eltern den Vorschlag einer Hemivertebraresektion von dorsal gemacht. Damit haben wir den Eltern vorerst einmal einen Schrecken eingejagt. Andererseits ist es verständlich, dass die Eltern, beide gebildete Intellektuelle, nachfragen, warum denn operieren, wenn ihre Tochter gar keine Beschwerden habe. Scheinbar macht der Kleinen die Krümmung im alltäglichen Leben gar keine Probleme. Die Mutter machte allerdings eine interessante Bemerkung: „Meine Tochter läuft so, als wenn sie neben sich laufen würde." Die Mutter war eher esoterisch orientiert und nicht auf die Schulmedizin eingestellt. Der Vater war eher für eine Operation. Mit all diesen Voraussetzungen musste ich den Eltern die Indikation für eine operative Therapie erklären und begründen. Ich konnte glücklicherweise schon einige schöne Beispiele nach gelungenen Operationen vorweisen. Anderseits hatte ich auch Langzeitverläufe mit entsprechenden Resultaten aufzuzeigen, die erschreckende Krümmungen erreicht hatten und auch im nicht pathologischen Bereich erhebliche sekundäre strukturelle Veränderungen aufweisen. Meine Erklärungen haben die Eltern zum Nachdenken gebracht. Sie sind nach Hause gegangen, um gemeinsam die Entscheidung für die Operation zu treffen.

Üblicherweise ist eine kongenitale Skoliose Folge einer Formations- oder Segmentationsstörung. Ein Halbwirbel ist die Folge einer einseitigen Formationsstörung und eine der häufigsten Ursachen für die Ausbildung einer kongenitalen Skoliose. Man geht allgemein davon aus, dass eine Hemivertebra eine seltene kongenitale spinale Anomalie ist. Die Häufigkeit einer Halbwirbelbildung beträgt 0,33 bei 1.000 lebend geborenen Kindern, basierend auf pränataler Ultraschalldiagnostik – laut einer Mitteilung von Goldstein et al. (2005). Der natürliche Verlauf bei Halbwirbeln ist bekannt. Unbehandelt nimmt die Deformität mit hoher Wahrscheinlichkeit während der Kindheit und Jugend zu und führt zu strukturellen Veränderungen auch an den nicht betroffenen Wirbelsäulenabschnitten.

Die Progressionswahrscheinlichkeit hängt von der Lokalisation und vom Typ des Halbwirbels ab und davon, ob eine kombinierte Formations- und Segmentationsstörung vorliegt. In der Vergangenheit (Repko et al. 2008) wurde über nicht ausreichende Deformitätskorrekturen berichtet, wenn eine Fusion ohne Resektion des Halbwirbels durchgeführt wurde. Eine knöcherne In-situ-Fusion führte zu einer Korrektur der Skoliose von lediglich 22,1 %, verglichen mit 61 % nach instrumentierter Halbwirbelresektion mit gleichzeitiger ventraler und dorsaler Fixation. Die frühe Diagnose und Behandlung solcher kongenitaler Deformitäten durch Resektion und kurzstreckige Fusion scheint zu einer besseren Korrektur der Deformitäten zu führen als eine spätere Korrektur im fortgeschrittenen Alter. Zusätzlich gibt es Hinweise, dass der alleinige dorsale Zugang zu besseren Langzeitkorrekturen führt als kombinierte ventrodorsale Zugänge.

13.2.1 Hintergrund

Die Möglichkeit einer Frühdiagnose und die Kenntnis des Spontanverlaufs dieser Erkrankung rechtfertigen frühe chirurgische Eingriffe, vorzugsweise vor dem 5. Lebensjahr, dies, um die bestmögliche Korrektur zu erreichen, um einer Zunahme der Deformität vorzubeugen und um die normale Funktion und Form der nicht betroffenen Regionen der Wirbelsäule zu erhalten. Die dorsale Hemivertebraresektion und Fusion mit der kürzestmöglichen Fusionsstrecke wurde kürzlich zum Goldstandard erhoben. Eine operative Lösung ohne Fusion kann theoretisch zum Erhalt des Wachstumspotenzials führen, zum Erreichen einer normalen Körpergröße – die natürlich bei einem monosegmentalen Befall nicht erheblich ist – und zum Verhindern von Anschlusssegmentproblemen im weiteren Verlauf, die sicherlich nicht zu unterschätzen sind.

Der hier vorgestellte Fall eines 2-jährigen Kindes, das an einer Hemivertebra mit skoliotischer Deformität von 40° nach Cobb sowie kyphotischer Deformität von 10° in einem Einzelsegment leidet, beschreibt eine damals neue Methode der Halbwirbelresektion und anatomische Rekonstruktion mit vorübergehender Fixation von 3 Monaten. Diese Methode erlaubt den Erhalt des Bewegungssegments. Jedoch ist solch eine Lösung nur möglich, wenn die Ausrichtung der Oberflächen der Facettengelenke und die Verhältnisse am Bandscheiben/Endplattenkomplex eine solche Rekonstruktion nach kompletter Resektion des Halbwirbels erlauben.

Wenn solch eine therapeutische Maßnahme in Erwägung gezogen wird, sollte die Diagnostik konventionelle Röntgenbilder a.-p. und lateral sowie

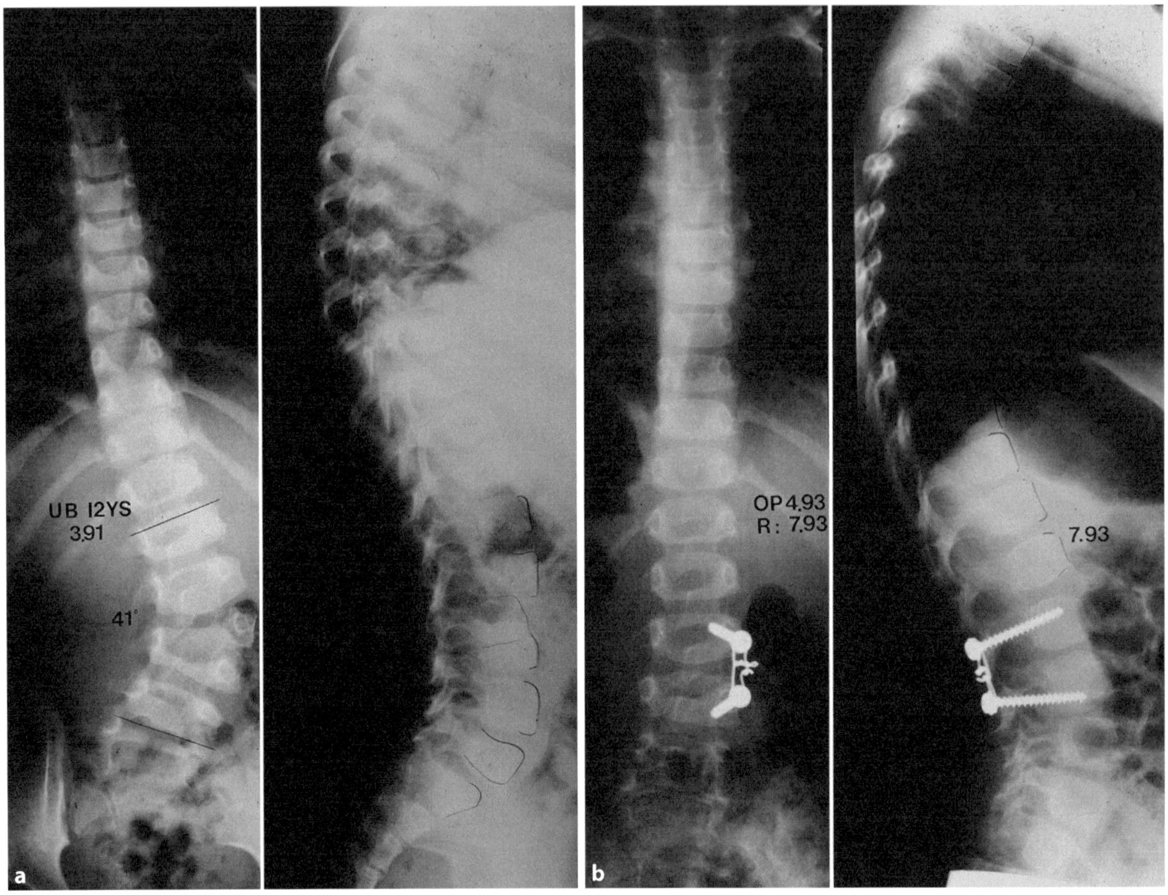

Abb. 13.1a,b Prä- (a) und postoperative (b) Röntgenbilder bei Halbwirbelresektion mit erhaltenem Bewegungssegment

ein CT mit 3-D-Rekonstruktion und ein MRI (alternativ CT-Myelographie) einschließen, um auch die neuralen Strukturen entsprechend darzustellen. Letztendlich kann die Entscheidung zugunsten einer Resektion ohne Fusion lediglich intraoperativ getroffen werden, nachdem die anatomischen Strukturen dargestellt sind.

13.2.2 Vorgeschichte

Als 8 Monate alter Säugling wurde das Mädchen mit rechtskonvexer lumbaler Skoliose im November 1991 aufgrund eines rechtsseitigen, hemiinkarzerierten Halbwirbels im Bereich des 3. Lendenwirbels mit einer erhaltenen Bandscheibe zwischen dem 2. Lendenwirbel und Hemivertebra erstmals radiologisch abgeklärt. Die Diagnose wurde gestellt unter der Annahme, dass die Lendenwirbelsäule aus 5 Wirbeln und einem Halbwirbel besteht. Der 5. Lendenwirbel war hemisakralisiert ohne jeglichen Einfluss auf das Alignement. Diese Tatsache bedeutete für das Mädchen allerdings den zusätzlichen Verlust eines Bewegungssegments. Einmal mehr war es wichtig, sich Gedanken über einen bewegungserhaltenden Eingriff zu machen. Die Hauptkrümmung betrug zwischen L2 und L4 36°. Während der Nachbeobachtungszeit wurde eine leichte Kurvenzunahme beobachtet. Im Alter von 2 Jahren hatte die Skoliose auf 40° zugenommen und war vergesellschaftet mit einer segmentalen Kyphose zwischen L2 und L3 von 10°. Die präoperativen Röntgenbilder von November 1993 (**Abb. 13.1**) zeigten

13.2 • Langzeitresultat – 22 Jahre nach einer Hemivertebraresektion ohne Fusion bei einem 2-jährigen Kind

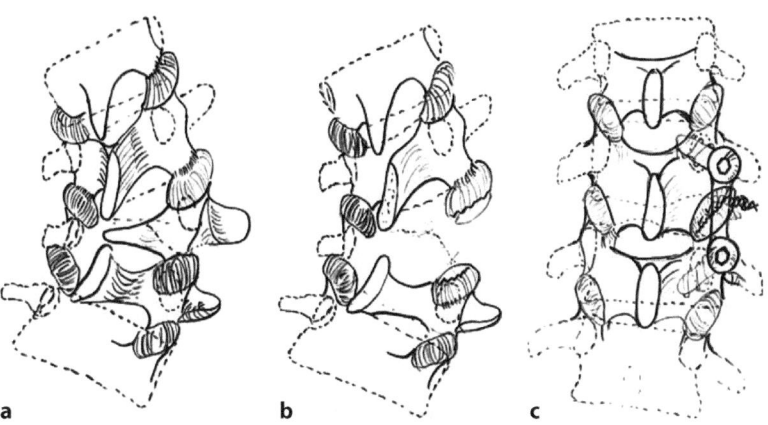

◻ **Abb. 13.2a–c** Schematische Darstellung wichtiger Schritte der Operation: **a** vor der Hemivertebraresektion, **b** nach der Resektion, **c** Rekonstruktion der Gelenkkapsel mit dorsaler Zuggurtung

strukturelle Veränderungen im Bereich der kompensatorischen Kurven oberhalb und unterhalb des Halbwirbels. Die Bandscheibe zwischen dem 2. Lendenwirbel und dem Halbwirbel war normal. Die präoperative radiologische Diagnostik und die Orientierung der Oberflächen der Facettengelenke im Bereich der betroffenen Region versprachen eine optimale anatomische Situation für eine Halbwirbelresektion mit Korrektur, Rekonstruktion des Facettengelenks und passagerer Fixation ohne Fusion.

- **Chirurgische Technik**

Die Präparation erfolgte auf der rechten Seite zwischen L1 und L4 und auf der linken Seite in Höhe L2 und L3. Indem die Faszie beidseits der Dornfortsätze inzidiert wurde, konnten das interspinöse und das supraspinöse Ligament erhalten werden. Diese Strukturen der Mittellinie sind wichtig als Teil der hinteren Zuggurtung, besonders bei Kindern. Die hinteren Wirbelelemente einschließlich des Halbwirbels und seines großen Querfortsatzes wurden sorgfältig freipräpariert, wobei das Periost und die Integrität der Gelenkkapseln erhalten blieben, um eine spätere Spontanfusion im Operationsgebiet zu verhindern. Erreicht wurde dies durch sorgfältige scharfe Präparation unter Verwendung von bipolarer Koagulation zur Blutstillung. Die Pedikel L2 und L3 und die Pedikel des Halbwirbels auf der Konvexseite wurden zunächst mit dünnen Nadeln markiert. Nach radiologischer Kontrolle mit Bildwandler in 2 Ebenen wurden die Pedikel L2 und L3 auf der rechten Seite mit dem 1,5-mm-Bohrer aufgebohrt. Mit L-förmig gebogenen Kirschner-Drähten wurden die Bohrlöcher markiert und eine weitere Bildwandlerkontrolle durchgeführt. Danach wurden die Pedikel mit dem 2,5-mm-Bohrer angebohrt und AO-Kortikalis-Schrauben von 3,5 mm Durchmesser eingebracht.

Unter mikroskopischer Kontrolle wurde der Querfortsatz-Gelenkfortsatz der Hemivertebra reseziert, wobei die korrespondierenden Gelenkkapseln erhalten blieben, um eine entsprechende Kapselnaht zu ermöglichen (◻ Abb. 13.2). Die Hemilamina und der Querfortsatz des Halbwirbels wurden komplett entfernt einschließlich des Periosts unter Verwendung eines Kerrison-Rongeurs. Die seitlichen und vorderen Anteile des Halbwirbels wurden anschließend durch Präparation dargestellt. Da der Halbwirbel dorsal lokalisiert war, konnte die Präparation zwischen der Wirbelsäule und dem Psoasmuskel stumpf durchgeführt werden. Auf diese Weise wurde verhindert, dass der retroperitoneale Raum eröffnet wurde. Ein stumpfer Spatel wurde ventral einge-

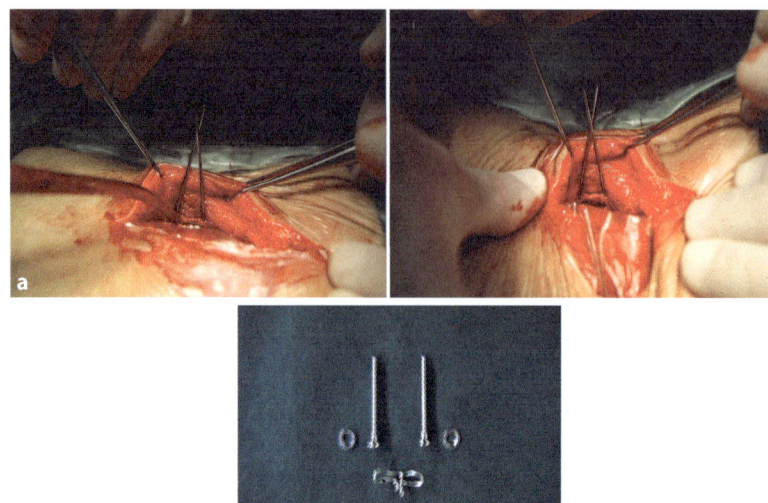

Abb. 13.3 a Intraoperatives Bild bei der Metallentfernung mit nachweisbarer Bewegung des mit Kirschner-Drähten markierten Segments. **b** Die entfernten sehr einfachen und billigen Metallimplantate

bracht, um die großen Gefäße zu schützen. Die Dura und die Nervenwurzeln oberhalb (normale Nervenwurzel) und unterhalb (hypotrophe, vermutlich zusätzliche Nervenwurzel) des Pedikels des Halbwirbels wurden dargestellt. Daraufhin wurde der Pedikel mithilfe einer Diamantfräse inkomplett reseziert, mit anfänglichem Erhalt seiner medialen Wand, um die Dura und die Nervenstrukturen zu schützen. Nach Entfernung des Halbwirbelkörpers wurde die Pedikelresektion vervollständigt und dabei die Bandscheibe unterhalb L2 intakt belassen. Die Resektion erfolgte so, dass die knorpelige Endplatte des Halbwirbels mit der entsprechenden Bandscheibe erhalten blieb. Die Kompression zwischen den Pedikelschrauben L2 und L3 bewirkte die Annäherung der korrespondierenden Gelenkflächen. Mit einem Zuggurtungsdraht um die Pedikelschrauben wurde die Position gesichert. Röntgenkontrollen erfolgten zur Dokumentation der anatomisch kongruenten Reposition der Gelenkflächen. Beim Korrekturmanöver wurde sichergestellt, dass während der Reposition keine Kompression und kein Zug auf die Nervenwurzeln des L2- und des L3-Wirbels auftraten. Abschließend erfolgte die Naht der verbliebenen Gelenkkapseln zur Wiederherstellung des neuen Facettengelenks L2/3 auf der rechten Seite. Das interspinöse Band, das nach der Halbwirbelresektion zu lang war, wurde gekürzt und plastisch rekonstruiert.

Die Operationszeit betrug 2 h und 30 min. In derselben Narkose wurde vom Operateur zur vorübergehenden Fixation ein thorakolumbales Gipskorsett anmodelliert, damit die Gelenkkapseln und das umgebende Weichteilgewebe Zeit hatten, in den ersten 3 postoperativen Monaten zu heilen. Sowohl das Gipskorsett als auch die Drähte und Schrauben wurden 3 Monate nach der Operation entfernt. Während der Metallentfernung wurde die Mobilität des betroffenen Segments intraoperativ bestätigt (Abb. 13.3a,b).

13.2.3 Ergebnis

Klinische und radiologische Nachuntersuchungen wurden postoperativ nach 3 Monaten, 18 Monaten, 9 Jahren, 16 Jahren (Abb. 13.4a,b) und 22 Jahren

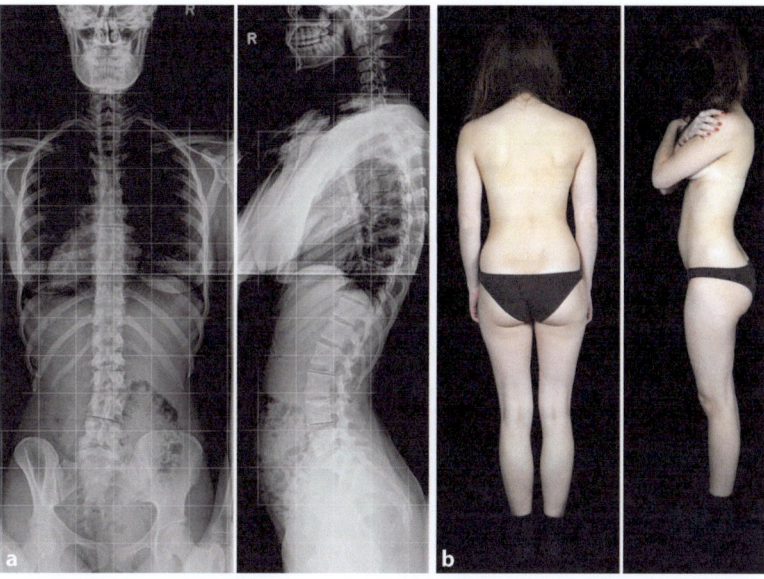

Abb. 13.4 **a** Die Röntgenbilder – Wirbelsäulenganzaufnahmen a.-p. und seitlich – 16 Jahre nach dem Eingriff zeigen eine minimale rechtskonvexe Abweichung der LWS mit rotiertem Becken. Das sagittale Profil ist praktisch physiologisch. **b** Die klinischen Bilder von dorsal und seitlich zeigen eine symmetrische und gut ausbalancierte Ganzkörperstatik

durchgeführt. Ein gutes frontales und gutes sagittales Profil der Wirbelsäule wurde in den ersten Nachuntersuchungen klinisch und radiologisch bestätigt. Eine geringe lumbale Skoliose von 8° wurde auf den Röntgenaufnahmen bei den Nachuntersuchungen nach 9 Jahren, nach 16 Jahren und nach 22 Jahren mit 9° nach Cobb festgestellt. Das sagittale Profil änderte sich bei der abschließenden Nachuntersuchung von 10° Kyphose zwischen L2 und L3 präoperativ auf 14° Lordose auf dieser Höhe.

Eine dynamische MRI-Untersuchung 2009 bestätigte die erhaltene segmentale Beweglichkeit von L2/3 mit Extension von 16°, Flexion 11°, Linksneigung 10° und Rechtsneigung 1° (Abb. 13.5).

Bei der letzten Nachkontrolle im Jahr 2015 zeigte die 24-jährige Frau klinisch eine nahezu vollständig normale Wirbelsäule mit guter Beweglichkeit (Abb. 13.6). Der Spinalkanal war in der MRI-Untersuchung vollständig frei (Abb. 13.7). Die Patientin war völlig schmerzfrei und ohne Einschränkung in ihren täglichen Aktivitäten als Universitätsstudentin.

13.2.4 Meine Gedanken

Mit der ersten und nachweislich gut gelungenen Operation haben wir bei den kongenitalen Halbwirbelresektionen etwas Neues aufgezeigt. Leider haben weitere 2 Operationen mit gleichem technischem Vorgehen keinen Erfolg gebracht. Eine kürzlich durchgeführte Operation war jedoch wieder ein Erfolg. Bei den nicht gelungenen Operationen wurde dann mit gutem Resultat monosegmental versteift. Das Problem bestand bei diesen missglückten Operationen darin, dass die anatomischen Gegebenheiten nicht so perfekt waren wie bei den anderen beiden Fällen.

Was habe ich als Wirbelsäulenchirurg mit unseren neuen Ideen erreicht – sicherlich eine zufriedene Patientin. Fachlich gesehen habe ich gelernt, dass wir neue Ideen nach reiflicher Überlegung und Begründung mutig durchführen

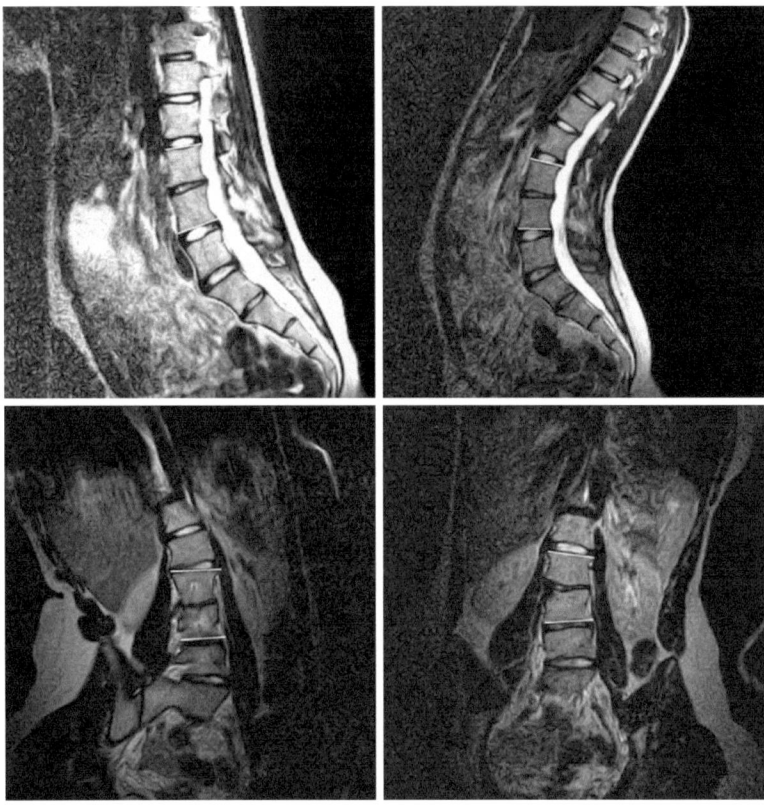

Abb. 13.5 Das 18 Jahre postoperativ angefertigte dynamische MRI zeigt eine gute seitliche Beweglichkeit und auch eine gut dokumentierbare Beweglichkeit in der a.-p.-Richtung. Auf den seitlichen MRI-Aufnahmen ist der Spinalkanal frei

sollten. Mit diesem Erfolg habe ich, als relativ junger Wirbelsäulenchirurg, Mut geschöpft, weitere neue Operationsmethoden zu erarbeiten. Ich bin mir sicher, dass die Patientin profitiert hat und wir sie dadurch vor möglichen größeren Eingriffen verschont haben. Wir versuchen heute bei dafür geeigneten Patienten durch Bandscheibenprothesen die Beweglichkeit zu erhalten, andere Segmente zu schonen und dadurch eine bessere Lebensqualität zu sichern. Warum nicht mit den eigenen Bandscheiben die Lösung suchen, dies vor allem bei kleinen Kindern.

Nachteilig bei dieser Operation sind sicherlich die 2 Narkosen und 2 kurz aufeinanderfolgende Operationen. Bei der Versteifung müssen wir meiner Meinung nach die Metallteile entfernen, bevor eine foraminale Einengung eintritt. Die Schrauben und Stäbe wachsen in die Breite mit oder, anders gesagt, wandern mit. Sagittal wächst der Wirbel vom Metall weg. In die Länge wandern die Schrauben und Stäbe jedoch nicht. Man sieht so deutlich das Durchschneiden der Schrauben durch die Pedikel. Es besteht somit eine gewisse Gefahr der Wurzelkompression im Foramen.

Das Symbol der Orthopädie ist ein krummer „skoliotischer" Baum. Wir versuchen, diesen Baum gerade zu machen. In der modernen Orthopädie sollten wir nicht nur begradigen, sondern auch die Bewegung erhalten, und dies wenn möglich ohne künstliche Materialien. Es ist zu hoffen, dass wir in Zukunft mit noch besseren Entwicklungen, mit noch mehr Initiative und vielleicht mit ganz anderem Wissen und Therapien noch bessere Erfolge erzielen.

13.2 · Langzeitresultat – 22 Jahre nach einer Hemivertebraresektion ohne Fusion bei einem 2-jährigen Kind

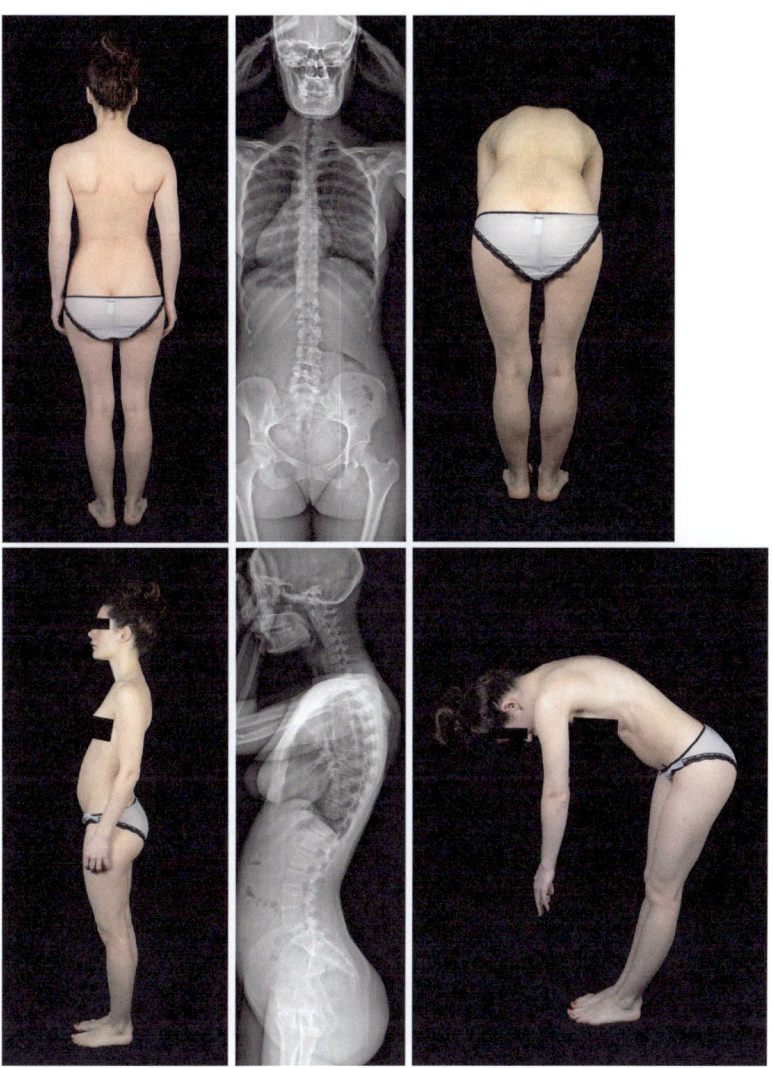

Abb. 13.6 Situation 22 Jahre nach dem Eingriff – klinisch und radiologisch

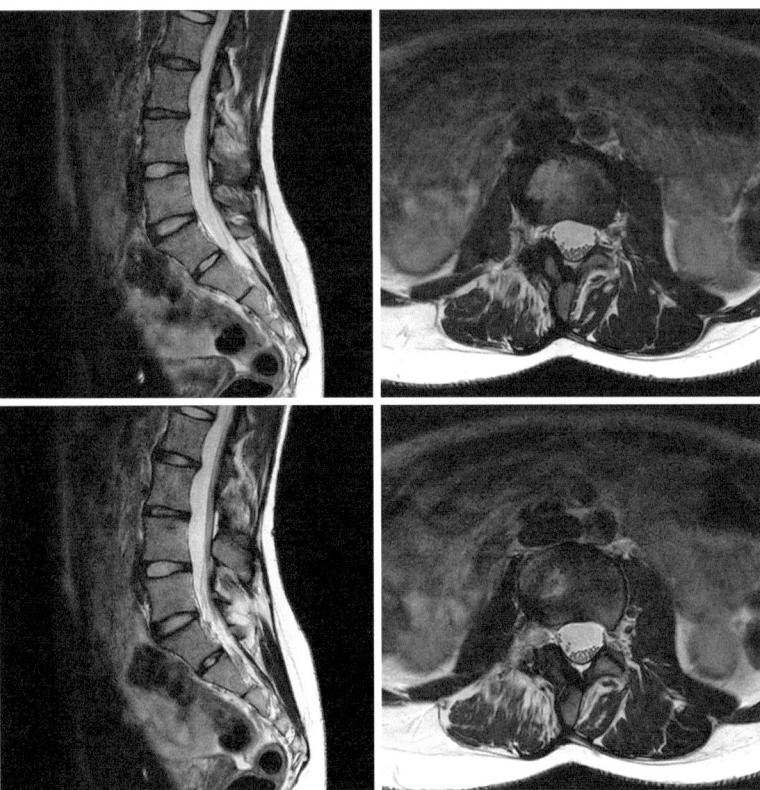

◘ **Abb. 13.7** Auch 22 Jahre nach der Intervention besteht ein freier Spinalkanal

Literatur

Goldstein I, Makhoul IR, Weissmann A, Drugan A (2005) Hemivertebra: prenatal diagnosis, incidence and characteristics. Fetal Diagn Ther 20(2):121–126

Repko M, Krbec M, Burda J, Pesek J, Chaloupka R, Tichy V, Neubauer J (2008) Simple bony fusion or instrumented hemivertebra excision in the surgical treatment of congenital scoliosis. Acta Chir Orthop Traumatol Cech 75(3):180–184

Langzeitresultate – oder ist keine Langzeitdokumentation auch eine Option?

U. Kappeler

© Springer-Verlag Berlin Heidelberg 2016
R.-P. Meyer, H.-K. Schwyzer, B. R. Simmen (Hrsg.), *Langzeitresultate in der Extremitäten- und Wirbelsäulenchirurgie*,
DOI 10.1007/978-3-662-49090-7_14

Curriculum Urs Kappeler (1945)
- Geboren und aufgewachsen in Baden, Schweiz
- Medizinstudium an der Universität Zürich
- Orthopädisch-traumatologische Ausbildung am Kantonsspital St. Gallen bei Prof. B.G. Weber als Assistent und Oberarzt
- Praxis in Baden mit orthopädisch-traumatologischer Tätigkeit in Belegarztfunktion am Kantonsspital Baden 1981–2009

14.1 Interview mit Urs Kappeler

- **Langzeitresultate** in der Orthopädie werden erst **tragfähig**, wenn beispielsweise 1.000 Endoprothesenpatienten nach 10 Jahren analysiert sind.
- Die echte **Zeitgrenze** für die Langzeitdokumentation ist der Tod.
- Langzeitresultate sollen sich nicht auf **Einzelfälle** beziehen. Die Langzeitdokumentation muss statistisch global funktionieren, um aussagekräftig zu sein. Ein gutes Beispiel dafür ist das schwedische Endoprothesenregister. Wenn nach 10 Jahren ein bestimmter Prothesentyp noch zu 90 % funktionstüchtig ist, hat dieses Implantat Substanz.
- Dass so **wenige Ärzte** sich um eine Langzeitdokumentation kümmern, ist ein generell menschliches Problem. Diese Ärzte wollen nicht aus den Erfahrungen von Langzeitresultaten lernen, sondern müssen einen Fehler erst selbst machen. Dann erst kippt der Schalter um, und die Akzeptanz für eine Langzeitdokumentation wächst.
- Langzeitdokumentationen werden heute selbstredend digital verfasst. Die **Kontinuitätssicherung** ist auch **digital** technisch garantiert. Circa 1995 hat sich Herr Degen von der damaligen Firma Sulzer Medical, deren Hüftprothesen wir verwendeten, anerboten, mir als elektronischem Laien bei der digitalen Dokumentation meiner damals ca. 2.000 Hüfttotalprothesen behilflich zu sein. Sulzer stellte mir einen Computer zur Verfügung und half mir mit Fachpersonal, mein Archiv digital aufzubauen. Dieses funktioniert, qualitativ korrekt geführt, heute noch bei meinem Nachfolger und wird von diesem weitergepflegt. Ist dies nicht auch ein schönes Beispiel eines sinnvollen Sponsorings, einer sinnvollen Zusammenarbeit

- zwischen Prothesenherstellern und uns Ärzten? Sponsoring ist nicht einfach Gift!
- Jeder orthopädische Extremitätenchirurg mit Hauptgewicht in der Endoprothetik sollte sich sein **eigenes digitales Endoprothesenregister** einrichten. Mit identischer „elektronischer Maske" ist es dann für alle Teile ein Leichtes, die individuell geführten Register in ein nationales Prothesenregister – wie beispielsweise „SIRIS" in der Schweiz – einzubringen.
- Die heute implantierten Kunstgelenke sind so gut, dass sie auch **bei unkooperativen Patienten** funktionieren. Ich denke dabei an einen Patienten von mir mit Hüfttotalprothese, der im Delirium tremens in der 3. postoperativen Nacht mit Vollbelastung stockfrei das Weite gesucht hat. Dessen Nachkontrolle zeigt noch nach über 15 Jahren eine klinisch und radiologisch einwandfrei funktionstüchtige Hüfte. Hier liegt zugegebenermaßen eine extreme Form von Belastungsprobe vor. Doch ein solches Hüftprothesenmodell ist bestimmt o.k.!
- Die **Qualität einer Klinik** auch bezüglich ihrer Langzeitdokumentation lässt sich auf einen ganz einfachen Nenner bringen: Die Klinikqualität ist direkt proportional zur Anzahl der Revisionseingriffe sowie der Infektquote!
- Beeinflussen **neue Operationstechniken**, neue Implantate, neue Prothesenmodelle die Langzeitresultate wirklich? Sind die alten zementierten Hüfttotalprothesen den neuen zementierten Modellen wirklich unterlegen? Langzeitdokumente von 20 und mehr Jahren werden es uns sagen.
- Meines Erachtens ist die Wertschätzung von Langzeitdokumentationen an **Privatkliniken und öffentlichen Spitälern** gleich null. Einzige Ausnahme ist, wenn der einzelne Belegarzt seine eigenen operierten Fälle nachkontrolliert. Der Privatklinik ist dies aber egal.
- Vernünftige **Zeitintervalle** bei Langzeitkontrollen haben sich inzwischen gut eingespielt. Diese Untersuchungen dürfen jedoch nicht zu einer Art von Arbeitsbeschaffung verkommen. Die 5-Jahres-Intervalle sind sicher klug. Eine ketzerische These sei mir allerdings erlaubt: Wenn ein technisch versierter Operateur ein über Jahrzehnte bewährtes Hüftprothesenmodell bei einem kooperativen Patienten implantiert, kann rein theoretisch auch auf fixe Kontrolltermine ganz verzichtet werden. Der Patient wird nach der 1-Jahres-Kontrolle in die Eigenverantwortung entlassen. Er soll sich melden, wenn er etwas Besonderes an seinem Kunstgelenk verspürt (vergleiche dazu auch den Titel dieses Beitrags).
- Beeinflussen **Infekte** tatsächlich die Langzeitresultate? Ich bin mir da nicht so sicher. Nach erfolgreicher Sanierung eines Frühinfekts bei Hüfttotalprothese spricht eigentlich wenig dagegen, dass auch nach 10 oder 15 Jahren dieses Kunstgelenk noch einwandfrei funktioniert. Peter Ochsner wird im Gespräch zu seiner Erfahrung wohl Genaueres darüber aussagen können.
- Ob dann zum Lebensende bei abnehmender **Lebensqualität** Langzeitresultate noch sinnvoll sind, bleibe dahingestellt. Vielleicht wäre ab und zu ein Anruf in einem Pflegeheim, indem sich inzwischen unsere Kunstgelenkpatienten befinden, nicht abwegig. Die so eingeholten Informationen können uns nicht bloß Auskunft über den Jetztzustand der Hüftprothese geben. Wir könnten dann auch etwas über den Sinn unseres Tuns im Zusammenhang mit dem Lebensweg des Patienten erfahren.
- Gesetzlich sind die Spitäler bloß zu einer Archivierung der Patientendaten für 10 Jahre verpflichtet. Dies ist in derart limitierter Form in der orthopädischen Chirurgie sicher falsch. Neben der **Abschaffung einer Zeitlimite** sollte auch versucht werden, besonders interessante, beson-

ders seltene, besonders schlecht verlaufene, besonders gut abgelaufene Patientengeschichten zu bewahren. Doch wer soll solche Fälle als wichtig einstufen, wer diese und in welcher Form archivieren? Die Interessen sind ja leider meist sehr kurzlebig!

- Welche Spitäler sollten zu einer Langzeitarchivierung verpflichtet sein? **Alle!** Sonst fehlt dem Krankenhaus ja jegliche Dokumentation seiner Arbeit – ob im Guten oder im Schlechten.
- Eine gute Form einer wirksamen unlimitierten Langzeitdokumentation bietet in der Schweiz die **SUVA** (Schweizerische Unfallversicherungsanstalt). Ein Beispiel: 1942 – im zweiten Weltkrieg – befand sich eine Kompanie der Schweizerarmee in Ramiswil am Passwang im Baselbiet in der Etappe. Versehentlich richtete der Küchenchef die „Fotzelschnitten" fürs Abendessen statt mit Speiseöl mit dem toxischen Maschinenöl an. Die ganze Kompanie und einige Zivilisten wurden kontaminiert. Glück hatten diejenigen, die sich übergeben mussten und den toxischen Stoff spontan eliminierten. Die restlichen Wehrmänner erlitten bleibende neurologische Schäden bis zu ihrem Lebensende. Diese sogenannten Ölsoldaten wurden zuerst durch die EMV (Eidgenössische Militärversicherung), später durch die SUVA bis zu ihrem Ableben korrekt berentet. Der letzte „Ölsoldat" starb im Frühjahr 2014. Eine traurige, aber qualitativ hochstehende Langzeitdokumentation mit effektiver Langzeitbetreuung.
- Ob eine **sichere Konservierung** von Patientendaten durch die Abgabe einer CD (Compact Disc) mit Bildgebung und Operationsbericht an die Patienten wirklich sicher ist, wird sich erweisen müssen. Bei Noncompliance des Patienten kann der Schuss auch nach hinten losgehen.
- **Chirurgische Fehlleistungen** können die Langzeitresultate enorm belasten und auch verfälschen. Gerade in der technisch anspruchsvollen Endoprothetik können schlecht implantierte Kunstgelenke rasch zu Problemen führen. Die qualitative Streuung bei den Operateuren ist groß.
- Dass **kleine Spitäler** a priori von einer Langzeitdokumentation ausgeschlossen bleiben sollen, ist ein Unsinn. Je nach Qualität der medizinischen Leitung sind kleine Krankenhäuser Großkliniken ebenbürtig, oft sogar überlegen.

14.2 20-Jahre-Follow-up nach intertrochantärer Femurosteotomie bei Epiphysiolyse

13-jähriges Mädchen mit Hüftschmerzen links. Die Epiphysiolyse wurde lange nicht als solche erkannt bzw. als Wachstumsschmerzen verkannt. Dann erfolgte trotz des atypischen weiblichen Geschlechts und des sehr schlanken, eher asthenischen Habitus doch noch eine radiologische Abklärung. Dabei Diagnose einer chronischen Epiphysiolyse, sodass dann 1995 bei der inzwischen 14-Jährigen eine Verschraubung der Epiphyse beidseits erfolgte. Röntgenbilder sind nicht mehr auffindbar. Links therapeutisch in Kombination mit einer korrigierenden intertrochantären Osteotomie nach Weber-Imhäuser mit Valgisation von 10°, Flexion 30° und Innenrotation von 20°. Die Gegenseite wurde prophylaktisch verschraubt. Gut 1 Jahr nach dem Eingriff erfolgte die Metallentfernung. Die Patientin war in der Folge nie eingeschränkt. Sie hat Sport getrieben (Joggen, Volleyball, Skilaufen) und eine Ausbildung als Dentalassistentin gemacht und ist auch heute noch in diesem Beruf tätig und auch weiterhin nach Belieben sportfähig.

Zum Zeitpunkt der klinischen Nachuntersuchung zeigte sich nach wie vor eine sehr schlanke Frau. Leichte Kyphoskoliose. Hinkfreies Gangbild. Kein

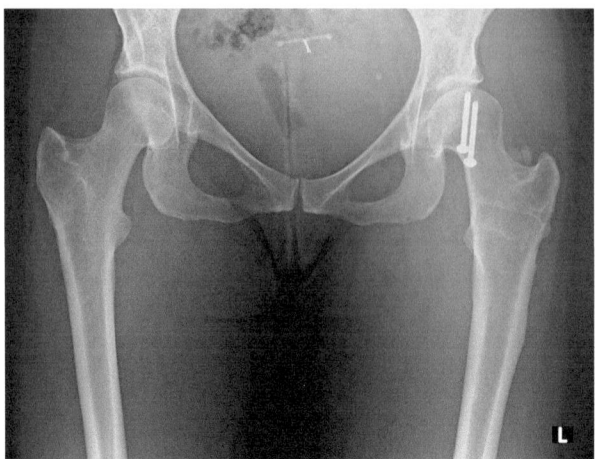

Abb. 14.1 Beckenübersichtsaufnahme: Coxa profunda beidseits. Links Schrauben nach Epiphysiodese noch in situ, leichte peritrochantäre Ossifikationen. Angedeutete intraossäre Veränderungen an der ehemaligen Schrauben-/Plattenlage

Trendelenburg-Zeichen. Beckengeradstand bei ausgeglichener Beinlänge. Hüftbeweglichkeit symmetrisch für Flexion/Extension 120°/0°/0°, Abduktion 45°. Innenrotation/Außenrotation rechts 25°/0°/50°, links 15°/0°/60°.

Radiologisch zeigen sich noch postoperative Veränderungen rechts nach Verschraubung und links nach intertrochantärer Osteotomie mit ehemaligem Klingen- und Schraubensitz. Die Schrauben der Epihysenverschraubung wurden in situ belassen. Die Hüften selbst sind ohne degenerative Veränderungen.

Dieser Fall zeigt nach einem Follow-up von 20 Jahren eine praktisch symmetrische Hüftfunktion und radiologisch keinen Unterschied bezüglich degenerativer Veränderungen. Auch hier scheint sich zu bestätigen, dass die Korrekturosteotomie auch über einen langen Zeitraum die Hüftfunktion ohne Nachteile aufrechterhalten kann.

Abb. 14.1 und Abb. 14.2 zeigen aktuelle Röntgenbilder – Beckenübersicht, Hüfte links axial –, Abb. 14.3 das entfernte Osteosynthesematerial.

14.3 27-Jahre-Follow-up nach intertrochantärer Femurosteotomie bei Epiphysiolyse

Akute einseitige Hüftgelenkschmerzen eines 18-Jährigen, damals in Ausbildung als Landschaftsgärtner. Diagnose einer chronischen Epiphysiolyse (Abb. 14.4a,b). Es erfolgt deshalb 1988 eine Verschraubung der Epiphyse sowie eine extraartikuläre, intertrochantäre Korrekturosteotomie nach Imhäuser-Weber mit Valgisation von 15°, Flexion 45° und Innenrotation knapp 20° (Abb. 14.5a,b). Gut ein Jahr danach bei problemlosem Verlauf Metallentfernung. Die Ausbildung konnte auch in diesem körperlich belastenden Beruf zu Ende geführt werden, und auch heute nach 26 Jahren ist der Patient weiterhin als Landschaftsgärtner selbstständig tätig. Er hat aufgrund seiner Hüfte nie eine Einschränkung oder Schmerzen verspürt. Zum Zeitpunkt der Nachuntersuchung zeigt sich ein leichter Beckenschiefstand zuungunsten von links. Mit Unterlage von 5 mm praktisch Ausgleich erreicht. Kein Trendelenburg-Zeichen, hinkfreies Gangbild. Beweglichkeit rechts Flexion/Extension 120°/0°/0°, Innenrotation/Außenrotation 15°/0°/40°, Abduktion 40°, links Flexion/Extension 110°/0°/0°, Innenrotation/Außenrotation 5°/0°/40°, Abduktion 40°.

14.3 · 27-Jahre-Follow-up nach intertrochantärer Femurosteotomie bei Epiphysiolyse

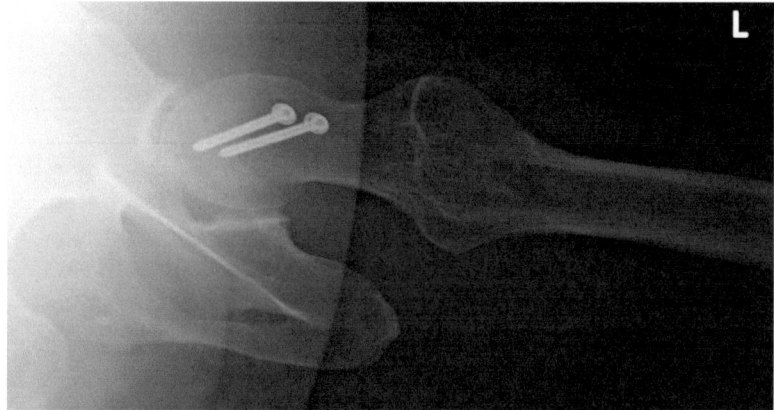

◘ **Abb. 14.2** Hüfte links axial: keine Anhaltspunkte für degenerative Veränderungen oder Taillierungsstörung des Schenkelhalses

◘ **Abb. 14.3** Entferntes Osteosynthesematerial der intertrochantären Femurosteotomie links sowie der Epiphysiodese rechts

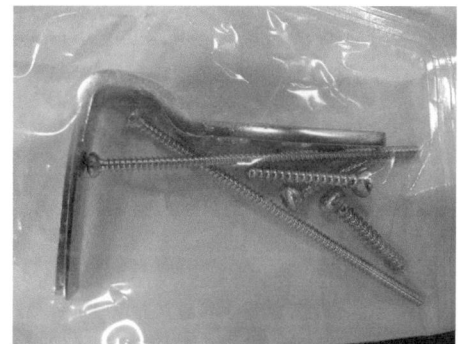

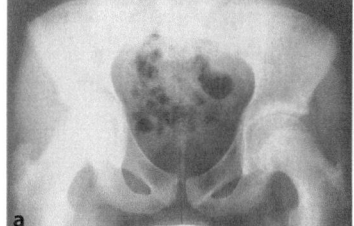 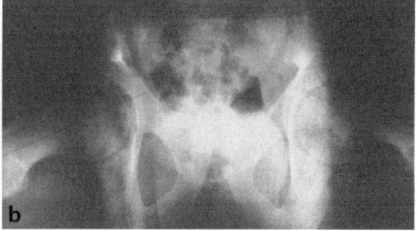

◘ **Abb. 14.4** Chronische Epiphysiolyse linke Hüfte, a.-p.-Aufnahme

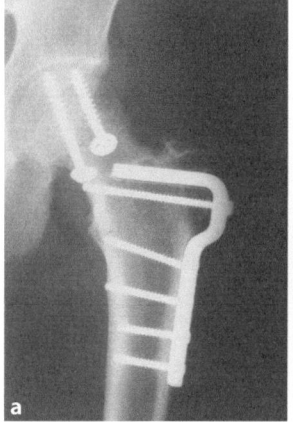 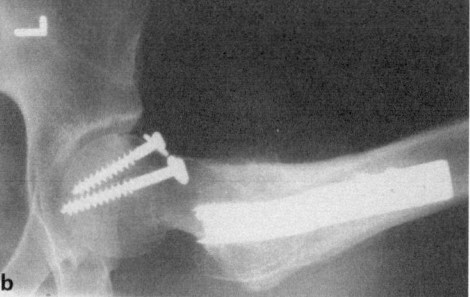

◘ **Abb. 14.5** Chronische Epiphysiolyse linke Hüfte, Dunn-Aufnahme

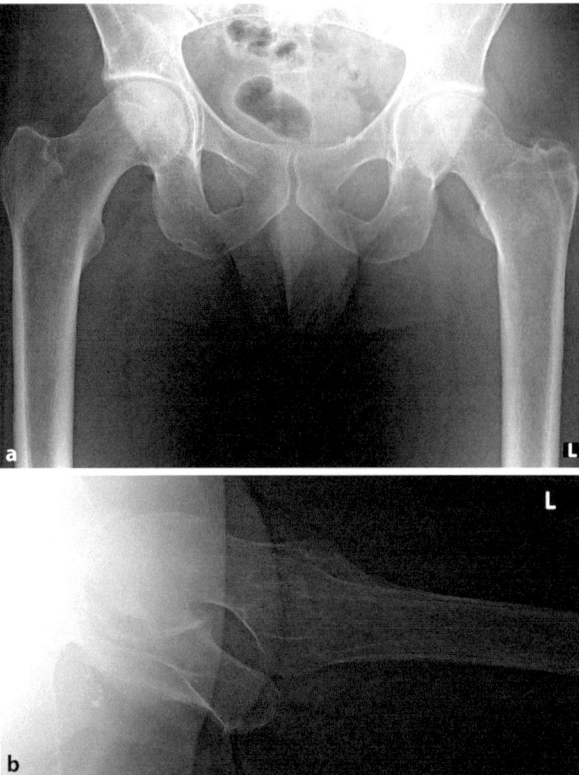

◘ **Abb. 14.6 a** Beckenübersichtsaufnahme: milde degenerative Veränderungen linksbetont, Taillierungsstörung beidseits. **b** Hüfte links axial: Taillierungsstörung am Schenkelhals, subchondrale Zysten azetabulär

Keine Impingementzeichen. Radiologisch zeigt sich beidseits eine Taillierungsstörung (◘ Abb. 14.6). Links auch angedeutete „herniation pit" sowie Zysten im Azetabulumdach bei beginnenden degenerativen Veränderungen.

Dieser Fall zeigt eindrücklich auch noch nach Jahren eine gute und auch schmerzfreie Funktion. Bekannt ist bereits, dass die Korrekturosteotomie bei Fehlstellungen bis 60° zumindest über 10 Jahre hinweg zu guten Resultaten in 90 % der Fälle führt. Dieser Fall, auch wenn nicht statistisch bewiesen, scheint zu zeigen, dass die Hüftfunktion auch über einen noch längeren Zeitraum schmerzfrei aufrechterhalten werden kann – trotz oder eben dank dieses großen und komplexen Eingriffs.

Langzeitresultate und ihre Bedeutung für den Allroundorthopäden und Traumatologen

C. Lampert

© Springer-Verlag Berlin Heidelberg 2016
R.-P. Meyer, H.-K. Schwyzer, B. R. Simmen (Hrsg.), *Langzeitresultate in der Extremitäten- und Wirbelsäulenchirurgie*,
DOI 10.1007/978-3-662-49090-7_15

Curriculum Christoph Lampert (1955)
- 1982: Studium und Arztdiplom in Zürich
- 1983: Assistent am anatomischen Institut in Zürich und Dissertationsarbeit
- 1983–1989: Assistent an der chirurgischen Abteilung des Bezirksspitals Lachen/SZ, am Kantonsspital Zug/ZG, am Kantonsspital Liestal/BL, an der orthopädischen Universitätsklinik Basel
- 1990: Fellowship in Orthopaedic Surgery am Brigham and Women Hospital, Boston, MA (USA) bei Dr. C. Sledge and Dr. R. Poss und am Children's Hospital
- 1990: Oberarzt an der kinderorthopädischen Abteilung, Kinderspital Basel (Prof. F. Hefti)
- 1992–1994: Oberarzt an der orthopädisch-traumatologischen Abteilung des Kantonsspitals Basel (Prof. Dr. A. Gächter; Vorsteher der Universitätsklinik: Prof. Dr. E. Morscher)
- 1994–1995: 1. Oberarzt an der Klinik für Orthopädische Chirurgie (Prof. Dr. A. Gächter), Kantonsspital St. Gallen
- 1995–2011: leitender Arzt für Kinder-, Tumor- und Fußchirurgie an der Klinik für Orthopädische Chirurgie und Traumatologie (Prof. Dr. A. Gächter, Dr. M. Kuster, Dr. B. Jost)
- Seit 2011: Juniorpartner in Gemeinschaftspraxis, Orthopädie Rosenberg, St. Gallen

15.1 Interview mit Christoph Lampert

- Von Langzeitresultaten erwarten wir eine Erweiterung unserer **Erfahrung**. Mein ehemaliger Lehrer, Prof. Erwin Morscher in Basel, brachte es auf den Punkt mit seiner Aussage: „Good results comes from experience, and experience comes from bad results!" Langzeitresultate dokumentieren so auch unsere Erfahrung/unsere „Experience".
- **Grenzen** in der Langzeitdokumentation finden sich in zum Teil unerwarteten Aspekten. Wir können gemäß unseren Langzeitresultaten wohl

die Technik reproduzieren, die Intuition des Operateurs können wir aber damit nicht reproduzieren. Intuition ist nicht fassbar und nicht dokumentierbar. Früher fand sich auch im operativen Akt oft viel mehr Intuition als heute. Viele operationstechnische Details wurden zum Teil intuitiv eingebracht, intuitiv gut gemacht. Heute ist Intuition in der techniklastigen Extremitätenchirurgie schon nahezu obsolet.

- Eine Langzeitdokumentation bringt nur wenig **Sinn**, wenn die im Langzeitverlauf zu dokumentierenden Implantate nicht mehr verfügbar sind. Ein solches Beispiel ist die Druckscheibenhüfttotalprothese von Prof. Huggler. Es findet sich bei diesem Prothesenmodell auch noch nach 20 und mehr Jahren eine tadellose Funktion. Diese Prothese wird leider nicht mehr hergestellt. Auch die klassische Hüfttotalprothese von Prof. B.G. Weber mit zementiertem Protasulschaft, Keramikkopf und Polyethylenpfanne weist zum Teil Laufzeiten von bis zu 30 Jahren auf. Sie ist im Gegensatz zur Druckscheibenprothese heute noch verfügbar!
- Für Langzeitdokumentationen **interessieren** sich tatsächlich **wenige Ärzte**. Der Aufwand zur Erfassung dieser Resultate ist groß. Zum Teil ist auch die Technik zur Reproduktion von Dokumenten überholt. Röntgenbilder wurden entsorgt, teils von den Krankenhäusern, teils aber auch von den Patienten. Auch kooperieren Patienten oft nur zäh.
- Die **Kontinuitätssicherung** von Langzeitresultaten ist ein fragiles Unterfangen. Radiologen beispielsweise setzten am Kantonsspital St. Gallen die Beschränkung der Röntgenbildarchivierung auf 10 Jahre durch. Radiologen denken eher kurzfristig, aktenorientiert, und liquidieren so ohne Skrupel ihre Archive.
- Langzeitdokumentationen und **nationales Endoprothesenregister** weisen sehr wohl Synergien auf. Ich bin ein großer Befürworter von Endoprothesenregistern. Wir haben schon früh unser eigenes Prothesenregister am Kantonsspital St. Gallen eingeführt. Bereits 1994 legten wir einen minimalen Datensatz für Prothesen fest mit Personalien des Patienten, Alter, Röntgenbildern und Prothesentyp.
- **Patienten beeinflussen** die **Langzeitresultate** meines Erachtens kaum – und wenn, dann nur in geringem Maß. Der oft vorgebrachte Vorwurf der Noncompliance der Patienten ist meist eine Entschuldigung des Operateurs. Wir müssen beim Patienten operativ etwas unternehmen, das „hält". Wir müssen den Patienten daher präoperativ auch richtig einschätzen und ihn genau aufklären.
- Die Langzeitresultate sagen auch viel über die **Klinikqualität** aus, nicht bloß über den jeweiligen Operateur. Das Zusammenspiel von Pflege, Physiotherapie, Operationsblock und Arzt ist matchentscheidend.
- **Neue Techniken** beeinflussen die Langzeitresultate sicher. Hugh Cameron, ein versierter US-amerikanischer Hüftchirurg, sagte in den 1980er Jahren einmal zu Prof. Erwin Morscher, der gerade an seinem neuen Hüftprothesenschaft arbeitete: „Wieso willst du einen neuen Schaft? Wenn ein Schaft gut ist, erlebst du den Erfolg nicht mehr. Ist er schlecht, kommt der Patient zur Revision, und du musst dein Prothesendesign selber ändern!" Das Design des Morscher-Schafts wurde biomechanisch erfolgreich und klammheimlich von Hugh Cameron auch kopiert.
- Die **Wertschätzung** von Langzeitresultaten an den **Privatkliniken** ist mäßig. Eine große Privatklinikkette in der Schweiz realisiert nun aber auch zunehmend die Bedeutung solcher Langzeitdokumentationen und hält „ihre" Belegärzte an, Langzeitresultate zu dokumentieren. Bis jedoch

- Privatkliniken bis in die Peripherie Langzeit-Follow-up-Archive anlegen werden, könnte es noch Jahrzehnte dauern.
- Ein allfälliger **Grundmorbus** hat wohl weniger Einfluss auf Langzeitresultate als früher. Die medikamentöse Therapie und Überwachung bei pcP, Diabetes, aber auch bei onkologischen Affektionen ist wesentlich besser geworden.
- Die **sinnvollen Zeitintervalle** bei Langzeitkontrollen sind in der Endoprothetik heute recht klar definiert und akzeptiert. Gleichwohl sind auch individuell adaptierte Zeitintervalle notwendig. Ist ein bewährtes Hüfttotalprothesenmodell gut implantiert, der Patient zufrieden, darf wohl bis zum Auftreten allfälliger Beschwerden ohne striktes Kontrollmuster zugewartet werden. Die zementierte Weber-Prothese mit Keramikkopf und Polyethylenpfanne beispielsweise hat eine extrem lange Laufdauer. Werden neue Prothesenmodelle, neue Werkstoffe, neue Implantationstechniken eingeführt, müssen jedoch sicher enge Kontrollintervalle vorgesehen werden.
- **Infekte** beeinflussen die Resultate in der Endoprothetik initial stark. Sie wirken sich aber auch im Langzeitverlauf aus. Infekte sind der größte Feind in der prothetischen Chirurgie. Bei Osteosynthesen ist das Problem wesentlich geringer und besser lösbar.
- Die **Lebensqualität** ist eines der entscheidenden Kriterien auch in der Langzeitdokumentation. Wir machen eine Chirurgie für den Patienten, arbeiten patientenadaptiert. Osteosynthesen, Osteotomien, Arthrodesen, die ganze Endoprothetik haben als Ziel die Verbesserung und Erhaltung der Lebensqualität unserer Patienten.
- Eine **Archivaufhebung** in einem Krankenhaus – aus welchen Gründen auch immer – darf nie zur Diskussion stehen.
- Meines Erachtens sollten **alle Krankenhäuser** – ob öffentlich oder privat, ob groß oder klein – zu einer **Langzeitdokumentation** verpflichtet werden.
- In der **Kinderorthopädie** sind Langzeitdokumentationen essenzieller Bestandteil dieser Spezialität. Wir müssen allerdings die Neonatologen, die Kinderorthopäden und die Kinderchirurgen auch etwas in die Pflicht nehmen. Bei den Neonatologen verschwindet das Kind nach wenigen Wochen, bei den Kinderorthopäden nach dem 16. Altersjahr „vom Radar". Ein Neonatologe kann beispielsweise ein Neugeborenes bei seinem Abschlussscreening als normal beurteilen. In der späteren Entwicklung wird jedoch eine zerebrale Veränderung festgestellt. Auch ein Kinderorthopäde sollte seine Patienten nach vollendetem 16. Lebensjahr weiterbetreuen dürfen, so wie es bei den Angelsachsen der Fall ist. Wir in St. Gallen hatten diese Möglichkeit durch den engen Verbund zwischen dem Kinderspital und der orthopädisch-traumatologischen Klinik des Kantonsspitals.
- Die Datendokumentation – ob kurzfristig oder im Langzeitverlauf – erfolgt heute ausschließlich **digital**. Eine Beschränkung auf 10 Jahre ist ein Unsinn.
- Eine **individuelle Archivierung** durch den Patienten ist wohl ein fragliches Unterfangen. Bei Sportlern, Diabetikern, Polyarthritikern mag dies funktionieren, da ein sehr hohes Eigeninteresse vorliegt. Im klassischen Patientenkollektiv jedoch werden wohl CDs verloren gehen oder zu den Konsultationen nicht mitgebracht.
- Die Archivierung durch die **SUVA** (Schweizerische Unfallversicherungsanstalt) funktioniert ausgesprochen gut. Sie betrifft jedoch nur den

traumatologischen Bereich und ist somit eine gute Ergänzung zu den klassischen Langzeitarchiven.
- **Chirurgische Fehlleistungen** beeinflussen eine Intervention von Beginn an und belasten Langzeitresultate mit Bestimmtheit.
- **Sportverletzungen** sind im Langzeitverlauf schwer einschätzbar. Kann und will ein Sportler nach sanierter Verletzung weiter auf hohem Niveau aktiv bleiben? Und wie wirkt sich diese Belastung im Langzeit-Follow-up aus? Ist ein Knieinfekt bei einem Hochleistungssportler erfolgreich saniert, wenn er in 10 Jahren zum Knieprothesenträger wird? Fragen, die sich kaum schlüssig beantworten lassen.
- Ein erfolgreiches Langzeit-Follow-up wird auch durch **große Distanzen** zwischen dem Patienten und dem Arzt erschwert. Wenn die Patienten zuhinterst im Appenzell wohnen und nach Verschraubung einer akuten Epiphysenlösung am Hüftgelenk mit zwei Stöcken über Weidwege, mit Seilbahn und Postauto zur Nachkontrolle erscheinen sollen, ist ein Wegbleiben auch verständlich!

15.2 41-Jahre-Follow-up einer konservativ behandelten Tibiafraktur

Folgende Abbildungen zeigen den Verlauf über 41 Jahre bei einer zu Beginn 20-jährigen Patientin mit wenig dislozierter Tibiaspiralfraktur in konservativer Bahandlung: ◘ Abb. 15.1; ◘ Abb. 15.2; ◘ Abb. 15.3; ◘ Abb. 15.4; ◘ Abb. 15.5; ◘ Abb. 15.6; ◘ Abb. 15.7; ◘ Abb. 15.8; ◘ Abb. 15.9; ◘ Abb. 15.10; ◘ Abb. 15.11; ◘ Abb. 15.12.

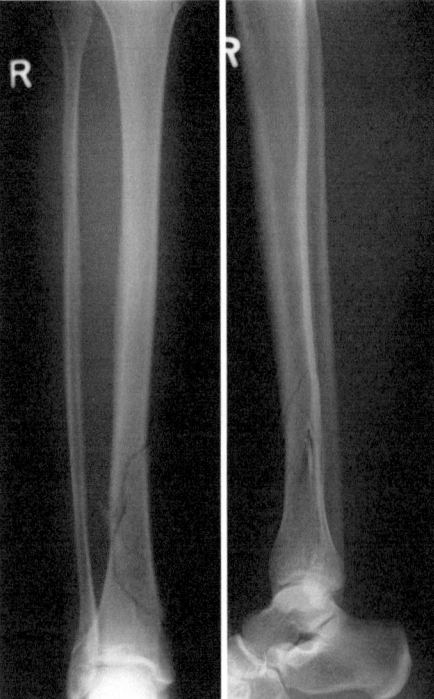

◘ **Abb. 15.1** 1974: 20-jährige Patientin mit wenig dislozierter Tibiaspiralfraktur

15.2 · 41-Jahre-Follow-up einer konservativ behandelten Tibiafraktur

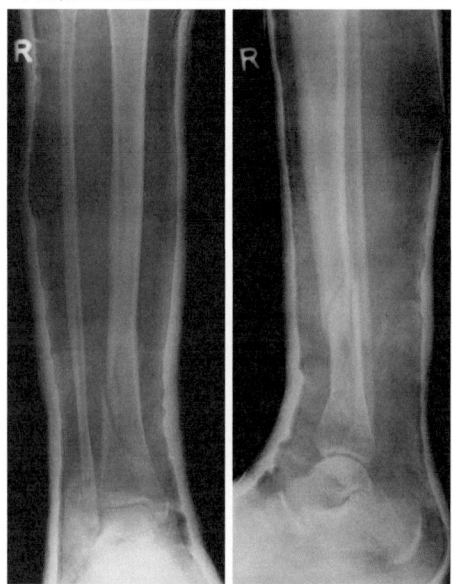

Abb. 15.2 1974: konservative Behandlung mit Gips

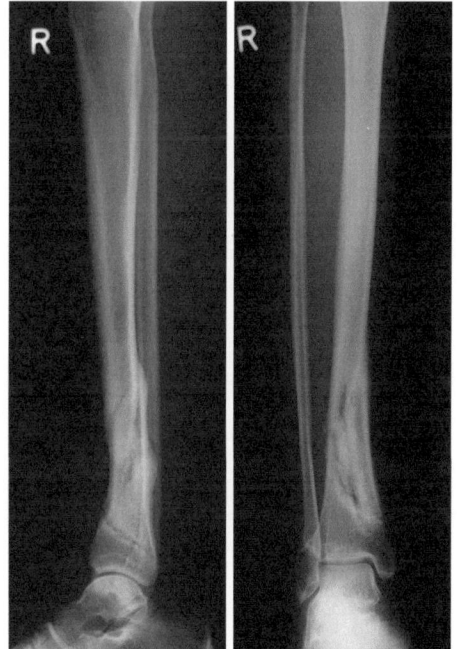

Abb. 15.3 1975: nach Ausheilung leichte Rekurvationsfehlstellung im OSG

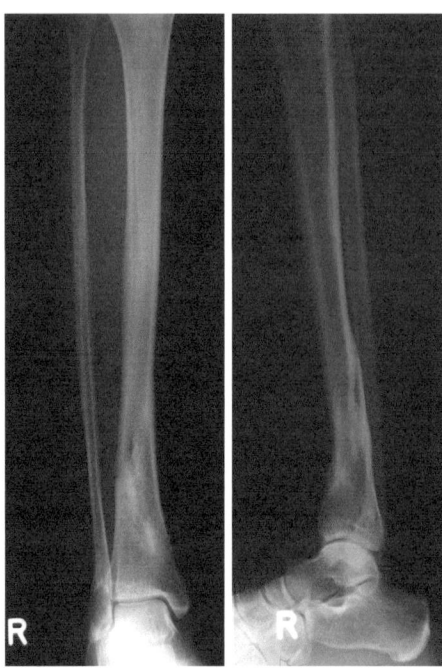

◘ Abb. 15.4 1976: beschwerdefreie Patientin

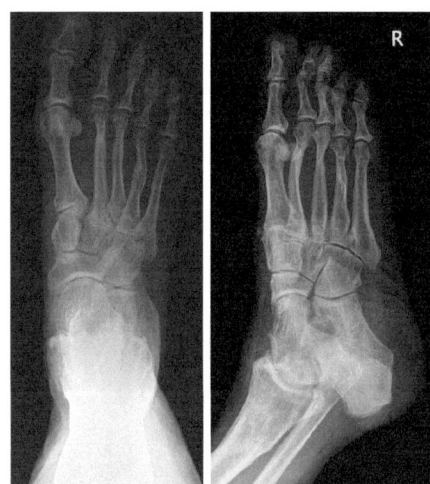
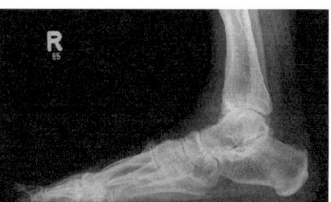

◘ Abb. 15.5 2006: fortgeschrittene OSG-Arthrose 30 Jahre nach Unfall

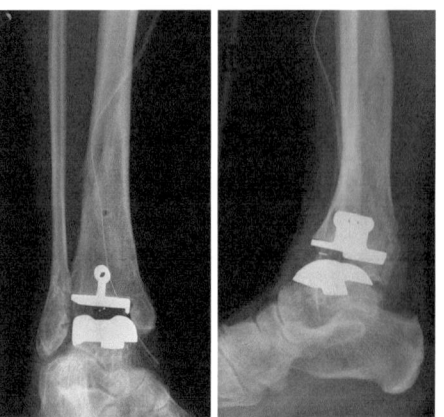

◘ Abb. 15.6 2006: OSG-Prothese

15.2 · 41-Jahre-Follow-up einer konservativ behandelten Tibiafraktur

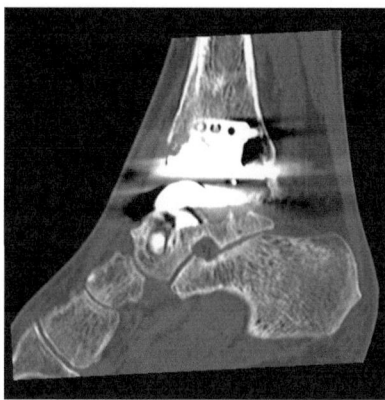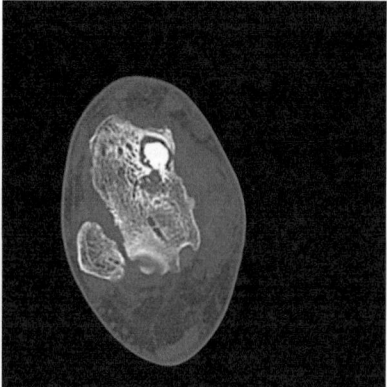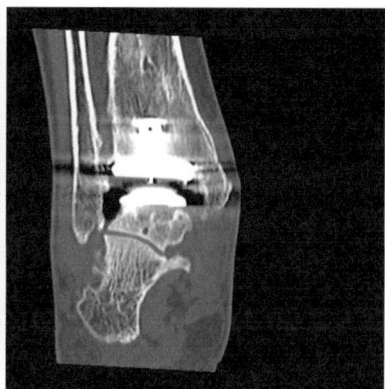

Abb. 15.7 2010: Osteolysen und Schmerzen nach 4 Jahren

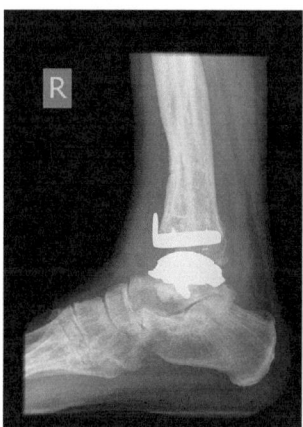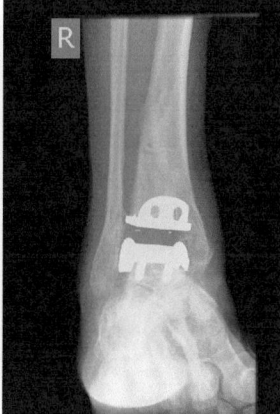

Abb. 15.8 2010 OSG-Prothesenwechsel

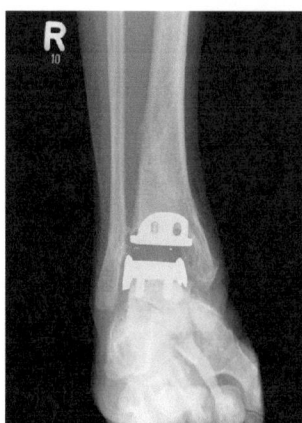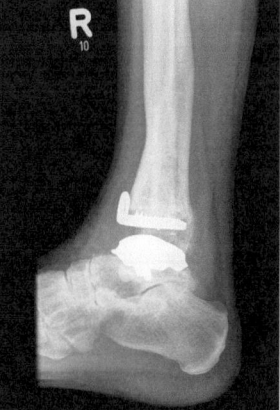

Abb. 15.9 2011: progrediente Schmerzen mit Infekt und Osteolysen

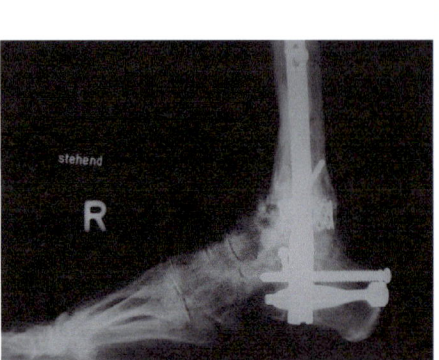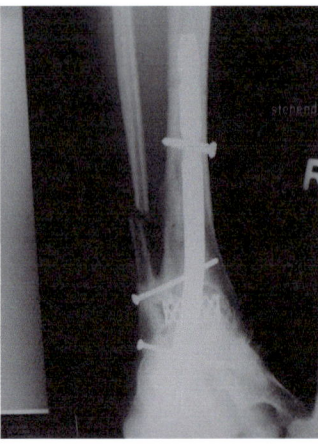

Abb. 15.10 2012: definitive Stabilisation mit Cage und Nagel: 37 Jahre nach Tibiafraktur

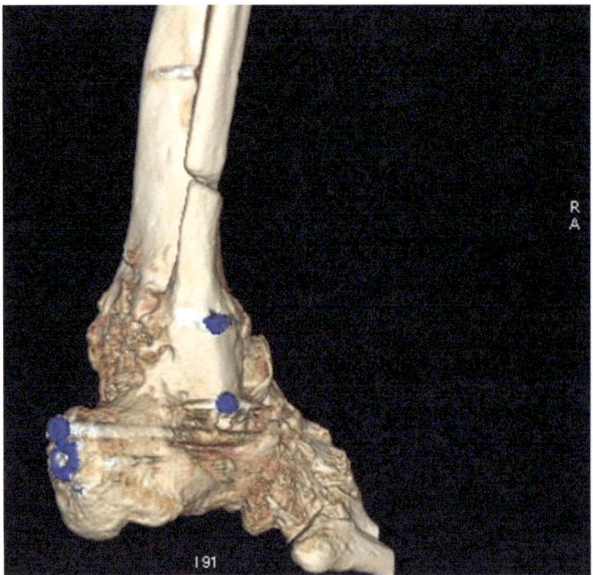

Abb. 15.11 2013: verzögerter Durchbau

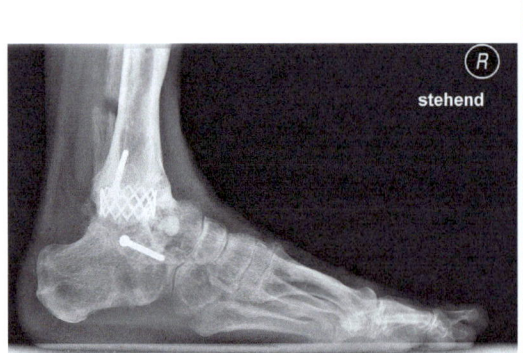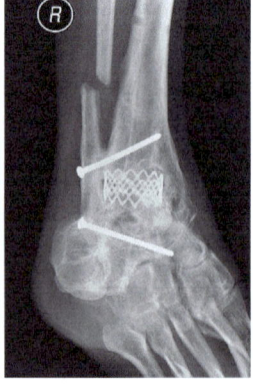

Abb. 15.12 2015: völlige Beschwerdefreiheit erst nach Nagelentfernung – 41 Jahre nach Unfall

Langzeitresultate in der Fußchirurgie

H.-R. Meyer

© Springer-Verlag Berlin Heidelberg 2016
R.-P. Meyer, H.-K. Schwyzer, B. R. Simmen (Hrsg.), *Langzeitresultate in der Extremitäten- und Wirbelsäulenchirurgie*,
DOI 10.1007/978-3-662-49090-7_16

Curriculum Hans-Rudolf Meyer (1930)
- Medizinstudium in Zürich
- Allgemeinchirurgie am Bezirksspital Laufenburg
- Orthopädische Chirurgie am Kantonsspital St. Gallen, Prof. M. E. Müller, und an der orthopädischen Universitätsklinik Balgrist Zürich, Prof. M.R. Francillon
- 1966–2003 Doppelpraxis in Zürich mit Spezialisierung auf die Pathologie des Fußes
- 1975 Gründungs- und Vorstandsmitglied der Schweizerischen Gesellschaft für Medizin und Chirurgie des Fußes
- Konsiliar- und Gutachtertätigkeit in Fußpathologie

16.1 Interview mit Hans-Rudolf Meyer

- Langzeitresultate sind **auch in der Fußchirurgie** ein **wesentlicher Bestandteil** bei der Beurteilung einer Therapie.
- Die Langzeitdokumentation kann an **Altersgrenzen** stoßen. Die Grenzen werden in Bezug auf die Tätigkeiten des einzelnen Patienten abgesteckt.
- **Keinen Sinn** bringt eine Langzeitdokumentation mehr, wenn der Patient mit seiner Situation zufrieden ist. In der Fußchirurgie ist ein Follow-up sicher in den ersten 2–3 Jahren wichtig. 10 Jahre Langzeitdokumentation scheinen mir bei nicht prothetischen Eingriffen in der Fußchirurgie zu genügen. In der Kinderorthopädie und in der Wirbelsäulenchirurgie ist das selbstverständlich anders. Das Alter zum Zeitpunkt der Operation ist für das Langzeit-Follow-up sehr wichtig.
- Es findet sich gesamthaft recht wenig **Interesse** an einer Langzeitdokumentation, weil damit kein Geld zu verdienen ist! Würden solche Dokumentationen bezahlt, würden diese auch gemacht werden. Treibende Kraft bei Langzeitstudien sollte aber die Empathie und die persönliche Beziehung zum eigenen Tun sein. Ein Künstler überprüft ja auch immer wieder seine Werke im Atelierarchiv. Das Motto „Wenn du nicht zurückschaust, kannst du auch nicht nach vorne schauen" soll auch für uns Mediziner gelten. Interessiert man sich dafür, was man tut, oder will man einfach bloß Geld verdienen? Hinter allem steht auch die Frage der Ehrlichkeit.

- Die **Kontinuitätssicherung** von Langzeitresultaten ist nicht zuletzt auch ein Platzproblem. Dies steht für die jeweiligen Klinikbesitzer im Vordergrund: Platz = Geld. Für jede Klinik ist die Sicherung der Langzeitdokumente jedoch ein Muss!
- Das **Endoprothesenregister**, wie es heute in der Schweiz eingeführt wird, kenne ich als 84-jähriger Fußchirurg nicht mehr. Meine eigenen Hüfttotalprothesen habe ich nicht selbst nachkontrolliert. Dies geschah durch meinen Praxispartner, Alfred Debrunner, der in unserer Gemeinschaftspraxis das Gros der Endoprothetik bewältigte. Meine Praxisklientel bestand nahezu ausschließlich aus „Fußpatienten". Meine Fußinterventionen habe ich systematisch nachkontrolliert – Stichwort Empathie.
- Dass die Langzeitresultate **durch die Patienten beeinflusst** werden, ist ein erhebliches Problem in der Fußchirurgie. Es besteht ein enormer Gap zwischen dem objektiven Resultat und dem subjektiven Empfinden. Ein schlechtes Röntgenbild im Spätverlauf steht dann einem subjektiv sehr zufriedenen Patienten gegenüber und umgekehrt. Auch steht in der Fußchirurgie der ästhetische Aspekt oft stark im Vordergrund. Beim Patienten fließt daher die Ästhetik in die Beurteilung ein. Der Patient kann gerade in der Fußchirurgie von verschiedenen exogenen Faktoren stark beeinflusst werden.
- Eine gute Archivierung von Langzeitresultaten spricht für die **Qualität einer Klinik**. Die Archivierung muss befohlen und überwacht werden.
- Der Langzeitverlauf wird durch **neue Instrumente und neue Implantate** stark beeinflusst. Die Technik beeinflusst auch weitgehend eine Operationsindikation und die Operationsqualität. Ich spreche hier von der Fußchirurgie. Diese neuen Techniken können die Resultate positiv beeinflussen, wenn sie in kompetenten Händen sind.
- Der Wert von Langzeit-Follow-ups an **Privatkliniken** ist gleich null. Ich war einige Jahre Ärzteratspräsident an einer Privatklinik und kann dies sehr wohl beurteilen und scheue mich nicht, dies auch so zu formulieren. Auch meine Vorschläge zur Installation von Qualitätskontrollen wurden von der Ärzteschaft immer gleich abgeschmettert.
- Ein **Grundmorbus**, insbesondere die rheumatische Polyarthritis, wirkt sich im Langzeitverlauf auch in der Fußchirurgie besonders in Bezug auf die Indikationsstellung aus. Die „pcP-Füße" sind ausgesprochen dankbar für Kleinsteingriffe. Es sind hier Resektionseingriffe anstelle von Rekonstruktionseingriffen gefragt nach dem Motto: so viel wie nötig, so wenig wie möglich. Durch solche kleinen Resektionseingriffe sind diese handicapierten Patienten dann auch wieder schneller mobil.
- Jeder fußchirurgische Eingriff wurde durch mich **nach 1 Jahr kontrolliert**, ob Hallux valgus, Morton-Neurinom oder Eingriffe am OSG und USG. Diese Nachkontrollen führte ich aus Eigeninteresse durch. Gerade bei Hallux-valgus-Operationen sind, wohl zum Teil wegen der hereditären Komponente, Rezidive nicht selten. Auch Interventionen bei Morton-Neurinom neigen zu Rezidiven, zum Teil auch wegen nicht gesicherter Lokalisationen.
- **Infekte** in der Fußchirurgie wirken sich verheerend aus, nicht zuletzt auch wegen der oft knappen vaskulären Situation im Fußbereich. Infekte an den Füßen können bis zur Amputation mit entsprechender Invalidität führen. Wir an der Privatklinik tätigen Fußchirurgen mussten diese Patienten dann an ein Zentrum weitergeben, da die Privatkliniken für diese Art von Behandlung ungeeignet sind. Entsprechende Langzeitresultate sind so kaum mehr erfassbar.

- Die seriöse Betreuung von Fußpatienten spielt bei den Langzeitresultaten eine wesentliche Rolle. Die **Lebensqualität** steht oft in direkter Relation zur Beziehung der Fußpatienten zu ihrem Operateur. Es entwickelt sich nicht selten eine eigentliche Folie à deux.
- Langzeitresultate sollten länger als 10 Jahre archiviert bleiben. Dies müsste wohl in einer neuen Gesetzgebung verankert werden. – Eine Ausnahme dieser **10-Jahres-Grenze** sehe ich vielleicht in der nichtendoprothetischen Fußchirurgie. Die Rezidivgefahr in der Fußchirurgie ist meines Erachtens größer als in anderen Spezialgebieten. Häufig ist der Fuß „chirurgischen Moden" unterworfen, aber auch eigentlichen Moden wie beispielsweise bei den Schuhmodellen. Nach 10 Jahren ist der Schaden dann oft so groß, dass er chirurgisch kaum mehr behebbar ist.
- **Alle Krankenhäuser** – ob öffentlich oder privat geführt – müssten zu **Langzeitstudien** verpflichtet werden. Man kann nicht ständig minutiös Honoraransätze kontrollieren und daneben jede Form von Langzeitdokumentation negieren.
- In der Fußchirurgie wurde die pcP durch die neue hochwirksame **Medikation** ebenfalls positiv beeinflusst. Die Langzeitresultate fallen entsprechend aus. Im Übrigen ist die Fußchirurgie aber wenig „medikamentenlastig".
- Die Langzeitarchivierung erfolgte zu meiner Zeit recht **rudimentär**. Gleichwohl gelangen uns wertvolle Arbeiten (Meyer 1995; Meyer und Müller 1990). Aus unseren Krankengeschichten, aus den Operationsjournalen holten wir das gesuchte Krankenkollektiv und erarbeiteten entsprechende statistisch signifikante Aussagen. Heute hat die Langzeitdokumentation selbstredend **digital** zu erfolgen.
- Die Archivierung der Langzeitresultate durch die SUVA (Schweizerische Unfallversicherungsanstalt) ist meines Erachtens vorbildlich. Allerdings betrifft die SUVA-Dokumentation die fußchirurgischen Patienten nur marginal. – Die kürzlich in der Schweiz zur Abstimmung vorgelegte Idee einer **Einheitskasse**, ähnlich der SUVA, wurde vom Volk abgelehnt. Ein möglicher Vorteil einer solchen Einheitskasse wäre gewesen, dass diese Qualitätskontrollen auch im Langzeitverlauf hätten kommandiert werden können. In bestimmten Zeitintervallen vorgeschriebene Kontrollen hätten so gegen Bezahlung erfolgen können. Ob eine Einheitskasse dies dann auch so realisiert hätte, ist mehr als fraglich.
- Ob eine **Langzeitdokumentation** sicher wäre, wenn alle Daten in CD-Form **an die Patienten** übergeben würden, wage ich zu bezweifeln. Diese Dokumentationsform besteht ja zum Teil heute schon. Ob diese privat aufbewahrten, elektronisch gespeicherten Daten in 20 und mehr Jahren beim Patienten dann abrufbar sind, muss sich erst noch erweisen.
- Langzeitresultate können durch **chirurgische Fehlleistungen** massiv verfälscht werden. Ich habe bei Fußoperationen verschiedentlich technische Fehler begangen. Und gleichwohl fand sich auch im Langzeitverlauf ein subjektiv befriedigendes Resultat bei allerdings objektiv schlechter Situation. Hier spielt die Großzügigkeit des Patienten gegenüber dem Operateur und die zwischen Arzt und Patient aufgebaute Empathie eine nicht zu unterschätzende Rolle.

Literatur

Meyer H-R (1995) Langzeiterfahrung mit Damenfüssen. Therapeutische Umschau 52(7):477–482

Meyer H-R, Müller G (1990) Die Intervention nach Regnauld beim Hallux valgus – eine Bilanz bei 100 Fällen. Foot and Ankle 10(6):299–302

Langzeitdokumentation – die Büchse der Pandora für ihre Anwender

R.-P. Meyer

© Springer-Verlag Berlin Heidelberg 2016
R.-P. Meyer, H.-K. Schwyzer, B. R. Simmen (Hrsg.), *Langzeitresultate in der Extremitäten- und Wirbelsäulenchirurgie*,
DOI 10.1007/978-3-662-49090-7_17

Curriculum Rainer-Peter Meyer (1942)
- Nach Mittelschulausbildung mit viel Sport und Disziplin – in umgekehrter Reihenfolge – Medizinstudium in Fribourg, Wien, Florenz und Bern.
- Allgemeinchirurgische Ausbildung in fachlich und menschlich idealer Konstellation in Bern. In deutlich rauerem Klima dann fachlich hochstehende Basisausbildung in Orthopädie/Traumatologie bei Maurice Müller, Bern. Sternstunde des beruflichen Werdegangs an der Schulthess Klinik, Zürich, mit Norbert Gschwend und Heiner Scheier. Dank internationaler Ausrichtung dieser Klinik und weltoffener Neugier Ausbildungskontakte bei Albert Trillat, Lyon, Heinz Wagner, Nürnberg, Paul Grammont, Dijon.
21 Jahre Aufbau und Leitung einer hochtourigen orthopädisch-traumatologischen Klinik in Baden, Schweiz, mit einem faszinierenden Team, das die strenge Arbeit zum Vergnügen werden ließ. Nun – statt Golfspielen und Kreuzfahrten – Schreiben von Fachbüchern aus Freude und Pflichtgefühl gegenüber meiner von so viel Glück begünstigten beruflichen Laufbahn.

17.1 Interview mit Rainer-Peter Meyer

- Was wir aus **Langzeitresultaten** bei subtiler Analyse alles **herauszulesen** vermögen, ist schlicht großartig. Es geht dabei nicht bloß um eine trockene statistische Auswertung, wie viele Kunstgelenke wie lange bei welchen Patienten nach über 20 Jahren noch in situ sind und funktionieren. Vielmehr lassen diese Resultate bei genauerer Betrachtung die ganze Geschichte der Extremitätenchirurgie, ihrer Akteure und auch ihrer Patienten erkennen. Das Alter der Patienten bei Implantation von Kunstgelenken sinkt nicht zuletzt auch wegen der zunehmend perfekteren Prothesen kontinuierlich. Im Gegenzug wird die Indikation zur Korrekturosteotomie bei Arthrosen zurückhaltender gestellt. Viele früher als unantastbar gehandelten Operationstechniken sind plötzlich obsolet und gänzlich verschwunden. Die persönlichen Biographien der Operateure zeichnen sich ab mit all ihren spannenden Nuancen. Langzeitdokumentationen sind wirkliche Pandora-Büchsen, die es bloß zu öffnen und zu

Operateur:	Assistenz:	Anästhesist:
Prof. N. Gschwend	Dr. Huracek/cand.med.	Dr. Rothenberger
		Anästhesie:

Indikation: Gelockerte Femurprothese nach 16 Jahren bei gut sitzender Pfanne.

Diagnose:

Operation: Femurprothesenwechsel **rechts**. Implantation einer unzementierten Wagner-Prothese 225 auf 19 mm mit homologer Spongiosaplastik.

Code-Nr.:

Datum	
13.1.1992	Prof. Gd/wa
	Operation in der Ultrasterilbox. Schnitt in der alten anterolateralen Narbe. Freilegen der Fascie, die längsgespalten wird. Transglutealer Zugang. Abtragen von osteophytären Wucherungen am Trochanter major. Freilegen der Gelenkkapsel, die sehr stark verdickt ist, und Eröffnen derselben. Vom leicht trüben Erguss wird eine bakteriologische Probe eingeschickt. Resektion der ganzen Gelenkkapsel schrittweise. Sie ist stark retrahiert. Durchtrennung auch des Piriformis und eines Teils der Aussenrotatoren, damit eine genügende Distanz zwischen Femur und Pfanne erreicht werden kann, damit überhaupt der Femur luxiert werden kann. Abtragen der kranialen Osteophyten an der Pfanne. Die Pfanne sitzt absolut fest. Ich entschliesse mich, die Pfanne zu belassen, da das Röntgenbild acht Jahre nach der Operation, d.h. 1984 und das weitere acht Jahre danach, d.h. das heutige Bild völlig identische Verhältnisse zeigt bezüglich Stellung, Dicke des Polyaethylens und Aufhellungszone. Keinerlei, auch nur angedeutete Lockerungszeichen. Die Femurprothese lässt sich mitsamt dem Zementköcher ohne besondere Schwierigkeiten ausschlagen, nachdem kranial der Zement mit dem Meissel abgetragen worden ist. Säubern des Markraums mit scharfem Löffel, Bürste und Spülung. Perforation des distalen Knochendeckels mit dem Bohrer. Schrittweises Ausweiten des Markraums distal. Mit den Wagner-Handraspeln wird der Markraum langsam ausgeweitet, bis bei einer Dicke von 19 mm das Maximum erreicht scheint und der Kopfmittelpunkt für eine 225 mm-Prothese auf Höhe der Trochanterspitze liegt. Von einem Bank-Femurknochen bereite ich gutes spongiöses Knochenmaterial vor. Säubern des Markraums mit Bürste und Spülung. Recht gute Durchblutung. Einbringen der Wagner-Prothese 225 auf 19 mm und Einbringen des spongiösen Knochens im proximalen Abschnitt des Femur. Die Prothese lässt sich einschlagen auf die richtige Höhe und kann nahher nicht weiter eingeschlagen werden ohne Anwendung grösserer Gewalt, die vermieden wird. 10° Antetorsion. Aufsetzen des kurzen Kugelkopfes 28 mm unter Reposition unter starkem Zug. Keine Anschläge, nachdem der prominente knöcherne Rand kranial an der Pfanne abgetragen worden ist. Bestmögliche Blutstillung. Drei Redondrains. Schichtweiser Verschluss. Kompressionsverband. **Nachbehandlung:** nach Schema.
	Mit freundlichen Grüssen
	N. Gschwend
	Chefarzt

Abb. 17.1 Operationsbericht von Norbert Gschwend

analysieren gilt. Was uns Langzeitarchive bieten, kann nicht hoch genug gewertet werden.
- Für Langzeitdokumentationen gibt es keine **Grenzen**. Auch wenn Kunstgelenkträger älter und älter werden, sie ihre Hüft- und Knieprothesen kaum mehr fordern, ist jede persönliche Biographie unserer Patienten in der Retrospektive eine Betrachtung wert. Der Operateur muss seine Patienten achten, damit er den wirklichen Wert ihres Langzeitverlaufs auch zu schätzen vermag.
- **Langzeitverläufe** machen immer **Sinn**! Wir müssen dabei bloß unsere rein auf Operationstechniken und Implantate fokussierte Betrachtungs-

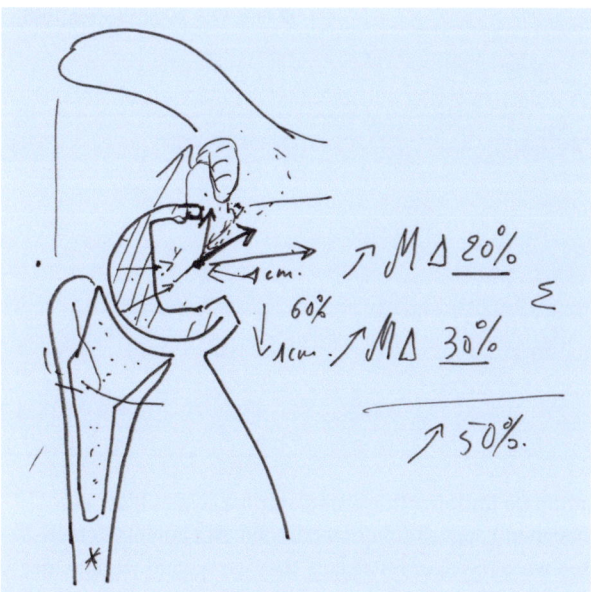

Abb. 17.2 Inverse Schulterprothese „Delta". Originalskizze von Paul Grammont

weise ablegen. Wir behandeln ja Menschen, nicht Klienten. Und wenn wir Knochenchirurgen dann wie die Pädiater den ganzen familiären Fundus unserer Patienten im Langzeitverlauf zu erfassen versuchen und neben den technischen Aktionen auch den Lebensweg nachvollziehen, dann zeigt sich der wirkliche Wert unseres Tuns.

— Nicht nachvollziehbar ist, wieso sich nicht mehr Ärzte, Operateure, Fachspezialisten und Wissenschaftler für eine wirklich substanzielle Langzeitdokumentation **engagieren**. In der Literatur wird ein Originalbrief von R.M. Rilke als Ikone gepflegt. Um eine Originalpartitur von W.A. Mozarts Streichquartett in D-Dur KV 575 reißen sich ganze Länder. Ein Porsche 314, Jahrgang 1953, wechselt die Hand nie mehr. Wieso zum Teufel fehlt ein solches Engagement für Langzeitdokumente bei uns Ärzten? Auch ein Operationsbericht von Norbert Gschwend gehört zur Langzeitdokumentation (◘ Abb. 17.1). Die Originalzeichnung der inversen Schultertotalprothese von Paul Grammont verdient ihre Würdigung in der Langzeitdokumentation (◘ Abb. 17.2). Es ist ein Umdenken nötig, das nicht erst bei den erfahrenen, altgedienten Extremitätenchirurgen einsetzen sollte. Der Stellenwert der Langzeitdokumentation sollte bereits den Medizinstudenten, den angehenden Spezialärzten ohnehin, erklärt werden.

— Auch die **Kontinuitätssicherung** von Langzeitresultaten sollte ein überwindbares Problem sein. Den elektronischen Datenträgern dürfen wir uns allerdings nicht leichtsinnig anvertrauen. Zu ephemer sind technische Neuerungen auf diesem Gebiet. Ein versierter Informatiker gehört daher in jedes Team, das sich an einer Volumenklinik mit der Langzeitdokumentation befasst. Nur so besteht eine gewisse Gewähr, dass Jahrzehnte später noch funktionstüchtige Abspielgeräte für digital gespeicherte Daten greifbar sind. Das Auswerten der Arthro-MRI-Untersuchungen einer Schulter vom 16.08.1994 bereitet einem die Bilder beurteilenden Radiologen heute Schwierigkeiten, obwohl derselbe Radiologe vor 20 Jahren diese MRI-Bilder im Detail interpretiert hat (◘ Abb. 17.3).

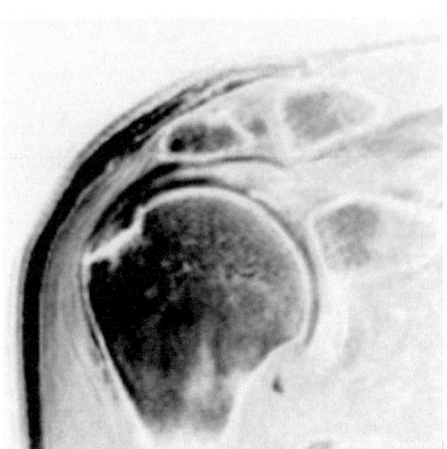

Abb. 17.3 MRI-Bilder von 1995

- Das geplante **nationale Endoprothesenregister** hat seinen Platz neben den klinikinternen Langzeitdokumentationen. Mit einem leichten Bedauern müssen wir Schweizer feststellen, dass wir – wohl wegen einer gewissen Selbstzufriedenheit durch unsere frühere Spitzenposition im Prothesenbau – anderen Nationen in der Einrichtung eines solchen Registers hinterherhinken. Wir können jedoch von den bereits existierenden Endoprothesenregistern profitieren und vielleicht dabei zusätzliche, andere Akzente setzen: das konventionelle Endoprothesenregister nach bewährtem Muster führen, aber zusätzlich den Hauptfokus auf ein Revisionsregister legen. Revisionseingriffe in der Endoprothetik werden enorm zulegen. Da braucht es keine hellseherischen Fähigkeiten.
- Wie stark ein **Patient** sein eigenes **Langzeitresultat** verfälschen kann, ist weitgehend Spekulation. Einer der besten Hüftchirurgen – seit 6 Jahren selbst Hüfttotalprothesenträger – erklärt spontan, dass er alles mache, was er wolle und sich keinerlei Einschränkungen auferlege. Ein Freund, passionierter Berggänger und Skiläufer, Pilot von Beruf, praktiziert seine Leidenschaften seit der Hüfttotalprothesenimplantation vor 7 Jahren eher noch intensiver als vor dem Eingriff. 6 respektive 7 Jahre sind bestimmt noch kein signifikanter Langzeit-Follow-up. Es zeigt sich jedoch, dass unser Einfluss auch bei hochdifferenzierten Persönlichkeiten bezüglich Auferlegung von Restriktionen eher gering ist. Es ist anzunehmen, dass das Gros von Prothesenträgern mit ihren Kunstgelenken wohl ähnlich funktioniert. Was bleibt uns? Wir müssen noch besser werden. Endziel: „The prosthesis for life", das Kunstgelenk, das ein Leben lang funktioniert!
- Eine Klinik, die sich um eine Langzeitbetreuung ihrer Patienten und um die Dokumentation der Patientendaten nicht kümmert, hat ein **Problem**. Entweder ist die Administration materiell kopflastig, oder die Klinik hat sich mit den falschen Ärzten umgeben. Ein qualitativ und menschlich hochstehendes medizinisches Team hebt seine Klinik von allein auf ein **gutes Qualitätsniveau**. Der Ruf einer Klinik hängt von vielen Einzelfaktoren ab. Gute Langzeitresultate sind zweifelsohne einer dieser Faktoren und nicht der unbedeutendste.
- **Neue Techniken** können Langzeitresultate beeinflussen, daran besteht kein Zweifel. Wieso beeinflussen dann aber Langzeitresultate so selten neue Techniken? Es gibt Hüfttotalprothesenmodelle, die sich über Jahrzehnte bewährt haben und heute noch – nach über 30 Jahren Laufdauer – tadellos funktionieren. Man wird dabei den Verdacht nicht los, dass

dahinter der mächtige medizinal-technische Industriekomplex steht, der – zum Teil bestimmt auch mit Goodwill – immer neue Materialen, neue Modelle in dieses primär schon sensible Konstrukt der Endoprothetik einbringt. Endler-Pfanne, Permalock-Schaft, Gendre-Knee gehören zur Kategorie „neue Techniken". Wenn wir die Einführung von technischen Neuerungen jedoch zu restriktiv angehen, bleibt der Fortschritt auf der Strecke. Die Gratwanderung wird immer eine delikate bleiben.

- **Privatkliniken** haben ihr eigenes Innenleben. Sie sind ja nicht aus einem Barmherzigkeitstrieb entstanden, um notleidenden Landstrichen eine verbesserte medizinische Versorgungslage zu schenken. Es besteht heute eine große Zahl von erstklassigen Privatkliniken, die hervorragende Arbeit leisten. Die administrative Leitung solcher Kliniken hat rasch und früh erkannt, dass der Ruf ihrer Klinik von der Qualität ihres Ärztekollektivs abhängt. Oft kann eine Privatklinik Spitzenärzte mit lukrativen Angeboten bei Abgaben, Operationskapazitäten, Räumlichkeiten usw. einbinden. So entsteht eine Win-win-Situation, von der auch die Patienten profitieren können. Dieses materielle Gleichgewicht bleibt jedoch nur erhalten, wenn In- und Outcome präzise austariert sind. Aufwendige Aufgaben ohne überschaubaren Gewinn, wie dies Lehre und Forschung bedeuten, würden die Balance stören. Dazu gehört auch eine sorgfältig aufgebaute und nachhaltig betriebene Langzeitdokumentation. In Privatkliniken sehen wir vereinzelt individuelle Langzeitarchivierungen, die von einzelnen Ärzten aus persönlichem Antrieb und auf eigene Kosten geführt werden.
- Die Langzeitforschung besteht ja nicht bloß im Generieren und Verwalten von Langzeitresultaten. Fasst man diesen Begriff „Langzeitdokumentation" weiträumig, impliziert er die Gesamtpersönlichkeit des Patienten, die über Jahrzehnte beobachtet und betreut wird. Liegt nun ein **Grundmorbus** vor, wird dieser per definitionem in das Langzeit-Follow-up eingebracht, und damit auch seine Einflussnahme auf das Langzeitresultat. Wir Extremitätenchirurgen beheben bei unseren Patienten strukturelle Defekte. Am Grundmorbus ändern wir dadurch nichts, beeinflussen jedoch – so hoffen wir – in positivem Sinne die Lebensqualität. Prof. H. Scheier, Chefarzt der Schulthess Klinik in Zürich, lehrte uns: „Wenn ein Patient an diversen Leiden erkrankt ist, sollten wir ihm wenigstens jenes Leiden wegnehmen, das in unseren Möglichkeiten als Orthopäden liegt."
- Die sinnvollen **Zeitintervalle** beim Langzeit-Follow-up sind heute weitgehend definiert und standardisiert. Spezialgebiete benötigen spezielle Kontrollintervalle. Auch diese haben sich weitgehend eingebürgert.
- Dass **Infekte** die große Krux in der Knochenchirurgie sind, ist jedem Orthopäden zur Genüge bekannt. Keine Infekte gibt es nur, wenn keine Operationen durchgeführt werden. Jeder Extremitätenchirurg hat eine bestimmte Zahl von Infektpatienten, die er auch im Langzeitverlauf betreut. Wie stark die Negativbeeinflussung des Infekts im Langzeit-Follow-up ist, hängt von multiplen Faktoren ab: Art des Keims, Mischflora, Lokalisation, Implantatgröße, Zeitpunkt der Revision, Antibiotikawahl, Teambetreuung durch versierte Knocheninfektiologen und Vielem mehr. Allein aus dieser unvollständigen Aufzählung solcher Parameter lässt sich erkennen, dass die Wahrscheinlichkeit der Negativbeeinflussung von Langzeitresultaten durch einen Infekt vorhanden ist. Die Liestaler-Schule mit Prof. P. Ochsner wertet diese Infektverläufe im Langzeit-Follow-up vorbildlich aus.

- Gute Langzeitresultate sind identisch mit hoher Lebensqualität. Sollte es gelingen, ein funktionstüchtiges Kunstgelenk für ein ganzes Leben zu entwickeln, wäre die **Lebensqualität** lebenslänglich gesichert, wenigstens was unseren Teilbereich betrifft.
- **Archivaufhebungen** – aus welchem Grund und mit welcher Begründung auch immer – dürfen nicht einmal zur Diskussion stehen. Wir werfen ja auch keine Picassos weg, bloß weil die Räumlichkeiten des Museums nicht mehr genügen.
- **Langzeitarchivierung** ist eine finanziell und personell aufwendige Sache. Einem Kleinspital sollte eine solche auch nicht aufgebürdet werden. Kleinere Krankenhäuser sollten unkompliziert und kostenneutral an sogenannten Volumenkliniken Langzeitresultate für den Eigenbedarf abrufen können. Wenn dann ein besonders engagierter Chefarzt mit einer von ihm gepflegten Spezialität einen persönlichen Langzeitraster installiert, ist das umso löblicher.
- Eine fundierte **Kinderorthopädie**, eine substanzielle **Wirbelsäulenchirurgie** sind ohne Langzeitdokumentation undenkbar. Sonst gilt dann der Satz: „Denn sie wissen nicht, was sie tun."
- Die **Polyarthritis** ist in der Extremitätenchirurgie das Paradebeispiel für eine erfolgreiche medikamentöse Behandlung eines Grundmorbus. Die Statistik auch im Langzeitverlauf dokumentiert dies eindeutig.
- **Archivierungsprobleme** bei Langzeitresultaten sind da, um überwunden zu werden! Die Digitalisierung hat uns einen großen Schritt in die gute Richtung gebracht. Raumprobleme existieren dadurch kaum mehr. Hingegen ist die volatile Struktur der Datenträger nicht zu leugnen. Ein professioneller Informatiker ist heute für jede Datenbank ein Muss.
- Eine **zeitliche Begrenzung** von Langzeitbeobachtungen – erst recht eine Beschränkung auf 10 Jahre – ist kontraproduktiv. Was sind schon 10 Jahre bei einer Bevölkerung, die immer mehr 100-Jährige kennt.
- Die **individuelle Aufbewahrung** der persönlichen Gesundheitsdaten durch den Patienten selbst ist heute schon Aktualität, nicht bloß beim Sportler und bei besonders gesundheitsbewussten Personen. Ein Großteil unserer Population rennt bereits mit einem persönlichen Datenerfasser am Handgelenk durch die Gegend. Auch hier wird sich das Problem der dauerhaften digitalen Erfassung über Jahrzehnte stellen – eine technisch lösbare Aufgabe?
- Die **SUVA** (Schweizerische Unfallversicherungsanstalt) ist eine zuverlässige und treue Datenverwalterin für uns Ärzte. Es gelingt immer wieder, über diesen Versicherungsträger Unterlagen mit Langzeitdaten ausfindig zu machen, die schon als verloren galten. Die SUVA deckt jedoch, wie ihr Name sagt, lediglich den traumatologischen Anteil unseres Patientenkollektivs ab.
- Dass Langzeitresultate durch **chirurgische Fehlleistungen** verfälscht werden, ist eine Tatsache. Es ist jedoch nicht immer so, dass ein chirurgischer Fehler sich sofort manifestiert und schon das Frühresultat schlecht ist. Es gibt technisch anspruchsvolle Eingriffe in der Knochenchirurgie, bei denen ein primär kaum fassbarer Fehler sich in der weiträumigen Beobachtung als fatal erweist. In diesem Buch wird der Fall einer proximalen Humerusdrehosteotomie vorgestellt, deren Wirkung auf die Schulterstabilisierung bis heute korrekt ist. Durch leichte Varuskippung und zu großzügige Derotation primär entwickelte sich jedoch über die Jahre eine deutliche Omarthrose. Dies ist heute für den Patienten das Hauptproblem.

- Die **Sportverletzungen** werden primär meist massiv unterschätzt. Sie entpuppen sich dann erst im Langzeit-Follow-up als entsprechend gravierend. Ein Spitzensportler will ja meist auch nicht wissen, was alles mit welchen Konsequenzen an ihm kaputt gegangen ist. Er will einfach möglichst rasch wieder „auf die Piste", auf welche auch immer. Es ist den Sportlern dies nicht zu verargen, leben sie doch vom Sport und dem daraus erzielten finanziellen Profit. Umso höher ist die Verantwortung der behandelnden Sportärzte ihren Patienten gegenüber. Es existiert eine illustrative Aufnahme eines äußerst erfolgreichen Spitzenfußballers aus der ersten deutschen Bundesliga. Auf diesem Bild sind alle jemals bei ihm aufgetretenen Verletzungen und durchgeführten Operationen eingezeichnet und nummerisch erläutert. Es sind mehr als 25 Läsionen! Nicht verwunderlich, dass dieser Sportler nach Karriereende zum Alkoholiker wurde, sich glücklicherweise daraus auch wieder befreien konnte.
- Dass die Generierung von Langzeitresultaten durch große **geographisch bedingte Distanzen** verunmöglicht werden soll, ist bei der heutigen digitalen Vernetzung kaum vorstellbar. In absehbarer Zeit wird auch die individuelle digitale Abrufbarkeit derart perfektioniert sein, dass wir Langzeitresultate über Kontinente hinweg sicher erfassen können.

17.2 34 Jahre nach Femurverlängerung von 8 cm bei kindlicher Epiphysenläsion am distalen Femur

17.2.1 Die Vorgeschichte

Mit 6 Jahren verletzt sich ein Knabe beim Fußballspielen und zieht sich dabei eine Epiphysenverletzung Typ Salter II am distalen Femur rechts zu. Eine Kirschner-Draht-Fixation praktisch in situ wird vorgenommen (◘ Abb. 17.4a–c). In der Folge entwickelt sich ein Genu flexum. Eine suprakondyläre Extensionsosteotomie am rechten Femur wird 6 Jahre später durchgeführt (◘ Abb. 17.5a,b).

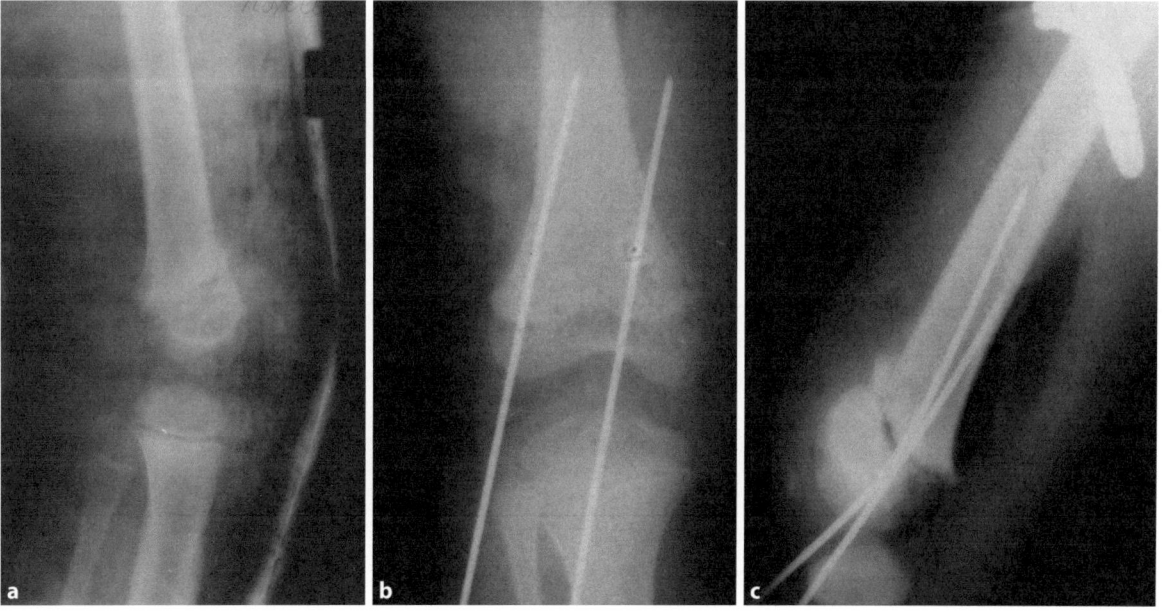

◘ **Abb. 17.4** **a** Epiphysenverletzung Typ Salter III am distalen Femur, seitliche Inzidenz; **b** praktisch in situ vorgenommene Kirschner-Draht-Fixation, a.-p.-Projektion; **c** seitliche Projektion

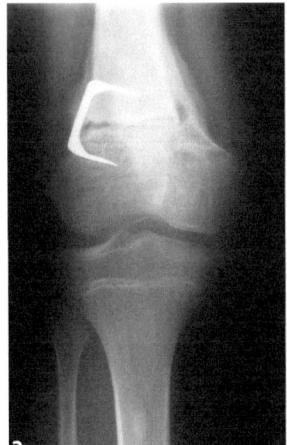 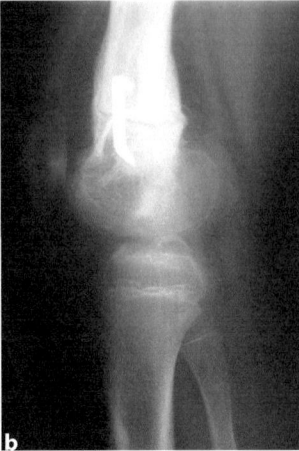

Abb. 17.5 a Suprakondyläre Extensionsosteotomie am rechten Femur **6 Jahre nach** Kirschner-Draht-Fixation, a.-p.-Projektion; **b** seitliche Projektion

8 Jahre nach dem Unfallereignis erscheint der inzwischen 16-jährige Jüngling an unserer Klinik. Es liegt eine Beinlängendifferenz von − 8 cm am rechten Bein vor. Wir führen eine Verlängerungsosteotomie in Femurschaftmitte von 8 cm mittels Wagner-Apparat durch (Abb. 17.6a,b).

6 Wochen später wird eine 10-Loch-Spezialplatte montiert, die Knochendiastase mit kortikospongiösen Eigenspänen aufgefüllt (Abb. 17.7a–c). 3 Jahre nach dem Eingriff erfolgt die Plattenentfernung. Es verbleibt eine Restlängendifferenz von − 1 cm am rechten Bein, die mit Einlage ausgeglichen wird. 12 Jahre später findet auf Wunsch des Patienten eine Kontrolle statt. Ein fixierter Beckenschiefstand mit kompensatorischer Skoliose wird diagnostiziert. Die Beinlängendifferenz beträgt − 2 cm rechts. Die Einlage wird adaptiert. Der Patient ist beschwerdefrei, sowohl lumbosakral wie auch an der rechten unteren Extremität. 14 Jahre später meldet sich der Mann wegen diskreter Knieschmerzen rechts bei starker sportlicher Belastung. Die radiologische Formgebung des rechten Kniegelenks ist nach Epiphysenläsion etwas atypisch. Ein gezieltes Muskeltraining der knienahen Muskulatur rechts wird empfohlen.

17.2.2 Situation 34 Jahre nach Epiphysenläsion am distalen Femur rechts

Im Rahmen einer Langzeit-Follow-up-Studie findet am 24.02.2015, das heißt 34 Jahre nach der Epiphysenläsion, bei uns eine klinische und radiologische Kontrolle statt. Der Patient ist weitgehend beschwerdefrei. Bei starker körperlicher Belastung können diskrete Schmerzen im Lumbalwirbelsäulenbereich sowie am rechten Knie auftreten. Der Patient ist sportlich voll aktiv mit Skifahren, Schwimmen, Fahrradfahren und mehr. – Bei der klinischen Untersuchung zeigt sich ein leichtes Verkürzungshinken im Barfußgang rechts. Es besteht ein Beckenschiefstand von − 2 cm rechts mit kompensatorischer Skoliosierung lumbal. Die Kniegelenkbeweglichkeit in Flexion/Extension beträgt rechts 130/15/0°, links 130/0/0°. Das rechte Kniegelenk ist ergussfrei. Die Stabilität in a.p.-Richtung zeigt am rechten Knie eine etwas vermehrte Laxität, jedoch keine Instabilität. Es besteht ein leichtes retropatelläres, nicht schmerzhaftes Reiben. Radiologisch dokumentiert sich ein deutlicher Beckenschiefstand in der Ganzbeinaufnahme sowie eine diskret vermehrte Antekurvation am distalen Femur

17.2 · 34 Jahre nach Femurverlängerung von 8 cm bei kindlicher Epiphysenläsion am distalen Femur

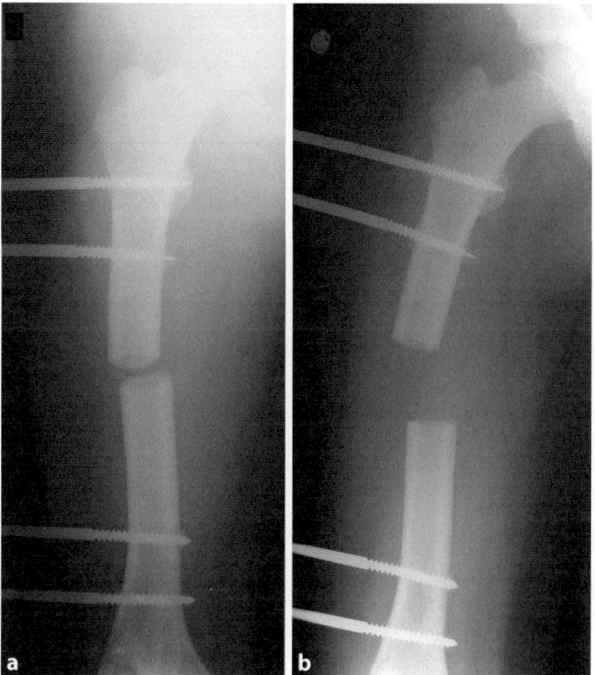

◘ **Abb. 17.6a,b** Verlängerungsosteotomie in Femurschaftmitte mit Wagner-Apparat **8 Jahre nach** dem Unfall, **a** unmittelbar postoperativ, **b** vor Erreichen der +8 cm

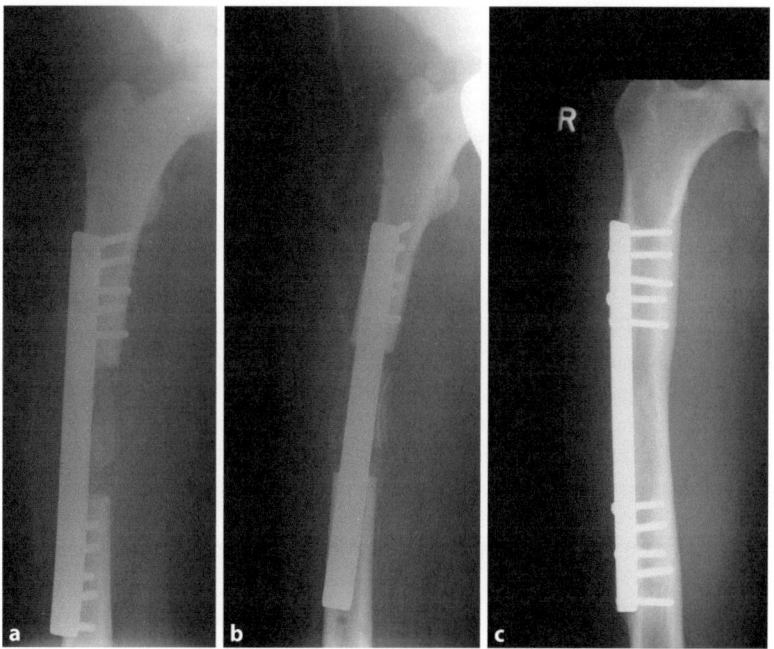

◘ **Abb. 17.7a,b** Montage einer 10-Loch-Spezialplatte **6 Wochen nach** Distraktionsbeginn und 8 cm Längengewinn, a.-p. (a), seitlich (b). **c** Metallentfernung 3 Jahre nach Plattenfixation

rechts (◘ Abb. 17.8a,b). Der Röntgenstatus beider Kniegelenke dokumentiert am rechten Knie eine atypische Formgebung. In der 30°-flektierten Aufnahme ist der Gelenkspalt erhalten, die Oberfläche jedoch etwas unregelmäßig. Die Patella liegt rechts leicht höher als links mit unregelmäßiger patellarer Gelenkfläche (◘ Abb. 17.9a–e).

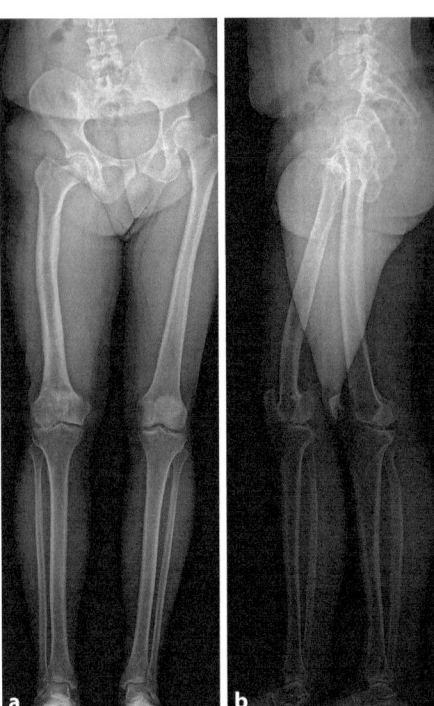

 Abb. 17.8 a Beckenschiefstand in der Ganzbeinaufnahme mit diskret vermehrter Antekurvation am distalen Femur, a.-p.-Projektion; b seitliche Projektion

17.2.3 Analyse

Solche sich über Jahrzehnte erstreckende Verlaufsbeobachtungen überraschen uns immer wieder von Neuem. Betrachtet man das heutige klinische und radiologische Resultat – 43 Jahre nach dem Unfall – so staunt man über die Kompensationskräfte der Natur. Auch wenn die verschiedenen Eingriffe positive Einwirkungen auf den Verlauf zeigen, so ist es bei Weitem nicht so, dass es lediglich dank dieser chirurgischen Korrekturen dem Patienten heute subjektiv und auch objektiv so gut geht. Mit Kompensationsmechanismen am Becken und im Wirbelsäulenbereich hilft die Natur kräftig mit und egalisiert die funktionelle Beinlängendifferenz weitgehend. Eine große Portion zum heutigen zufriedenstellenden Zustand trägt der Patient selbst bei. Er ist optimalgewichtig, trainiert täglich systematisch seine Rückenmuskulatur und die knienahe Muskulatur nach einem eingespielten Zeitplan. Er wählt sich diejenigen Sportarten aus, die seine Handicaps nicht zusätzlich belasten und keine Schmerzen provozieren. Ob es dann später – wenn überhaupt – zu einem Kunstgelenkersatz am rechten Knie kommt, wird sich erweisen. Auf jeden Fall ist der Patient dannzumal in einer Alterskategorie angekommen, die die Indikation zur Knietotalprothese erleichtert.

Zum Schluss können wir uns in einer Metaanalyse fragen: Hätten wir primär mehr als 8 cm verlängern sollen? Hätte sich dann der Beckenschiefstand mit kompensatorischer Skoliose weniger ausgeprägt entwickelt? Hätten wir zeitlich engmaschigere Kontrollen einplanen sollen? – Das Beruhigende bei all diesen Fragestellungen ist: Der Patient ist vollauf zufrieden und führt privat, beruflich und auch sportlich ein völlig „normales" Leben.

17.2 · 34 Jahre nach Femurverlängerung von 8 cm bei kindlicher Epiphysenläsion am distalen Femur

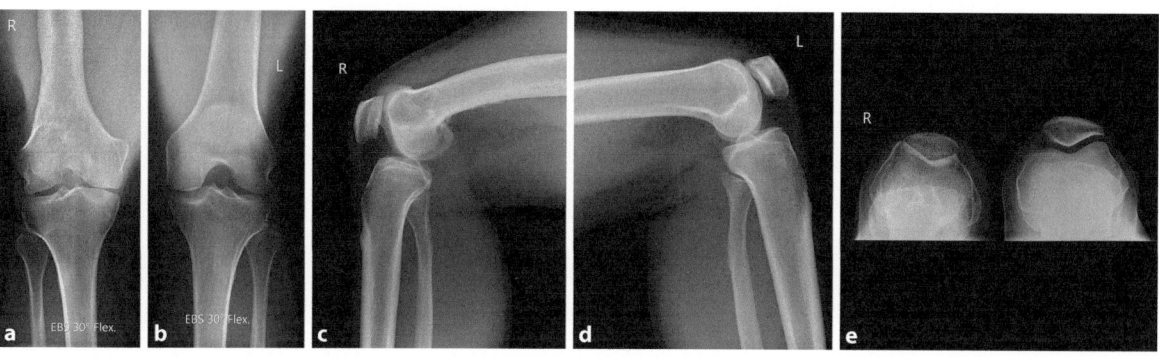

Abb. 17.9a,b Knie beidseitig in 30°-Flexion im Einbeinstand, a.-p., rechts atypische Konfiguration; **c,d** Knie beidseits in 90°-Flexion seitlich, rechts diskrete Patella alta

Langzeitresultate bei Kniebinnenläsionen

W. Müller

© Springer-Verlag Berlin Heidelberg 2016
R.-P. Meyer, H.-K. Schwyzer, B. R. Simmen (Hrsg.), *Langzeitresultate in der Extremitäten- und Wirbelsäulenchirurgie*,
DOI 10.1007/978-3-662-49090-7_18

Curriculum Werner Müller (1933)
- Geboren und aufgewachsen mit Primarschule, humanistischem Gymnasium sowie Medizinstudium in Basel mit Auslandsemestern in Wien und Paris
- Während der Zeit als Assistent in Davos 1961 Teilnahme am ersten offiziellen AO-Kurs
- Danach Jahre an den Basler Universitätskliniken unter den Lehrern Robert Nicole, Willy Taillard, George Chapchal, Rudolf Nissen, Erwin Morscher und Martin Allgöwer, dabei mit großer Vorliebe für Gelenkwiederherstellung
- Bei Nissen als „Gelenkmüller" bezeichnet. Nach dem Erscheinen der Monographie „Das Knie, Form, Funktion und ligamentäre Wiederherstellung" war das Kniegelenk dominant
- Von 1978 bis 1998 Aufbau einer orthopädisch-traumatologischen Klinik im Kantonsspital Bruderholz

18.1 Interview mit Werner Müller

- **Langzeitresultate** sind **unbestechlich**. Sie zeigen uns, was wir erreicht haben. Ein eindrückliches Beispiel sind die knienahen Osteotomien. Wir haben selbst über 2.000 dieser Osteotomien durchgeführt. Zu Beginn erklärten wir unseren Patienten, wir würden ihnen als Zwischenlösung eine Tibiakopfosteotomie vorschlagen. Zu einem späteren Zeitpunkt könne dann der Gelenkersatz diskutiert werden. In der Folge zeigten die Langzeitverläufe dieser Osteotomien auch nach 10 und mehr Jahren jedoch eine überraschend hohe subjektive Zufriedenheit. Im Rahmen des altersbedingten physiologischen Leistungsabbaus kam es später dann oft gar nicht mehr zum Kunstgelenkersatz. Zur damaligen Zeit meldeten sich an unserer Klinik häufig Patienten, die keine Knieprothesen wollten. Die Langzeitresultate bei Osteotomien gaben uns recht.
- Die **Grenzen** von Langzeitverläufen werden nicht zuletzt auch durch die Zeit gesetzt. Wir verlieren Patienten aus den verschiedensten Gründen aus den Augen. Auch will niemand für den finanziellen Aufwand solcher Langzeit-Follow-ups aufkommen. Es braucht Teams, wissenschaftliche Fonds und vieles mehr.

- Langzeitresultate machen immer **Sinn**. Gerade in der Hüftendoprothetik hat sich das eindrücklich gezeigt. Früher waren die meisten Hüftprothesenschäfte mehr oder weniger rund. Runde Schäfte lockern sich. Die Rotations- und Scherkräfte sind zu hoch. Beim Zweymüller-Schaft lag dann kein runder Schaft vor, sondern ein rechteckiger Schaftquerschnitt. Wir erzielten im Langzeitverlauf mit dem Zweymüller-Prothesenmodell Laufzeiten von über 20 Jahren und mehr mit Wechselraten von rund 5 %. Im viel zitierten skandinavischen Prothesenregister schnitten zementfreie Hüftprothesenmodelle wider Erwarten schlecht ab, da in dieses Register keine Zweymüller-Prothesen aufgenommen wurden.
- Dass sich so **wenige** für **Langzeitdokumentationen interessieren**, ist ein Generationenproblem. „Aus dem Auge, aus dem Sinn!" heißt das Motto. Ich vermisse bei der neuen Generation zuweilen die Gewissenhaftigkeit der experimentellen Chirurgie mit dem genauen Planen mit Sorgfalt – im Interesse des Patienten. Wir mussten enorm viel Zeit aufwenden, um ein klein wenig weiterzukommen in unserem Wissen. Heute schauen die Ärzte auf die Informationen der medizinal-technischen Industrie und denken, dass diese schon korrekt seien.
- Die **Kontinuitätssicherung** der Langzeitdokumentation ist eine Teamaufgabe. Das ganze Team, vom Chef über die leitenden Ärzte, Sekretärinnen und Physiotherapeutinnen, muss an dieser komplexen Aufgabe interessiert sein und sich dafür einsetzen. Man kann das nicht als „Einzelmaske" machen. Wenn größere Personenfluktuationen im Team auftreten, wird's schwierig.
- **Endoprothesenregister** sind wie alle Dokumentationsregister so gut wie die Daten, die man in sie eingibt. Das skandinavische Endoprothesenregister gab die zementfreien runden Hüftprothesenschäfte ein, nicht aber die kantigen Zweymüller-Schäfte. Erstere waren Versager und belasteten die Erfolgsquote, Letztere erschienen gar nicht im Endoprothesenregister und konnten so die Erfolgsquote auch nicht verbessern. Die letzte Wahrheit wird auch beim Endoprothesenregister nicht gefunden werden!
- Die **Patienten** mit reparierten Kniebinnenläsionen können gerade im Rehabilitationsverlauf enorm viel zum **positiven Outcome** beitragen. Der bei einer Knieverletzung rasch einsetzende Muskelabbau muss entsprechend schnell wieder aufgebaut werden. Schwierig ist es, die Beanspruchbarkeit und die Beanspruchung im Gleichgewicht zu halten. Wird die Beanspruchbarkeit eingehalten, dann kann die Beanspruchung auch zeitlich sinnvoll gestaltet werden. Scott Dye aus San Francisco konnte skelettszintigraphisch nachweisen, dass vordere Kreuzbandrekonstruktionen bis zur vollen Restitution über 2 Jahre benötigen.
- Bei den Langzeitresultaten und der **Klinikqualität** verhält es sich wie bei einer guten Fußballmannschaft. Sowohl die Fußballmannschaft als auch die Klinik sind nur im Team stark. Im Team erbringen wir gute Langzeitverläufe.
- Gerade in der Kniechirurgie nehmen **neue Techniken** erheblichen Einfluss auf die Langzeit-Follow-ups. Wir kontrollierten unsere Patienten mit revidierten Kniebinnenläsionen bis 2 Jahre nach dem Eingriff. Wenn wir mit einer bestimmten Technik gute Resultate erzielten, dann wurde es für neue Techniken schwierig, besser zu sein. Gerade die präzise anatomische Rekonstruktion ist das A und O bei Kniebinnenläsionen. Neben dem Zentralpfeiler ist auch die Peripherie ein gewichtiger Faktor. Was wurde noch vor 30 Jahren in dieser Beziehung gesündigt. Heute wissen wir, wie wichtig der Meniskus als Rotationsbremse ist, wie essenziell die Menis-

18.1 · Interview mit Werner Müller

kusfixation an der Kapsel ist. Auch mit dem bloßen Schließen des Hiatus popliteus kann der anterolaterale Pivot-Shift merklich reduziert werden. Und dabei kommen von der Industrie immer wieder neue Fixationstechniken. Sie lieferten uns Interferenzschrauben zum Stückpreis von 700 Schweizer Franken!

- Das Problem der **Privatkliniken** in Basel bestand für uns darin, dass wir auf allen Ebenen Fachleute ausbildeten und diese dann von den Privatkliniken abgeworben wurden. In den USA betreiben im Vergleich zur Schweiz wesentlich mehr Privatkliniken Forschung mit Ausbildung.
- Eine **Grundkonstitution** verändert Langzeitverläufe. Wir können als Vergleich den gut trainierten Sportler nehmen. Er schneidet im Langzeitverlauf besser ab als der Gelegenheitsskifahrer. Der trainierte Sportler verfügt über die besseren Koordinationsfähigkeiten. In diesem speziellen Fall bezeichnen wir wenig beanspruchte Muskulatur als schwache Grundkonstitution.
- Bei rekonstruierten Kniebinnenläsionen hielten wir **Kontrollintervalle** von 3, 6, 12, 18 und 24 Monaten für sinnvoll. Auch bei Einführung von technischen Modifikationen bewährten sich diese Zeitintervalle. Wir tendierten bei den Modifikationen immer mehr zur anatomischen Anpassung und Vereinfachung. Verdoppelungen oder Umsetzen von Sehnenstrukturen bewährten sich langfristig nicht.
- **Infekte** am Knie sind eine Katastrophe. Trotz langer Operationsdauer und vielen Revisionsinterventionen an externen Patienten hatten wir eine niedrige Infektquote. Ich war bei der Überwachung der Asepsis ein eigentlicher Diktator, musste mich oft auch gegenüber der Anästhesie durchsetzen. Interessant ist meine Beobachtung, dass bei Sportlern die Infektrate höher liegt. Ist es möglich, dass sich der Leistungsstopp mit entsprechender Muskelmassenreduktion auch auf den Eiweißstoffwechsel auswirkt?
- Wieder funktionstüchtige Kniegelenke bringen den Patienten im Langzeitverlauf eine gute **Lebensqualität**. Ich hatte unzählige Patienten, die über Jahre auswärts multiple Male am Knie operiert wurden. Ein Rekord bestand in 15 Voroperationen. Ich war dann der 16. Operateur. Solche Patienten können über wiedergefundene Lebensqualität viel erzählen.
- **Archivaufhebungen** erfolgen oft aus finanziellen Überlegungen. Für die Ausbildung unserer Ärzte ist dies ganz ungenügend.
- Ob **Universitätskliniken** für eine gute Langzeitdokumentation prädestiniert sind, wage ich zu bezweifeln. Zu groß scheinen mir die Personalfluktuationen, zu häufig die Chefwechsel. Geeigneter erscheinen mir da kompakte Klinikeinheiten, die mit ihren Teams ein Ziel verfolgen und perfektionieren.
- Für die optimale Archivierung benötigen wir die bestmögliche Technik. Dies ist heute zweifellos die **digitale Archivierung**.
- Eine Archivierung für **10 Jahre** scheint mir zu pauschal. Anhand digitaler Methoden sollte eine individuelle Zeiteinteilung möglich sein. Ein bei einem über 80-jährigen Patienten implantiertes Kunstgelenk wird wohl kaum über Jahrzehnte zu verfolgen sein.
- Eine **individuelle Archivierung** durch die Patienten selbst ist wohl zu unsicher.
- **Chirurgische Fehlleistungen** belasten Langzeitverläufe deutlich. Wir hatten am Bruderholzspital ein weitgefächertes, internationales Patientenkollektiv mit Knieaffektionen. Bei 3 von 4 meiner Knieoperationen handelte es sich um Revisionseingriffe. Da erübrigt sich ein Kommentar bezüglich

- chirurgischer Fehlleistungen. Ich hatte gar häufig junge Drittklasspatienten operiert, die nicht mehr arbeitsfähig waren, heute sogenannte Therapieversager. Solche schwierigen Revisionsrekonstruktionen muss der meist Erfahrene durchführen.
- Langzeitresultate können auch über **weite Distanzen** auf unkonventionelle Weise manifest werden. Kürzlich rief mich eine 63-jährige Frau aus Bad-Tölz spontan an und wollte mir einfach 25 Jahre nach der Operation danken. Sie zog sich beim Skilaufen mit 34 Jahren eine happige Kniebinnenläsion zu, hatte 4 Jahre mit Operationen permanente Schmerzen auch im Alltag mit Behinderung. Mit 38 Jahren führte ich eine Rekonstruktion durch. Heute ist sie ohne jegliche Behinderung schmerzfrei und kann wieder Golf spielen, Bergwandern und Skilaufen. Die Operation sei vor 25 Jahren ihr bestes Geschenk gewesen. – Auch wenn es sich hier nicht um wissenschaftliche Nachkontrollen handelt, gibt es uns als Langzeiterfolg eine hohe Genugtuung.

18.2 30-Jahres-Verlauf nach Ersatz des vorderen Kreuzbands mit Ligamentum patellae bei Profifußballspieler

Der damalige Mittelstürmer S.M. beim FC Basel war im Februar 1976 23 Jahre alt, als er sich bei einem Zweikampf im Liga-Cup-Spiel Young Fellows Zürich – FC Basel verletzte. Man hatte es am Spielfeldrand von der Bank aus krachen hören … S.M. erlitt eine grobe Bandverletzung mit eindeutiger vorderer Schublade und vollständiger Ruptur des vorderen Kreuzbands am rechten Knie.

Was tun? Ich war als behandelnder Sporttraumatologe des Klubs gefordert.

Zu jenem Zeitpunkt war mir schon klar, dass nur ein tauglicher Ersatz des vorderen Kreuzbands (VKB) infrage kam, denn konservative Therapie oder eine reine Naht des vorderen Kreuzbands hätte den für den Klub wichtigen Spieler nicht zurück aufs Feld gebracht. Also entschloss ich mich mit Mut erstmals bei einem Spieler des FC Basel zu einem Ersatz des vorderen Kreuzbands mittels eines Streifens aus dem Ligamentum patellae.

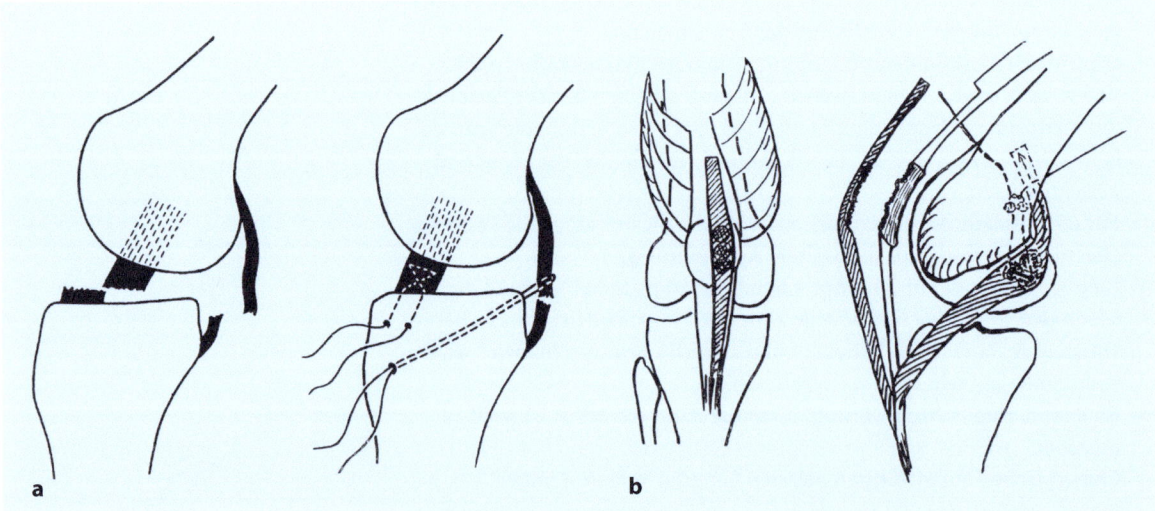

Abb. 18.1a,b Unsere vordere Kreuzbandersatztechnik von 1976/77. Die posteromediale Kapselbandkomponente fand schon Berücksichtigung. (Aus Müller 1982)

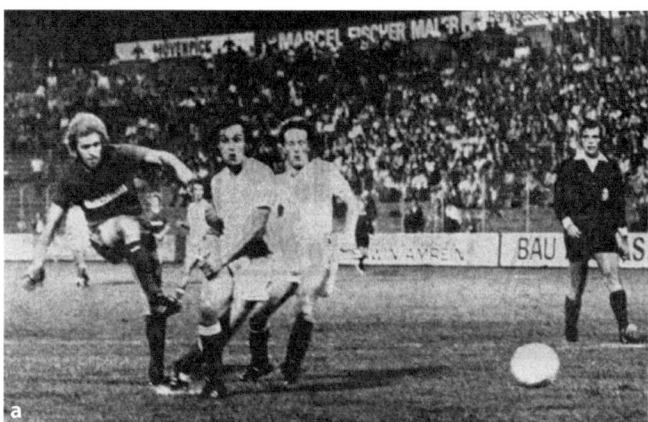 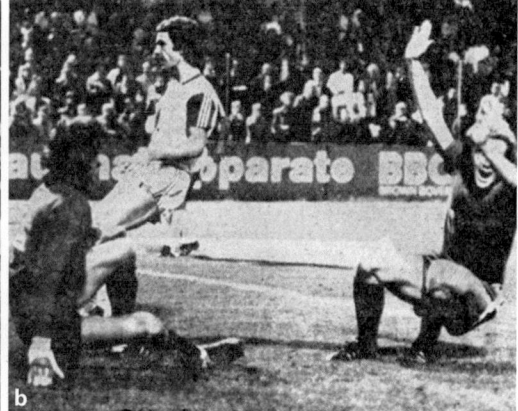

Abb. 18.2 2a,b Mittelstürmer S.M. beim Torschuss mit dem operierten rechten Bein nach seinem erfolgreichen Comeback. Er spielte weiter in der obersten Liga bis 1988

Dem freien Transplantat traute ich noch nicht. Also ließ ich den Streifen distal an der Tibia gestielt und bewahrte fein säuberlich für die Erhaltung der Zirkulation die vorne auf dem Ligament verlaufende anteriore Längsarterie (Abb. 18.1a,b). Ich wusste seit Menschiks Arbeiten von 1974 genau, wo das Neoersatzligament anatomisch präzis eingesetzt werden musste. Da die Länge des Transplantats ein Problem sein konnte, schuf ich Längenreserve mit der Fortsetzung des Transplantats in die Galea aponeurotica der Patella und ließ für die Festigkeit und für die Knochen-zu-Knochen-Verankerung Knochenchips von der Patellavorderfläche am so verlängerten Sehnenstreifen. Der transtibiale Kanal war für das schonungsvolle Passieren groß genug und seine Öffnung im Gelenk genau im sogenannten „foot print". An der hinteren Innenseite des lateralen Femurkondylus frischte ich die Oberfläche an und fixierte das Transplantat mit transossären Nähten durch den Femurkondylus nach außen am anatomischen Ort.

Die initiale Ruhigstellung erfolgte in einem temporären Gipstutor in 40° Flexion, den wir nach 2 Wochen wechselten und in mehr gestreckter Stellung weiter beließen, bis man mit einer abnehmbaren Streckhülse das Erreichen der vollen Beweglichkeit mit kräftigender Physiotherapie erlauben konnte.

Die genauen Details des zeitlichen Ablaufs sind nicht festgehalten, aber für die Rückrunde nach der Sommerpause war S.M. wieder als wichtiger Mittelstürmer im Einsatz (Abb. 18.2a,b). Er erlitt später noch komplizierend einen Muskelfaserriss im Quadrizeps, aus dem sich eine typische, persistierend schmerzhafte Hämatomzyste entwickelte, die operativ verschlossen werden musste. 1 Jahr später kam es noch zu einer fibulotarsalen Bänderverletzung am Fuß, die ich mit Nahtrekonstruktion behandelte. S.M. war zu jenen Zeiten schon wieder voll in der ersten Mannschaft integriert, trachtete aber danach, Zweikämpfe zu meiden. Er spielte regelmäßig weiter bis 1978, wirkte dann als Schiedsrichter und von 1989 an gar als renommierter und sehr respektierter FIFA-Schiedsrichter auf den internationalen Fußballfeldern mit regelmäßigem Einsatz bis Ende 1997 (Abb. 18.3a,b). Dann spielte er noch für kurze Zeit mit den Veteranen des FC Grenchen weiter Fußball. Bis heute ist S.M. sportlich aktiv fit und erteilt immer noch an der Sekundarschule Grenchen Sportunterricht.

In den jüngsten Jahren stellten sich mit zunehmender Varusentwicklung belastungsabhängige Beschwerden ein. Beidseits befinden sich die Knie in einer Varusachse, wobei sich von 3 Querfingern (QF) Gesamtkondylenabstand 2 QF auf das rechte und 1 QF auf das linke Knie beziehen.

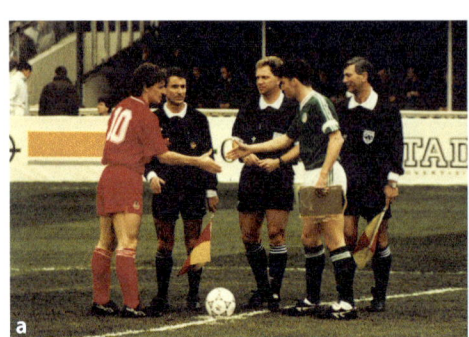
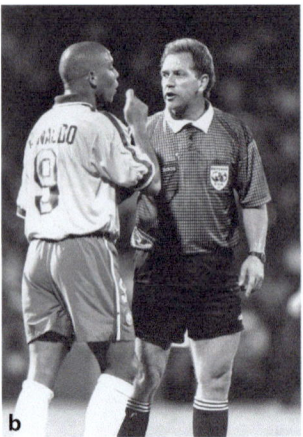

Abb. 18.3 a,b Von 1988 bis Ende 1999 war er weiter in den internationalen Fußballstadien als FIFA-Schiedsrichter regelmäßig im Einsatz

Die orthopädische Kontrolle am 1.7.2014 alio loco ergab als Befund ein Kniegelenk mit einer Beweglichkeit F/E von 130-0-0° ohne Erguss mit medial leichter Aufklappbarkeit, einem positiven Lachman-Test ohne Anschlag und nun radiologisch einer fortgeschrittenen Arthrose des medialen Gelenkabschnitts mit aufgeriebener Knorpelschicht (Abb. 18.4a–c).

18.2.1 Diskussion

Es ist bekannt, dass einzelne Fußballspieler ohne vorderes Kreuzband auf höchstem Niveau weiterspielen konnten. Dass aber im vorliegenden Fall weitere 21 Jahre aktiv, zunächst 13 Jahre als Spieler und danach 8 Jahre als FIFA-Spitzenschiedsrichter, immer noch Leistungssport betrieben werden konnte, ohne dass eine Meniskusläsion oder eine andere Sekundärverletzung des Kniegelenks aufgetreten ist, lässt doch den Schluss zu, dass durch die operative Rekonstruktion eine taugliche Funktion des vorderen Kreuzbands wiederhergestellt worden ist. Auch klinisch konnte ich in den ersten Jahren keine vordere Instabilität feststellen.

Es ist anzunehmen, dass sich unter kinematisch normalem Funktionsablauf die übrigen Strukturen des Gelenks, vor allem auch die Menisken, optimal restituieren konnten. Im seitlichen Röntgenbild (Abb. 18.4b) fehlt auch nach 38 Jahren noch die sonst bei chronischer vorderer Kreuzbandinsuffizienz typische Ausmuldung des medialen Plateaus nach distal und dorsal. Auch die Form der Fossa intercondylica spricht dafür, dass das VKB-Ersatzgewebe das laterale Kompartiment lange Zeit gut gehalten und gegen die Translation nach medial stabilisiert hat (Abb. 18.4c). Mit zunehmender Zeitdauer hat dann allerdings das Ersatzgewebe des VKB als Antivarus-Restraint der zunehmenden Varusbeanspruchung nicht mehr standgehalten.

18.3 Langzeitresultat eines außergewöhnlichen Patellaersatzes aus Beckenkamm nach Patellektomie

Die Leidensgeschichte von Frau D.Z., geb.1941, begann im April 1984 mit einer medialen Meniskektomie am linken Knie. Etwa 1 Jahr danach erfolgte eine

18.3 · Langzeitresultat eines außergewöhnlichen Patellaersatzes aus Beckenkamm nach Patellektomie

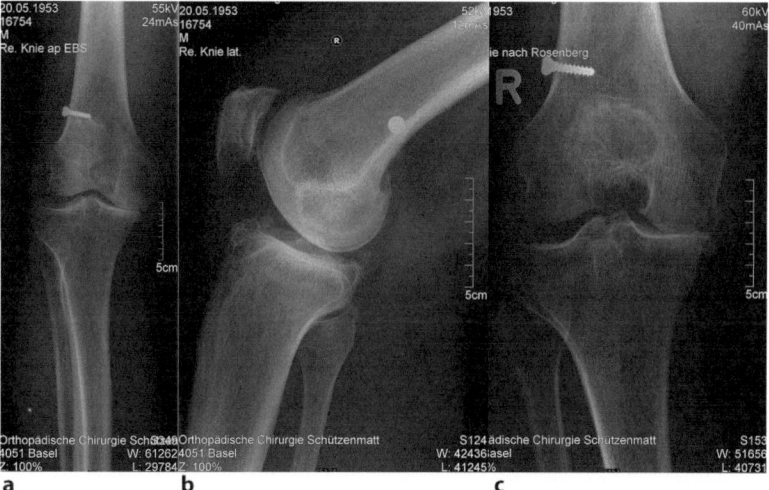

Abb. 18.4a–c Röntgenbilder des rechten Kniegelenks 38 Jahre nach Trauma und vorderem Kreuzbandersatz

Nachoperation. Da die Kniescheibe einen „unruhigen Lauf" hatte, wurde dann andernorts eine 3. Operation mit „Zügelung von Bändern und Sehnen" vorgenommen. Wegen ungenügenden Erfolgs folgte eine 4. Operation am selben Ort durch einen weiteren Operateur. Die andauernde Erfolglosigkeit mit Weiterbestehen permanenter Schmerzen führte zur Überweisung der Patientin zu einem höchst qualifizierten, nächsten Orthopäden. Es erfolgte die 5. Operation durch den nun 4. Orthopäden. Danach sei der unheilvolle Schaden total gewesen. Zur Tatsache des nicht behobenen 24-stündigen Dauerschmerzes, der auch das Leben in der Gemeinschaft beeinträchtigte, kam für die feinfühlige Frau bei dem deformierten Zustand des Knies mit den Narben und dem sichtbaren Defekt durch das Fehlen der Patella nur ein weiterer Eingriff infrage.

Die inzwischen 74-jährige Frau bestätigte und komplettierte mir am 15.5.2015 in einem langen Telefongespräch die Anamnese: Sie sei damals sogar mit der Absicht zu mir gekommen, eine Amputation des Knies am Oberschenkel durchführen zu lassen. Ich war in den 1970er Jahren bei Prof. Dederich in Bonn, um die Technik der osteomyoplastischen Amputation zu erlernen.

Bei der damals 46-jährigen gesunden Frau wollte ich nicht ablativ-destruktiv vorgehen, und es folgte der Plan – wahrscheinlich nach einer Idee von Gilles Bousquet, Lyon – die Patella mit einem autologen Knochenblock aus dem Bereich des hinteren Beckenkamms zu ersetzen. Der Eingriff erfolgte am 23.02.1989. Ich führte eine Kondylen-Trochlea-Aufrichteosteotomie mit Rekonstruktion des knienahen Streck-Brems-Apparats mit Patellatransplantation-Ersatzplastik aus der Beckenschaufel durch.

Nachdem die erste Etappe der Einheilung positiv verlaufen war und die Patientin stockfrei gehen konnte, folgte am 8.8.1991 die genaue Zentrierung des Neo-Brems-Streck-Apparats mittels Tuberositasosteotomie mit Relokation in den 3 Dimensionen. Am 12.07.1994 erfolgte eine arthroskopische Arthrolyse von Verwachsungen im oberen Recessus und lateral am Kondylus zum Retinaculum, das der Neopatella deswegen zu wenig Spiel ließ. Auch medial lief die Kapsel nicht verwachsungsfrei über die Kondylenrolle. Der Patellaersatz war mit Bindegewebe überzogen. Im Röntgenbild der 30°-Aufnahmen lag die Patella gut in Relation zur Trochlea und hatte von der Form her Patellaähnlichkeit.

2007 kam es zu einem Sturz aufs Knie. Seither war die Patientin in Kontrolle bei meinem früheren leitenden Arzt, der auch 1994 die Arthroskopie mit Lyse

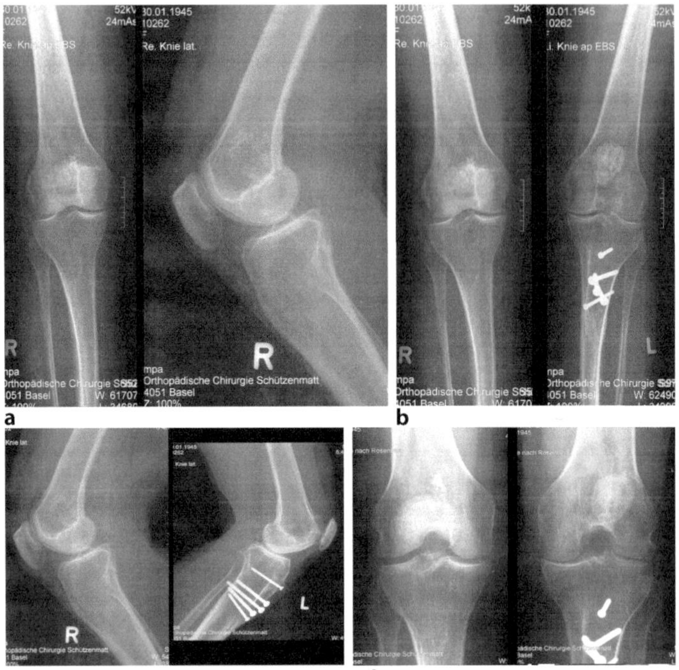

Abb. 18.5a–d Seitenvergleichende Knieaufnahmen vom 13.08.2013

durchgeführt hatte. Wegen wechselnder Schmerzkrisen wurde das Knie 3-mal mit Injektionen von Cortison behandelt. In seiner Praxis wurden auch die Röntgenbilder vom 13.08.2013 angefertigt (Abb. 18.5a–d).

Zusammenfassend sagte Frau D.Z.: Das Ganze sei für sie bis heute eine Riesenverbesserung, obwohl es Phasen mit Schmerzkrisen gegeben habe und sie wieder die Stöcke benutzen musste. Aber sie könne im ebenen Gelände Velo fahren und 1 h wandern. Seit 2007 habe man nie mehr einen Eingriff in Erwägung gezogen, und seit 3 Jahren sei sie ganz ohne Stöcke ausgekommen. Sie sei allerdings auch nie mehr ganz von Schmerzmitteln weggekommen, die sie aber vor dem Ersatz in Maximaldosis ohne Unterbrechung habe nehmen müssen. Eine positive Wirkung zur Linderung der Restschmerzen schreibt sie auch der Akupunktur zu, die sie in den letzten 3 Jahren durchführen ließ. Sie geht auch noch immer, zuletzt auf eigene Kosten, einmal pro Woche zur Physiotherapie, um die muskuläre Funktion und Kraft weiter aufrechtzuerhalten.

Literatur

Müller W (1982) Das Knie. Springer, Heidelberg, S 222–224

Langzeitresultate bei Infektionen

P. Ochsner

© Springer-Verlag Berlin Heidelberg 2016
R.-P. Meyer, H.-K. Schwyzer, B. R. Simmen (Hrsg.), *Langzeitresultate in der Extremitäten- und Wirbelsäulenchirurgie*,
DOI 10.1007/978-3-662-49090-7_19

> **Curriculum Peter Ochsner (1942)**
> - Meine Schwester wurde im Alter von 17 Jahren durch Prof. Francillon wegen der Scheuermann-Krankheit für Monate in eine Gipsschale gelegt. Nur wenige Stunden pro Tag durfte sie aufstehen! Mir wurde der gebrochene rechte Unterschenkel 1959 im Hirslanden Zürich operiert, weil angeblich eine Sehne im Wege gestanden hat. Nach 4 Wochen Gips war das Bein krumm und wurde nochmals gebrochen – Postikussyndrom – Fußverkürzung – relative Überlänge der Großzehe links – Hallux rigidus heute. Mit Komplikationen fing es an!
> - Mit Komplikationsbehandlung hört es auf, denn René Marti führte mich in Amsterdam in diese Tätigkeit ein und begeisterte mich bis heute für Patienten, bei denen „es" schief gelaufen ist – und immer noch sehe ich darin meine Berufung.

19.1 Interview mit Peter Ochsner

- Am Kantonsspital Liestal habe ich die von Prof. Hans Willenegger aufgebaute Schule der **Infekttherapie am Knochen** übernommen und weiter ausgebaut. Willenegger hat sich als Gründungsmitglied der schweizerischen AO (Arbeitsgemeinschaft für Osteosynthese) ganz besonders um Patienten mit Komplikationen nach Osteosynthesen gekümmert, deren operative Therapie gefördert und seine Überlegungen dazu mit eigenen Therapievorschlägen weitergegeben. Er begründete so ganz besonders den Ruf von Liestal bezüglich der Behandlung von Infektionen am Knochen.
- Eine **standardisierte Dokumentation** von Infektfällen im Langzeitverlauf ist **kaum möglich**. Zu verschieden sind die einzelnen Fälle – gerade beim traumatologischen Patientenkollektiv. Beim Röhrenknochen dringt der Keim ins Knocheninnere vor. Außen wird der Knochen durch periostale Knochenneubildung verdickt. Tote kortikale Knochenreste, die mit Bakterien besiedelt sind, werden dadurch immer mehr ins Zentrum verschoben. Dies ist der Grund dafür, dass mit einer Aufbohrung des Markraums bei chronischen Knocheninfektionen besonders auch nach 10 und mehr Jahren sehr gute Ergebnisse erreicht werden können. Ich stelle in diesem Buch meinen ersten Fall einer Markhöhlenbohrung 29 Jahre nach der Behandlung vor. Bei dieser Operation bauten wir auf den Erfahrungen unserer deutschen Kollegen aus der Unfallklinik Hannover auf, publiziert durch Zwipp, Gotzen und Haas (1984), die bei

alten chronischen Infekten als erste die Aufbohrung propagierten. Diese **Markhöhlenaufbohrung** ist zu einem wichtigen Prinzip bei der Therapie der chronischen Osteomyelitis geworden. Wir verfügen dazu über aussagekräftige Langzeitkontrollen.

- Für das Wiederauftreten von **Osteomyelitiden** gibt es zeitlich nahezu **keine Grenzen**. Ich betreue eine Patientin, bei der mit 13 Jahren eine Osteomyelitis am Femur durch hämatogene Streuung auftrat – dies noch vor der Antibiotikaära. Nach jahrzehntelanger „Ruhe des Keims" traten bei der damals 60-Jährigen am Oberschenkel Rötungen auf, 10 Jahre später mit Fistelbildung. Mit 70 Jahren revidierten wir dann die Fistel bei gleichzeitiger Markhöhlenaufbohrung – mit Erfolg. Bei solchen Fällen wären dementsprechend Beobachtungszeiten über Jahrzehnte sinnvoll. Je länger die Beobachtungsdauer, desto sicherer wird auch die Aussage über Resultate nach dieser Behandlung. Die definitive Einschätzung der Prognose eines Infekts wird wohl nie abschließend gelingen. In der Vor-Antibiotika-Zeit war die Prognose aber sicher ungünstiger.

- Beim **traumatologischen Patientenkollektiv** ist die Langzeitdokumentation mit einem **Follow-up von mindestens 50** Jahren besonders sinnvoll, erleiden doch gerade Männer ihre schweren Unfälle meist im Alter von 15 bis 35 Jahren. Ihre Überlebenszeit dürfte dann eben gut 50 Jahre betragen. Bei Knocheninfekten ist deshalb eine Beobachtung über Jahrzehnte wichtig. Dies ist auch bei Gelenkbrüchen und in Fehlstellung verheilten Frakturen richtig, treten doch auch hier Sekundärschäden erst nach langer Zeit auf. Rechtzeitig durchgeführte Korrekturosteotomien könnten viele Spätschäden verhindern. Verheilt demgegenüber eine Fraktur komplikationslos, achsengerecht und ohne Einbeziehung eines Gelenks, ist eine Langzeitbeobachtung nicht notwendig.

- Nur **wenige engagieren** sich für die Langzeitdokumentation, bedeutet sie doch einen großen Arbeitsaufwand. Es muss dies jemand mit „Herzblut" machen. Es braucht Personal, somit auch Geld. Ohne finanziellen Support hält das niemand durch. Ich habe beispielsweise seit meinem Stellenantritt in Liestal 1984 alle Daten zur Hüfttotalprothetik gesichert. Zur Bewältigung dieser Arbeit standen zunächst eine Dokumentationssekretärin, später zusätzlich ein wissenschaftlicher Assistent sowie ein Ingenieur zu Verfügung. Alle gespeicherten Daten wurden jährlich neu beurteilt und die Vollständigkeit der Verlaufskontrollen überprüft. Um den großen finanziellen Aufwand für dieses Team zu decken, ging ich auf Sponsorensuche. Ein Spitalfonds, zum Teil aus unseren Privateinnahmen generiert, die Einnahmen aus den durch die Krankenkassen bewilligten Kontrollen, aber – vermittelt durch M. E. Müller – auch Geld der Firma Sulzer unterstützten uns finanziell.

- Die **Kontinuitätssicherung** von Langzeitdokumentationen hängt nicht nur von den zur Verfügung stehenden finanziellen Mitteln ab. An den schweizerischen Krankenhäusern ist nur eine Dokumentationspflicht für 10 Jahre gesetzlich festgelegt. Was anschließend mit der Dokumentation geschieht, ist stark von den jeweiligen Führungsverantwortlichen abhängig. Eine Ausnahmestellung nimmt die SUVA (Schweizerische Unfallversicherungsanstalt) ein. Bei der SUVA werden die Daten von Rentenfällen unlimitiert aufbewahrt. Der Grund liegt unter anderem darin, dass bei der SUVA die Heilungskosten und die Rente in gleicher Hand sind, womit die SUVA ein großes Interesse an einer guten Patientenbehandlung hat. Bei den Krankenkassen ist dies anders. Diese müssen keine Rentenkosten übernehmen, was ihr Interesse an einer perfekten Behandlung mindert.

- Von unserem **nationalen Endoprothesenregister "SIRIS"** ist meines Erachtens nicht allzu viel zu erwarten. Es ist in seinem Aufbau praktisch identisch mit den skandinavischen Registern. Die Zahl der erfassten Kunstgelenke ist groß, die Zahl der eingeschlossenen Kontrollparameter aber klein. Eine Aussage kann beispielsweise lauten: In der Infektprophylaxe schneidet bezüglich des Auftretens späterer Infektionen der antibiotikahaltige Zement mit 0,1 % besser ab als der Zement ohne Antibiotika. Einzig bei der Einführung von neuen Prothesenmodellen können solche Prothesenregister **Signalwirkung** haben, wenn sich beispielsweise die Wechseloperationen eines neu eingeführten Prothesenmodells nach 5–8 Jahren häufen. Dann kann man – gegen den meist vehementen Widerstand der Hersteller – versuchen, solche Versagerprothesen auszumerzen.
- Werden **Langzeitresultate durch die örtliche Zusammensetzung des Patientenkollektivs beeinflusst?** Ich denke schon. In unserer basellandschaftlichen, von Bauern und Handwerkern dominierten Region sind 55–60 % der Hüfttotalprothesenträger Männer und bloß 40–45 % Frauen. Im internationalen Vergleich ist es gerade umgekehrt. Gerade Männer weisen eine ungünstigere Langzeitprognose auf, wodurch mit größeren Revisionsraten zu rechnen ist.
- Ich sorgte mich lange Zeit, dass wir als **Ausbildungsklinik schlechtere Langzeit-Follow-up-Resultate** haben würden als Kliniken mit fehlender oder geringer Weiterbildungsfunktion. Viele junge Assistenten durften unter Aufsicht des Kaders in die Operationstechniken eingeführt werden und ihre „learning curve" absolvieren. Wir mussten gleiche Qualität erbringen, und dies gelang auch. Wir wiesen glücklicherweise im Quervergleich ebenbürtige Resultate auf.
- Bei der Einführung von **neuen Implantationstechniken** sehe ich immer wieder problematische Aspekte. Der vordere Zugang in der Hüftprothetik beispielsweise weist eine belastete „learning curve" auf. Die Pfannenplatzierung scheint einfach, die Schaftplatzierung ist erschwert, Luxationen und Infektionen mit ungewöhnlichen Bakterien treten postoperativ häufiger auf. Aus einem minimal-invasiven vorderen Zugang ist die Revisionschirurgie nur beschränkt machbar.
- Inwiefern **Privatkliniken** in Langzeitdokumentationen eingebunden werden, hängt von verschiedenen Faktoren ab. Im Prinzip brauchen wir zur Langzeitdokumentation Referenzzentren. Die SGOT-Mitglieder (Schweizerische Gesellschaft für Orthopädie und Traumatologie) sind zur Mitarbeit beim nationalen Endoprothesenregister „SIRIS" verpflichtet. Große orthopädisch-traumatologische Kliniken haben eine Verantwortung in Lehre und Ausbildung. Sie müssen bestimmte Fachgebiete bearbeiten und ihr Wissen weitergeben. Dies müssen sie tun aufgrund verbesserter Patientenkontrollsysteme. Eine Privatklinik kann das nur sehr beschränkt, außer sie hätte dazu einen Lehrauftrag. Meines Wissens existieren in der Schweiz keine solchen Privatkliniken.
- Die **Zeitintervalle** in der Langzeitdokumentation sollen bei neuartigen Implantaten engmaschig sein. Bei bewährten Modellen bewähren sich nach stabilisierter Situation lange Abstände, ca. alle 5 Jahre. Dafür ist es sinnvoll, die Patienten über sehr lange Zeiträume in Kontrolle zu behalten.
- In den **internationalen Registern** nehmen die Infektkomplikationen zu. Die Gründe dafür sind nicht so klar. Teilweise hängt dies wohl mit der heute besseren Diagnostik zusammen. Durch viele Gewebsentnahmen und lange Bebrütung kann zum Beispiel ein Infekt mit Propionibakterien sicherer erfasst werden. Die Zunahme dieser Infekte beträgt ca. 5 %. Die

in der Testung befindliche Multiplex-PCR-Untersuchung, eine genetische Testung des Probematerials, bringt wohl auch bei toten Bakterien innert Stunden die Antwort der verantwortlichen Bakterien und ihrer wichtigsten Resistenzen. Da auch sehr empfindliche Bakterien wie **Abiotrophia adiacens** rasch erfasst werden können, werden dann wohl noch mehr Infektionen erfasst.

- Langzeitresultate und **Lebensqualität** sind nur bedingt synonym. Die internationalen Register machen keine Qualitätsaussagen. Angaben über Schmerzen, über Hinken oder andere Behinderungen finden sich darin nicht. Auch im Endoprothesenregister „SIRIS" werden diese Parameter nicht aufgeführt. Solche Aussagen werden wohl auch in Zukunft kleineren Registern auf Klinikbasis wie zum Beispiel in Liestal vorbehalten bleiben.
- Die **Aufhebung von Langzeitarchiven** ist fatal. Ein modernes, heute digital angelegtes Archiv ist meist so gut, dass es problemlos über Jahrzehnte geführt werden könnte.
- Allgemein Krankenhäuser zur Langzeitdokumentation zu **verpflichten** bringt nichts. Man muss Anreize setzen, und die gehen – wie so oft – über eine finanzielle Unterstützung. Da kommt es dann jeweils stark auf die Fantasie der Klinikführung an. Ich habe das bei mir selber organisiert!
- Bei der Aufbewahrung der Patientendokumente müssen wir fordern, dass **Langzeitkontrollen wichtiger Patientengruppen über Jahrzehnte** möglich bleiben. Wir von der SGOT (Schweizerische Gesellschaft für Orthopädie und Traumatologie) müssen uns zweifelsohne mehr einbringen. Die 10-Jahres-Schranke muss fallen. 25 Jahre Archivierungsdauer ist ein Minimum. Braucht es bei der Erfassung der Resultate nach Endoprothesen 5 Jahre, bis die genügende Fallzahl zusammengetragen ist, wäre dann das Studium von 20-Jahres-Resultaten für die Untersuchung von Gelenkprothesen ein Muss.
- Die **Dokumentation** erfolgt heute **digital**. Die digitale Bilddokumentation muss wie die Textdokumentation möglichst lange Bestand haben. An der orthopädisch-traumatologischen Klinik in Liestal erfolgt die Archivierung seit 15 Jahren digital. Meine persönliche Röntgenbilddokumentation ist analog und erstreckt sich über 30 Jahre. Die Umwandlung von analogen Röntgenbildern in digitale ist kostenintensiv, sodass man sich meist entscheidet, die analogen Daten zu entsorgen – auch heute am Kantonsspital Liestal. Damit stirbt die Langzeitdokumentation.
- Die **individuelle Konservierung** der Daten durch den Patienten selbst ist sicher eine gute Möglichkeit für seine persönliche Betreuung, nicht aber als Basis für Studien. Dennoch können wir aus Einzelfällen immer noch eine Menge lernen, allerdings ohne statistischen Wert. M. E. Müller hat uns vorgelebt, dass bei einer Langzeitdokumentation vor allem die schiefgelaufenen Fälle von Wichtigkeit sind. Die Fehleranalyse ist die effizienteste Art, solche Fehlleistungen auszumerzen und die Qualität unserer operativen Tätigkeit zu verbessern.
- Der Patient, den wir nach 20 Jahren nachkontrollieren, ist nicht mehr derselbe, der er vor 20 Jahren war. Das Resultat unserer Behandlung muss deshalb nach diesem Zeitraum mit der Durchschnittssituation eines **Menschen gleichen Alters in ähnlicher Lebenssituation** verglichen werden. Mein Schüler, Urs Müller, hat sich darum bemüht, die Lebenssituation der Menschen in den verschiedenen Lebensaltern, verschiedenen Geschlechts und verschiedener Berufsgattungen (Büroangestellter, Bauer, Hausfrau etc.) zu erfassen, um die Daten als Kontrollgruppe zur Verfügung zu stel-

len. Dies würde letztlich erst erlauben, das Erreichte tauglich vergleichend zu messen.
– Der **Wohnort** der Patienten kann das Resultat der Langzeitkontrollen beeinflussen. Die Patienten mit Primärimplantationen von Prothesen stammten zu über 90 % aus dem direkten Einzugsbereich unseres Krankenhauses. Sie entsprachen einem Durchschnitt einer Region und können für Kontrollen verhältnismäßig einfach erreicht werden. Demgegenüber ist der Einzugsbereich für Revisionschirurgie groß, wenn an einem Zentrum diese anspruchsvolle Chirurgie – anerkannterweise – besonders gepflegt wird. Damit wird die Erfassung dieser Patienten für Kontrolluntersuchungen schwieriger, die Langzeitkontrollen auch wesentlich aufwendiger.
– Abschließend darf gesagt werden, dass wir auf das Engagement vieler Orthopäden bezüglich Langzeitkontrollen von Patienten angewiesen sind. Jeder, der sich mit dieser Materie beschäftigen will, ist willkommen. Es ist ihm aber auch zu wünschen, dass er vor dem Start klare Zielsetzungen formuliert und diese kompromisslos und vollständig durchsetzt.

19.2 Markhöhlenaufbohrung einer 15 Jahre persistierenden posttraumatischen Femurosteomyelitis mit 29 Jahren Rezidivfreiheit

19.2.1 Einleitung

Chronische posttraumatische diaphysäre Osteomyelitiden gehörten zu den gefürchteten Knocheninfektionen, bei denen man nicht gern eine Langzeitprognose wagte. Häufig traten schon Wochen und Monate nach chirurgischen Eingriffen erneut Fisteln auf, sodass der Patient ob des jahrelangen Verlaufs psychisch schwer belastet wurde und nicht selten der akademischen Medizin den Rücken kehrte. Im Folgenden sei ein entsprechender Fall geschildert, bei dem es 14 Jahre lang ebenso ging.

19.2.2 Fallbeschreibung

Ein kräftiger, damals 26 Jahre alter Mann gerät 1970 mit seinem Motorrad auf die Gegenfahrbahn und verursacht einen schweren Verkehrsunfall, bei dem er sich eine Oberschenkelschaftfraktur links, eine distale intraartikuläre Oberschenkelfraktur rechts und eine distale Unterschenkelschaftfraktur rechts zuzieht. Die Frakturen der rechten Seite verheilen mit deutlichen intraartikulären Stufen im rechten Knie.

Nach einer Marknagelung des linken Oberschenkels kommt es bereits nach 2 Wochen zu einer massiven Infektion, worauf für etwa 26 Wochen eine Spülsaugdrainage eingerichtet wird. Damit lässt sich die fistelnde Infektion leider nicht beheben. Trotzdem kommt es zu einer Überbrückung der Fraktur, sodass man sich 3 Jahre postoperativ zur Marknagelentfernung und erneuten Spülsaugdrainage entscheidet. Darauf schließt sich das Fistelsystem (◘ Abb. 19.1a).

1976 treten erneut Schwellungen am rechten Oberschenkel auf, begleitet von Fieber und Schmerzen, doch der Patient lehnt eine weitere Behandlung ab, bis 1977 die Schwellung so stark ist, dass bei einer Inzision im Schwall massenhaft Eiter ausfließt. Daraufhin erfolgen 2 Revisionen mit Sequesterentfernungen. Nach vorübergehender Infektberuhigung kommt es 1979 zu pulsierenden Schmerzen (◘ Abb. 19.1b,c).

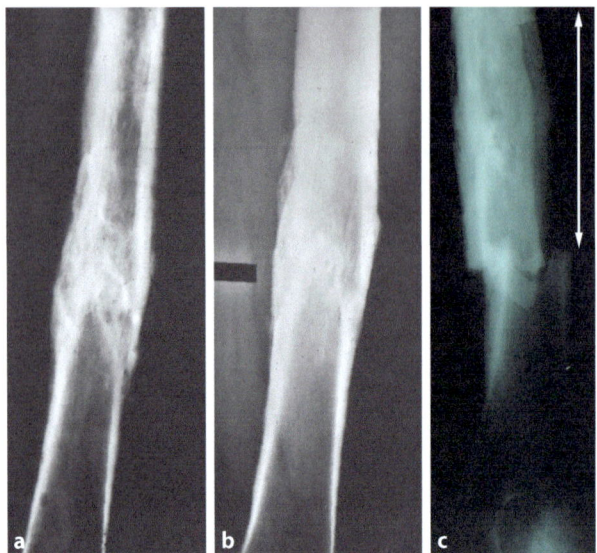

Abb. 19.1 **a** Circa 5 Jahre nach Unfall leidlich überbrückte Fraktur mit Anhaltspunkten für persistierende Sequester im Frakturzentrum; **b** nach 9 Jahren (1979) wesentlich ruhigere Knochenstruktur, aber Auftreten pulsierender Schmerzen; **c** nach Fensterung des Femurs von lateral *(Doppelpfeil)* bricht das Femur 10 Tage später. Plattenosteosynthese

Wegen eines Fensterbruchs, aufgetreten beim Sockenanziehen, wird eine Plattenosteosynthese durchgeführt (Abb. 19.2a). Ein chronisches Fistelsystem etabliert sich mit intermittierender Retention (Abb. 19.2b–d). Obschon eine Fistelrevision empfohlen wurde, entscheidet sich der Patient vorerst für Wurzelpulver, Kräuter und Zwiebeln aus der Hand eines Kräuterdoktors. Wegen ausbleibenden Erfolgs wird der Fistelgang exzidiert und der Ausgang der Fistel aus dem Knochen mittels einer Blockexzision entfernt (Abb. 19.3a). Das entfernte Knochenfenster zeigt viele Blutpunkte (Abb. 19.3b,c).

Die histologische Untersuchung ergibt keinerlei Anhaltspunkte für totes Knochenmaterial (Abb. 19.4a–c). Schon 4 Monate später bricht eine Fistel auf der Innenseite des Knies auf, aus der methicillinresistenter **Staphylococcus aureus** (MRSA) nachgewiesen wird (Abb. 19.3d). Auch unter Antibiotika breitet sich das System weiter aus, und eine Verbindung zur Femurmarkhöhle wird deutlich. Daraufhin wird dem Patienten eine Markhöhlenaufbohrung vorgeschlagen. Motiviert durch die Hannoveraner Gruppe, hat man diese Methode schon seit Längerem im Kopf (Lidgren und Törkholm 1980). Sie wird durch uns bei diesem Patienten am 23.8.1983 zum ersten Mal durchgeführt:

Der alte Zugang zur Marknagelung und derjenige zum Femurfenster werden eröffnet. Es gelingt, die enge Stelle der Markhöhle oberhalb des Fensters mit dem Führungsdraht zu überwinden, worauf mit den Markraumbohrern bis zu einer Weite von 18 mm aufgebohrt wird. Die Markhöhle wird ausgiebig gespült, um das Knochenmehl zu entfernen, worauf von proximal 2 Gentamicinketten in die Markhöhle eingeschoben werden, die nach 10 Tage wieder entfernt werden. Durch das Fenster wird ein Überlaufdrain ohne Sog in die Höhle gelegt, das nach 4 Tagen entfernt wird. Antibiotikatherapie für 14 Tage mit Gentamicin, 3-mal 80 mg i. v., dann für 4 Wochen mit Clindamycin 3-mal 300 mg i. v., abschließend peroral, total für 2½ Monate. Die Blutsenkungsreaktion erholt sich von postoperativ 136 mm in der 1. Stunde auf 25 mm. – Das C-reaktive Protein (CRP) wurde damals (1985) noch nicht bestimmt. – Innerhalb weniger Monate erholt sich der Patient von seiner chronischen Müdigkeit

19.2 · Markhöhlenaufbohrung einer 15 Jahre persistierenden posttraumatischen Femurosteomyelitis

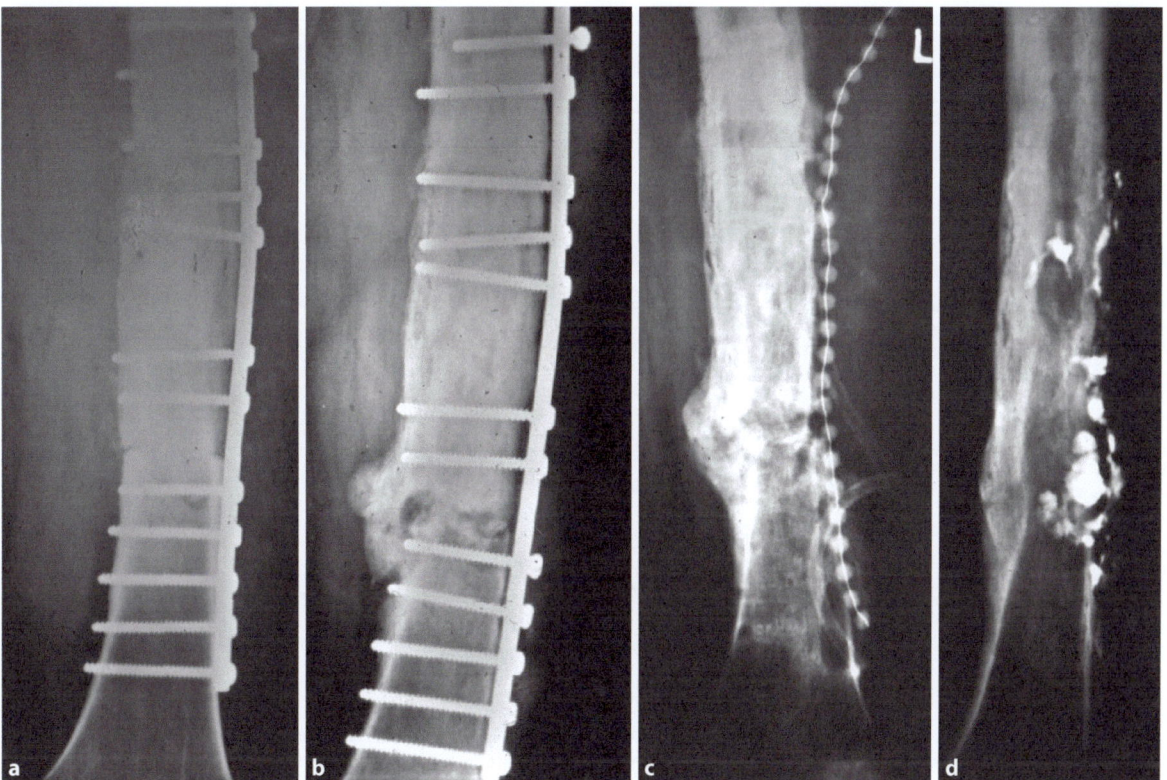

Abb. 19.2 a Plattenosteosynthese mit Fensterüberbrückung, worauf sich eine massive Infektion entwickelt. **b** Es bildet sich eine Infektpseudarthrose mit örtlichen Sequestern, sodass – **c** die Platte entfernt und das Plattenbett mit einer Gentamicinkette versorgt wird. Teilweise Frakturüberbrückung mit persistierenden, zentral liegenden Sequestern. Es etabliert sich ein Fistelsystem mit intermittierender Retention, begleitet von deutlicher Schlappheit und Schweißausbrüchen. **d** Fistelfüllung 1983

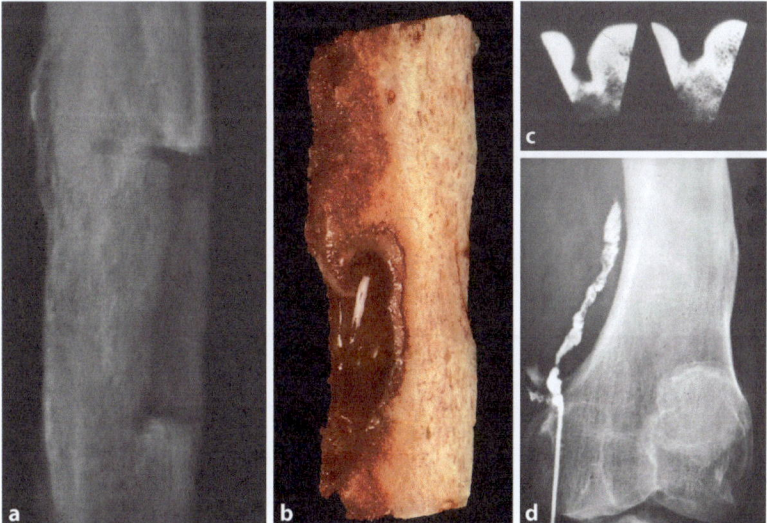

Abb. 19.3a,b Ein etwa 6 cm langer Knochenkeil wird unter Mitnahme der zentral liegenden Fistel ausgesägt, wobei gleichzeitig ein Teil des intramedullären Abszesses mitentfernt wird. Der Restabszess wird ausküretiert. **c** Zwei Sägeschnitte durch die Fistelzone. **d** Bereits nach 4 Monaten bildet sich eine Schwellung des Knies und eine Fistel bricht medial auf. Die Fisteldarstellung zeigt noch keine Verbindung zur intramedullären Osteomyelitis

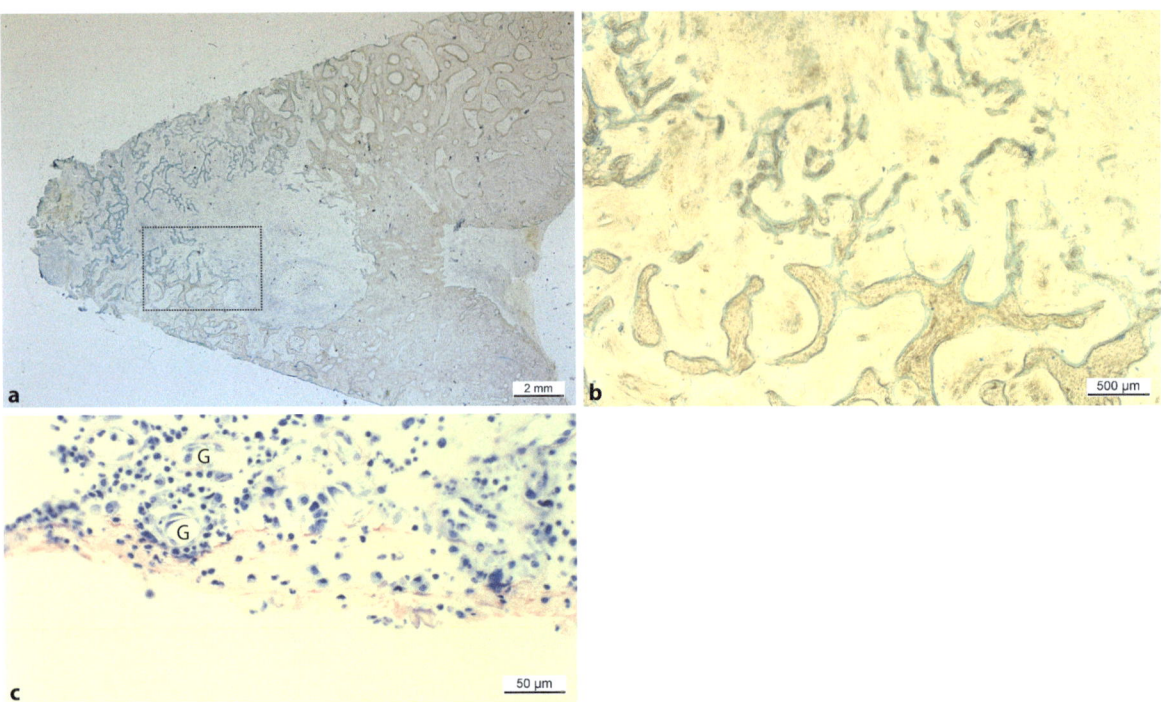

Abb. 19.4a,b Rechteckig ausgesägte Knochenzone rund um zentralen Fistelkanal. Dieser ist von frischgebildeten Knochenbälkchen umgeben (Detail). **c** Rund um die verschiedenen Gefäßlumina *(G)* finden sich zahlreiche segmentkernige Granulozyten

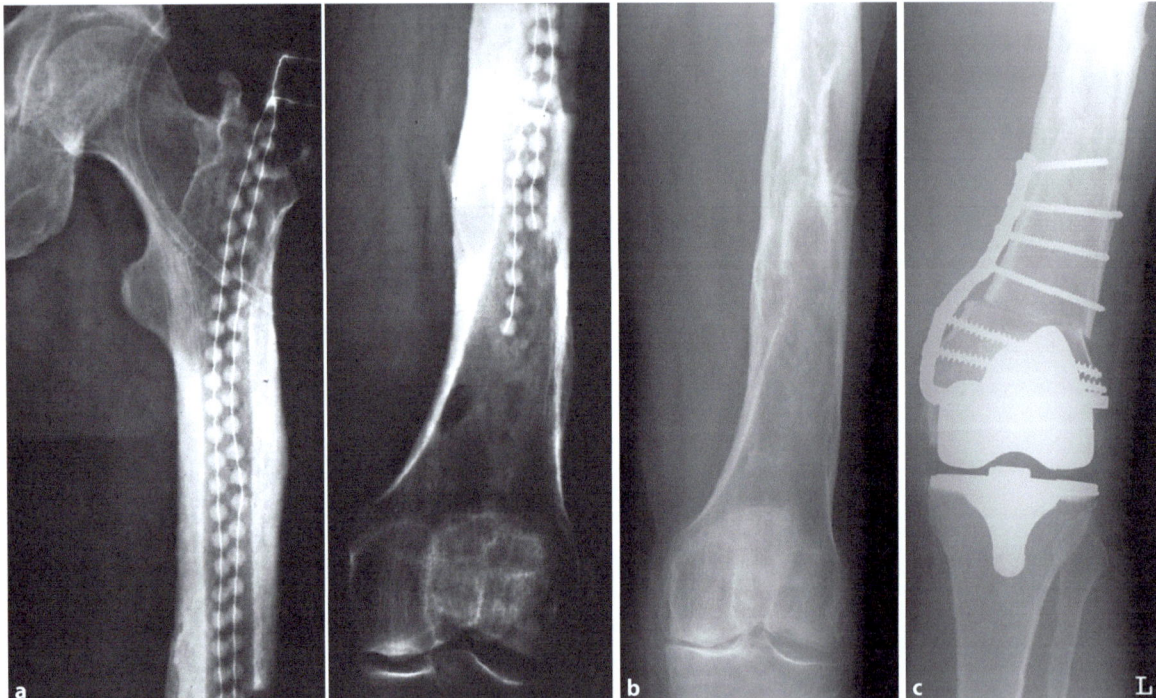

Abb. 19.5 a Nach der Markhöhlenaufbohrung ist deutlich, dass ganz besonders im Bereich des Isthmus viel Knochen weggebohrt wurde, während genau in dieser Zone die periostale Knochenverdickung besonders eindrücklich ist und der Knochen vor einer übermäßigen Schwächung geschützt ist. Es verbleibt ein übermäßiger Varus, der nicht korrigiert wurde. **b** 19½ Jahre später ist die daraus resultierende Arthrose so massiv, dass – **c** eine Knietotalprothese kombiniert mit einer suprakondylären Valgisationsosteotomie eingesetzt wurde

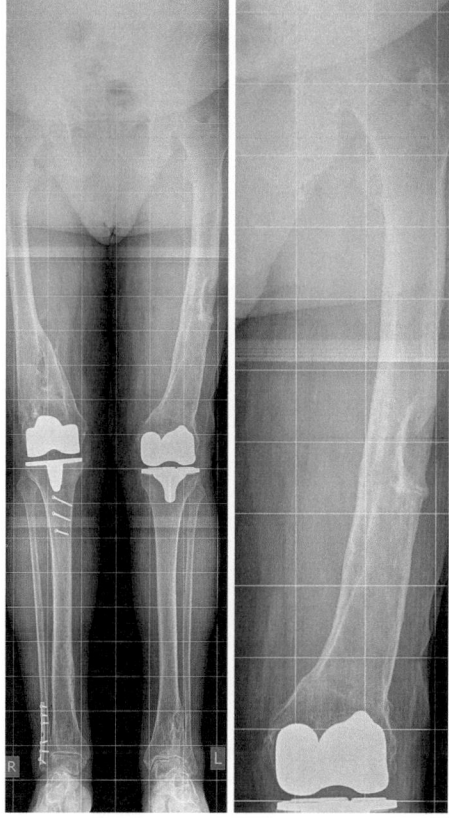

Abb. 19.6 10-Jahres-Kontrolle der Knieprothese links, 5-Jahres-Kontrolle rechts und gleichzeitig 29 Jahre nach der Markhöhlenaufbohrung. Der Patient ist beschwerdefrei. Gehstrecke ca. 4 km. Er unternimmt mit seinem Elektrovelo Touren rund um die Rigi und arbeitet – 70-jährig – als selbstständiger Architekt 12 h/Tag

und wird daraufhin nie mehr von einem Infektionsschub heimgesucht. Dafür wird er zunehmend von der posttraumatischen Gonarthrose rechts und später links (◘ Abb. 19.5b) geplagt. Bedingt durch die Infektanamnese warte ich mit der Implantation einer Knietotalprothese bis 2004. Sie muss wegen der starken Achsabweichung mit einer Korrekturosteotomie verbunden werden, macht den Patienten aber wieder beschwerdefrei (◘ Abb. 19.5c). 5 Jahr später wird rechtsseitig eine Knieprothese unter Zuhilfenahme einer Tuberositasosteotomie implantiert und gleichzeitig die Winkelplatte links entfernt (◘ Abb. 19.6).

19.2.3 Grundsätzliches zur Markhöhlenaufbohrung

Die Technik der Markhöhlenaufbohrung wurde schon vor mehr als 30 Jahren publiziert und durch uns 2-mal mit Nachkontrollen überprüft (Lidgren und Törkholm 1980; Zwipp et al. 1984; Ochsner et al. 1990; Ochsner und Brunazzi 1994). Die Methode ist bei chronischen Infektionen aus dem Instrumentarium der orthopädischen Chirurgie nicht mehr wegzudenken. Im Folgenden seien die wichtigsten Aspekte erörtert.

- **Typisches Bild**

Schematisch seien die Verhältnisse anhand eines Querschnitts durch die Diaphyse eines langen Röhrenknochens erläutert (◘ Abb. 19.7). Posttraumatische Osteomyelitiden entwickeln sich meist im Bereich der Diaphysen und führen dort zu einer dicken Schicht periostaler Knochenneubildung. Meistens gerade die Zone mit der engsten Markhöhle, der Isthmus, nimmt an Durchmesser

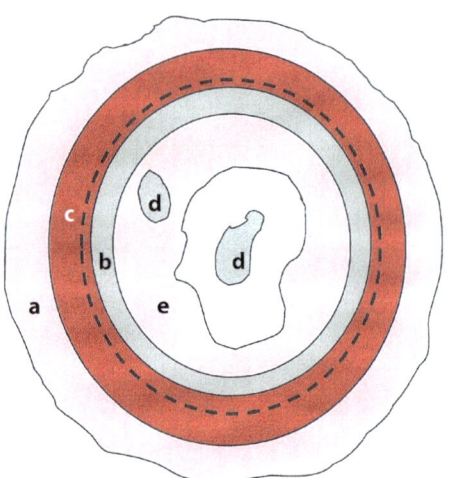

Abb. 19.7 Schematische Darstellung einer diaphylären posttraumatischen Osteomyelitis im Querschnitt

stark zu (◼ Abb. 19.7, a). Als Reaktion auf die Infektion wird damit jegliches tote Knochenmaterial zentralisiert (◼ Abb. 19.2, b,c). Wir unterscheiden ringförmige Knochennekrosen, herrührend von einer vorgängigen Markhöhlenaufbohrung, durchgeführt als Vorbereitung für eine Marknagelung (◼ Abb. 19.7, b), die sich von den äußeren, vital gebliebenen Anteilen der Diaphyse abgrenzen, und die kleinen, ins Zentrum verschobenen Sequester. Von innen her wird die Markhöhle durch endostale Knochenneubildung verengt, dies ausschließlich im durch die Infektion betroffenen Gebiet (◼ Abb. 19.7, e). Die zentralen Sequester (◼ Abb. 19.7, d) können durch diesen neuen Knochen eingescheidet oder im zentralen Restlumen zusammengedrängt werden. Dieser zentrale Restkanal kann stark eingeengt werden. Kommt es im Rahmen des wiederaufflammenden Infekts zu Eiterbildung, so fließt der Eiter in aller Regel nach distal ab, wo es zur Bildung einer kleineren oder größeren intramedullären Abszesshöhle kommt (◼ Abb. 19.3b). Es entsteht ein intramedullärer Eiterdruck, worauf der Eiter meist mittels eines kleinen Fistelkanals durch die Weichteile und dann durch die Haut abfließt. Führt man eine Knochenfenestration auf Höhe des Abszesses durch, kommt es nicht zur Heilung (◼ Abb. 19.1c, *Doppelpfeil*; ◼ Abb. 19.3a,b). Die wesentlichsten Anteile der Osteomyelitis liegen höher und werden nicht erfasst. Das Knochenfenster von ◼ Abb. 19.3a wurde im Bereich einer früheren Fensterung angelegt und besteht ausschließlich aus Knochen, der während der Infektion neu gebildet wurde. Zur Heilung wurde dadurch nichts beigetragen, wie dies durch das histologische Bild bestätigt wird (◼ Abb. 19.4a,b). Ziel einer Markhöhlenaufbohrung ist es, alle zentralen nekrotischen Knochenteile und Sequester zu entfernen, die oberhalb eines allfälligen Abszesses liegen. Die gesamten zentralen Areale müssen ausgebohrt werden (◼ Abb. 19.7 bis zum gestrichelten Kreis).

- **Markhöhlenaufbohrung**

Diese hat zum Ziel, den neu gebildeten und gut von peripher vaskularisierten periostalen Knochen zu belassen und unter dem Schutz dieser Manschette die zentralen Knochenzonen mit ihren kleineren und größeren Sequestern und Arealen von Knochennekrose radikal zu entfernen (◼ Abb. 19.7). Das Durchstoßen eines Führungsdrahts von proximal bis distal gelingt bei starker knöcherner Anschoppung der zentralen Zonen nicht immer und bedingt nicht selten das Anlegen eines örtlichen Fensters. In unserem Fall war das Fenster schon gegeben (◼ Abb. 19.5a,b). Um sicher alle distal gelegenen Abszesshöhlen zu erreichen, wird heute zusätzlich distal-metaphysär ein Knochenfenster angelegt und

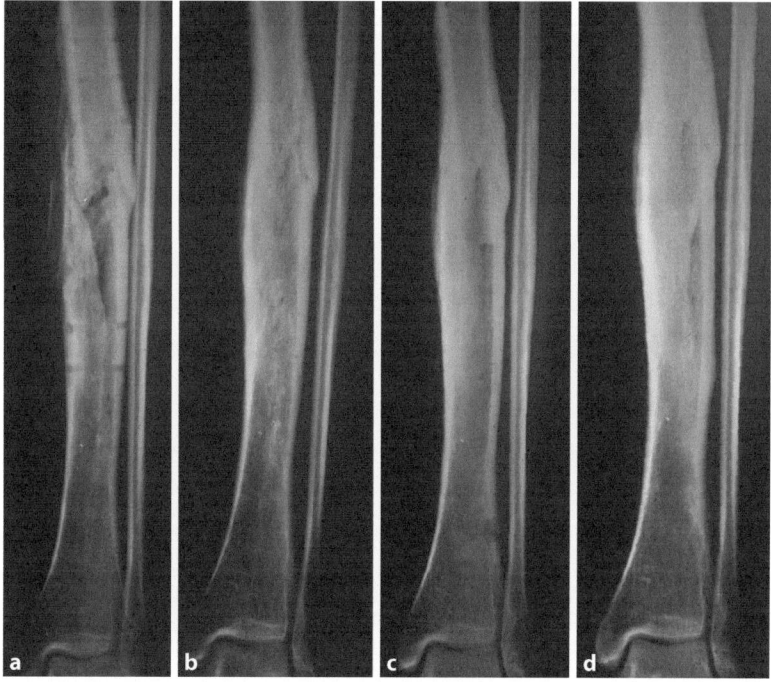

Abb. 19.8a–d (SD, männl., 1953) Plattenosteosynthese, Infektion. **a** Plattenentfernung 1½ Jahre nach Osteosynthese; **b** Persistenz einer fistelnden Infektion nach 8 Jahren; **c** postoperativ nach Markhöhlenaufbohrung mit Belassung einer regelmäßigen Wand, sichtbar das distale metaphysäre Fenster; **d** Situation 10 Jahre später

die Aufbohrung bis dort fortgesetzt (◘ Abb. 19.8). Das Ausmaß der Aufbohrung wird mit einem CT bestimmt. Dies erlaubt einerseits abzuschätzen, wo sich vor allem verdächtige Knochenareale befinden, und andererseits zu beurteilen, bis zu welchem Durchmesser aufgebohrt werden darf, sodass das verbleibende Knochenrohr genügend stabil bleibt. Um eine Überhitzung des Knochens zu vermeiden, müssen für das Aufbohren einerseits sehr scharfe Bohrköpfe verwendet werden, andererseits ist dringend zu empfehlen, Bohrsysteme zu verwenden, bei denen der Abfluss der Bohrerhitze durch einen intensiven metallenen Kontakt zwischen den Fräsern und den Bohrwellen gewährleistet ist (Baumgart et al. 1998). Anders als in unserem Fall (◘ Abb. 19.5) bemühen wir uns, die Aufbohrung auch im Fensterbereich möglichst zentral zu halten; dies erlaubt, dass alle inneren Knochenareale entfernt werden und die Diaphysenwand in ihrer Dicke so regelmäßig wie möglich bleibt (◘ Abb. 19.8c,d).

Ein zentrales Fenster erleichtert das bessere Ausspülen von Knochenmehl nach abgeschlossener Aufbohrung. Das Einlegen von Gentamicin-Palakosketten für 7 Tage verbunden mit einem Überlaufdrain für ca. 4 Tage wurde bis heute beibehalten, wobei die Kette bis in die distale Metaphyse vorgeschoben wird. In aller Regel dürfen die Patienten nach entsprechender radiologischer Kontrolle voll belasten. Je einmal mussten wir eine Fissur und einen Bruch durch ein Knochenfenster verzeichnen. Der letztere Patient litt unter einer Femurosteomyelitis bei Kniearthrodese. 2 Monate nach der Aufbohrung des Femur ging der Patient Skilaufen und erlitt den Fensterbruch bei einem Sturz.

■ Systemische Antibiotikatherapie

Zur mikrobiologischen Diagnosestellung eignet sich Gewebe aus tiefen Abszesshöhlen, Curettagematerial aus der betroffenen Markhöhle, Gewebe aus

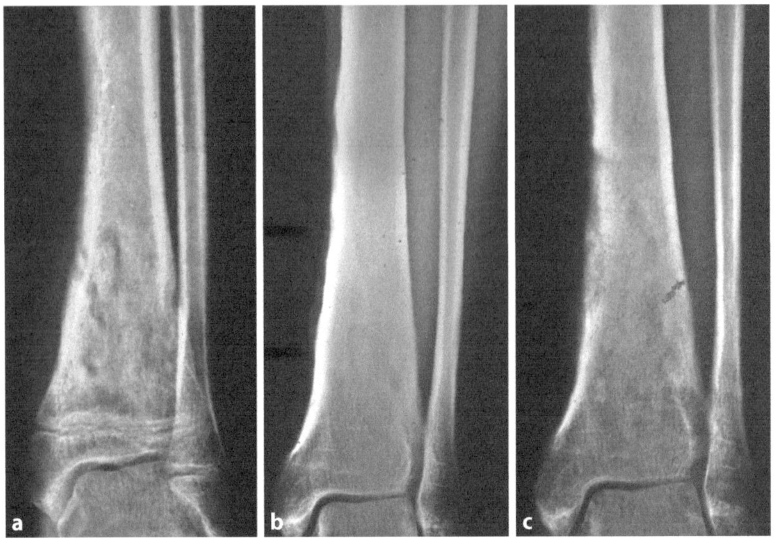

Abb. 19.9 (SB, männl., O. 9978) **a** Zustand 5 Monate nach hämatogener Osteomyelitis im Alter von 13 Jahren; **b** neuer Schub 14 Jahren später; **c** 2½ Monate nach Fensterung der distalen Metaphyse

den tiefen Teilen einer Fistel, allenfalls Eiteraspirat, aber keine Abstriche. Der Nachweis der verursachenden Bakterien gelingt nicht immer. Bei bekannter Mikrobiologie dauert die resistenzgerechte Antibiotikatherapie in der Regel 3 Monate. Während der ersten 2 Wochen werden die Antibiotika parenteral verabreicht.

- **Der besondere Fall der hämatogenen chronischen Osteomyelitis**

Bricht beim Jugendlichen eine hämatogene Osteomyelitis aus, so ist ihre Lokalisation immer metaphysär. Wird daraus eine chronische Infektion, bleibt sie mit ihrem Hauptfokus gelenknah. Damit ist sie einer Markhöhlenaufbohrung nicht zugänglich. Zur Ausräumung muss eine örtliche Fensterung der Infektzone durchgeführt werden, wozu man zusätzlich einen Satz verschieden großer Kugelbohrer benötigt (**Abb. 19.9**).

- **Resultate**

Bei einer Durchsicht wurden retrospektiv 44 Fälle untersucht, deren Markhöhlenaufbohrung mindestens 15 Jahre zurücklag. 16 Patienten starben vor dem Erreichen des Verlaufs von 15 Jahren. Von den verbleibenden 28 Patienten blieben 23 ohne Rezidiv (82 %), während 5 ein Rezidiv erlitten. Nach einer zweiten Markhöhlenaufbohrung blieben diese ohne Rezidiv. Oft spektakulär – wie bei unserem Fall – verbessert sich das Wohlbefinden der Patienten, indem Müdigkeitsgefühle und chronische Schmerzen verschwinden. Dieser Effekt ist allerdings schwer messbar.

19.2.4 Schlussfolgerungen

– Die Markhöhlenaufbohrung hat bei chronischen Osteomyelitiden in über 80 % der Fälle eine Chance auf einen Langzeiterfolg von über 15 Jahren.
– Für die Methode eignen sich nicht nur Infektionen nach Marknagelungen, sondern auch nach Plattenosteosynthesen (**Abb. 19.8**), da in allen

chronischen Osteomyelitiden Sequester durch periostale Neubildung zentralisiert werden.
- Die Methode muss sorgfältig geplant und mit scharfen und modernen Markraumbohrern mit guter Wärmeableitung durchgeführt werden.
- Das Ausmaß der Aufbohrung muss mit einer Computertomographie bestimmt werden.
- Eine systemische Antibiotikatherapie von mindestens 3 Monaten Dauer soll die Aufbohrung bei bekanntem Keim begleiten.
- Bei chronischen posttraumatischen Situationen muss immer auch beachtet werden, dass die natürlichen Beinachsen wiederhergestellt werden, um posttraumatische Gonarthrosen zu vermeiden (◘ Abb. 19.5; ◘ Abb. 19.6).
- Bei chronischen hämatogenen Osteomyelitiden soll die Sanierung in der Regel durch eine örtliche Fensterung geschehen.

Literatur

Lidgren L, Törkholm C (1980) Intramedullary reaming in chronic dyaphyseal ostomyelitis. Clin Orthop 151:215–221

Baumgart F, Kohler G, Ochsner PE (1998) The physics of heat generation during reaming of the medullary cavity. Injury 29(Suppl 2):B11–B25

Ochsner PE, Brunazzi MG (1994) Intramedullary reaming and soft tissue procedures in treatment of chronic osteomyelitis of long bones. Orthopaedics 17:433–440

Ochsner PE, Goesele A, Buess P (1990) The value of intramedullary reaming in the treatment of chronic osteomyelitis of long bones. Arch Orthop Trauma Surg 109:341–347

Zwipp H, Gotzen L, Haas N (1984) Die Markhöhlenaufbohrung bei chronischer Osteomyelitis des stabilen Femur und Tibiaschaftes. Chirurg 55:260–263

Langzeitresultate in der Wirbelsäulen-Neurochirurgie

F. Porchet

© Springer-Verlag Berlin Heidelberg 2016
R.-P. Meyer, H.-K. Schwyzer, B. R. Simmen (Hrsg.), *Langzeitresultate in der Extremitäten- und Wirbelsäulenchirurgie*,
DOI 10.1007/978-3-662-49090-7_20

> **Curriculum François Porchet (1959)**
> - Nach der Maturität Typus Naturwissenschaften in Liestal Medizinstudium an der Universität Basel
> - In der Folge Assistenzzeiten an mehreren Kantonsspitälern der Schweiz mit Schwerpunkt Chirurgie, im speziellen Neurochirurgie (Aarau, Chur, Zürich); die Ausbildung zum Neurochirurgen FMH wurde dann am Universitätsspital Lausanne abgeschlossen
> - Während der 15-jährigen Aktivität am Universitätsspital Lausanne Ausbildung im Spezialgebiet Neurochirurgie/Wirbelsäulenchirurgie
> - Zur Komplettierung der Ausbildung 6-monatiger Aufenthalt in den USA am Barrow Neurological Institute unter der Leitung von Prof. Volker Sonntag
> - Habilitation an der Universität Lausanne mit dem Nationalfondprojekt über adäquate Operationsindikationen betreffend Laminektomien bei Diskushernien
> - Nach der Berufung an die Schulthess Klinik im Jahr 2003 nun als Chefarzt im Departement der Wirbelsäule, Fachrichtung Neurochirurgie, tätig
> - Ausgedehnte wissenschaftliche Aktivitäten mit über 80 Publikation in „peer reviewed journals". Mitglied in verschiedenen nationalen und internationalen Gesellschaften. „Past president" der schweizerischen Gesellschaft für spinale Chirurgie. Vorstandsmitglied im Komitee der spinalen Abteilung der World Federation of Neurological Surgeons

20.1 Interview mit François Porchet

- Im Langzeitverlauf erhalten wir Hinweise zur Behandlung von komplexen Fällen. Solche Langzeitverläufe haben auch **Einfluss auf die Operationstechnik**.
- Wir dürfen aber nicht anhand eines „single remarcable case", den wir vor vielleicht 20 Jahren operiert haben, die ganze Technik auf den Kopf stellen. Da liegen auch die **Grenzen** von Langzeitverläufen.
- Langzeit-Follow-ups sind **nicht mehr sinnvoll**, wenn der Patient geheilt ist. Nach sanierter zervikaler Diskushernie erscheinen die Patienten zu den Langzeitnachkontrollen oft nicht mehr, ebenso nach einer Neurinom-

entfernung. So salopp dies tönt: Der Patient hat dieses Kapitel für sich abgeschlossen.
- Wenige Ärzte haben **Interesse** an Langzeitstudien. Diese sind ihnen zu aufwendig und werden überdies nicht bezahlt.
- Die **Kontinuitätssicherung** von Langzeitresultaten ist immer schwierig. Sie bedingen eine konsequent geführte Spitalstatistik oder/und setzen ein speziell geschaffenes Protokoll voraus. In der Wirbelsäulenchirurgie benützen wir seit über 8 Jahren das von uns aufgebaute Tango-Protokoll.
- Die **Beeinflussung** des Langzeit-Follow-ups nach Wirbelsäuleneingriffen durch den Patienten ist gering. Die sogenannte Nachbarsegmentpathologie folgt eher der „natural history" als der Belastung durch die Patienten.
- Konsequent durchgeführte Langzeitdokumentationen sind ein **Gütesiegel** für die Klinik. Sie sind ein klarer Beweis, dass unsere Arbeit sich im Langzeit-Follow-up bewährt.
- **Neue Techniken** sind gerade in der Wirbelsäulenchirurgie von großer Bedeutung. Im Vergleich zu anderen Spezialitäten in der Extremitätenchirurgie besteht auch ein gewisser Nachholbedarf. Bei den Diskusprothesen haben wir nun Verläufe von 15 und mehr Jahren. In der Traumatologie – beispielsweise bei instabilen Wirbelsäulenfrakturen – sind die Techniken ausgereift und weisen hervorragende Resultate auch im Langzeitverlauf auf.
Früher wurde die Pathologie der zur Verfügung stehenden Technik angepasst. Heute ist die Technik der Pathologie angepasst mit der Option auf multiple Zugänge, mit individuell entwickelter Instrumentierung und hochdifferenzierter Bildgebung.
- An **Privatkliniken** werden Langzeitstudien meines Erachtens nicht sonderlich gepflegt. Solche Studien sind ja aufwendig und ohne wirtschaftlichen Benefit. Es sind einzelne Operateure, die an ihren Patienten interessiert sind. Das sind aber „Einzelmasken", die nicht im Verbund arbeiten, was zu keiner Kontinuität führt.
- Ein **Grundmorbus** kann in der Wirbelsäulenchirurgie die Indikationsstellung und den Verlauf erheblich beeinflussen. Die pcP hat durch massiv verbesserte Medikation heute einen wesentlich besseren Verlauf. Die pcP-induzierten C1/C2-Instabilitäten sind selten geworden. Auch die Trisomie 21 mit ihren zervikalen Übergangsanomalien C_0-C_2 ist wegen der verbesserten pränatalen Diagnostik in unserem Patientenkollektiv seltener zu finden.
- Die zeitlich korrekten **Kontrollintervalle** bei Wirbelsäulenpatienten sind mit unserem Tango-Protokoll bis auf 10 Jahre definiert. Dieser Zeitraum sollte jedoch erweitert werden – und zwar ohne Limit! Dabei stoßen wir aber an personelle und materielle Grenzen. Spezifische Fragestellungen wie beispielsweise bei den Spondylolyse-/Spondylolisthesispatienten können wir aber bereits heute über unsere wissenschaftliche Abteilung abdecken.
- **Infekte** sind in der Wirbelsäulenchirurgie weniger gravierend als beispielsweise in der Endoprothetik. Auch bei Diskusprothesen haben wir eine gute „second line of defence" mit dem Ausbau der Prothese und Spondylodesierung.
- Die gute **Lebensqualität** bestätigt sich im Langzeitverlauf auch bei den zervikalen Spondylodesierungen. Der Befall der Nachbarsegmente, die sogenannte Anschlusssegmentdegeneration, ist auch auf lange Sicht gering. In einem Zeitabschnitt von 5 Jahren finden wir bei ca. 5 % unserer Patienten eine therapiebedürftige Alteration des Nachbarsegments.

- An unserer Klinik haben wir im Vergleich zu anderen Kliniken, auch Universitätskliniken, eine substanzielle **Langzeitarchivierung**. Dies ist das Verdienst der beiden Klinikgründer, der Professoren Gschwend und Scheier. Eine Archivaufhebung stand bei uns nie ernsthaft zur Diskussion oder konnte frühzeitig abgewehrt werden.
- Aus meiner Sicht sollten lediglich **Zentrumsspitäler** zu einer Langzeitarchivierung verpflichtet werden. Bei den kleineren Spitälern sind die Fallzahlen zu gering. Die Schweiz besitzt bei ihrer kleinen Populationszahl ohnehin im Vergleich zu großen Staaten keine eigentlichen Volumenspitäler, gerade in der Wirbelsäulenchirurgie.
- Die bei der Langzeitarchivierung anfallenden **Probleme** sind lösbar. Das bei analogen Archiven vorhandene Platzproblem fällt mit der Digitalisierung weg. Das medizinische und administrative Personal muss in jeder Klinik für die Bedeutung der Langzeitarchivierung sensibilisiert werden.
- Eine **10-Jahres-Guillotine** in der Archivierung darf es nicht geben. Wie bereits gesagt, sind wir bestrebt, unser Tango-Protokoll von 10 Jahren auf mindestens 20 Jahre auszudehnen.
- Die **Einbeziehung der Patienten** zur Dokumentation ihrer Langzeitresultate wäre den Versuch wert. Es bestehen bereits Krankenkartenpässe in Kreditkartenformat, die entsprechend erweitert werden könnten mit Zusatzeingaben wie Röntgenbildern, MRI-Befunden, OP-Berichten etc. Wichtig ist es, das Interesse der Patienten für solche Dokumente zu wecken. Auch wird die Ethikkommission solche Informationsansammlungen im Memostickformat skeptisch beurteilen.
- Langzeitverläufe sind vorherbestimmt durch die **Primärintervention**. Der Ersteingriff muss in Indikation und technischer Ausführung stimmen. Die Operationsbedingungen sind beim Ersteingriff am besten. Die Revisionschirurgie ist um vieles problematischer. „The first reach is the best reach."
- **Sportverletzungen** sind in der Wirbelsäulenchirurgie immer häufiger und ihre Langzeitverläufe entsprechend wichtig. High-speed-Verletzungen wie beispielsweise bei Motorradfahrern, Ski- und Wasserskifahrern, Gleitschirmfliegern führen zu schweren und schwersten Wirbelsäulenläsionen, oft auch mit neurologischen Dauerschäden.
- Die **geographische Verteilung** unserer Wirbelsäulenpatienten spielt bei den Langzeitnachkontrollen kaum eine Rolle. Unsere Patienten erscheinen zu den Kontrollen aus Australien, von der Elfenbeinküste, von Monaco, wenn sie mit dem Resultat und unserer Betreuung zufrieden sind.

20.2 15-Jahre-Follow-up nach anteriorer und posteriorer Dekompressions- und Stabilisierungsoperation von Berstungsfrakturen BWK 10 und 11 bei inkompletter, rechtsbetonter Paraparese

Eine 48-jährige Patientin erleidet in Italien im Jahre 2000 einen schweren Autounfall. Als Polyblessée wird sie intubiert in das lokale Regionalspital transportiert. Die primären Notfallabklärungen ergeben die Diagnose eines mittelschweren Schädelhirntraumas (GCS 11) mit einer hämorrhagischen, frontalen Kontusion und einer diffusen Hirnschwellung mit eingetrübtem Bewusstsein. Gleichzeitig wird eine Flexions-Distraktions-Fraktur der Wirbelsäule festgestellt mit Berstungsfrakturen der Wirbelkörper BWK 10 und 11 (Frakturtyp B) (◘ Abb. 20.1). Bei zusätzlich bilateralem Hämatopneumothorax bleibt

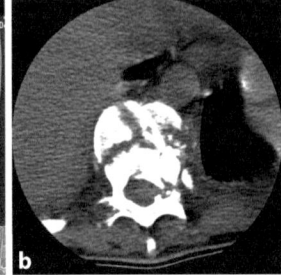
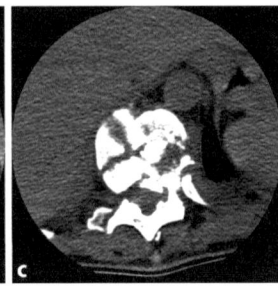

Abb. 20.1 a Sagittale CT-Rekonstruktion der BWS. Darstellung der Wirbelkörperfrakturen BWK 10 sowie BWK 11 mit partieller Obliteration des Spinalkanals. b Axiale CT-Rekonstruktion von Berstungsfraktur BWK 10. Die Hinterwand des Wirbelkörpers ragt in den Spinalkanal. c Axiale CT-Rekonstruktion auf Höhe BWK 10 und BWK 11 mit Rotationsfehlstellung

die Patientin vorerst intubiert, um das Hirnödem zu beeinflussen. Beim Aufwachversuch nach 5 Tagen wird die neurologische periphere Untersuchung komplettiert: Die komplexen Wirbelfrakturen verursachen eine inkomplette rechtsbetonte Paraplegie.

Aufgrund der gravierenden Verletzungen, die die Infrastruktur des Regionalspitals überfordern, werden wir von der Familie der Patientin als externe Consultants hinzugezogen. Vor Ort finden wir die nun extubierte Patientin in einem somnolenten Zustand mit Amnesie. Das rechte Bein ist plegisch (M0) mit einer erhaltenen Restfunktion des linken Quadrizeps (M3) sowie der linken Fußheber (M1). Es zeigt sich ein sensibles Niveau auf Höhe Th 12, linksbetont, mit erhaltender Tiefensensibilität sowie eine neurogene Blasen- und Mastdarmbeteiligung. Wir entschließen uns zu einer sekundären Verlegung der Patientin nach Lausanne an die Universitätsklinik.

18 Tage nach dem initialen Trauma wird die Patientin in stabilisiertem Zustand in die Schweiz verlegt. Neurologisch zeigt sich weiterhin eine inkomplette Paraplegie subthorakal 10 mit kompletter Plegie der rechten unteren Extremität sowie einem sensiblen Niveau auf Höhe thorakal 12 links.

Die CT-Untersuchung zeigt die persistierende 50%ige Verlegung des Spinalkanals auf Höhe der Dislokationsrotationsverletzung der Wirbelsäule auf Höhe Th10/11. Es wird entschieden, eine Dekompressions- und Stabilisationsoperation der Wirbelsäule durchzuführen, um eine spätere Mobilisation und Rehabilitation überhaupt durchführen zu können.

Nach weiterer Stabilisierung der vitalen Parameter und Abklingen des Hirnödems wird die Wirbelsäulenoperation durchgeführt: Durch eine Thorakophrenolaparotomie links subthorakal 10 wird der vordere Zugang zur Wirbelsäule hergestellt. Wir führen eine ventrale Korpektomie Th 10 und Th 11 durch mit Dekompression des Rückenmarks. Die Wirbelsäule wird mit einem Titancage des Typs Synex (Synthes) unter Distraktion reponiert. Gefüllt mit lokalem Spongiosaknochen wird die Position des Titancages durch eine laterale Z-Platte (Medtronics) von Th 9 bis Th 12 stabilisiert (**Abb. 20.2**).

In der gleichen Sitzung wird die posteriore Fixation durchgeführt. Im kranialen Anteil verwenden wir auf beiden Seiten je 2 subpedikuläre Haken unter Pedikel Th 9 und Th 8, komplettiert mit einem Transversushaken Th 8. Die kaudale Fixierung wird über 4 Pedikelschrauben in Th 12 und L 1 gewährleistet. Die Titanstange des CD-Horizon-Systems (Medtronics) verbindet abschließend die posteriore Fixierung (**Abb. 20.3**).

Unmittelbar postoperativ zeigt sich ein unveränderter peripherer Neurostatus. Es findet sich aber rasch eine gute Erholungstendenz. Am 20. postoperativen Tag stellen wir eine Kraftentwicklung von M3 der Fußextensoren rechts

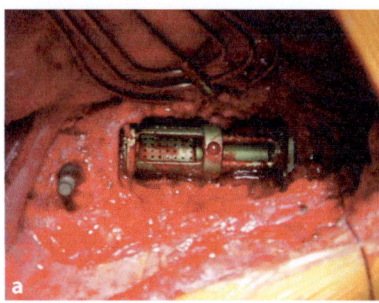 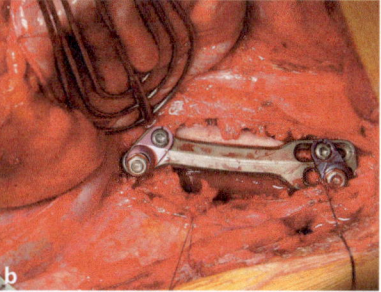

Abb. 20.2 a Intraoperatives Bild. Ventrale Ansicht nach Thorakotomie. Positionierung des Synex-Titancage nach Korpektomie von Brustwirbel 10 sowie 11. **b** Seitliche Titanplatte, den Synex-Cage überbrückend von BWK 9 nach BWK 12

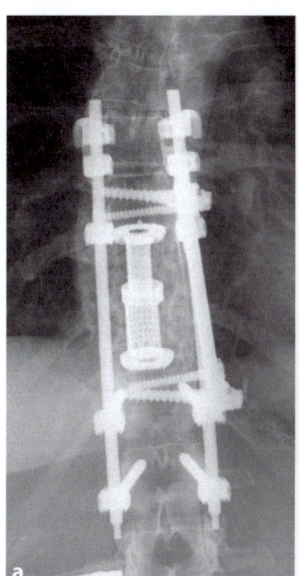 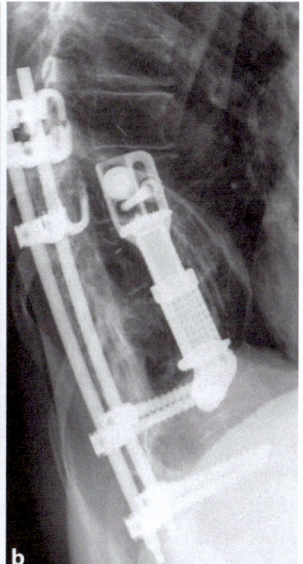

Abb. 20.3 a a.-p.-Röntgenbild der BWS 2 Tage postoperativ; **b** seitliche Röntgenaufnahme der BWS 2 Tage postoperativ

(vormals plegisch), des Flexor hallucis longus rechts sowie des Quadrizeps rechts fest.

Angesichts der zerebralen und spinalen Rehabilitationsnotwendigkeit verlegen wir die Patientin am 21. postoperativen Tag, 39 Tage nach dem Trauma, in die Rehabilitationsabteilung, Basel. Die Patientin absolviert sowohl eine neuropsychologische als auch paraplegiologische Rehabilitation von 3,5 Monaten. Während der ersten 2,5 Monate trägt sie ein 3-Punkte-Jewettkorsett zur externen Stabilisierung. Neurologisch zeigt sich ein außerordentlich erfreuliches Erholungspotenzial.

Die radiologische Kontrolluntersuchung mittels Standardröntgen und MRI zeigen 6 Monate postoperativ absolut stabile Verhältnisse ohne Lockerungszeichen der Implantate mit knöcherner Konsolidation von Th 8 bis L 1. Das MRI bestätigt die gute Rückenmarkdekompression mit erhaltener Liquorzirkulation am Ort des initialen Traumas. Darstellung der hyperintensen, intramedullären posttraumatischen Narbe Th 10/Th 11 in den T2-gewichteten Aufnahmen (Abb. 20.4) ohne Anzeichen einer Syringomyelie.

1 Jahr nach dem schweren Polytrauma nimmt die Patientin ihre beruflichen und sozialen Aktivitäten wieder auf. Die Alltagsverrichtungen werden durch die

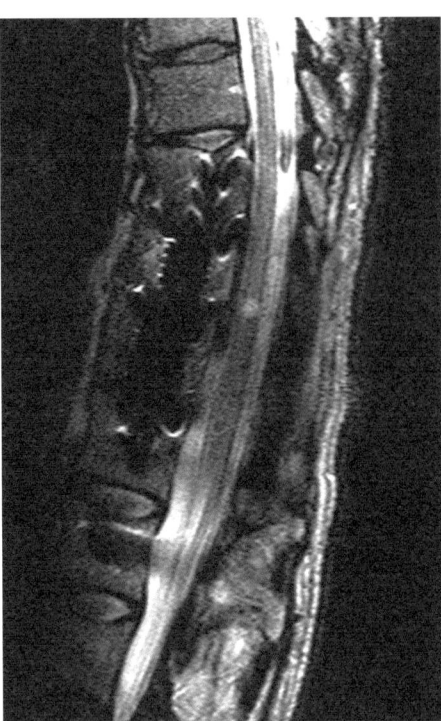

Abb. 20.4 Sagittale MRI-Aufnahme, T2-gewichtet, mit Darstellung des freien Spinalkanals im BWS-Bereich sowie des intramedullären, residuellen Narbenherds nach Kontusion

posttraumatischen zerebralen Belastungsstörungen sowie die persistierenden neuropsychologischen Störungen mit exekutiver Dysfunktion leicht negativ beeinflusst. Regelmäßige Physiotherapiesitzungen sind in der Folge notwendig, um die Koordination des Gangbilds weiter zu verfeinern. Die hohe Konzentration, die die Patientin aufbringen muss, um das Gangbild zu kontrollieren, ist in dieser Phase der Rehabilitation sehr ermüdend.

15 Jahre nach dem Trauma zeigt die Patientin ein ziemlich flüssiges Gangbild. Eine phasenweise stärker auftretende Tonuserhöhung (Restspastik) im Bereich des rechten Beins kann zu einer kurzen Beeinträchtigung des Gehens führen. Dennoch ist die Patientin auch über längere Strecken ohne Gehhilfen gut mobil und selbstständig.

Die residuelle, neurogene Blasenstörung äußert sich lediglich mit einer erschwerten Blasenentleerung ohne Urge-Inkontinenz. Seitens der Defäkation besteht eine zum Teil ausgeprägte Obstipationstendenz.

Die Kraft im rechten Iliopsoas und Quadrizeps haben sich auf einer Stufe M4+ stabilisiert bei komplett normaler Kraft in der linken unteren Extremität.

Die radiologische Untersuchung zeigt eine absolut unveränderte, stabile Spondylodese von Th 8 bis L 1 (Abb. 20.5a,b). Die Nachbarsegmente zeigen keine verstärkten Degenerationserscheinungen, was angesichts der rigiden Verhältnisse von Th 8 bis L 1 doch eher zu erwarten gewesen wäre. Eine flache, linkskonvexe Skoliose der LWS persistiert wie vor dem Trauma mit einer rechtskonvexen Kompensationskurve im oberen thorakalen Bereich.

20.2.1 Analyse

Dieser Fall illustriert eindrücklich, wie bei Polyblessée-Patienten eine zeitlich abgestufte Behandlung notwendig ist. Nach Stabilisierung des Hirnödems und der Beatmung konnten wir uns erst in einer zweiten Phase der komplexen Wirbelsäulenverletzung annehmen. Trotz der initialen schweren Paraparese konnte

20.2 · 15-Jahre-Follow-up nach anteriorer und posteriorer Dekompressions- und Stabilisierungsoperation

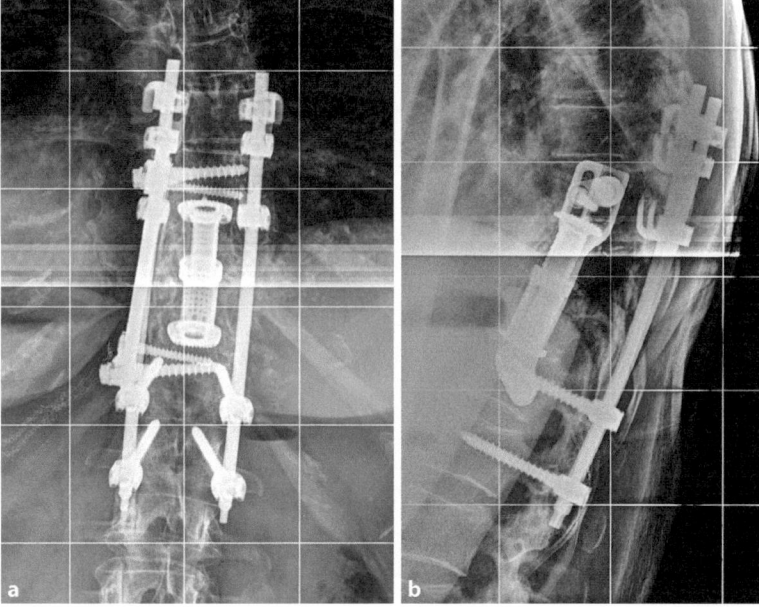

Abb. 20.5 a a.-p.-Aufnahme der BWS 15 Jahre nach der Operation. Stabile, unveränderte Verhältnisse der Wirbelsäule; **b** seitliche Röntgenaufnahme der BWS 15 Jahre nach Operation

durch die verzögerte, spätere Dekompression und Stabilisation der Wirbelsäule ein funktionell sehr gutes Resultat erzielt werden. Eine mehrsegmentale, initial schon in sich stabile Fixierung ist notwendig, damit eine rasche Rehabilitation in die Wege geleitet werden kann.

Die Patientin erfreut sich heute einer sehr guten Lebensqualität dank praktisch normalisierter peripherer und zentraler Neurologie!

Langzeitresultate in der Knieendoprothetik

S. Preiss, T. Guggi, T. Drobny

© Springer-Verlag Berlin Heidelberg 2016
R.-P. Meyer, H.-K. Schwyzer, B. R. Simmen (Hrsg.), *Langzeitresultate in der Extremitäten- und Wirbelsäulenchirurgie*,
DOI 10.1007/978-3-662-49090-7_21

Curriculum Stefan Preiss (1961)
- Aufgewachsen im Neumünster, Quartier Kreis 8, Zürich, 50 m entfernt von der „alten Schulthess Klinik". Staatsexamen 1988 an der Universität Zürich.
- Als Dritter in der Preiss-Knochenschlosser-Dynastie war mir immer klar, eines Tages auch Orthopäde zu werden. Eine medizinische Alternative gab es für mich nie.
- Ausbildung an verschiedenen Kliniken in der Schweiz (5 Jahre KS Luzern, 1 Jahr Hôpital Pourtalès Neuenburg, 6 Jahre KS St. Gallen und 2 Jahre Limmattalspital Zürich), zudem 1½ Jahre verschiedene Fellowships in Orthopädie in den Vereinigten Staaten. Seither kann ich in meinem Curriculum vitae auch den Kürzel „ZAGSI" verwenden: z'Amerika gsi. Zu einer Habilitation wollte es nie reichen, aber immerhin habe ich es seit 2008 bis zum Chefarzt des Teams Untere Extremitäten an „meiner Schulthess Klinik" geschafft.

Curriculum Thomas Guggi (1954)
- Medizinstudium 1974–1980 in Zürich und Lausanne mit Staatsexamen in Zürich 1980
- 1981–1983 ergänzendes Informatikstudium an der ETH Zürich
- 1983–1985 teils klinisch, teils wissenschaftlich tätiger Assistenzarzt am Universitäts-Kinderspital Zürich
- In der Folge als Internist einer Gruppenpraxis in Zürich engagiert mit zusätzlicher Aktivität im EDV-Bereich
- Seit 1995 medizinisch und wissenschaftlich in leitender Oberarztstellung, integriert an der Schulthess Klinik Zürich

21.1 Interview mit Stefan Preiss

- Langzeitresultate sind eine **Qualitätsbeurteilung und Qualitätsgarantie** unserer Arbeit. Sie sind ein persönliches Feedback der eigenen Arbeit und sagen aus, ob das, was wir an Operationstechnik und Instrumentarium einbringen, ein vernünftiges Substrat ist. Langzeitresultate zeigen auch schonungslos falsche Indikationen und schlechte Implantate auf.
- **Grenzen** in der Langzeitdokumentation zeigen sich bei stark veränderten Indikationsstellungen, neuen Operationstechniken und Implantaten.

Dann werden die Aussagen im Langzeitverlauf gering, ihre Grenzen zeichnen sich ab. Äpfel mit Birnen vergleichen, macht keinen Sinn.

- Langzeitresultate bringen **kaum Sinn**, wenn wir verschiedene Altersstrukturen gemeinsam vergleichen. Wir müssen gleiche Altersstrukturen miteinander vergleichen, das heißt, es interessiert, was ein Eingriff – bei einem 60-Jährigen durchgeführt – in 20 Jahren noch hergibt und was ein Eingriff bei einem 40-Jährigen in 20 Jahren noch bewirkt.
- Mit Langzeitverläufen beschäftigen sich **nur wenige**. Es besteht generell ein mangelndes Interesse an diesen Outcomes. Wir sind zu sehr Anwender und zu wenig Visionäre. Der Visionär will Langzeitresultate kennen. Der klassische Chirurg interessiert sich für die Mechanik. Es ist zu befürchten, dass diese Sichtweise eher noch zunehmen wird.
- Die **Kontinuitätssicherung** von Langzeitdokumentationen benötigt übergeordnete Institutionen, vor allem in Bereichen, in denen nur generiert wird. An der Schulthess Klinik arbeiten wir in der Knie- und Hüftendoprothetik mit Outcomescores. Über validierte prä- und postoperative Outcomescores wird die Datensicherung auch im Langzeit-Follow-up möglich.
- Das Hauptproblem bei einem **Endoprothesenregister** ist die präzise Erfassung der wesentlichen Daten. Es braucht eine Registrierung unserer Arbeit bei gelenkerhaltenden und gelenkersetzenden Interventionen. Es ist zu befürchten, dass die Aussagekraft des Endoprothesenregisters gering ist. Ein solches Beispiel ist der Outcomescore von Teil- und Totalprothesen am Knie. Unikondyläre Knieprothesen können bei Problemen relativ rasch und einfach in Knietotalprothesen umgewandelt werden. Primär implantierte Knietotalprothesen werden selten revidiert. Dies ergibt einen enormen Unterschied im Outcome und verfälscht das Endresultat der Operation. – Ich unterstütze ein Endoprothesenregister, wenn das, was wir erfassen, sinnvoll ist. Meines Erachtens lautet der einfachste Nenner beim Outcome: „Würden Sie sich nochmals operieren lassen? Gleiche Operation? Gleicher Operateur?" JA – NEIN? Das ist dann die echte Antwort, die zählt.
- **Patienten beeinflussen** das Langzeit-Follow-up in der einen oder anderen Form zwangsläufig. Wichtig ist eine exakte präoperative Aufklärung der Patienten. Gerade bei Patienten mit einer Knieprothese ist es wichtig, dass präoperativ über die nach dem Eingriff noch möglichen Sportarten gesprochen wird.
- Langzeitresultate geben ein klares Feedback, dass wir mit unseren Indikationsstellungen, unseren Operationstechniken und auch unserer Implantatwahl auf dem richtigen Weg sind. Sind unsere Langzeit-Follow-ups gut, färbt dies auch positiv auf unsere **Klinikqualität** ab.
- Bei der Einführung von **neuen Techniken** haben wir lange Jahre kein Feedback, wie gut oder auch wie unwesentlich diese sind. Ein Beispiel ist der vordere Zugang in der Hüftchirurgie. Der positive Effekt dieses Zugangs ist fraglich. Davon abgesehen muss ein Hüftchirurg alle 3 Standardzugänge an der Hüfte beherrschen. Ein anderes Beispiel sind die unzähligen, immer wieder neu eingeführten Techniken in der vorderen Kreuzbandchirurgie: von offen über arthroskopisch bis zur differenzierten Positionierung des Footprints gibt es diverse Varianten.
- Dass **Privatkliniken** kaum ein Interesse an Langzeitdokumentationen haben, ist nachfühlbar. Zu groß ist der Aufwand an Zeit, Personal und notwendigen finanziellen Ressourcen. Privatkliniken stützen sich ab auf die Daten von Universitätskliniken und auf falsche Aussagen der Industrie.

- Bei einem entsprechenden **Grundmorbus** wird die Komplexität eines Falls massiv erhöht mit möglichem negativem Impact auch auf das Langzeit-Follow-up. Andererseits kann bei durch den Grundmorbus reduzierten Ansprüchen des Patienten eine positive Kompensierung eintreten.
- Bei den **Kontrollintervallen** muss eine vernünftige Balance zwischen Aufwand und wirklicher Problemerfassung bestehen. Funktioniert eine Knietotalprothese nach 2 Jahren gut, sollte dies prospektiv auch nach 5 Jahren noch der Fall sein. Gewisse Pathologien zwingen uns aber zu engmaschigen Kontrollen. Ein Beispiel ist der Kobalt-Chrom-Abrieb bei Metall-Metall-Hüfttotalprothesen. Da sind Kobaltkonzentrationsmessungen im Blut halbjährlich bis jährlich notwendig.
- **Infekte** sind der Todesstoß für Implantate. Bei hämatogen gestreutem Infekt mit ein- oder zweizeitigem Implantatwechsel wirkt sich dies entsprechend negativ auf das Langzeit-Follow-up aus.
- Mit einem über Jahre funktionstüchtigen Kunstgelenk vermitteln wir unseren Patienten eine entsprechend gute **Lebensqualität**. Ziel ist ja die Verbesserung der Lebensqualität unserer Patienten auf funktioneller und psychologischer Ebene.
- Eine Aufhebung von Langzeitarchiven **nach 10 Jahren** ist juristisch korrekt. Aus wissenschaftlichen und medizinisch-historischen Aspekten müssen wir eine lebenslängliche Archivierung einfordern.
- Universitätskliniken sind bei der **Langzeitdokumentation in der Pflicht**. Sie haben einen anderen Support bei der Finanzierung, mit Personaldotation, mit Informatikern etc. als kleinere Häuser. Für Privatkliniken sind Langzeitarchive ein „Killer".
- Die **positive medikamentöse Beeinflussung** der pcP durch die neue Medikation ist eklatant. Heute ist dieses Patientenkollektiv an unserer Klinik nur noch marginal vertreten. Früher konnte man an diesen Patienten nahezu den ganzen Operationskatalog für den Facharzttitel abarbeiten.
- Eine nicht unwesentliche **Problematik** bei der **Langzeitarchivierung** besteht im sogenannten Datenfriedhof. Unmengen von Daten werden gespeichert. Je weiter die Resultate zurückliegen, desto geringer ist das Interesse dafür. Es handelt sich hier nicht um ein digital-technisches Problem, sondern um das Problem des fehlenden Interesses!
- Die heutige Dokumentation erfolgt **digital** nicht bloß aus Platzgründen, sondern auch wegen der komfortablen Abrufbarkeit der Daten. Die uns nachfolgende Ärztegeneration funktioniert nur noch digital.
- Persönlich bin ich kein großer Anhänger einer **individuellen** Datenspeicherung durch die Patienten. So etwas ist mir zu unsicher.
- Die **SUVA** (Schweizerische Unfallversicherungsanstalt) deckt bei den Langzeitresultaten den traumatologischen Teil ab. Für das restliche Patientenkollektiv sind als übergeordnete Institutionen die Versicherungen zuständig. Wie stark ist deren Interesse? Wie steht es mit dem Datenschutz?
- **Chirurgische Fehlleistungen** wirken sich entsprechend negativ auf das Langzeit-Follow-up aus. Mit den uns heute zur Verfügung stehenden Implantaten ist bei korrekter chirurgischer Ausführung der Outcome recht gut definierbar. Es besteht eine hohe Sicherheit bezüglich des Langzeitverlaufs. Die manuelle Technik ist entscheidend. In eine gute chirurgische Ausbildung kann nicht genug investiert werden!

- Mit **Sportverletzungen** und deren Langzeitresultaten ist es so eine Sache. Was bringt die Offset-Chirurgie an der Hüfte, ob offen oder arthroskopisch, wirklich? Vordringlich ist hier eine langfristig angelegte Outcomebeurteilung. Vor 20 Jahren wussten wir über die Impingementprobleme an der Hüfte noch gar nichts. Heute wissen wir nicht, ob gewisse neue chirurgische Techniken in der Sporttraumatologie wirklich gut sind. Ein krasses Beispiel ist die Rekonstruktion des medialen patellofemoralen Ligaments (MPFL) bei Patellainstabilität. Heute besteht diesbezüglich ein eigentlicher Hype unter Sportchirurgen. Gut verständlich – liefert doch die Firma ein „pfannenfertiges" komplettes Set für diesen Eingriff inklusive einer Operationsanleitung, die selbst für Nichtfachleute genügt.
- Die Patienten, die aus dem **Ausland** zu uns kommen, sind an ihren Langzeitverläufen schlicht nicht interessiert. Geht es diesen Patienten mit ihrem neuen Knie gut, kommen sie nicht mehr vorbei. Die langfristige Nachsorge unserer Patienten in der Schweiz gestaltet sich einfach. Die Distanzen sind klein, die Patienten meist ortsstabil.

21.2 20 Jahre nach bilateraler Valgisationsosteotomie im jugendlichen Alter

Ein ambitionierter 17-jähriger Eishockeyspieler wird im August 1994 vom Hausarzt zugewiesen wegen vor allem optisch störender O-Beine. Subjektiv ist der sportliche Patient wenig gestört und gibt nur geringe bis gar keine Kniebeschwerden an, auch beim Sport. Ebenso stört den Jugendlichen der optisch-kosmetische Aspekt in keiner Weise. Dennoch präsentiert sich die Situation aus orthopädischer Sicht als „grotesk" mit einem interkondylären Abstand von 10 cm. Die Diskussion um eine Korrektur scheint sicher angebracht.

Die dannzumal aktuelle Bildgebung mit Ganzbeinaufnahmen zeigt auf beiden Seiten einen femorotibialen Varuswinkel von 4° (Abb. 21.1; Abb. 21.2). Das Lot verläuft beidseits praktisch tangential zur medialen Kniekante. Ansonsten ist ossär nichts Besonderes festzustellen.

Die orthopädischen Überlegungen bei dieser Ausgangslage fokussieren klar auf den weiteren natürlichen Verlauf, wenn nichts unternommen wird. Ohne Korrektur ist absehbar, dass bei Belassen der Belastungsverhältnisse und weiterhin ambitionierter sportlicher Belastung innert 15–20 Jahren höchstwahrscheinlich entsprechende Schäden im medialen Kompartiment zu erwarten sind, also im weiterhin jungen Alter von 32–37 Jahren.

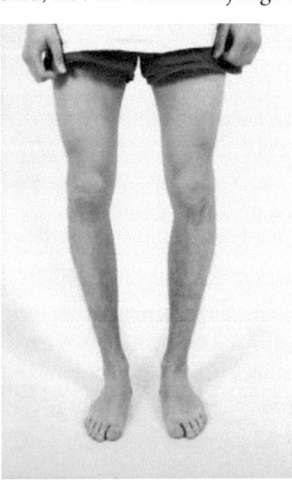

Abb. 21.1 Ganzbeinaufnahme beidseits

Abb. 21.2 Ganzbein-Röntgen beidseits präoperativ

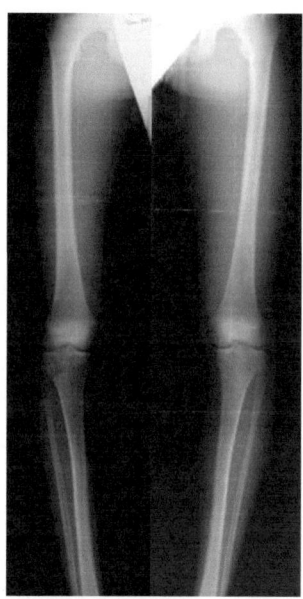

Abb. 21.3 Röntgenkontrolle 6 respektive 14 Wochen nach Korrektur

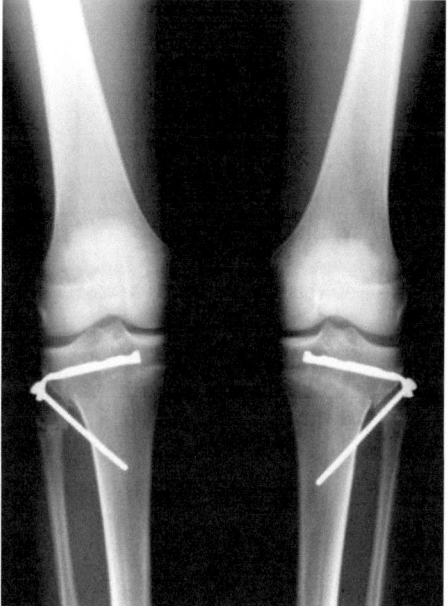

Unter Berücksichtigung sämtlicher Faktoren wird dem Patienten eine beidseitige valgisierende Korrekturosteotomie empfohlen. Im Frühjahr 95 dann Entscheid zur gestaffelten Korrektur beidseits, zunächst rechts, dann links. Die Operationen werden im Abstand von 8 Wochen erfolgreich und problemfrei durchgeführt.

6 Wochen nach dem 2. Eingriff klinische Kontrolle mit guter Heilung und Beschwerdefreiheit beidseits, physiologischer Valgus (Abb. 21.3).

Der weitere Verlauf gestaltet sich problemlos und der Patient stellt sich vereinbarungsgemäß 1 Jahr postoperativ zur beidseitigen Metallentfernung wieder vor. Auch diese verläuft problemfrei, und der Patient wird dann erst 12 Jahre später nach einem Distorsionstrauma im rechten Knie (Snowboard) erneut gesehen (Abb. 21.4). Bis dahin absolut problemfrei bei weiterhin intensiver sportlicher Belastung.

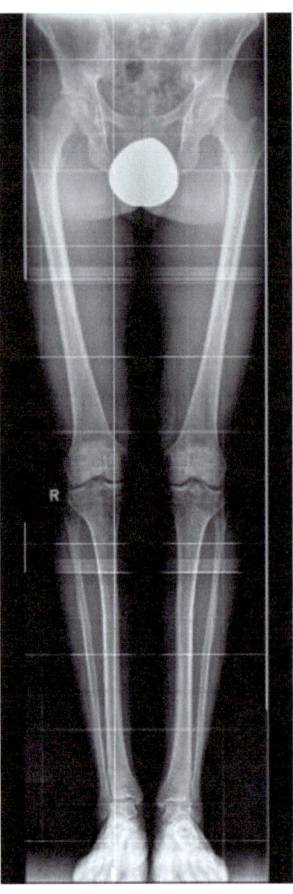

◘ **Abb. 21.4** Ganzbeinübersicht beidseits bei Wiedervorstellung nach 12 Jahren

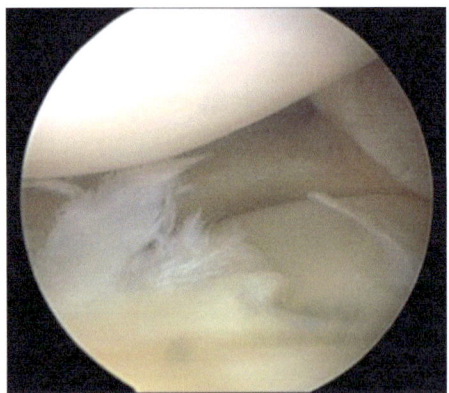

◘ **Abb. 21.5** Arthroskopisch dokumentierte laterale Meniskusläsion

Bei Beschwerdepersistenz und ausgeschöpftem konservativem Therapieregime folgt 15 Jahre nach Umstellung rechtsseitig eine Arthroskopie mit Teilmeniskektomie lateral und Stichelung eines lateralen Meniskusganglions (◘ Abb. 21.5). Damit ist der Patient dann seitens des rechten Knies in den Folgejahren beschwerdefrei.

Es macht sich jedoch schleichend das linke Knie bemerkbar, ebenfalls mit Beschwerden im lateralen Gelenkbereich. Hier spricht der Patient aber sehr gut und rasch auf die konservative Behandlung an und ist bis dato auch bei intensiver sportlicher Belastung (Velo, Ski alpin etc., aber kein Joggen) völlig beschwerdefrei. Das rechte Knie macht sich immer wieder bemerkbar, ausschließlich mit Überlastungsbeschwerden im teilmeniskektomierten lateralen Gelenkbereich.

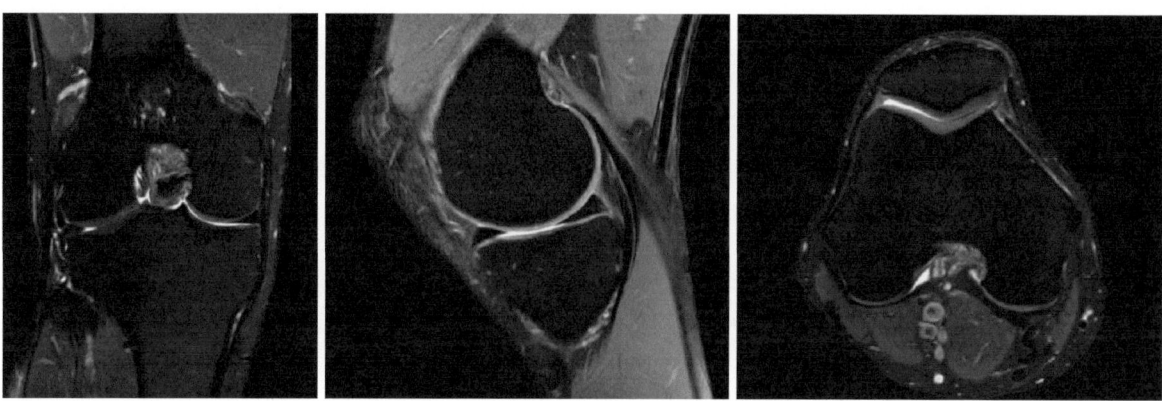

 Abb. 21.6 Intakter Gelenkzustand rechts nach 20 Jahren

Klinisch findet sich beim sehr sportlichen Patienten nach 20 Jahren beidseits ein bestens funktionierendes Kniegelenk ohne jegliche Hinweise auf signifikante Läsionen im Bereich der Binnenstrukturen. Die rezidivierend auftretenden Überlastungsbeschwerden lateral rechts stehen aus klinischer Sicht in direktem Zusammenhang mit den Knick-/Senkfüßen, die sich so über die Jahre bemerkbar gemacht haben. Eine optimierte Einlagenversorgen und begleitend fokussiertes Beinachsentraining werden veranlasst.

Die rechtsseitige Standortbestimmung mittels MRI 20 Jahre nach Umstellung zeigt einen weiterhin sehr guten Gelenkerhalt ohne wesentliche Knorpelaffektion mit kleinen postoperativen Veränderungen am lateralen Meniskus (Abb. 21.6).

21.2.1 Analyse

Als sportlich ambitionierter Jugendlicher stellte sich der Patient auf Anraten seines Hausarztes zur orthopädischen Beurteilung und Behandlung vor. Der Entscheid, eine beidseitige Achskorrektur an den Beinen vorzunehmen, war in Anbetracht der weitgehenden Beschwerdefreiheit zukunftsorientiert wegweisend. 20 Jahre nach der Umstellung kann das weiterhin ambitionierte sportliche Programm im Alltag voll umgesetzt werden. Inwiefern die Korrektur zu einer gewissen Überlastung im lateralen Kompartiment und konsekutiv zu den beschriebenen Beschwerden geführt hat, bleibt zu diskutieren. Jedenfalls muss der zusätzlich anlässlich der Arthroskopie festgestellte diskoide Meniskus als ko-kompromittierende Komponente in Betracht gezogen werden.

Ob es ohne Korrektur nach 20 Jahren bereits zu einer wesentlichen Verschlechterung der Lebensqualität und sportlichen Belastbarkeit gekommen wäre, lässt sich nicht beweisen, die mechanischen Rahmenbedingungen sprechen unseres Erachtens klar dafür (Abb. 21.7).

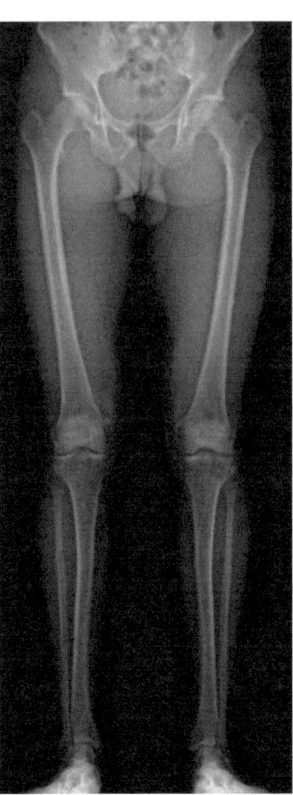

Abb. 21.7 Ganzbeinübersicht 20 Jahre nach Umstellungsosteotomie beidseits

Langzeitresultate und die Charnley-Hüfttotalprothese – „the real prosthesis for life"

B. Purbach, H. Durchholz

© Springer-Verlag Berlin Heidelberg 2016
R.-P. Meyer, H.-K. Schwyzer, B. R. Simmen (Hrsg.), *Langzeitresultate in der Extremitäten- und Wirbelsäulenchirurgie*,
DOI 10.1007/978-3-662-49090-7_22

Curriculum Bodo Purbach (1964)
- Nach dem Abitur 1983 und geleistetem Wehrdienst Beginn des Medizinstudiums in Würzburg, Deutschland
- Erster Einblick in die moderne Orthopädie am amerikanischen Militärkrankenhaus, Würzburg
- Orthopädischer Studienaufenthalt in Georgetown, Washington D.C.
- Orthopädisch-traumatologische Grundausbildung am Kantonsspital Liestal, Basel-Land, Schweiz, bei Prof. P. Ochsner
- Assistent an der orthopädischen Klinik des Koenig-Ludwig-Hauses in Würzburg bei Prof. Eulert.
- Ab 1995 orthopädische Weiterbildung in England (Robert Jones & Agnes Hunt Rotation)
- Spezielle „Arthroplasty Fellowship" 1997–2000 bei Prof. M. Wroblewski, dem Nachfolger von Prof. J. Charnley, in Wrightington, England
- Seit 2000 bin ich Consultant Orthopaedic Surgeon und widme mich vorwiegend der Hüft- und Kniegelenkendoprothetik. Heute engagiere ich mich vor allem in der Revisionschirurgie dieser beiden Gelenke

Curriculum Holger Durchholz (1975)
Nach meiner Schulzeit in Regensburg wurde ich erst durch die Bundeswehr in Deutschland auf die Medizin aufmerksam. Ohne medizinische Vorbelastung absolvierte ich das Medizinstudium an der Universität Regensburg mit allen Höhen und Tiefen, aber immer mit der Absicht, Orthopäde zu werden. Die weitere Ausbildung erfolgte in der Schweiz, das Ziel der Facharztausbildung im Visier. Via St. Moritz, Wolhusen und Luzern landete ich schließlich in der Schulthess Klinik in Zürich, und das erste Ziel war erreicht. Fasziniert von der fachlichen und auch menschlichen Ausbildung an allen Stationen, bildete mein Travelling-Fellowship in Europa und Amerika den Höhepunkt. Die Schulthess Klinik blieb mein berufliches Zuhause und die obere Extremität mein Steckenpferd. Aktuell stelle ich mich neuen beruflichen Herausforderungen in St. Moritz und kehre an den Anfangsort meiner ärztlichen Tätigkeit zurück.

22.1 Interview mit Bodo Purbach

- Wenn das Prinzip stimmt, geben **die Langzeitresultate das her, was man aus der Technik herausholen**, was man von ihr erwarten kann. Sir John Charnley konzipierte eine Hüfttotalprothese, der er eine Laufzeit von 25 Jahren zutraute. Ist ein Patient bei Implantation 50-jährig, so funktioniert die Totalprothese bis zu seinem 75. Altersjahr.
- Bei den Kunstgelenken, wie beispielsweise bei der Hüfttotalprothese, zeigen zwei Probleme die **Grenzen des Langzeit-Follow-ups** auf. Zum Ersten hat „man made material" keine Regenerationsfähigkeit. Zum Zweiten führen der Abrieb und die Belastung im Gelenk bei jedem Schritt des Patienten in Richtung Lockerung der Prothese. Dieser Mechanismus ist unüberwindbar. Charnleys geniale Überlegung bestand darin, die eingebauten Prothesenkomponenten ohne externe Schmierung funktionieren zu lassen. Die Kombination einer Polyethylenpfanne mit kleinem Metallkopf von 22 mm Durchmesser bei einem Größenverhältnis Pfanne–Kopf von 2:1 brachte Charnley den damals bestmöglichen Reibungskoeffizienten.
- Charnley sah sich gegenüber allen seinen Patienten mit einer Hüfttotalprothese zu einem Langzeit-Follow-up bis zu deren Tod verpflichtet. **Eine Grenze** der Langzeitüberwachung gab es für ihn **nicht**. Inzwischen sind über 25.000 Charnley-Hüften klinisch und radiologisch in der Langzeitarchivierung dokumentiert.
- Es **engagieren** sich so **wenige Ärzte** für die **Langzeitdokumentation**, weil es mühsam ist, seinen Vorgängern nachzueifern und gleich gut oder besser zu sein als diese. Charnleys Beobachtung, dass viele Chirurgen ständig ihren Zugang, die Implantate oder die Operationsphilosophie änderten, war ihm ein Beweis für eine unterschwellige Unzufriedenheit und Unsicherheit hinsichtlich des Langzeitergebnisses. Er beschrieb dies als „underlying disquiet".
- Die **Kontinuitätssicherung** von Langzeitresultaten erfordert einen enormen Aufwand. Wir haben in Wrightington über die Jahrzehnte 25.000 primär-implantierte Hüfttotalprothesen klinisch und radiologisch lückenlos dokumentiert. Wir verfügen somit heute über gesicherte Daten bei einer Laufdauer der Totalprothese von durchschnittlich 15 Jahren.
- Charnley hat seit 50 Jahren eine prospektive Datenerfassung durchgeführt. Ein **Endoprothesenregister** versucht die Erfassung der primären Hüfttotalprothesenimplantation. Bei der Revision wird dann Gegenrechnung gehalten. Was aber zwischen der Primärimplantation und der Revision geschieht, wird nicht erfasst. Ein Prothesenregister geht in fremde Hände, es gehört jedoch in die Obhut des Chirurgen. Der operierende Chirurg muss Interesse daran haben. Ein Prothesenregister spiegelt einen Trend wider, kann Katastrophen aufzeigen, zeigt aber nicht, was das Beste ist, das wir erreichen können.
- Die **Patienten beeinflussen** die Langzeitresultate unweigerlich. Der Patient ist der härteste Tester. Es besteht auch eine unterschiedliche Schmierfilmproduktion bei den einzelnen Patienten. Patienten mit hoher externer Schmierung weisen möglicherweise wenig Abrieb auf. Die Zauberformel von Charnleys Hüfttotalprothese lautete – „low frictionional torque".
- Die **Klinikqualität** zeigt sich auch in einer sauberen Langzeitdokumentation. Ich arbeitete von 1991 bis 1992 bei Prof. Peter Ochsner in Liestal, Schweiz. Ausgehend bereits von Prof. H. Willenegger und Prof. M. E. Müller wurden alle Kunstgelenke in Liestal vorbildlich dokumentiert und im Langzeit-Follow-up überwacht. Es ist eindrücklich, wie viel aus alten

Röntgenbildern herausgelesen werden kann. Charnley selbst engagierte sich persönlich bei jedem Versager einer Hüfttotalprothese, um herauszufinden, was noch verbessert werden kann. Charnley hinterfragte immer alles. Er war ein „Meister des Fragens".

- **Neue Techniken** bringen auch neue Probleme. Alte Techniken werden aufgegeben, bevor man realisiert, was man damit erreicht hat. Eine neue Technik basiert oft nicht auf dem, was man mit der alten Technik erreicht hat, sondern verfolgt einen neuen Ansatz – und das Spiel beginnt von Neuem! Eine Langzeitüberwachung von 10 Jahren bedingt bereits einen hohen Aufwand. Das Problem taucht dann vielleicht erst nach 15 Jahren oder noch später auf.
- **Privatkliniken** suchen in der Regel das schnelle Geld. Indikationen sind rasch gestellt. Das langfristige Interesse ist nicht gefragt.
- Der **Grundmorbus** wirkt sich auch in der Hüftchirurgie aus. Charnley musste oft multipel voroperierte Dysplasiehüften übernehmen. Eine Serie von 50 Fällen dieser jungen Prothesenträger wurde bis heute über 34 Jahre nachkontrolliert. Es findet sich eine Revisionsrate von 17 %.
- Unsere zeitlichen **Kontrollintervalle** betragen: 3 Monate postoperativ sowie 1 Jahr postoperativ, dann alle 2 Jahre bis zum Tod. Je länger das Follow-up, desto enger sollten die Kontrolldaten gesetzt werden.
- Der **Infekt** bei der Hüfttotalprothese ist heute meines Erachtens ein geringes Problem. Die Infektrate liegt bei ca. 0,6 %. 1962, das heißt zu Beginn der Hüftendoprothetik, lag bei Charnley die Infektrate bei 8 %. Ganzkörperanzug, Reinraumluft, Antibiotika, Desinfektionsschema drückten die Infektrate ab 1967 unter 1 %.
- Die **Lebensqualität** ist sehr individuell zu werten. Ich habe bei einer 95-jährigen Dame eine primäre Hüfttotalprothesenimplantation durchgeführt. Heute ist sie 104-jährig. Bis vor 1½ Jahren war sie selbstständig, nun lebt sie in einem Seniorheim.
Mike Wroblewski, der Nachfolger von Sir John Charnley in Wrightington, äußerte sich einmal zur Frage der Altersgrenze bei Hüfttotalprothesen ironisch-zynisch so: „Manche brauchen einen Haarschnitt, manche Zyankali und manche brauchen eben einen Gelenkersatz!"
- Die **Archivaufhebung** ist wie das Verbrennen des Domesday Books, des Grundbuchs der Normannen, 1085–1087 unter Wilhelm dem Eroberer für 34 englische Grafschaften angelegt. Das Domesday Book war wie eine Art Tag der Abrechnung oder wie ein Jüngstes Gericht. Die Normannen führten in diesem Buch ihre Katasterabrechnung, aus denen dann die Steuern für alle Städte und Dörfer erfasst wurden.
- **Langzeitdokumentationen** gehören meines Erachtens in die **Spezialkliniken**. Der Gelenkersatz wird zunehmend in Spezialhäusern erfolgen, die auf Langzeit-Follow-ups vorbereitet und auch bereit für Revisionsarbeiten sind.
- Die **Probleme** der Langzeitarchivierung werden zunehmen. Die Politik bringt sich vermehrt ein und verordnet die Vernichtung der Patientendaten nach ihrem Tod. Es kommt zu einem großen Datenschutzdilemma. Die Archivierungskosten nehmen mit der Zunahme der Datenmengen zu. Die Umwandlung analoger Archive in digitale ist kosten- und personalaufwendig.
- Die **digitale Archivierung** ist heute „golden standard". Für mich sind analoge Röntgenbilder nach wie vor wertvoll. Die Bildqualität ist besser. Es ist wie eine Compact Disc im Vergleich mit einer Langspielplatte. Die Langspielplatte tönt besser!

- Eine **Patienteneinbindung** bei den Langzeit-Follow-ups hört sich gut an, ist aber wohl etwas illusorisch. Interessant sind post mortem Explantate beispielsweise bei Metall-Metall-Paarungen.
- Eine **Verfälschung** der Langzeitresultate durch chirurgische Fehlleistungen ist eine Tatsache. McMinn zeigt Langzeitresultate seiner eigenen Doppelschalenhüfttotalprothese, die so nicht stimmen können. Die Charnley-Prothese funktioniert als „low friction torque". Metall-Metall-Paarungen sind jedoch „high friction torque arthroplasties". Sind Gelenkpaarungen aus dem gleichen Material, ist dies ein Kapitalfehler. Diese Oberflächen weisen einen hohen Widerstandswert auf. Das Drehmoment ist zu hoch. Dies kann sogar zu Schenkelhalsfrakturen führen.
- Die geographische Lage unserer Patienten spielt eine untergeordnete Rolle. Die Patienten zahlen selber, haben eine Anbindung ans Krankenhaus oder/und an ihren Arzt und wissen, dass sie gut versorgt sind.

22.2 Ideale Gelenkfunktion einer Original-Charnley-Hüfttotalprothese 37 Jahre nach Implantation

22.2.1 Gedanken zur Entwicklung der Hüfttotalprothese durch Sir John Charnley

Der Kunstgelenkersatz an der Hüfte ist eine der größten chirurgischen Leistungen des 20. Jahrhunderts. Durch seine genauen Beobachtungen, sein hohes technisches Verständnis sowie durch sein akribisches wissenschaftliches Vorgehen, gepaart mit großer Beharrlichkeit, hat Charnley den Grundstein gelegt für eine erfolgreiche, dauerhafte Verankerung von Fremdmaterial im Knochen. Die Langzeitresultate seiner Hüfttotalprothesen sind bis heute unübertroffen. Sie dokumentieren das Verständnis für die Knochenphysiologie, für die von ihm getroffene Wahl der Kunstgelenkkomponenten sowie deren Abrieb und Verschleiß. Auch die so wichtige gleichmäßige Kraftübertragung ist Charnley durch sein Design der Prothesenkomponenten geglückt. Er hat auch als Erster den bis dahin nur in der Zahnmedizin verwendeten Knochenzement in die Humanmedizin eingeführt. Die geniale Leistung von Charnley war, dass er eine erfolgreiche Operationstechnik entwickelt hat, die bis zu diesem Zeitpunkt in der Medizin unbekannt war. Der Erfolg seiner Hüftprothesenoperationen beruhte nicht nur auf dem von ihm entwickelten Hüftprothesenmodell. Charnley legte ein Gesamtkonzept vor: ein Operationssaal mit Reinraumlufttechnik, spezielle Operationssaalbekleidung, Antibiotikatherapie, neu entwickelte Instrumente und Knochenzement. Dies ist die wahre technische Meisterleistung. Charnley hatte erkannt, dass die mechanische Reibung der Gleitpartner zur Komponentenlockerung führen kann. Er suchte daher den minimalen Abrieb. Technisch erreichte Charnley dieses Ziel, indem er einen kleinen Prothesenkopfdurchmesser von 22 mm wählte und die Pfanne aus hochmolekularem Polyethylen konstruierte.

Im November 1962 wurde in Wrightington, UK, die erste Hüfttotalprothese von Charnley nach seinem Prinzip der „low frictional torque arthroplasty" (LFA) implantiert. Charnleys Forderung war, dass alle Kunstgelenke nachuntersucht werden müssten. Nur aus den Langzeitverläufen ließe sich erkennen, wie diese Kunstgelenke funktionieren und woran sie im Laufe der Zeit versagen. Charnley war sich bewusst, dass künstliche Gelenke nur eine bestimmte Laufdauer haben und im besten Fall wohl kaum länger als 25 Jahre funktionstüchtig sind. Aufgrund dieser langfristigen und prospektiven Nachkontroll-

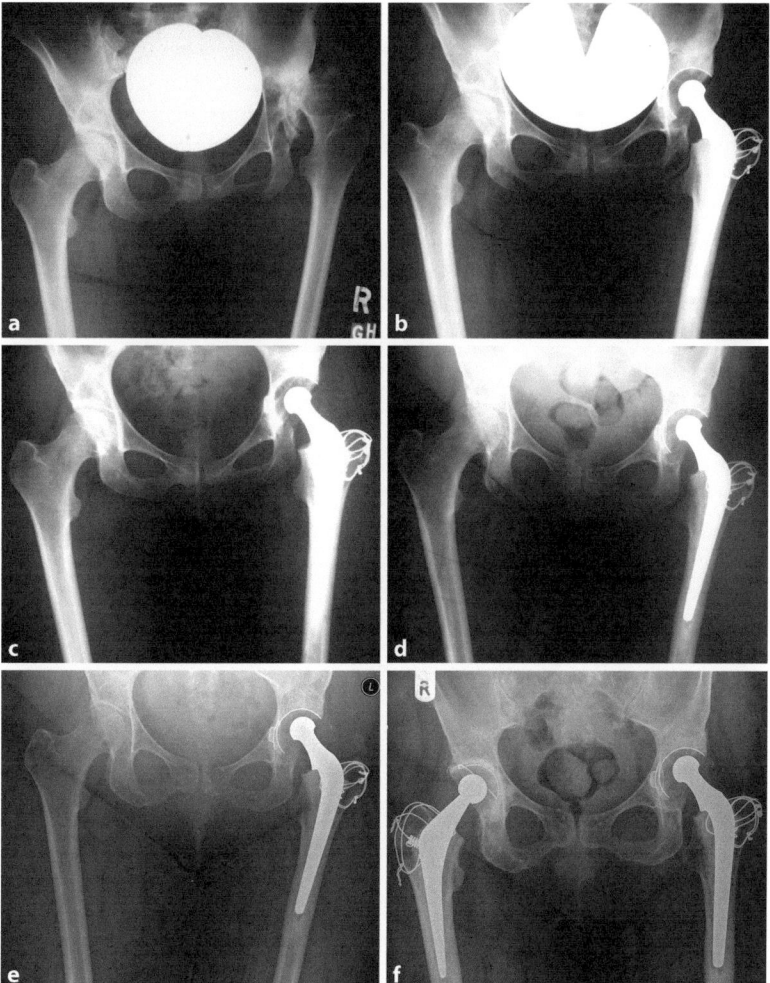

Abb. 22.1a–f a Koxarthrose links bei unbehandelter kongenitaler Hüftdysplasie: Becken a.-p. vor der Operation; **b** linke Hüfte a.-p. 1 Jahr nach dem Eingriff; **c** 10 Jahre nach Hüfttotalprothesenimplantation; **d** 20 Jahre nach Hüfttotalprothesenimplantation; **e** primäre Koxarthrose rechts 37 Jahre postoperativ; **f** nach Hüfttotalprothesenimplantation rechts

untersuchungen aller unserer Patienten mit einer Hüfttotalprothese sind wir in Wrightington in der Lage, unser Patientenkollektiv bis zu den Anfängen zurückzuverfolgen. Die längsten von uns kontrollierten Verläufe reichen weit über 40 Jahre zurück – maximal 47 Jahre. Die Grenzen werden nicht durch das Versagen des Kunstgelenks gesetzt, sondern durch die Überlebensdauer der Patienten.

22.2.2 Fallbeispiel: 37 Jahre nach Hüfttotalprothesenimplantation

Wir stellen hier eine Patientin vor, bei der wir im Alter von 34 Jahren eine Hüfttotalprothese links implantiert haben (Abb. 22.1a,b). Die Patientin litt damals an einer sekundären Koxarthrose links bei unbehandelter kongenitaler Hüftdysplasie. Abb. 22.1c und d zeigen den Verlauf 10 und 20 Jahre nach der Hüfttotalprothesenimplantation. Die Kopfdezentrierung durch den Polyethylenabrieb ist gering. 37 Jahre später, das heißt mit 81 Jahren, stellt sich die Patientin erneut bei uns vor, diesmal wegen einer primären Koxarthrose rechts (◘ Abb. 22.1e). Vonseiten der Hüfttotalprothese links ist die Patientin beschwerdefrei bei einwandfreier Funktion des Kunstgelenks. Radiologisch zeigen sich im Vergleich zu den Bildern kurz nach Implantation außer einer leichten Kopfdezentrierung kaum Unterschiede bei gut erhaltenem Knochenlager (◘ Abb. 22.1e). Die Patientin hat somit für mehr als die Hälfte ihres Lebens mit einer ideal funktionierenden Hüfttotalprothese links gelebt. Es ist für sie nun klar, dass sie sich an der rechten Hüfte das gleiche Prothesenmodell mit der gleichen Operationstechnik implantieren lassen möchte. Wir haben die Patientin ihrem Wunsch entsprechend operiert (◘ Abb. 22.1 f).

Wir benutzen weiterhin den trochanteren Zugang, den Charnley entwickelt hat, um das Knochenlager sowohl an der Pfanne wie auch im Schaftbereich optimal präparieren zu können. Wichtig war für Charnley, dass die Zementierung des Schafts den Kraftschluss im proximalen Femur durch konzentrische Expansion des Zements bei der Implantation in idealer Weise erreicht – ein sogenannter „hoop stress". Wir stellen uns mit „unserem Zugang" in Gegensatz zu anderen Zugängen, die in den 1970er Jahren entwickelt wurden. Für uns spielt das Risiko der trochanteren Pseudarthrose eine untergeordnete Rolle. Wir legen höchsten Wert auf die langzeitige Verankerung.

Langzeitresultate beim Kunstgelenkersatz am oberen Sprunggelenk

P. Rippstein, C. Unverricht, J. Mainzer

© Springer-Verlag Berlin Heidelberg 2016
R.-P. Meyer, H.-K. Schwyzer, B. R. Simmen (Hrsg.), *Langzeitresultate in der Extremitäten- und Wirbelsäulenchirurgie*,
DOI 10.1007/978-3-662-49090-7_23

Curriculum Pascal Rippstein (1959)
Als Sohn von deutschsprachigen Eltern im Welschland aufgewachsen, wurde die Sprache von Voltaire schnell zur Muttersprache. Nach erfolgreich abgeschlossener Matur folgte die Entscheidung, das erste Jahr des Medizinstudiums in Basel zu absolvieren – vorerst nur, um die eigenen Deutschkenntnisse aufzubessern. Doch überraschenderweise hatte die Stadt Basel ihren ganz eigenen Charme, und aus einem Jahr wurden schlussendlich die 6 obligatorischen Jahre bis hin zum Staatsexamen. Darauf folgte die von den Eltern ersehnte Rückkehr ins Welschland, wo die medizinische Grundausbildung in den Bereichen der Psychiatrie, der Anästhesie, der allgemeinen und plastischen Chirurgie absolviert wurde. Kurz darauf das Glück, ein fantastisches Jahr in der orthopädischen Abteilung von Dr. Hans-Beat Burch im Kantonsspital Fribourg zu verbringen, was die definitive Entscheidung für die Spezialausbildung in der orthopädischen Chirurgie zur Folge hatte. Frei nach dem Motto „tel père, tel fils", könnte man sagen! Bei Prof. Ganz im Inselspital wurden anschließend während 2 Jahren solide Kenntnisse in der Orthopädie erworben, bevor der Entschluss folgte, noch tiefer in die Deutschschweiz vorzudringen, namentlich nach Zürich in die Schulthess Klinik. Prof. Gschwend wurde ein hervorragender Lehrer, der Enthusiasmus zu erwecken wusste. Die vermeintlich vertieften Kenntnisse der Fußchirurgie (der Oberarzt für Fußchirurgie im Inselspital war auch in der Westschweiz beheimatet …) stellten sich als nicht ganz so vertieft heraus, weswegen ein Sprung ins Unbekannte nötig wurde. Das Unbekannte war ein 1-jähriges Fellowship in der Fußchirurgie in Frankreich – bei Dr. Valtin in Paris und Dr. Barouk in Bordeaux – und später in den USA bei Prof. Hansen in Seattle. Die Rückkehr in die Schulthess Klinik erfolgte 1995, wo hart am Aufbau einer eigenständigen Abteilung für die Fußchirurgie gearbeitet wurde. Aus einem anfänglich etwas unbeholfenen und unerfahrenen Chirurgen und seiner Sekretärin wuchs ein Team aus 10 Ärzten heran und 14 weiteren Mitarbeitern, das heute jährlich über 1.800 Füße operiert. Der Sprung ins Unbekannte hat sich gelohnt und wurde keine Sekunde lang bereut!

Curriculum Jens Mainzer (1977)
Nach Abschluss des Studiums Ende 2004 in Mainz (Deutschland) erste Stelle als Assistenzarzt in Zweisimmen (Schweiz). Weitere Stationen in der Ausbildung zum Orthopäden waren Thun und die Schulthess Klinik (Zürich). Dort Rotation in die Spezialgebiete untere und obere Extremität sowie Fußchirurgie bei Dr. Rippstein. Mit Facharztdiplom erste Oberarztstelle allgemeine Orthopädie/Traumatologie in Münsterlingen am Bodensee. Seit Ende 2013 wieder bei Dr. Rippstein in der Schulthess Klinik als Oberarzt Fußchirurgie mit ungebrochener Begeisterung für ein unterschätztes Spezialgebiet, in dem noch viele Fragen offen sind.

Curriculum Caroline Unverricht (1978)
Aufgewachsen wohlbehütet auf dem Lande in der Lüneburger Heide hat es mich für das Studium an die Ostsee gezogen. Der Kontrast zum flachen Norden hat mich dann für meine weitere Laufbahn ins Herz der hohen Alpen gebracht. Hier fand ich nicht nur die Faszination der Bergwelt, sondern auch die Leidenschaft zur Fußchirurgie, geprägt durch Dr. med. Pascal Rippstein.

23.1 Interview mit Pascal Rippstein

- Die **Langzeitresultate** informieren uns auch in der Fußchirurgie **unbestechlich** über eine Sache, die funktioniert oder eben nicht funktioniert. Sie sind wertvoll und geben uns Hinweise darauf, was wirklich zählt.
- Die **Grenzen in der Langzeitdokumentation** müssen wir aber ebenfalls sehen. Beim „Start" vor 20 Jahren weist der Patient einen ganz bestimmten Morbiditätszustand auf, der in der gleichen Form so nach 20 Jahren gar nicht mehr vorhanden sein kann. Der Patient mit implantierter Prothese am oberen Sprunggelenk (OSG) ist 20 Jahre später ein anderer. Er hat nun vielleicht zusätzlich Knieschmerzen, Lumbalwirbelsäulenbeschwerden, eine Herzinsuffizienz. Die Resultate der OSG-Prothese können so verwässert werden. Es besteht bei diesen Patienten nicht mehr ein dominierendes Problem am oberen Sprunggelenk, sondern die Probleme mehren sich. Eine Beurteilung des Zustands wie vor 20 Jahren – isoliert am OSG – ist so nicht mehr möglich. Wo liegt nach 20 Jahren das Handicap? Sind es Schmerzen im Kunstgelenkbereich, oder liegen sie durch die Prothese bedingt im periartikulären Umfeld, der Achillessehne, den Weichteilen? Liegt eine Reduktion im Allgemeinzustand vor? Eine subjektive Objektivierung der Langzeitresultate wird so schwierig.
- Die Langzeitkontrollen bringen **kaum mehr** viel **Sinn**, wenn diese Befunde nicht mehr vergleichbar sind mit der Ausgangssituation. Ein Beispiel: Der Patient ist mit der OSG-Prothese sehr zufrieden, würde diesen Eingriff jederzeit wieder vornehmen lassen. Die Beweglichkeit im OSG ist gut. Die Prothese wird jedoch nicht mehr gefordert, weil der Patient in seinem Allgemeinbefinden zu reduziert ist.
- **Wenige Ärzte** bringen genügend Motivation für Langzeitstudien auf, auch wenn die Resultate sie noch interessieren würden. Der Aufwand ist ihnen schlicht zu groß. Wir führen an unserer Abteilung viele verschiedene Eingriffe mit zum Teil fantastischen Resultaten durch. Um dieses Patientenkollektiv zu sichten, müssten wir zusätzliche Fachleute einstellen. Bei unserer Alltagsbelastung mit Sprechstundentätigkeit und Ope-

rationen kann eine solche Studie nicht mehr einfach nebenbei geleistet werden.
- Wir bieten unsere **OSG-Prothesen-Patienten** nach 1, dann nach 2 Jahren zur Kontrolle auf. Funktioniert alles gut, sehen wir den Patienten nach 2 oder 3 Jahren wieder. Ein klassisches Problem bei den OSG-Prothesen ist die Zystenbildung, die in den Anfangsstadien einfach, im fortgeschrittenen Stadium nur aufwendig behandelt werden kann. Es ist auch im ureigensten Interesse des OSG-Prothesen-Konstrukteurs, eine Langzeitdokumentation weit über 10 Jahre anzustreben. Wir besitzen inzwischen 20-Jahres-Resultate.
- Wir befürworten **internationale Endoprothesenregister,** wie sie in Australien, Neuseeland, Skandinavien bereits existieren. Es beurteilen dabei neutrale Fachpersonen unsere Arbeit. Eine Beschönigung durch die eigene Klinik fällt somit weg.
- Die **Beeinflussung** der Langzeitresultate durch den Patienten existiert tatsächlich. Es ist unsere Aufgabe, bei der Indikationsstellung zur Operation das Patientenprofil miteinzubeziehen. Wir können und dürfen die Lebensweise eines Patienten durch die Implantation einer OSG-Prothese nicht in größerem Maße verändern. Der Patient soll im Rahmen des Tolerierbaren so funktionieren, wie es für ihn passt.
- An einer **gut geführten Klinik** sollten **alle** operierten Patienten 1 Jahr nach dem Eingriff in der Sprechstunde kontrolliert werden – ob ein guter oder schlechter Verlauf vorliegt. Wir führen jährlich 1.800 Fußoperationen durch und stoßen mit diesem Kontrollmuster an unsere Grenzen. Die Sprechstunden werden durch solche Follow-up-Untersuchungen überlastet. Die Forderung nach „Kontrollpersonal" stellt sich.
- **Neue Techniken** und Produkte können Langzeitresultate erheblich beeinflussen. Am Beispiel der OSG-Prothese lässt sich dies gut erörtern: Zu Beginn implantierten wir die skandinavische STAR-Prothese. Wir wechselten dann auf die „modernere" Agility-Prothese. Diese war jedoch zu invasiv, sodass die Rückzugsmöglichkeiten beschränkt waren. Im Nachhinein war die STAR-Prothese die bessere. Anschließend benutzten wir die gute Büchel-Pappas-Prothese. Wir implantierten ca. 80 Prothesen dieses Typs. Anhand unserer „learning curves" mit diesen verschiedenen Modellen entwickelten wir in der Folge eine eigene OSG-Prothese, die sogenannte Mobility-Prothese. Unsere Eigenentwicklung haben wir selbst nun mit gutem Erfolg über 480-mal implantiert. Nun entschied sich die Herstellerfirma aus Rentabilitätsgründen auf OSG-Prothesen – auch auf unsere – generell zu verzichten. Die Fallzahlen seien zu gering. Es „rechne" sich nicht! Nun entwickeln wir ein weiteres Mal eine OSG-Prothese für eine andere Medizinalfirma. Dabei können wir unser ganzes Knowhow einbringen. Wie nun Langzeitresultate von OSG-Prothesen bei 5-maligem Wechsel des Prothesenmodells aussehen, ist eine schwierige, kaum zu beantwortende Frage.
- Die Wertschätzung von Langzeitresultaten an **Privatkliniken** ist gering. Es besteht eine völlig andere Zielsetzung. Es interessiert in erster Linie der materielle Gewinn, der zum Teil in internationale Finanzkonglomerate fließt. Was interessieren da schon Langzeitresultate.
- Ein vorhandener **Grundmorbus** kann die Langzeitresultate belasten. Die chronische Polyarthritis wirkt sich bei einer Ellenbogenprothese auch im Langzeitverlauf kaum negativ aus. Auch bei den OSG-Prothesen sind die Resultate bei Rheumatikern gut. Allerdings sind die OSG-Prothesen bei den pcP-Patienten anfälliger für die Entwicklung von Fehlstellungen,

- da die ligamentären Strukturen schwach sind. Auch die Zystenbildung manifestiert sich schneller und stärker.
- Die **Zeitintervalle** bei der Überwachung von OSG-Prothesen sind somit enger zu fassen als bei anderen Prothesen. Werden Zysten im Frühstadium entdeckt, kann eine einfache Zystenfüllung zur Revision genügen. Bei ausgedehnter Zystenbildung bleibt bloß der Totalprothesenwechsel. OSG-Prothesen bedeuten nach wie vor endoprothetisches Neuland. Engmaschige Kontrollen – bei Bedarf jährliche – lassen uns die Probleme dieser Prothesen besser ergründen. Fragen nach der Ätiologie dieser Zysten können durch Langzeitstudien möglicherweise besser beantwortet werden: Sind es Zysten durch Polyethylenabrieb? Ist es Flüssigkeit, die eindringt? Wird bei der pcP ein bereits vor der Implantation vorhandener Prozess durch die Prothese verstärkt?
- **Frühinfekte** verfälschen aus unserer Sicht die Langzeitresultate bei OSG-Prothesen kaum. Wir haben die Frühinfekte mit dem folgenden Behandlungsmuster im Griff: raschmögliche 2- bis 3-malige arthroskopische Spülung mit Débridement und 6-monatiger resistenzgerechter Antibiotikatherapie. So ist meist nicht einmal ein Wechsel des Polyethylenlagers notwendig. Schwieriger ist die Therapie der Low-grade-Infekte. Diese sind sowohl diagnostisch wie auch therapeutisch anspruchsvoll und in ihrer Langzeitprognose ungewiss.
- Die **Archivierung** unserer Arbeit, heute sicher digital, ist von enormer Bedeutung. Entscheidend bei Langzeitbeobachtungen sind die Ausgangswerte. Bei der OSG-Prothese sind dies die prä- und postoperativen Röntgenbilder mit maximaler Flexion/Extension im Stehen. Die Langzeitresultate basieren in der Folge unter anderem auf dieser Bewegungsamplitude.
- Aus meiner Sicht müssen **alle Krankenhäuser und Kliniken** zu einer Langzeitarchivierung verpflichtet werden. Interessante, auch banalere Fälle müssen langfristig verfolgt werden.
- Neue **Medikamente** können ein ganzes Segment von Affektionen nahezu zum Verschwinden bringen. Früher hatten wir in der Fußchirurgie viele chronische Polyarthritiker. Heute sind es noch etwa 20 % im Vergleich zu früher. Dies manifestiert sich auch bei den Langzeitresultaten.
- Auch in der Fußchirurgie darf es heute keine **zeitliche Limitierung** im Follow-up geben.
- Zunehmend aufwendig wird aber auch die **Archivierung** der Langzeitdokumentation. Es braucht zusätzliches Personal, zusätzliche Räume und entsprechende Finanzierungsmodelle. Es sollte ein landesweiter Fond mit beispielsweise einer Abgabe von 0,5 % auf die Klinikeinnahmen geschaffen werden. Die die Langzeitresultate dokumentierende Instanz erhält dann für ihre Fallauswertung als Anreiz eine finanzielle Unterstützung.
- Langzeitresultate können zu **neuen Ideen**, neuen Operationstechniken, aber auch zum Zurückdrängen, ja bis zum Verschwinden von sogenannten bewährten Operationen führen. Ein Beispiel: Die Mosaikplastik bei Osteochondrosis dissecans am Talus haben wir zugunsten der technisch einfacheren Beckenspanimplantation aufgegeben.
- Auch werden Langzeitbeobachtungen uns möglicherweise helfen, das Enigma der postoperativen **Hallux-valgus-Rezidive** zu lüften. Immer wieder stehen wir ohne Fehlleistung bei technisch einwandfreier operativer Hallux-valgus-Korrektur vor unerklärlichen Hallux-valgus-Rezidiven.

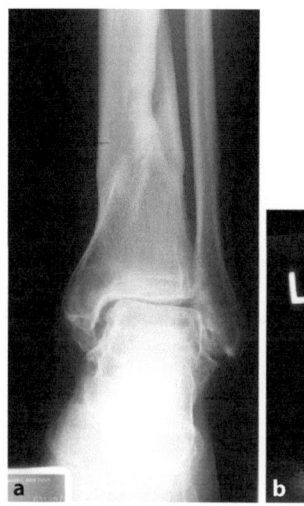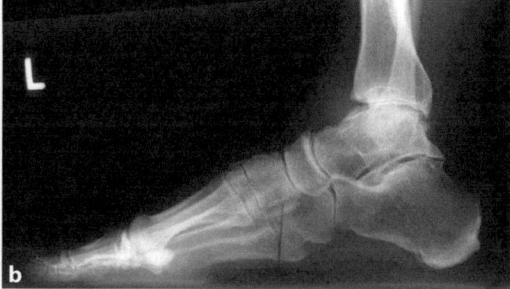

Abb. 23.1 a OSG a.-p., b Fuß lateral links, belastet, 1997 präoperativ: Man erkennt vor allem eine Arthrose des oberen, aber auch des unteren Sprunggelenks

23.2 18 Jahre nach OSG-Arthrodese

C. Unverricht, P. Rippstein

Eine 53-jährige Patientin war 1997 in unserer Sprechstunde vorstellig. Zuvor bestanden bei der in jungen Jahren aktiven Skifahrerin mehrere traumatische Ereignisse im Bereich des linken oberen Sprunggelenks. Zu nennen sind eine konservativ behandelte distale Unterschenkelfraktur 1987 und ein OSG-Distorsionstrauma 1988 mit folgender lateraler Bandnaht.

Von operativer Seite wurden bereits 2 OSG-Gelenktoiletten extern durchgeführt. Beim 2. Eingriff kam es zu einer akzidentellen Läsion der Arteria dorsalis pedis mit Bildung eines Aneurysma spurium der Arteria dorsalis pedis. Dieses wurde, bei guter Durchblutung des Fußes durch die Arteria tibialis posterior, ligiert.

Nun bestanden deutliche, im Alltag limitierende Beschwerden im Rahmen der OSG-Arthrose bei ausgeschöpften konservativen Maßnahmen. Die maximale ununterbrochene Gehstrecke betrug eine halbe Stunde. Die Patientin war auf die tägliche Einnahme von Schmerzmedikamenten angewiesen und fühlte sich sportunfähig, was sie sehr belastete. Klinisch präsentierte sich eine Spitzfußstellung von 10° mit maximaler Plantarflexion von 30° bei physiologischer Rückfußachse (Abb. 23.1).

Von operativer Seite bestanden nun 2 Optionen: eine OSG-Prothese oder eine OSG-Arthrodese. Bei dieser sportlich aktiven Patientin entschieden wir uns für eine OSG-Arthrodese. Diese wurde arthroskopisch durchgeführt, um die lokalen Durchblutungsverhältnisse bei vorausgegangener iatrogener Läsion der A. dorsalis pedis nicht weiter zu gefährden bzw. die Durchbauchancen zu vergrößern. Der Zugang erfolgte über ein anteromediales und ein anterolaterales Arthroskopieportal. Intraoperativ konnte durch die Präparation der Gelenkflächen die Varusfehlstellung des Talus vollständig ausgeglichen werden, die Spitzfußstellung von 10° jedoch nicht (Abb. 23.2).

Monate postoperativ war die Patientin komplett beschwerdefrei. Die Spitzfußstellung wurde mit 1,5 cm Absatz ausgeglichen und stellte für die Patientin keine Einschränkung im Alltag dar (Abb. 23.3).

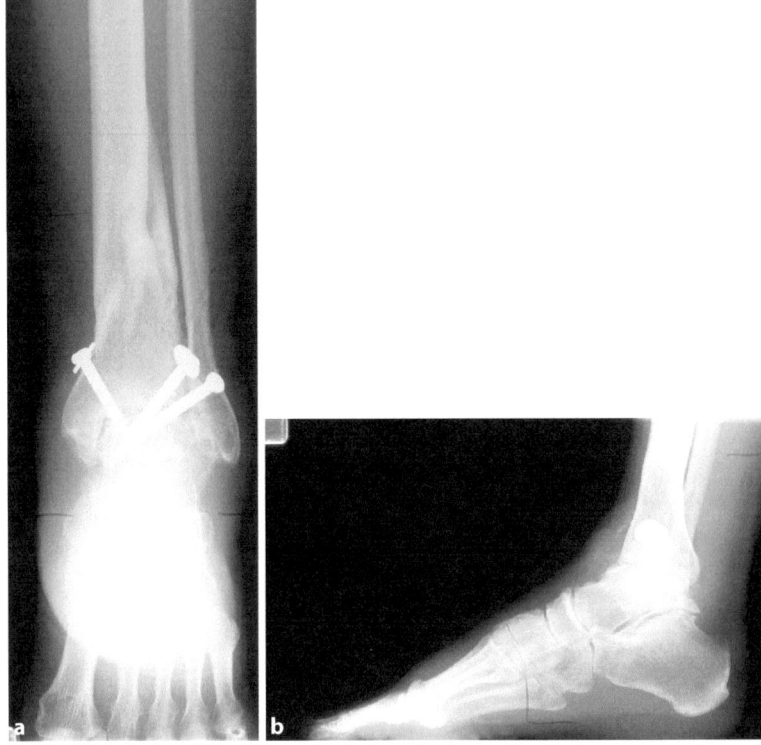

◘ **Abb. 23.2** a OSG a.-p., b Fuß lateral links, belastet, 6 Wochen postoperativ: Die Patientin wagt noch nicht, voll zu belasten, was den Eindruck der Spitzfußstellung verstärkt

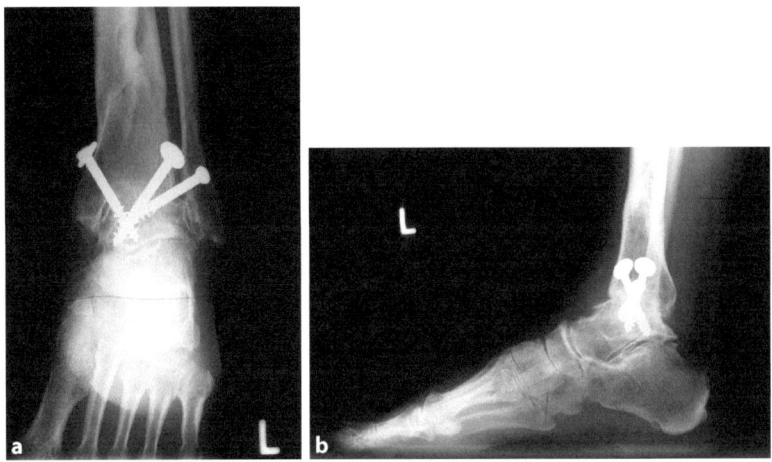

◘ **Abb. 23.3** a OSG a.-p., b Fuß lateral links, belastet, 3 Monate postoperativ

1 Jahr nach der Operation war die Patientin weiterhin beschwerdefrei und mit dem Ergebnis sehr zufrieden. Sie führte schmerzfrei längere Wanderungen in den Bergen durch. Leichte Einschränkungen im Alltag zeigten sich aufgrund der Arthrodese beim Treppenheruntergehen und beim Bergaufwärtslaufen. Sie war weiterhin auf eine Anpassung des Schuhwerks mit Abrollhilfe und Pufferabsatz im Bereich der Ferse zum Ausgleich der Spitzfußstellung angewiesen.

16 Jahre nach OSG-Arthrodese zeigten sich erstmals zunehmende Beschwerden im Bereich des Subtalar- und Chopartgelenks. Radiologisch konnte hier eine Anschlussarthrose bestätigt werden. Initial konnten diese Beschwer-

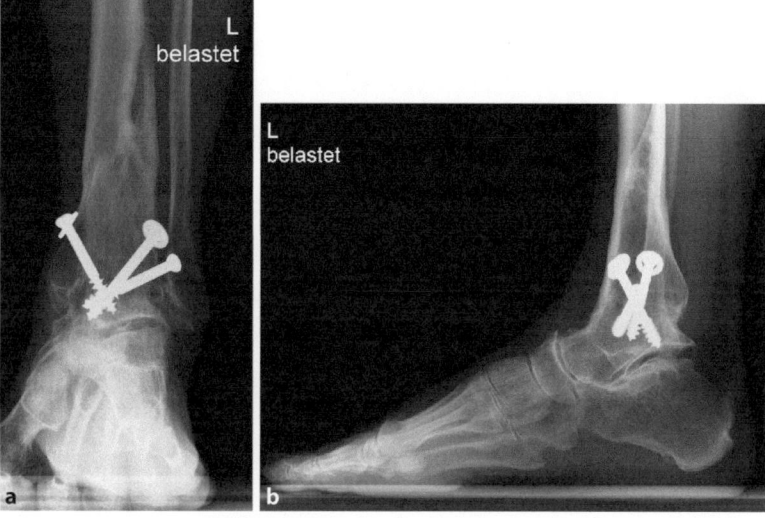

● **Abb. 23.4** a OSG a.-p., b Fuß lateral links, belastet, 16 Jahre nach OSG-Arthrodese links

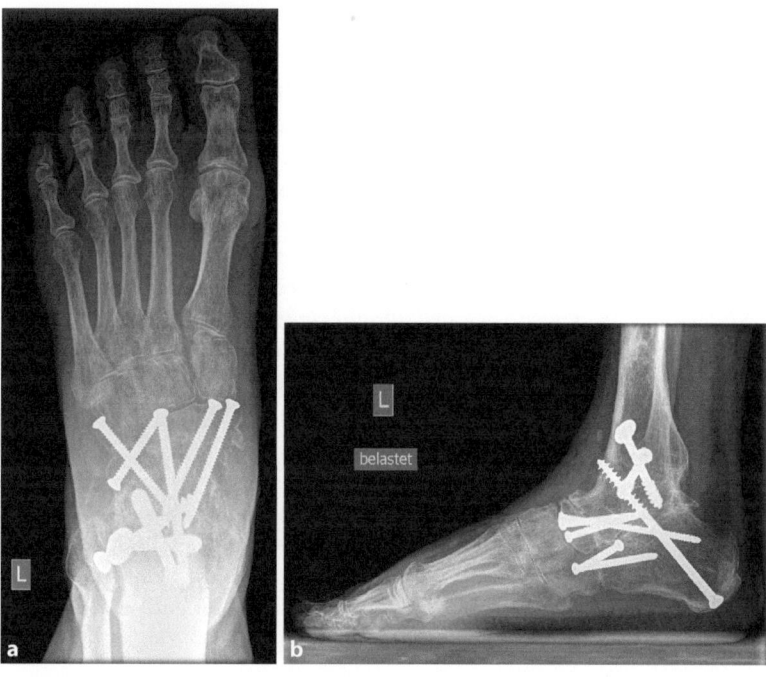

● **Abb. 23.5** a Fuß a.-p., b lateral links, belastet, 6 Wochen postoperativ nach USG-Arthrodese, Talonavikulararthrodese und Kalkaneokuboidalarthrodese.

den konservativ optimiert werden (● Abb. 23.4). 2 Jahre später, also 18 Jahre nach OSG-Arthrodese, und bei ausgeschöpften konservativen Maßnahmen erfolgte die Planung eines operativen Vorgehens. Hierbei entschieden wir uns zu einer Subtalararthrodese mit gleichzeitig dorsalextendierender Closing-wedge-Chopart-Arthrodese – dies, um nun die Spitzfußstellung zu korrigieren (● Abb. 23.5).

6 Monate später ist die Patientin beschwerdefrei. Anfängliche Gleichgewichtsprobleme und Unsicherheiten beim Gehen konnten mittels physiotherapeutischer Maßnahmen kompensiert werden (● Abb. 23.6).

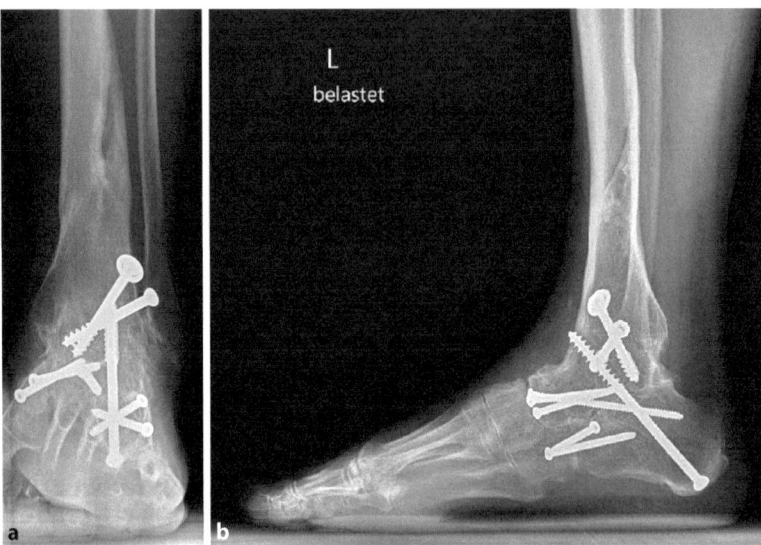

Abb. 23.6 a OSG a.-p., b Fuß lateral links, belastet, 6 Monate postoperativ

23.2.1 Diskussion

Dieser Fall zeigt die sehr guten Ergebnisse gerade bei jungen, sportlich aktiven Patienten nach OSG-Arthrodese im Langzeitverlauf.

Ausschlaggebend in diesem Fall für den Entscheid einer OSG-Arthrodese und gegen eine OSG-Prothese waren zum damaligen Zeitpunkt der Aktivitätsgrad der Patientin mit hohem sportlichem Anspruch und die präoperativ stark limitierte Dorsalextension im OSG mit einem Streckdefizit von 10°. Erfahrungsgemäß bleibt eine – posttraumatisch bedingt – stark eingeschränkte OSG-Beweglichkeit auch nach OSG-Prothesenimplantation bestehen, wahrscheinlich bedingt durch starke Weichteilvernarbungen, die sich chirurgisch schlecht lösen lassen.

Die Varusfehlstellung des Talus wurde damals ebenfalls als eine relative Kontraindikation für die OSG-Prothese betrachtet, was heute nicht mehr der Fall ist.

Noch wenig Erfahrung bestand zu diesem Zeitpunkt mit der OSG-Prothese. Man hatte die falsche Vorstellung, dass junge Patienten eine Kontraindikation für OSG-Prothesen sind. Aus heutiger Sicht, nach Implantation von über 800 Prothesen in unserem Fußzentrum, denken wir, dass auch diese Patientengruppe von einer OSG-Prothesenimplantation profitieren kann.

Mit einer OSG-Prothese bleibt im Idealfall das obere Sprunggelenk beweglich. Die distal gelegenen Fußgelenke werden somit nicht „kompensatorisch" verstärkt beansprucht, wie dies bei einer OSG-Arthrodese der Fall ist. Zur Zeit der Umwandlung der OSG-Prothese in eine Arthrodese, die durchschnittlich nach 10–15 Jahren erfolgt, sind die hauptsächlich kompensatorisch eingesetzten Gelenke – das untere Sprunggelenk und das Talonavikulargelenk – noch gut erhalten und können ihre Beweglichkeit für die verlorene OSG-Beweglichkeit kompensatorisch einsetzen.

Dank der OSG-Prothese kann also die Zeit bis zur notwendigen Arthrodese des unteren Sprunggelenks und Talonavikulargelenks um 10–15 Jahre verzögert werden, was gerade bei jungen Patienten von Vorteil ist.

Die in diesem Fall bereits vorhandene leichte asymptomatische Arthrose im USG und teils im Talonavikulargelenk, wie sie nicht selten posttraumatisch beo-

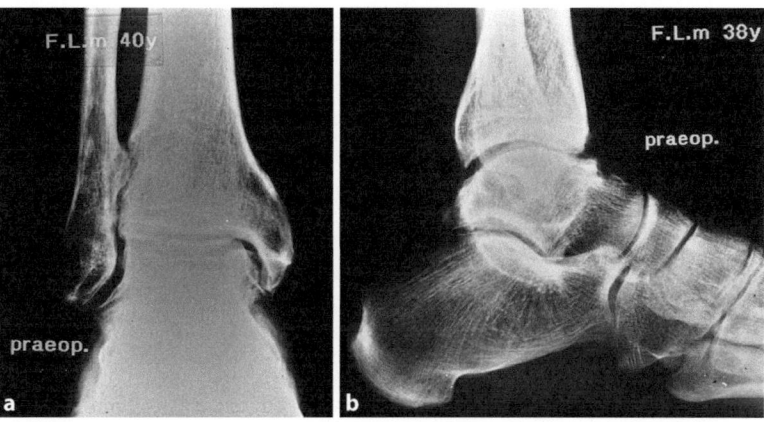

Abb. 23.7 **a** Rechtes oberes Sprunggelenk a.-p., präoperativ; **b** rechtes oberes Sprunggelenk seitlich, präoperativ

bachtet wird, hat wahrscheinlich die Anschlussarthrose etwas beschleunigt. Eventuell wären diese arthrotisch veränderten Gelenke durch eine OSG-Prothese mit guter Beweglichkeit länger geschont geblieben. In diesem Fall war jedoch keine gute Beweglichkeit zu erwarten, also kein signifikanter funktioneller Vorteil.

Die arthroskopisch durchgeführte OSG-Arthrodese hat sicherlich Vorteile. So werden die Weichteile und die Durchblutung – wie in diesem Fall notwendig – geschont. Im Weiteren zeigt sich ein sicherer und schnellerer ossärer Durchbau der Arthrodese. Die Schmerzen sind geringer, wodurch auch ein kürzerer Spitalaufenthalt zu verzeichnen ist. Eine Korrektur dieser Fehlstellung ist jedoch durch diese Technik weniger gut möglich, was die residuelle Spitzfüßigkeit in diesem Fall erklären mag.

23.3 19 Jahre funktionstüchtige Prothese am oberen Sprunggelenk

J. Mainzer, P. Rippstein

Beim Sturz von einer ca. 4½ m hohen Mauer im Jahr 1974 zog sich ein damals 16-jähriger Patient eine Trimalleolarfraktur rechts zu. Es erfolgte die Osteosynthese und später die Metallentfernung. Bei persistierenden, belastungsabhängigen Beschwerden fand früh die Umschulung auf eine vorwiegend sitzende Bürotätigkeit statt.

Im Verlauf dann rezidivierende Blockaden im oberen Sprunggelenk mit zunehmender Einschränkung der Gehstrecke bis unter 1 h und regelmäßigen Ruheschmerzen.

1994 bestand eine Beweglichkeit des rechten oberen Sprunggelenks von Dorsalextension/Plantarflexion 0-0-50°, links 10-0-60°. Radiologisch zeigte sich zu diesem Zeitpunkt nur eine sehr diskrete Zunahme der Arthrose bei gut erhaltenem Gelenkspalt, jedoch auch bereits degenerative Veränderungen subtalar. Es wurde daher eine Arthroskopie des oberen Sprunggelenks durchgeführt mit Synovektomie und Abtragung von Osteophyten ventral an der Tibia. Die arthrotischen Veränderungen waren bereits weiter fortgeschritten, als dies im Röntgenbild zum Ausdruck kam, mit großflächigen, teils transmuralen Knorpelschäden (Abb. 23.7a,b).

1996 erfolgte der Einbau einer OSG-Totalprothese, Typ STAR, rechts. Bei weichteilbedingt eingeschränkter Dorsalextension wurde gleichzeitig eine perkutane Achillessehnenverlängerung nach White durchgeführt.

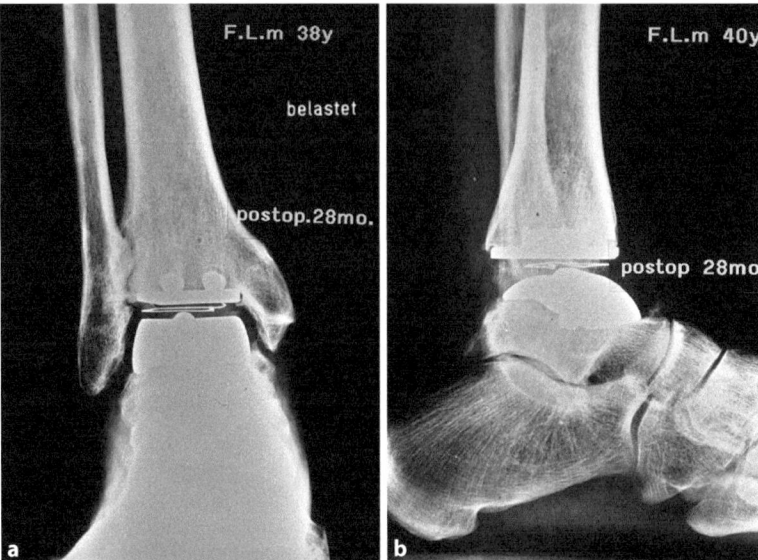

◘ **Abb. 23.8 a** Rechtes oberes Sprunggelenk a.-p., 1998, 28 Monate postoperativ; **b** rechtes oberes Sprunggelenk lateral 1998, 28 Monate postoperativ

Etwa 1 Jahr nach der Operation ging es dem Patienten gut, er hatte praktisch keine Schmerzen. Danach wieder Perioden mit zum Teil starken Schmerzen, die sich aber unter Physiotherapie jeweils vorübergehend besserten. Der Patient konnte 1,5 h gehen, sogar rennen war möglich. Bergaufgehen bereitete keine Probleme, Bergabgehen war eher mit einer gewissen Behinderung und zum Teil Schmerzen verbunden.

1997 zeigte eine Szintigraphie bei zunehmenden, vorwiegend lateral lokalisierten Restbeschwerden korrespondierend eine leicht vermehrte Anreicherung lateral. Radiologisch bestand der Verdacht auf ein subfibulares Impingement. Daher erfolgte 1997 eine Arthroskopie des oberen Sprunggelenks mit offener Abtragung eines Osteophyten an der Fibulaspitze. Dieser Eingriff konnte die Schmerzintensität lateral etwas verbessern, jedoch nicht vollständig eliminieren (◘ Abb. 23.8).

1999 erfolgte nach einer positiven Testinfiltration ins obere Sprunggelenk eine weitere offene Revision mit erneutem Débridement zwischen Fibula und Talus. Darüber hinaus zeigte die Syndesmose zwischen Tibia und Fibula eine partielle Verknöcherung anterior, jedoch mit minimaler Restbewegung. Dort erfolgte ebenfalls ein Débridement bzw. eine Anfrischung und Verschraubung mit dem Ziel der tibiofibularen Arthrodese (◘ Abb. 23.9). Nach diesem Eingriff deutliche Verbesserung der Situation mit Restbeschwerden und unveränderter Beweglichkeit von Dorsalextension/Plantarflexion 10/0/35°.

2000 klagte der Patient erneut über zunehmende Schmerzen. Im Röntgenbild erfolgte der Nachweis von überschießendem Knochenwachstum lateralseits der Fibula bzw. von der verknöcherten Syndesmose sowie auch medial am Malleolus. Daher erfolgte eine weitere Gelenktoilette mit Wechsel des Polyethyleninlays von 6 zu 7 mm wegen beginnender Abnutzung 5 Jahre nach Einbau. Intraoperativ zeigte sich ein klar ersichtliches Impingement lateral und medial.

1 Jahr später subjektiv deutlich verbesserte Situation, jedoch immer noch wechselnde Beschwerden im oberen Sprunggelenk. Nach der wöchentlich durchgeführten Physiotherapie Beschwerdelinderung bis Beschwerdefreiheit, anhaltend für 2–3 Tage. Diese Situation blieb für den Patienten vorerst akzeptabel.

Abb. 23.9 Rechtes oberes Sprunggelenk a.-p. 1999

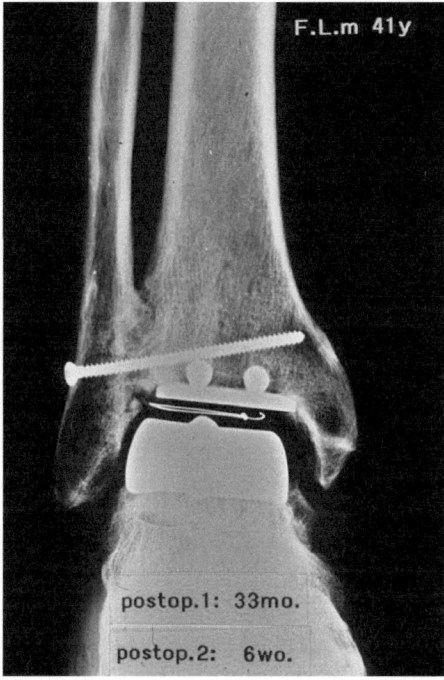

Erst Ende 2010 stellte sich der Patient erneut vor. Neben den wechselnden Beschwerden am oberen Sprunggelenk zunehmende belastungsabhängige Schmerzen und Schwellungen im Bereich des unteren Sprunggelenks. Radiologisch zeigte sich die Prothese unverändert mit Ausnahme eines kleinen Saums unter dem lateralen Teil der Taluskomponente, im unteren Sprunggelenk zeigten sich jedoch zunehmende Arthrosezeichen.

Eine Steroidinfiltration des unteren Sprunggelenks brachte in diesem Bereich eine deutliche Besserung. Bei wechselhaften aber insgesamt erträglichen Schmerzen entschied sich der Patient vorerst gegen eine Arthrodese des Subtalargelenks. Stattdessen erfolgten sporadische Infiltrationen, die jeweils bis zu einem halben Jahr Beschwerdefreiheit brachten.

Mitte 2015 zeigte sich der Patient im Bereich des oberen Sprunggelenks subjektiv ohne signifikante Probleme und insgesamt zufrieden mit der Prothese. Klinisch bestand ein hinkfreies Gangbild in Konfektionsschuhwerk ohne Absatz. Die OSG-Beweglichkeit betrug Dorsalextension/Plantarflexion 10/0/30°. Radiologisch war der Befund unverändert mit stationärem, wahrscheinlich nicht relevantem Saum lateral unter der Taluskomponente und ohne Hinweise auf Impingement. Das Polyethylen war, soweit beurteilbar, intakt (Abb. 23.10).

19 Jahre nach Einbau der Prothese zeigt sich nun aus unserer Sicht ein subjektiv und objektiv zufriedenstellendes Langzeitresultat mit aktuell schmerzfreiem, zufriedenem Patienten und guter Funktion bzw. Beweglichkeit des Kunstgelenks. Es erfolgten jedoch mehrere Revisionen dieser ehemals posttraumatischen Situation. Mit einer primären Arthrodese wären diese möglicherweise nicht notwendig gewesen. Auf der anderen Seite stellt sich die Frage nach dem Verlauf der Arthrose im unteren Sprunggelenk, die bis jetzt konservativ behandelt werden konnte. Nach einer Arthrodese des oberen Sprunggelenks wäre möglicherweise, bei kompensatorisch vermehrter Belastung, die Wahrscheinlichkeit einer schnelleren Progression erhöht. Sollte in Zukunft eine subtalare Versteifung notwendig werden, so ist das gut bewegliche obere Sprunggelenk von Vorteil.

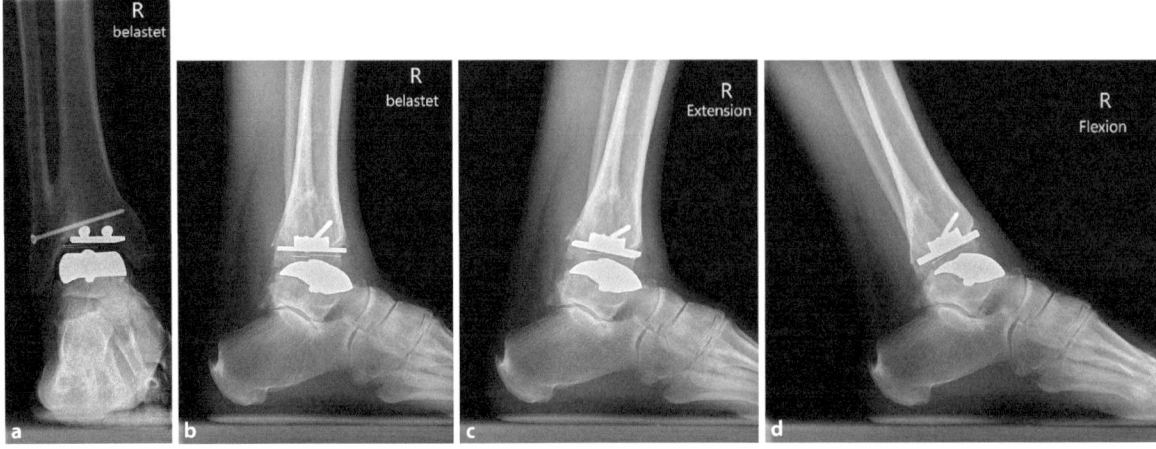

◘ Abb. 23.10 **a** Rechtes oberes Sprunggelenk a.-p. 2015; **b** rechtes oberes Sprunggelenk lateral 2015; **c** rechtes oberes Sprunggelenk lateral in Extension 2015; **d** rechtes oberes Sprunggelenk lateral in Flexion 2015

Langzeitresultate und ihre Bedeutung bei der Korrektur von juvenilen Skoliosen

M. Ruf

© Springer-Verlag Berlin Heidelberg 2016
R.-P. Meyer, H.-K. Schwyzer, B. R. Simmen (Hrsg.), *Langzeitresultate in der Extremitäten- und Wirbelsäulenchirurgie*,
DOI 10.1007/978-3-662-49090-7_24

Curriculum Michael Ruf (1958)
- Nach dem Abitur 1977 am Kepler-Gymnasium in Pforzheim folgte das Medizinstudium an der Ruprecht-Karls-Universität in Heidelberg. Bei lang dauernden internistischen Visiten im praktischen Jahr wurde mir rasch klar, dass für mich nur ein chirurgisches Fach infrage kam. Nach zweijährigem Intermezzo in der Thoraxchirurgie in Heidelberg begann die Ausbildung zum Orthopäden am Klinikum Karlsbad-Langensteinbach. Bei Jürgen Harms lernte ich die Wirbelsäule von Schädelbasis bis Steißbein von allen Seiten kennen.
- 2006 war die Zeit reif für eine Chefarzttätigkeit am Zentralklinikum in Suhl, 2014 kehrte ich nach Karlsbad-Langensteinbach zurück.
- Besonders fasziniert haben mich immer das Wachstum (auch Fehlwachstum) der kindlichen Wirbelsäule sowie die Möglichkeiten, dies operativ zu beeinflussen (entsprechend dem Symbol der Orthopädie: krummes Bäumchen am wuchslenkenden Pfahl). Dies sollte auch das Thema meiner Habilitation an der Ernst-Moritz-Arndt-Universität Greifswald werden: „Die frühzeitige operative Korrektur kongenitaler Skoliosen und Spondylolisthesen im Kindes- und Jugendalter".

24.1 Interview mit Michael Ruf

- Bei der operativen Korrektur von juvenilen Skoliosen sind Langzeitresultate von **entscheidender Bedeutung**. Wenn wir diese Skoliosen operieren, operieren wir meist Mädchen in der Pubertät. Wir operieren Patientinnen, die keine Schmerzen, keine neurologischen Affektionen haben. Das Problem ist fast immer ein kosmetisches. Tun wir nichts, haben diese Mädchen dann im erwachsenen Alter ein Problem. Wir wissen jedoch zum Zeitpunkt des Eingriffs nicht, ob später keine Probleme mehr bestehen. Wir müssen daher wissen, wie die Situation nach 30, nach 50 Jahren ist.
- **Grenzen** bei den **Langzeitresultaten** werden vor allem dadurch gesetzt, dass die chirurgische Technik sich immer weiterentwickelt. Wir können in etwa abschätzen, welche Resultate die vor 30 Jahren durch uns ange-

wandte Operationstechnik erbracht hat. Wie sich die Resultate von neuen Techniken nach 30 Jahren präsentieren, davon haben wir keine Ahnung.
- **Langzeitresultate** bringen **immer Sinn**. Wir müssen uns im Klaren sein, dass die von uns operierten 15-jährigen Patienten uns Operateure überleben werden.
- Für **Langzeitdokumentationen** werden sich immer **bloß wenige interessieren**. Es braucht dazu einen langen Atem, viele Jahre intensiver Arbeit. Es liegt eben in der menschlichen Natur, dass der schnelle Erfolg mit seinen Lorbeeren gesucht wird.
- Die **Kontinuitätssicherung** von Langzeitresultaten braucht objektive Parameter. Wir verwenden einheitliche Skoliosescores/Outcomescores. Dies alles muss unabhängig vom jeweiligen Operateur ablaufen, sonst wird die Kontinuitätssicherung fragil.
- Sicher besteht auch eine gewisse **Beeinflussung** der Langzeitresultate **durch die Patienten**. Je länger solche Verlaufskontrollen zeitlich durchgeführt werden, desto größer werden auch die auf sie einwirkenden Einflüsse. Übergewicht, Stoffwechselerkrankung wie Diabetes, regelmäßige Medikamenteneinnahme, beispielsweise von Cortison, auch sportliche Aktivität können sich negativ respektive positiv auf das Langzeitresultat auswirken.
- **Langzeitresultat** und **Klinikqualität**, das ist ein heikles Thema. Es treten immer wieder Probleme mit den Kostenträgern auf, die mit entsprechenden Kompromissen angegangen werden müssen. Auch die Klinikleitungen bringen sich bremsend ein. Langzeitdokumentationen sind ja ein „Zuschussgeschäft".
- **Langzeitresultate** werden unweigerlich auch durch **neue Operationstechniken** beeinflusst. Gerade in der Wirbelsäulenchirurgie sind die Operationstechniken im Fluss und werden es auch bleiben. Eine mit Harrigton-Stäben vor 30 Jahren korrigierte juvenile Skoliose lässt sich nur noch bedingt mit den durch die heutige Instrumentation erzielten Korrekturergebnissen vergleichen. Wir sind besser! Sind wir besser?
- Die **Bedeutung von Langzeitresultaten** sollte in Privatkliniken und öffentlichen Krankenhäusern gleich sein. Wir arbeiten an einer Privatklinik mit einer Stiftung als Trägerschaft. Diese Trägerschaft muss von uns Ärzten auch immer wieder an die Wichtigkeit einer Langzeitdokumentation erinnert werden.
- Die in der Langzeitdokumentation festgehaltenen Verläufe müssen auch konsequent mit den **unbehandelten Spontanverläufen** verglichen werden. Nur so können wir unsere Arbeit auch objektiv hinterfragen.
- Die **Kontrollintervalle** bei unseren operativ korrigierten juvenilen Skoliosepatienten haben wir im Normalfall festgelegt auf 3 Monate, 1 Jahr, 2, 5 und 10 Jahre. Wir sind mit unseren Kostenträgern zurzeit darüber in Verhandlung, auch die 20-Jahres-Kontrolle einführen zu können.
- Eine Beeinflussung der Langzeitresultate durch **Infekte** ist bei unserem Patientenkollektiv ausgesprochen selten. Die Patienten sind jung. Es bestehen somit exzellente Vaskularisierungsverhältnisse.
- Langzeitresultate und **Lebensqualität** stehen in direktem Zusammenhang. Bei den Langzeitnachkontrollen wird heute der Akzent vermehrt auf subjektive Fragen gelegt: psychisches Wohlbefinden, Selbstbildnis der Patienten etc. Unsere Outcomescores sind entsprechend darauf ausgerichtet.
- Eine **Beschränkung** der Langzeitdokumentation auf 10 Jahre ist gerade bei juvenilen Wirbelsäulenaffektionen ein Unsinn. Die Aufbewahrungs-

- frist für Röntgenaufnahmen ist heute in Deutschland gesetzlich noch so festgelegt. Wir sind jedoch bestrebt, diese zeitlichen Barrieren zu beheben und sind zuversichtlich.
- **Langzeitdokumentationen** sollten den **Zentrumskrankenhäusern** vorbehalten sein. In der Wirbelsäulenchirurgie ist dies bereits der Fall, da diese Art von Chirurgie ohnehin vorwiegend an Zentren praktiziert wird.
- Die Langzeitdokumentation ist das **A und O bei Wirbelsäulenaffektionen**. Je jünger Patienten zum Zeitpunkt des Eingriffs sind, desto wichtiger ist das Langzeit-Follow-up.
- Die **Langzeitdokumentation** erfolgt bei uns heute rein **digital**. Die Arbeit wird dadurch vereinfacht. Der Raumbedarf ist geringer. Eine „Aufdigitalisierung" von alten Dokumentationen führen wir nur in Einzelfällen durch. Die Gesamtdigitalisierung aller unserer ehemaligen Patienten könnten wir kostenmäßig nicht verkraften.
- Inwiefern die Patienten persönlich in die **Langzeitaufbewahrung** ihrer eigenen Daten miteinbezogen werden sollen, ist heute nicht unproblematisch. Die digitale Patientenkarte wurde in Deutschland aus Gründen des Datenschutzes „auf Eis gelegt".
- Langzeitresultate werden durch **chirurgische Fehlleistungen** zweifellos kompromittiert. Die Langzeitergebnisse korrelieren mit dem Operationsresultat. Im Langzeitverlauf können wir dann Rückschlüsse ziehen, was operationstechnisch wichtig ist.
- Langzeitresultate und **sportliche Aktivität** hängen bei unseren jugendlichen Skoliosepatienten vom Ausmaß der involvierten Bewegungssegmente ab. Je nach Langstreckigkeit der Korrektur, je nachdem, wie viele lumbale Segmente noch frei sind, kann auch die sportliche Aktivität nach Maß freigegeben werden.
- Die **geographische Lage** respektive die Distanz zum Patienten spielt bei unserem Patientenkollektiv in der Nachsorge eine geringe Rolle. Wir übertragen unsere Nachkontrolle bei weit entfernt wohnenden Patienten an einen unserer Wirbelsäulenkollegen vor Ort. Die Wirbelsäulenchirurgen in Deutschland kennen sich gut und kooperieren entsprechend gut.

24.2 Langzeitverlauf nach Halbwirbelresektion bei kongenitaler Skoliose im Kleinkindesalter

Im Alter von 6 Monaten fiel bei J.D. eine Verbiegung der Lendenwirbelsäule mit asymmetrischen Taillendreiecken auf. Die frühkindliche Entwicklung war ansonsten unauffällig verlaufen. Schmerzen bestanden offensichtlich nicht.

Eine daraufhin angefertigte Röntgenaufnahme zeigte eine kongenitale Fehlbildung der Lendenwirbelsäule mit Ausbildung eines linksseitigen Halbwirbels zwischen 2. und 3. Lendenwirbel. Dieser verursachte eine Skoliose mit Cobb-Winkel von 37° (◘ Abb. 24.1).

Entsprechend der Einteilung nach Winter handelte es sich um eine Formationsstörung mit einem vollsegmentierten Halbwirbel, das heißt voll ausgebildeten angrenzenden Bandscheiben ohne Synostosierungen.

Eine Therapie erfolgte zunächst nicht. Eine Korsetttherapie beeinflusst das Wachstum des Halbwirbels nicht und ist daher ineffektiv. Eine Röntgenverlaufskontrolle wurde nach 8 Monaten durchgeführt. Diese zeigte allerdings eine deutliche Zunahme der Skoliose auf jetzt 45°. In der Seitaufnahme fand sich zudem eine segmentale Kyphose zwischen L2 und L3 von 29°, die das physiologische sagittale Profil mit lumbaler Lordose empfindlich störte (◘ Abb. 24.2a,b).

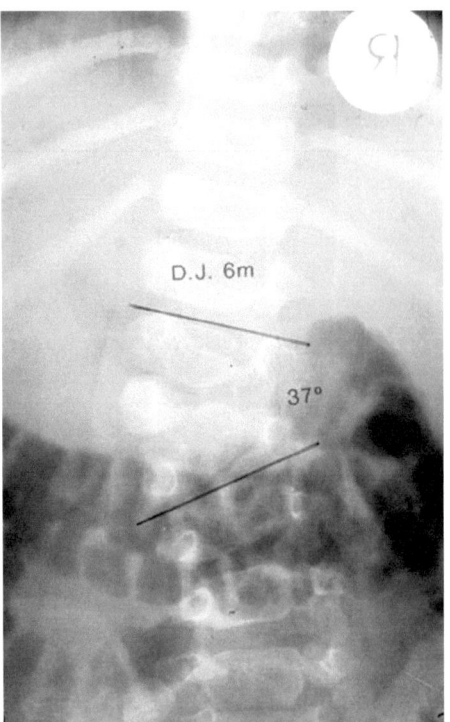

Abb. 24.1 Röntgenbild im Alter von 6 Monaten: vollsegmentierter Halbwirbel L2a links, der zu einer segmentalen Skoliose von 37° führt

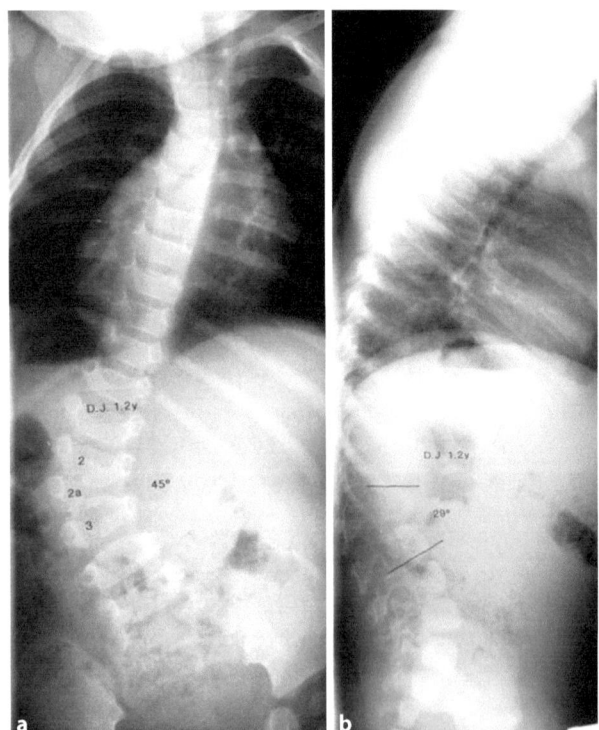

Abb. 24.2a,b Im Alter von 14 Monaten deutliche Zunahme der Skoliose auf jetzt 45° mit kyphotischer Fehlstellung von 29°

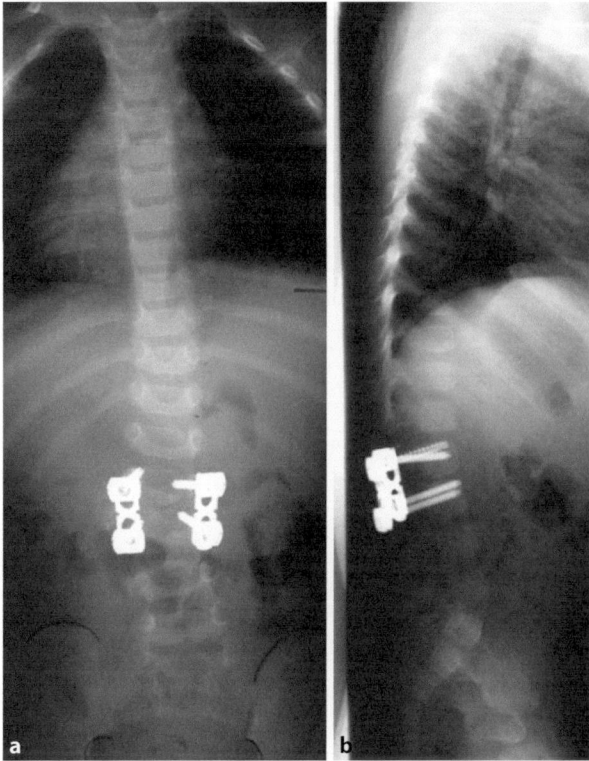

Abb. 24.3a,b Zustand postoperativ nach Halbwirbelresektion L2a über einen dorsalen Zugang mit Instrumentation L2/3. Das Schrauben-Platten-Implantat der HWS wirkt sehr voluminös an der kindlichen Lendenwirbelsäule

Nach den Publikationen von Winter, McMaster und Nasca war bekannt, dass vollsegmentierte Halbwirbel eine Progression im Wachstumsalter aufweisen und nach Wachstumsabschluss meist in einer inakzeptablen Deformität enden. Die zum damaligen Zeitpunkt beschriebenen operativen Möglichkeiten waren allerdings begrenzt. Halbwirbelresektionen waren bereits durchgeführt worden, allerdings meist über einen kombinierten ventralen und dorsalen Zugang mit mehrmonatigen Gipsruhigstellungen, des Weiteren Fusionen in situ und Epiphyseodesen. Stabile Instrumentationen mit transpedikulärer Verschraubung waren bei kleinen Kindern noch nicht durchgeführt worden.

Im Februar 1994 erfolgte die Operation. Es gelang, den Halbwirbel L2a nach Darstellung des Duralsacks und der abgehenden Nervenwurzeln über den dorsalen Zugang komplett zu resezieren. Die Korrektur der Skoliose wurde durch Schließen der durch die Halbwirbelresektion entstandenen Lücke über eine transpedikuläre, konvexseitige Instrumentation von L2 und L3 erzielt. Da die üblichen auf dem Markt befindlichen Implantate für ein 1-jähriges Kind zu groß erschienen, wurde von Jürgen Harms ein für die Halswirbelsäule entwickeltes Schrauben-Platten-Instrumentarium verwendet. Die postoperativen Röntgenaufnahmen zeigten eine vollständige Korrektur der Skoliose sowie eine weitgehende Korrektur der Kyphose mit monosegmentaler Instrumentation (Abb. 24.3a,b).

Der postoperative Verlauf gestaltete sich unkompliziert. Ein Gipskorsett wurde für 3 Wochen angepasst. In den folgenden Jahren bestanden keinerlei Beschwerden oder funktionelle Einschränkungen. Die Patientin war in Schule und Freizeit sportlich aktiv (Abb. 24.4).

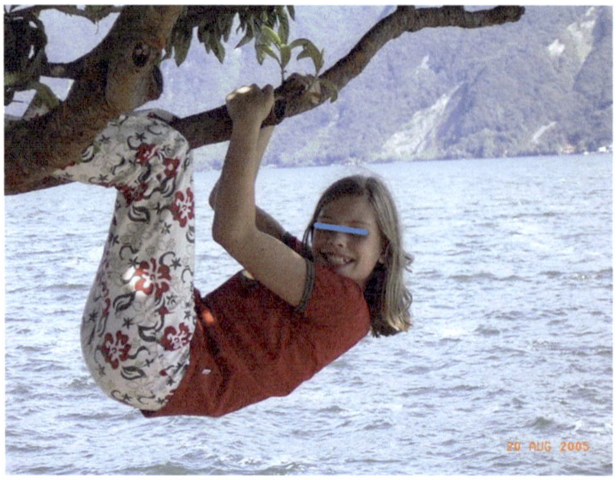

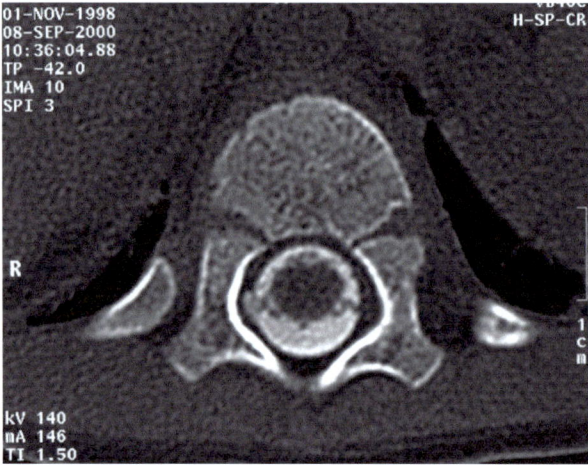

◘ Abb. 24.4 Mädchen im Baum

◘ Abb. 24.5 CT-Darstellung der neurozentralen Synchondrosen, die durch die Pedikelschrauben gekreuzt werden

Das weitere Wachstum der Wirbelsäule wurde regelmäßig kontrolliert. Da die Pedikelschrauben die Wachstumsfugen an der Pedikelbasis (neurozentrale Synchondrose) kreuzten (◘ Abb. 24.5), konnte die Möglichkeit einer Spinalstenose durch vermindertes Pedikelwachstum zunächst nicht ausgeschlossen werden.

Weitere CT- und MRT-Kontrollen zeigten, dass diese Sorge unbegründet war. Stattdessen war das Längenwachstum der Wirbelkörper im Fusionsbereich reduziert, was zu einer Taillierung der Wirbelsäule mit Erweiterung des Spinalkanals führte. Das Höhenwachstum der Wirbelkörper war nicht wesentlich reduziert, sodass dieses ventrale Wachstum gegen die dorsale Instrumentation (Zuggurtung) einen lordosierenden Effekt hervorrief. Die postoperativ noch vorhandene segmentale Kyphose korrigierte sich komplett (◘ Abb. 24.6; ◘ Abb. 24.7; ◘ Abb. 24.8).

Eine wesentliche Skoliosierung trat während des weiteren Wachstums und auch nach Wachstumsabschluss nicht auf. Eine Metallentfernung war ursprünglich nach Wachstumsabschluss vorgesehen, wurde aber bei Beschwerdefreiheit bisher nicht durchgeführt (◘ Abb. 24.9; ◘ Abb. 24.10).

24.2 · Langzeitverlauf nach Halbwirbelresektion bei kongenitaler Skoliose im Kleinkindesalter

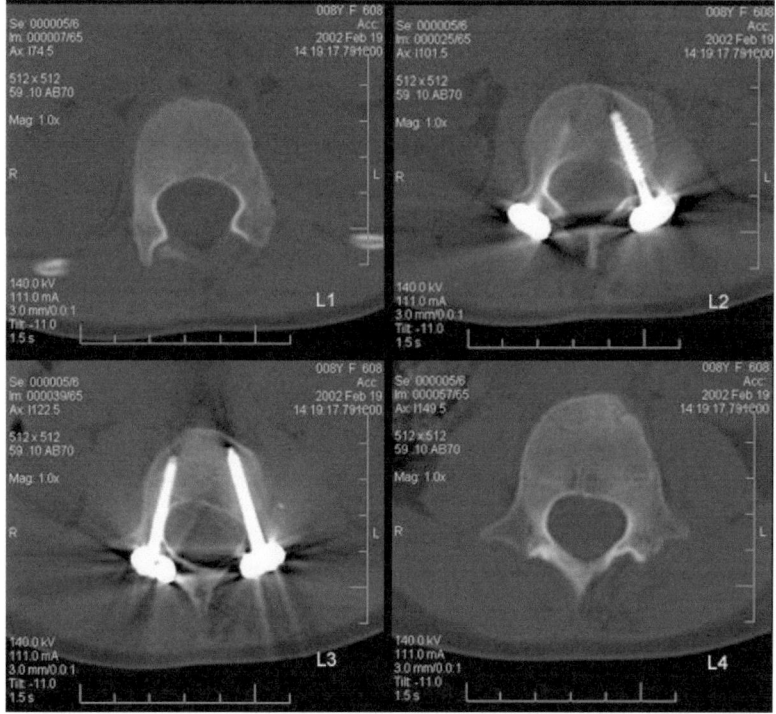

Abb. 24.6 CT im Alter von 8 Jahren: regelrechte Lage der Schrauben, keine Einengung des Spinalkanals

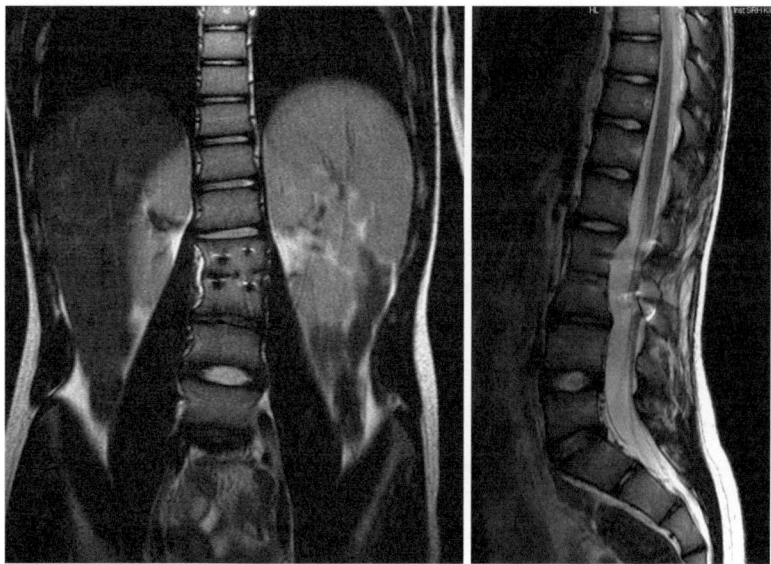

Abb. 24.7 MRT im Alter von 12 Jahren: Taillierung der Wirbelkörper im Fusionsbereich, weiter Spinalkanal

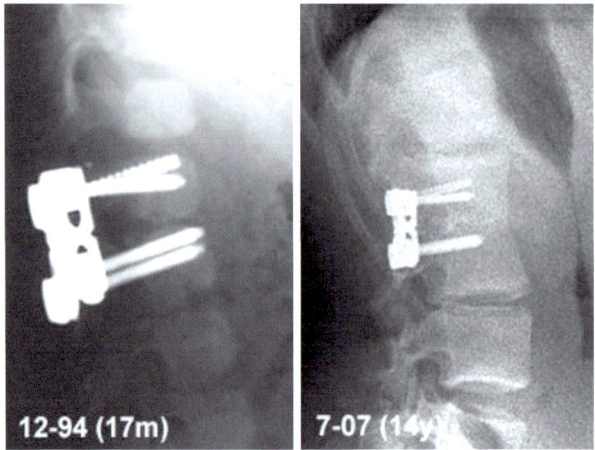

Abb. 24.8 Wachstum der Wirbel über 13 Jahre bei einliegendem Instrumentarium: Die Wirbel wachsen sowohl in der Länge als auch in der Höhe, lediglich im Fusionsbereich reduziertes Längenwachstum, was zu einer Taillierung führt. Die angrenzenden Bewegungssegmente (Bandscheiben) sind davon nicht betroffen

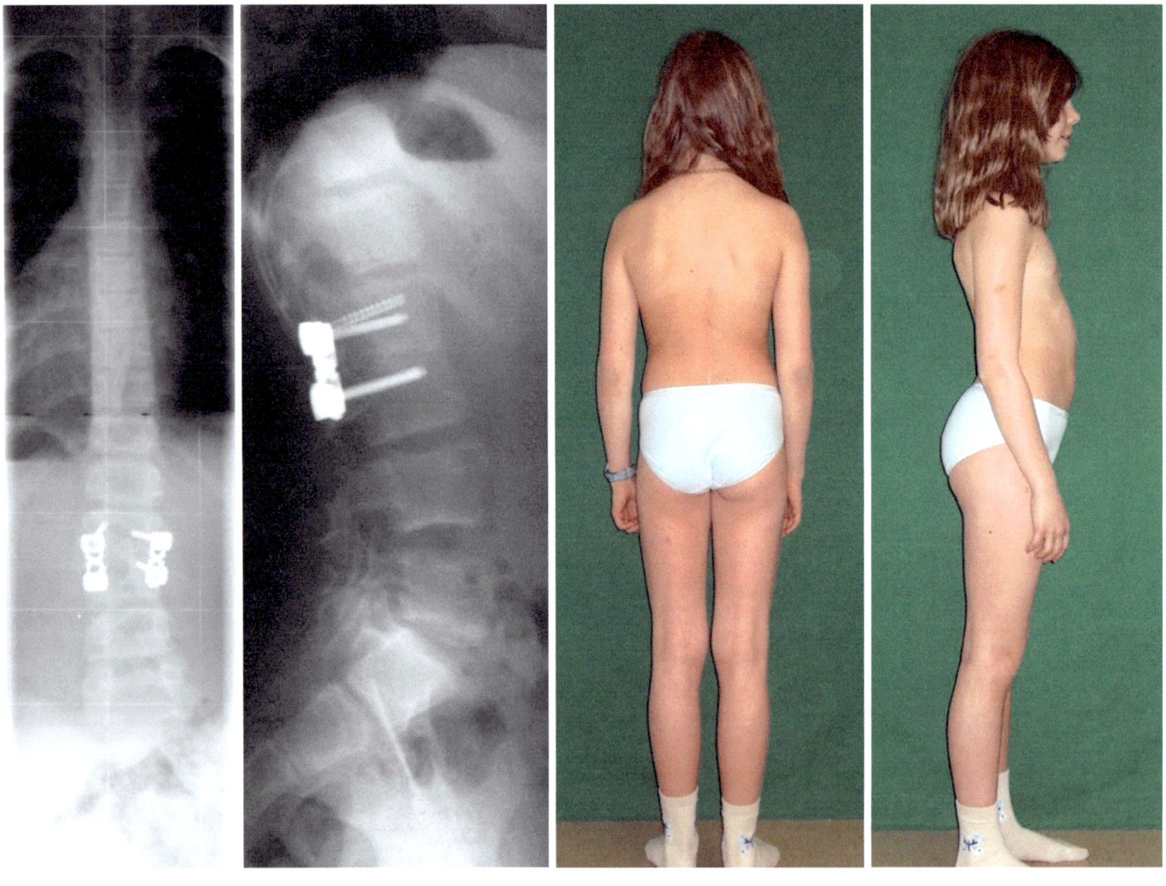

Abb. 24.9 Röntgenbilder und klinische Bilder im Alter von 10 Jahren

24.2 · Langzeitverlauf nach Halbwirbelresektion bei kongenitaler Skoliose im Kleinkindesalter

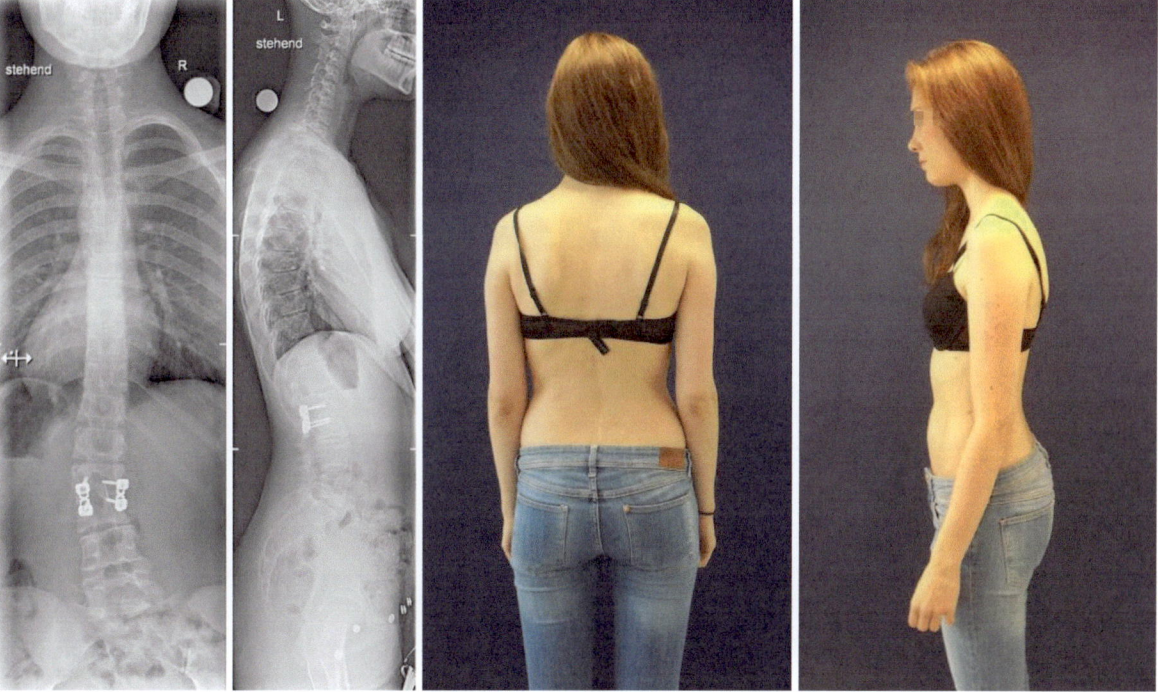

Abb. 24.10 Röntgenbilder und klinische Bilder im Alter von 22 Jahren

Die Langzeitresultate bei der Früherfassung von Hüfttotalprothesen-Versagern

M. Rütschi

© Springer-Verlag Berlin Heidelberg 2016
R.-P. Meyer, H.-K. Schwyzer, B. R. Simmen (Hrsg.), *Langzeitresultate in der Extremitäten- und Wirbelsäulenchirurgie*,
DOI 10.1007/978-3-662-49090-7_25

Curriculum Marcel Rütschi (1954)
- Studium der Medizin in Bern mit Staatsexamen 1981, 1982–1988 Assistenzarztstellen im Kantonsspital Aarau, Orthopädische Klinik, Dr. med. A. Merki; im Zieglerspital Bern, Chirurgische Klinik, Dr. med. G. Moser; in Langenthal, Orthopädische Klinik, Dr. med. R.P. Meyer; im Bruderholz, Chirurgische Klinik, Prof. P. Waibl; Kantonsspital St. Gallen, Orthopädische Klinik, Prof. B.G. Weber; im Bruderholzspital, Orthopädische Klinik, Prof. W. Müller; in der Schulthess Klinik Zürich, Prof. N. Gschwend
- Oberarzttätigkeit 1988–1992 Orthopädische Klinik Kantonsspital Olten, Dr. A. Burckhardt
- Seit 1. Januar 1993 Chefarzt Orthopädische Klinik RKK-Klinikum, Loretto-Krankenhaus, in Freiburg im Br. mit momentan 90 orthopädischen Betten; insgesamt 3.800 orthopädische Eingriffe jährlich, davon 1.200 Kunstgelenkversorgungen

25.1 Interview mit Marcel Rütschi

- Langzeitresultate sind wohl das bedeutendste, das wichtigste Kriterium bei der **Implantatwahl** von Kunstgelenken.
- Langzeitresultate stoßen an **Grenzen** bei mangelhafter **Infrastruktur** einer Klinik. Ein solches Umfeld kann dann zu Grenzen führen, beispielsweise: durch zu geringe Personaldotation für die Erfassung und Archivierung der Langzeitresultate, durch fehlende finanzielle Ressourcen und durch Desinteresse der medizinisch-administrativen Klinikführung.
- Langzeitresultate bringen **immer einen Sinn**. Dictum!
- Es werden sich immer **wenige** für eine **Langzeitdokumentation interessieren.** Es ist zu viel Aufwand damit verbunden. Finanzielle Einschränkungen führen zu fehlender Bezahlung. Und viele Ärzte sind schlicht zu faul zum Erarbeiten von Langzeitresultaten.

- Die **Kontinuitätssicherung** von Langzeitresultaten bedingt auch immer eine personelle **Kontinuität**. Auch wenn ich persönlich an einer Fortführung der Langzeitdokumentation stark interessiert bin, weiß ich nicht, ob mein Nachfolger ein ebensolches Interesse hat. Auf die Wahl meines Nachfolgers habe ich keinen Einfluss. – Eines aber ist sicher: Die zeitlich unlimitierten, jährlichen Kontrollen bei allen Patienten von Hüfttotalprothesen mit Durom-Komponenten werden von der Fachgesellschaft gefordert. Eine klinische und radiologische Kontrolle dieser Hüfttotalprothesen inklusive Metallkonzentrationsbestimmungen im Blut wird somit an unserer Klinik auch von meinem Nachfolger weitergeführt.
- Ich befürworte **Endoprothesenregister** und sehe darin viele Synergien. Solche Register zeigen in ihrer Gesamtzahl einzelne Prothesenmodelle auf, die gehäuft Probleme machen. Auch spiegelt ein solches Register die schlechten Operateure wider.
- Meines Erachtens gibt es keine oder kaum **Beeinflussungen der Langzeitresultate** durch den Patienten. Ob übergewichtig, osteoporotisch oder sporttreibend – wir müssen die Kunstgelenke entsprechend gut einbauen und das richtige Prothesenmodell wählen. Versager bei Kunstgelenken sind meist durch den Operateur oder Materialfehler bedingt.
- Bei der Frage Langzeitresultate und **Klinikqualität** wurde in Deutschland ein interessantes und auch wirksames Modell eingeführt. Die AOK (Allgemeine Ortskrankenkasse), die in Deutschland mit ca. 24 Mio. Mitgliedern größte Krankenkasse, hat mit dem „Krankenhausnavigator der AOK" ein jedermann zugängliches Internetportal aufgeschaltet. Darin werden alle in Deutschland implantierten Hüft- und Knietotalprothesen erfasst und die Ergebnisqualität der einzelnen Krankenhäuser miteinander verglichen. Dabei werden die Erfolgsaussichten bei einer Hüfttotalprothese mit 90 %, bei einer Knietotalprothese mit 80 % definiert. Ziel solcher statistischen Auswertungen ist natürlich nicht zuletzt auch die Geldeinsparung.
- Die Einführung von **neuen Techniken** in der Endoprothetik ist ein ganz schwieriges Thema. Neue Techniken sind a priori mit Vorsicht zu genießen. Schon die kleinsten Modifikationen können zu einem Problem oder gar Debakel führen. Denken wir an die Typennummer bei der Metasul-Totalprothese, die nach Umstellung von der gestanzten Markierung auf die Lasermarkierung wegen dadurch provozierter Schwächung zu Halsbrüchen führte. Auch eine Veränderung der Kopfgröße gehört zu den riskanten Modifikationen. – Meines Erachtens sollte jedes neue Prothesenmodell nach Akzeptierung durch die Ethikkommission oder andere Gremien vorerst über 5 Jahre lediglich in einigen Zentrumskliniken implantiert werden. Erst wenn dieser Serienlauf problemlos wäre, würde das entsprechende Produkt dann landesweit freigegeben.
- Bei den **Privatkliniken** haben Langzeit-Follow-ups meines Wissens wohl keinen hohen Stellenwert. Einen Vorteil haben die Privatklinikketten allerdings. Sie können im Pulk mit anderen Privatkliniken bei Kunstgelenken Großeinkäufe mit entsprechendem Preisnachlass vornehmen. Solche Volumeneinkäufe werden meist bei bewährten Prothesenmodellen getätigt und nicht bei neuen, unerprobten Produkten.
- Ein **Grundmorbus** kann, muss aber nicht, Langzeitverläufe beeinflussen. Auch hier ist der Operateur mit seiner Erfahrung und seinem operativen Geschick entscheidend. Allerdings wird auch der erfahrenste Operateur bei einem schweren Grundmorbus wie beispielsweise der pcP eine Streuung in seinen Resultaten nicht vermeiden können.

- Die **Zeitintervalle** bei der Nachkontrolle habe ich bei meinen Patienten mit Hüft- oder Knietotalprothesen postoperativ auf 3 Monate, 1 Jahr, dann alle 2 Jahre festgelegt. Bei Problemimplantaten wie beispielsweise den Durom-Hüfttotalprothesen kontrolliere ich die Patienten 1-mal jährlich.
- Wenn wir die Langzeitanalysen bei 10 Jahren ansetzen, dann finden wir bei präziser Untersuchung mit den neuen infektiologischen Methoden eine eindeutige **Zunahme von Infekten**. Infekte verschlechtern wohl das Langzeit-Follow-up. Bei den vielen Revisionseingriffen, die ich wegen Durom-Hüfttotalprothesen vornehmen musste, blieb die Infektquote unter 1 %.
- In Deutschland ist die **Aufhebung der Archive** nach 10 Jahren festgelegt. An dieser Grenze lässt sich bis auf Weiteres kaum rütteln.
- An deutschen Zentrumskrankenhäusern, die sogenannte zertifizierte Prothesenzentren sind, ist die **Langzeitarchivierung** obligat. Diese Zentren müssen jährlich ihre Resultate publizieren. Durch diese Publikationspflicht ist auch die 10-Jahres-Grenze aufgehoben. In Deutschland existieren heute ca. 400 Endoprothesenzentren mit dieser Auflage.
- Die **Archivierung** erfolgt heute rein **digital**. Auch mein persönliches Archiv führe ich seit Jahren digital. Es ist zu hoffen, dass mit dieser zunehmenden digitalen Archivierung dann auch einmal die 10-Jahres-Guillotine gebrochen wird. Ich sehe die Entwicklung positiv.
- Eine **Langzeitdokumentation** durch die Abgabe der Unterlagen an die Patienten kann wirksam sein, bleibt aber im Letzten volatil.
- Die **chirurgische Fehlleistung** ist wohl die massivste Beeinflussung, die sich auf die Langzeitdokumentation durchschlagen kann. Implantatinduzierte Fehlleistungen sind eher selten. Der Chirurg ist der häufigste „Bösewicht" – leider.
- Langzeitresultate können durch **Sportverletzungen** beeinflusst werden. Für mich sind dies meist periprothetische Frakturen bei Hüft- und Knietotalprothesenträgern. Ein schlechter Skiläufer beansprucht seine Hüfttotalprothese mit dem 9-fachen Druck, ein guter Skiläufer mit dem 3,5-fachen, was etwa dem Druck beim Treppensteigen entspricht.
- Die **geographische Lage** beeinflusst meine Langzeitkontrollen kaum. Mein Patientenkollektiv befindet sich im Umkreis von ca. 100 km.

25.2 Wenn Langzeitresultate schon nach weniger als 10 Jahren die Katastrophe anzeigen

25.2.1 Vorstellung einer Durom-Hüfttotalprothese bei einem Patienten Jahrgang 1942

Bei oben genanntem Patienten wurde am 09.10.2003 eine Hüfttotalendoprothese links implantiert, Typ Fitmore mit Durasul-Inlay, 36-mm-Kobalt-Chrom-Schaft und zementiertem Müller-Geradschaft (Firma Zimmer) (◘ Abb. 25.1a,b). Postoperativ komplikationsloser Verlauf. Mit der Arthrose auf der rechten Seite kam der Patient bis Oktober 2004 einigermaßen zurecht, dann wurde am 26.10.2004 eine Metall-Metall-Großkopfprothese Typ Durom mit einem CLS-Schaft (Firma Zimmer) implantiert (◘ Abb. 25.2). Postoperativ ebenfalls komplikationsloser Verlauf. Der Patient war beschwerdefrei, sportlich aktiv, hatte nur gelegentlich Probleme wegen seiner bekannten Spinalkanalstenose.

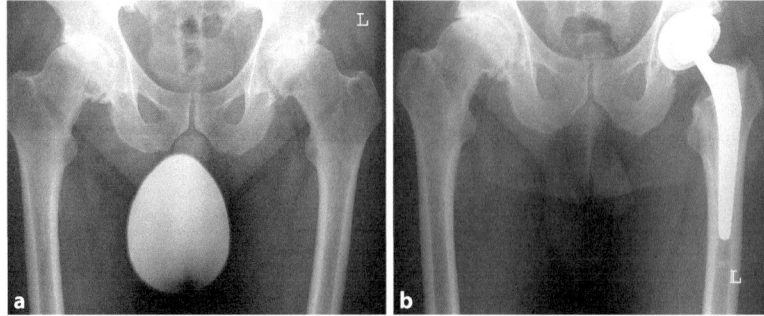

 Abb. 25.1 a Becken a.-p. präoperativ; b Status nach Totalprothesenimplantation links

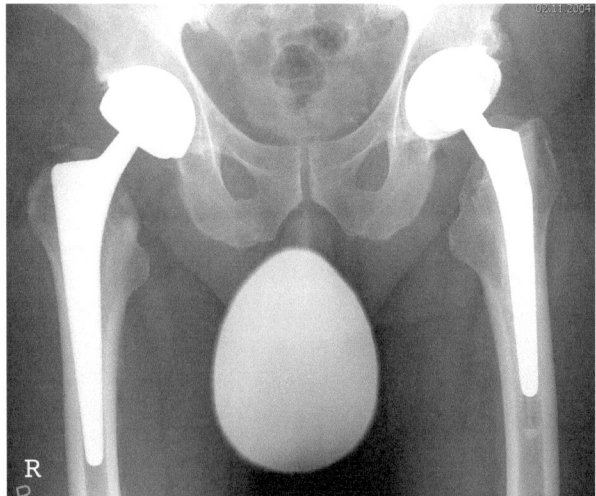

 Abb. 25.2 Status nach Totalprothesenimplantation rechts

 Abb. 25.3 Axiale Aufnahme rechte Hüfte

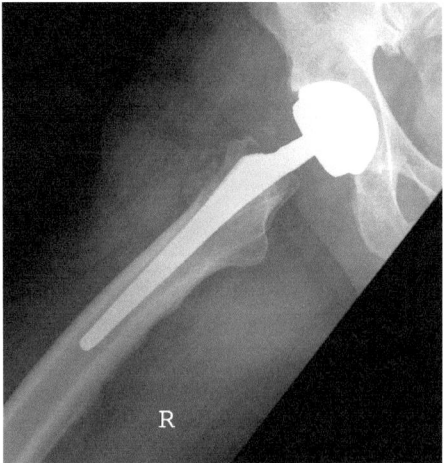

Die Röntgenkontrolle am 24.02.2005 zeigte bei Beschwerdefreiheit die korrekte Lage der Implantate, allenfalls eine diskrete Abrundung des Trochanter major, ohne Lockerungszeichen (Abb. 25.3).

Im weiteren Verlauf zeigte das Röntgenbild vom 28.11.2007 eine bereits gut sichtbare Abflachung des Trochanter major bei nach wie vor völliger Beschwerdefreiheit (Abb. 25.4a,b).

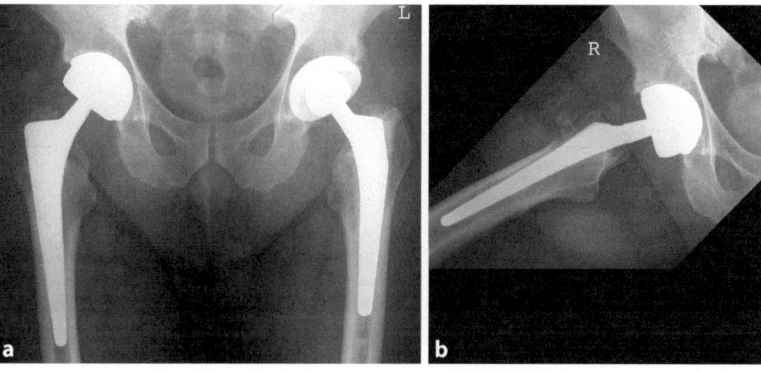

Abb. 25.4 a Becken a.-p. 3 Jahre nach Totalprothesenimplantation rechts; b axiale Aufnahme 3 Jahre nach Totalprothesenimplantation rechts

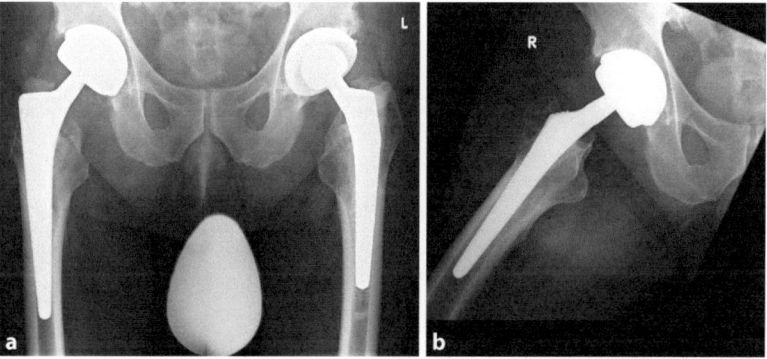

Abb. 25.5 a Becken a.-p. 5 Jahre nach Totalprothesenimplantation rechts; b axiale Aufnahme 5 Jahre nach Totalprothesenimplantation rechts

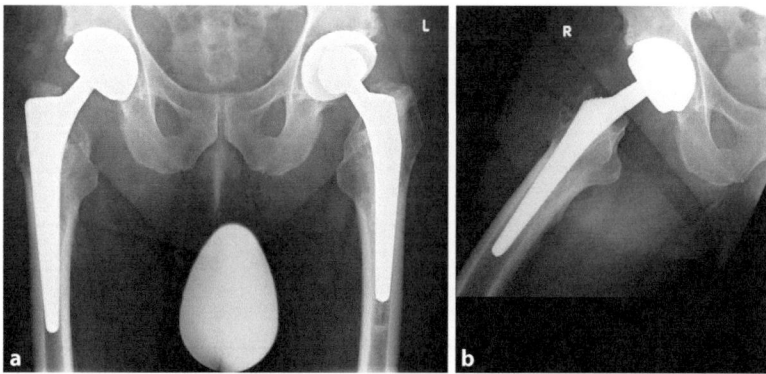

Abb. 25.6 a Becken a.-p. mit massiver Osteolyse am Trochanter major rechts; b axiale Aufnahme rechts

Die Röntgenkontrolle am 14.09.2009 zeigte eine massive Osteolyse mit weitgehendem Wegschmelzen des Trochanter major auf der rechten Seite. Der Patient hatte seit kurzer Zeit geringe Bursitisbeschwerden, war immer noch sehr aktiv (◘ Abb. 25.5a,b). Entsprechend der massiven Zunahme der Osteolyse habe ich dem Patienten den Durom-Pfannen- und -Kopf-Wechsel empfohlen.

Der Wechseleingriff erfolgte am 12.11.2009 mit einem Pfannenwechsel auf eine Fitmore-Pfanne, Kopfwechsel auf einen 36-mm-Keramikkopf mit Merete-

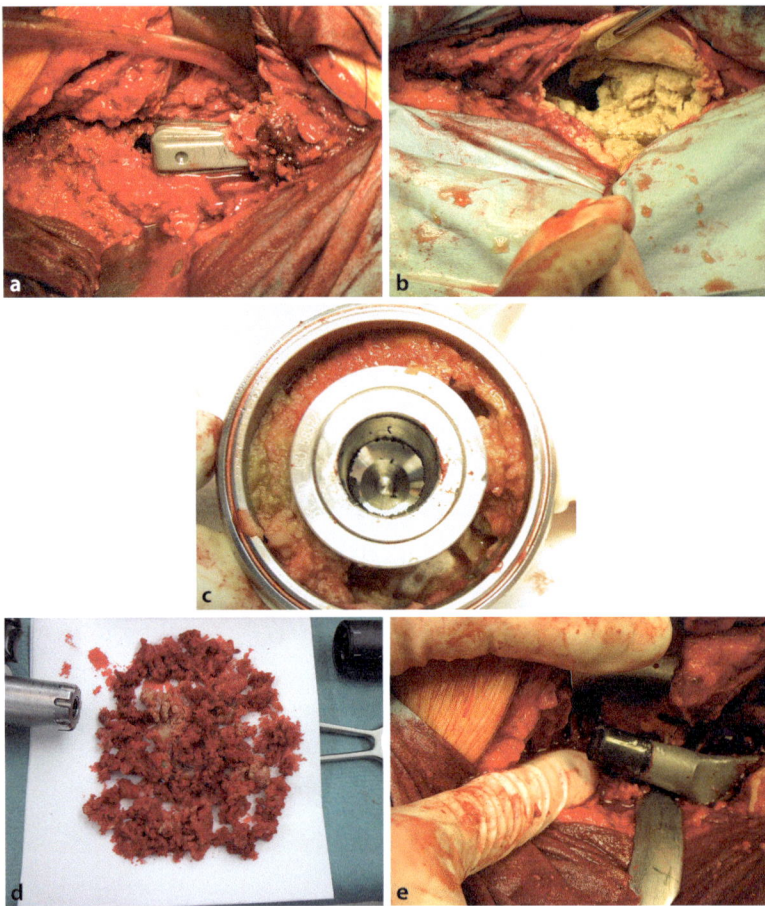

Abb. 25.7a–e Intraoperative Aufnahmen anlässlich des Pfannenwechsels rechts

Hülse (Abb. 25.6a,b). Intraoperativ zeigte sich ein völlig weggeschmolzener Trochanter major mit freiliegender Prothesenschulter, eine große Seromhöhle und Pseudotumorbildung mit teilweise nekrotischer Muskulatur (Abb. 25.7a–e).

Postoperativ normaler Verlauf, die Kontrolle am 14.11.2011 zeigte eine unveränderte Lage der Implantate, keine Lockerungszeichen, der Patient war beschwerdefrei, konnte hinkfrei gehen, der Einbeinstand war gut möglich, diskret kraftvermindert, verglichen mit der Gegenseite (Abb. 25.8a,b).

25.2.2 Kurzinformation zum Konusversagen bei der Durom-Großkopfprothese (Firma Zimmer)

2004–2008 setzten wir an unserer Klinik 805 Durom-Großkopfprothesen Metall-Metall ein bei insgesamt 3.200 Hüfttotalendoprothesen. Bei einer Revisionsrate von 2,5 % im Jahr 2009 starteten wir einen Rückruf und konnten von den 805 Durom-Großkopfprothesen 744 nachkontrollieren.

Die Durom-Großkopfprothese besteht aus einem großen Kobalt-Chrom-Kopf und einer Kobalt-Chrom-Adapterhülse für 4 verschiedene Halslängen. Intraoperativ fanden wir immer massiven Metallabrieb an der Innenseite der Adapterhülse Richtung Schaftkonus und große Osteolysen und Pseudotumoren.

Bis heute haben wir 28 % gewechselt, 12 % bei asymptomatischen Patienten, die völlig beschwerdefrei waren, jedoch bereits nach durchschnittlich 4 Jah-

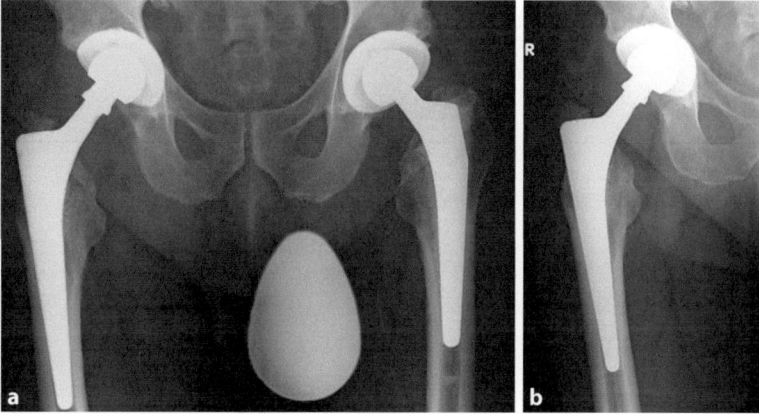

Abb. 25.8 **a** Becken a.-p. 2 Jahre nach Pfannenwechsel rechts; **b** rechte Hüfte, zentriert, 2 Jahre nach Pfannenwechsel rechts

ren große Osteolysen am proximalen Femur hatten. 12 % der Patienten waren symptomatisch mit oder ohne Osteolysen, die Hälfte davon zeigte lediglich eine abnehmende Belastbarkeit der operierten Hüfte. Von 260 zementierten Kobalt-Chrom-Schäften, kombiniert mit der Durom-Großkopfprothese, mussten wir 11 % revidieren, von den 484 zementfreien Titanschäften in Kombination mit der Durom-Großkopfprothese mussten wir 31 % wechseln, was auf zusätzliche galvanische Korrosion zwischen den unterschiedlichen Materialien zurückzuführen ist. Bei der Kombination mit einem Titanschaft zeigten 65 % der Patienten Osteolysen, bei der Kombination mit einem zementierten Kobalt-Chrom-Schaft traten nur in 31 % der Fälle Osteolysen auf.

Ebenso zeigten die Versorgungen mit zementfreien Titanschäften eine deutlich höhere Kobaltkonzentration im Blut mit 4,99 µg/l im Vergleich zu den zementierten Kobalt-Chrom-Schäften mit 2,98 µg/l Kobalt. Die revidierten Patienten zeigten mit 4,8 µg/l ebenfalls eine deutlich höhere Kobaltkonzentration im Blut im Vergleich zu den nicht revidierten mit 3,8 µg/l (bis 0,9).

Langzeitresultate und ihre Bedeutung für den orthopädietechnisch tätigen Arzt

B. Rüttimann

© Springer-Verlag Berlin Heidelberg 2016
R.-P. Meyer, H.-K. Schwyzer, B. R. Simmen (Hrsg.), *Langzeitresultate in der Extremitäten- und Wirbelsäulenchirurgie*,
DOI 10.1007/978-3-662-49090-7_26

Curriculum Beat Rüttimann (1945)
- Auf eine Kurzformel gebracht:
- 40 Jahre Orthopädie, speziell technische Orthopädie an der orthopädischen Universitätsklinik Balgrist, Zürich – mit kurzer Unterbrechung
- 40 Jahre Medizingeschichte an der Universität Zürich
- 40 Jahre Bibliophilie, wenn nicht bisweilen Bibliomanie
- Alle in wechselnder Aufteilung der Zeit

26.1 Interview mit Beat Rüttimann

- Die **Bedeutung** von Langzeitstudien wurde mir erst so richtig bewusst, als Peter Engelhardt an seiner Habilitationsarbeit über **Langzeitverläufe bei Epiphysenlösungen** an der Hüfte arbeitete. Wir teilten damals ein gemeinsames Büro an der orthopädischen Universitätsklinik Balgrist in Zürich, und ich konnte so Einblick nehmen in sein Patientenkollektiv. Ich realisierte damals erstmals den Wert solcher Langzeit-Follow-ups. Zur damaligen Zeit wurde ständig von Langzeitresultaten und ihrer Wichtigkeit gesprochen, doch unternommen wurde nichts. Maurice Müller basierte mit seiner Habilitationsarbeit auf den von ihm durchgeführten intertrochantären Osteotomien am Femur. Er operierte ein vielfältiges Patientenkollektiv. Eine Langzeitbeurteilung der von ihm durchgeführten Interventionen interessierte Prof. Müller – aus welchen Gründen auch immer – jedoch nie mehr. Eine Dissertation nahm sich später dieses Patientenkollektivs an. Die Resultate vielen recht positiv aus.
- Wo liegen die **Grenzen** bei den Langzeitkontrollen? Verläuft ein Eingriff bei korrekter Indikationsstellung primär komplikationslos, dann ist in der Regel auch das Langzeitresultat gut. Hier setzt möglicherweise die Frage nach Sinn und Aussagekraft Grenzen. Allerdings muss man Gewissheit haben über die – vielleicht nur vermeintlich – guten Langzeitverläufe. Als Beispiel aus der Chirurgie: die Appendektomie. Ein Kollege hat seinerzeit eine solche Langzeitstudie durchgeführt und gezeigt, dass die Entfernung „unschuldiger" Appendizes häufiger zu Adhäsionen bis zum Brideniileus führt. Ähnliche Entdeckungen können bestimmt auch andernorts

gemacht werden, dank – auf den ersten Blick – wenig sinnvollen Langzeituntersuchungen.
- Die **Kontinuitätssicherung** bei Langzeitdokumentationen ist eine anspruchsvolle Sache. Am Balgrist in Zürich wurde ab 1912 systematisch eine Patientendokumentation mit Krankendossiers, Fotos, Zeichnungen, Gipsmodellen und Röntgenbildern aufgebaut. Circa 2004 mussten die im Staatsarchiv gelagerten Röntgenbilder wegen sich entwickelnder giftiger Substanzen vernichtet werden. Eine andere Möglichkeit zu finanziell tragbaren Bedingungen existierte damals scheinbar nicht. Frau C. Hjelmér hat unter Anleitung der Professoren Hodler und Rüttimann ihre Dissertation über den exemplarischen Verlauf des Balgristarchivs geschrieben mit Analysen von Trendfällen und darüber, was bei Rettung der Balgristdokumentationen noch alles möglich gewesen wäre.
- Inwiefern das Engagement und die Sicherung von Langzeitdokumentationen in der Ära der Digitalisierung sich verbessern, wird sich weisen. Eine Faustregel heißt: „Alle 10 Jahre verschwinden 10 % der digitalisierten Daten!" Ursachen sind: falsches Handling, defekte oder nicht mehr vorhandene Abspielgeräte, „natürliche" Verluste. Im Balgristarchiv können im Gegensatz dazu alle analog angelegten Krankendossiers ab 1912 im Staatsarchiv noch abgerufen werden, ausgenommen die erwähnten Röntgenbilderverluste.
- Für **Langzeitdokumentationen** haben sich alle Ärzte zu **engagieren**. Wie überheblich liest sich doch in diesem Zusammenhang das Zitat des zu seiner Zeit renommierten deutschen Chirurgen Küster von 1901: „Die Hauptarbeit ist getan. Unseren Nachfolgern bleiben nur noch ein paar Brosamen!" Da bräuchte es dann auch keine Langzeitnachsorge mehr.
- Die **Klinikqualität** spiegelt sich auch in der Pflege ihrer Langzeitarchive wider. An der orthopädischen Universitätsklinik Balgrist Zürich besteht bis heute ein qualitativ hochstehendes Archiv. Wir nehmen damit auch die Verantwortung gegenüber unseren Patienten wahr.
- **Neue Techniken** beeinflussen die Langzeitdokumentation erheblich. Gerade in der Endoprothetik finden in immer kürzeren Abständen Modellmodifikationen und -wechsel statt, sodass kaum mehr eine Langzeitkonstante gezeichnet werden kann – dies, obwohl sogenannte alte Prothesenmodelle ihre Funktionstüchtigkeit über Jahrzehnte bewiesen haben.
- Über die Wertschätzung der Langzeitdokumentation an **Privatkliniken** kann ich mich als orthopädietechnisch engagierter Arzt schlecht äußern. Die langfristige Überwachung von Patienten obliegt den an Privatkliniken tätigen Ärzten. Erfolgt die Ärzteselektion und -einstellung jedoch durch die Klinikadministration, ist diese auch für die Langzeitdokumentation verantwortlich.
- Der **Grundmorbus** beeinflusst die Langzeitresultate. Daran ist nicht zu zweifeln. In der technischen Orthopädie haben unsere Patienten – etwas salopp formuliert – mindestens 4 Kardinaldiagnosen. Haben sie diese nicht, sind sie bei uns am falschen Ort. Das heißt, bei unseren Patienten liegen meist mehrere schwere gesundheitliche Schäden vor. Wir können lediglich einen Aspekt davon mit unserem orthopädietechnischen Können beeinflussen. Der Verlauf wird dann nicht durch uns, sondern oft durch die anderen Erkrankungen bestimmt, wie beispielsweise beim diabetischen Fuß.
- Die sinnvollen **Kontrollintervalle** beim orthopädietechnischen Patientenkollektiv sind sehr speziell und auch individuell zu handhaben. Die mul-

tiplen Erkrankungen mit entsprechend schweren Schicksalen verlangen nach engen Kontrollen. Wir müssen geeignete Kontrolldaten finden, da wir sehr häufig Rückfragen der Kostenträger zu beantworten haben, am extremsten von der SUVA (Schweizerische Unfallversicherungsanstalt) und IV (Invalidenversicherung). Diese Institutionen stützen sich mit vollem Vertrauen auf uns ab. Invalidenversicherungsberichte erstellen, Rollstuhlzuteilungen veranlassen, Zuweisungen an andere Spezialisten organisieren ist unser Alltag. Und es gilt: „Was man bei uns in der Werkstatt nicht macht, macht niemand mehr."

- Die Beeinflussung von Langzeitresultaten durch **Infekte** hat bei uns einen simplen Nenner. Die Infektpatienten kommen einfach zu uns. Die Orthopädietechnik muss sich der Sache dann annehmen. Die Negativbeeinflussung des langfristigen Outcomes durch den Infekt ist in diesem Patientenkollektiv somit einfach gegeben.
- Das Erhalten einer guten **Lebensqualität** steht wie bei allen Spezialgebieten auch bei uns auf der obersten Prioritätsstufe. Die große Diskussion mit entsprechend belastenden Entscheiden liegt jedoch wie fast überall bei der Kostenfrage. Am Beispiel des Diabetes lässt sich dies gut demonstrieren. Bei schweren diabetischen Veränderungen an den unteren Extremitäten gibt es in Deutschland bezüglich der Kostenübernahme nur Amputation am Unterschenkel oder Oberschenkel. Die bewährte Through-knee-Amputation existiert in diesem Kostenkatalog nicht. Vielleicht liegen die Deutschen mit diesem pragmatischen Vorgehen auch richtig. Patienten mit auf korrektem Niveau rechtzeitig vorgenommener Amputation sind oft zufriedener als Patienten mit langjährigem Therapieren, bis es dann schlussendlich zur Amputation kommt.
- Die Universitätskliniken und **alle größeren Krankenhäuser** sollten zur **Langzeitarchivierung** verpflichtet sein.
- Aus dem Blickwinkel der Orthopädietechnik hat sich das Patientenkollektiv bei den **Wirbelsäulenpatienten** und in der **Kinderorthopädie** im Laufe der Jahre enorm verändert und damit auch ihre Langzeitdokumentation. Korsettversorgungen bei Skoliosepatienten sind eine Rarität. Spreizorthesen bei Hüftdysplasien sind selten. Klumpfußschienen werden pro Jahr noch 1–2 angefertigt. „Schuheinlagen bei Kindern – früher fast obligat – werden heute abgelöst durch die Zahnspangen – heute fast obligat!" Zitat: B. Rüttimann.
- Patienten mit poliomyelitischen Folgeschäden sind in der Schweiz heute betagt oder bereits verstorben. Neue, junge Polio-Patienten tauchen in unseren orthopädietechnischen Sprechstunden nun aber aus Nordafrika und Asien wieder auf. – So verändert sich das Krankengut und auch die Therapie. Orthesen werden immer weniger benötigt. Die Anzahl der Prothesen bei Amputationen bleibt in etwa gleich. Die traumatischen Amputationen gehen zurück, die vaskulär-diabetischen nehmen zu.
- Langzeitarchive **nach 10 Jahren zu vernichten**, ist ein **Unsinn**. Heute sollte die lebenslängliche digitale Begleitung in der Langzeitdokumentation die Regel sein. Die Technik ist ja gegeben. Allerdings traue ich der Sache nicht so ganz. Ein Buch, das vor 500 Jahren geschrieben wurde, lässt sich heute noch problemlos lesen. Kann man jedoch den letzten Eintrag in der Krankengeschichte von heute, digital gespeichert, in 500 Jahren noch abrufen? Furchtlos treten wir heute ein in unsere jahrhundertealten gotischen Kathedralen, ohne Angst davor, dass diese einstürzen. Wir sind uns einfach sicher, dass diese Kunstwerke halten!

- Ich befürworte **Individualarchivierungen** durch die Patienten selbst. Allerdings habe ich dabei einen recht unkonventionellen Vorschlag: Wir könnten Minitätowierungen auf dem Rücken der Patienten anbringen mit den wichtigsten Daten betreffend Blutgruppe, Allergien und Ähnlichem mehr. Die meisten Rücken der heutigen Jugendlichen sind ja ohnehin schon maßlos tätowiert!
- Die **Verfälschung** der Langzeitresultate durch chirurgische Fehlleistungen stellt in der technischen Orthopädie kein großes Problem dar. Allerdings stelle ich fest, dass die vor allem früher populären Sehnentransferoperationen bei neurogenen Fehlstellungen an den unteren Extremitäten im Langzeitverlauf nicht nachhaltig sind. Das Potenzial dieser Weichteileingriffe wird überschätzt.

26.2 Wenn Langzeit 2 Jahrtausende meint ...

Eine antike Vase aus gallorömischer Zeit zeigt eindeutig einen sogenannten Knieruhestelz, das heißt ein Stelzbein mit einer Auflage für das angewinkelte Kniegelenk, das zur Entlastung des Fußes oder zum funktionellen Ersatz von Unterschenkel und Fuß dient. Heute spricht man von Unterschenkelentlastungsorthese oder Unterschenkelprothese.

Solche Knieruhestelze oder -beine sind auch in frühmittelalterlichen Mosaiken, in Stein- oder Holzplastiken, in Skizzen und Zeichnungen etwa bei Hieronymus Bosch v. Aken (um 1453–1516), in der Malerei von Pieter Brueghel d. Ae. (um 1525–1569), im Chirurgiewerk von Ambroise Paré (1510–1590), bei Peter Stuyvesant, dem Bürgermeister von Nieuw Amsterdam, bevor es 1664 zu New York wurde, und seither in zahllosen künstlerischen oder dokumentarischen Abbildungen dargestellt.

Auch „Le véritable messager boiteux de Berne et Vevey" (Abb. 26.1) ist mit einem Knieruhestelz ausgestattet. Zwar hinkt er etwas („boiteux"), doch ist seine berufliche Eingliederung nach Fuß- und Unterschenkelverlust als Botengänger hervorragend gelungen.

Das Knie ist in der Tat fast unbegrenzt belastungsfähig, zumal das Interface zum Behelf gepolstert ist. In funktioneller Hinsicht ist die Prothese von optimaler Leistungsfähigkeit: Umgekehrt verhält es sich mit dem kosmetischen und ästhetischen Aspekt. Da ändern auch die dekorativen Flügelchen des Götterboten Hermes am Stelz nicht viel. Als besonders hinderlich erweisen sich Unterschenkel und Fuß, wenn sie erhalten sind, oder ein langer Amputationsstumpf, das sogenannte dritte Bein des Amputierten. Man hat aus diesem Grund kurze Unterschenkelstümpfe (4 Querfinger ab Gelenkspalt) empfohlen oder gar – noch vor Anästhesie und Asepsis – Nachamputationen vorgenommen.

Im 19. Jahrhundert verwendeten verschiedene Prothesenbauer ein Kunstbein anstelle des Stelzes, und zwar mit einem Feststellkniegelenk für das Stehen und Gehen, wegklappbar zum Sitzen. Solang noch Seidenstrümpfe und Kniebundhosen getragen wurden, sah das nicht allzu hässlich aus. Im Musée de l'Armée in Paris kann man die Galaprothese des Generals Daumesnil, den man auch den Schutzengel Napoleons nannte, betrachten. Im Alltag und bei seiner 3-maligen Verteidigung (1814, 1815, 1830) des Schlosses Vincennes trug er einen Holzstelz. Gegen Ende des 19. Jahrhunderts kamen Unterschenkelprothesen mit Gelenkmontanten und einem geschnürten Oberschaft in Gebrauch; sie haben sich gehalten, und zwar über beide Weltkriege, bis in die 1960er Jahre, als Kurzprothesen (PTB, PTS, KBM) sie abzulösen und schließlich zu verdrängen

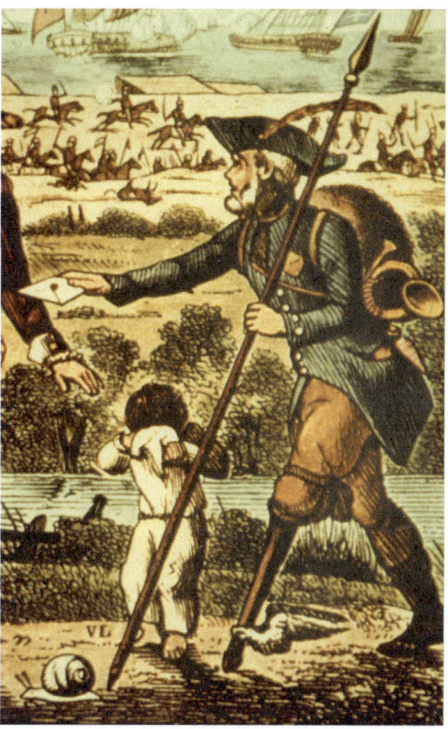

Abb. 26.1 Der hinkende Bote („Le véritable messager boiteux de Berne et Vevey", Kalender aus dem Jahr 1708)

begannen. Immerhin gibt es noch wenige Träger von Oberschaftprothesen, sei es nur für besondere Anforderungen oder auch zum Skifahren.

Knieruhestelzen wären heute nicht allzu selten aus verschiedenen Gründen eine gute Indikation, doch kann man sich meist nicht darauf verständigen. Drei Versorgungen sind mir erinnerlich, mit jeweils günstigem, funktionellem Ergebnis.

Langzeitresultate in der Handchirurgie

S. Schindele, C. Krefter

© Springer-Verlag Berlin Heidelberg 2016
R.-P. Meyer, H.-K. Schwyzer, B.R. Simmen (Hrsg.), *Langzeitresultate in der Extremitäten- und Wirbelsäulenchirurgie*,
DOI 10.1007/978-3-662-49090-7_27

> **Curriculum Stephan Schindele (1962)**
> - Geboren in der badischen Metropole Karlsruhe als Sohn einer Auslandschweizerin und eines süddeutschen Delikatessenhändlers
> - Schulausbildung und Medizinstudium in der badischen Heimat Heidelberg; Beginn der medizinischen Karriere mit chirurgisch-orthopädischer Ausbildung an verschiedenen Spitälern der Schweiz
> - Subspezialisierung in orthopädischer Chirurgie der oberen Extremitäten an der Schulthess Klinik und am Kantonsspital Baden; zusätzliche Superspezialisierung auf die Hand – und periphere Nervenchirurgie
> - Seit 2006 leitende Funktion in der Abteilung Handchirurgie der Schulthess Klinik in Zürich
>
> **Curriculum Caroline Krefter (1983)**
> - Geboren als „Pälzer Mädsche", studiert im fernen Osten Deutschlands. Anschließend die Grenze nach Süden überquert und im schönen Zürich die chirurgische Ausbildung begonnen, um schlussendlich in der Handchirurgie angekommen zu sein

27.1 Interview mit Stephan Schindele

- Durch die langzeitige Dokumentation bestätigen wir unser handchirurgisches Handeln. Ihr **Sinn** besteht darin, nachzuweisen, was operativ gelungen ist, wie zufrieden der Patient durch den Eingriff auch nach Jahrzehnten noch ist.
- Die **Grenzen** unserer prothetisch versorgten Metakarpophalangeal- und proximalen Interphalangealgelenke durch beispielsweise die Swanson-Prothesen zeichnen sich im Langzeitverlauf gut ab. Die einfache, spacerähnliche Prothesenkonstruktion aus Silikon weist auch im Langzeitverlauf eine niedrigere Revisionsrate auf, obwohl zu vermuten ist, dass auf ganz lange Sicht alle diese Swanson-Prothesen brechen.
- Langzeitresultate bringen bei sanierten Skaphoidpseudarthrosen wohl **wenig Sinn** mehr. Die vor 20 Jahren praktizierten Techniken sind kaum mehr vergleichbar mit den heutigen technischen Möglichkeiten wie 3-D-Rekonstruktionen der gesunden und kranken Seite mit entsprechend modularadaptierten Spanimplantaten. Bei Weichteileingriffen wie

Ringbandspaltungen, Interventionen beim Karpaltunnelsyndrom, auch bei Sanierungen bei Dupuytren-Korrekturen machen meines Erachtens Langzeitkontrollen Sinn.

— Das **Interesse an Langzeitresultaten** ist so gering, weil „Ruhm und Ehre" fehlen. Heute sind prospektive, randomisierte Studien mit der Fragestellung „Wie ist das Resultat in 5 Jahren?" populär. Die Ärzte sind auf Aktualität bedacht. Langzeitstudien über 20 und mehr Jahre sind für sie viel zu aufwendig.

— An unserer Klinik versuchen wir, die **Kontinuitätssicherung** der Langzeitresultate mit einer spezifischen Kodierung zu sichern. Jeder Eingriff hat einen wissenschaftlichen Code, der dank Prof. N. Gschwend seit über 20 Jahren unverändert geblieben ist. Diese Operationscodes wurden im Laufe der Jahre immer differenzierter ausgeformt, beispielsweise für Skaphoidpseudarthrosen mit Beckenspan oder Matti-Russe-Technik, für Implantate aus Silikon, Keramik, Metall, für palmare oder dorsale Zugänge.

— Sogenannte **nationale Endoprothesenregister** können auch in der Handchirurgie ihre Bedeutung haben. Beispielsweise dokumentiert das norwegische Prothesenregister Daumensattelgelenkprothesen mit einer Laufdauer von 10 und mehr Jahren. In Deutschland existiert ein Fingergelenkprothesenregister. Allerdings sind solche Endoprothesenregister wie alle Dokumentationen nur immer so gut, wie ihre Dateneingaben. Diese nationalen Endoprothesenregister funktionieren auch nur, wenn alle sich daran beteiligen. In Deutschland werden jährlich ca. 1.200 Fingergelenkprothesen implantiert. Davon sind nur ca. 50–60 protokolliert! Unsere Eigenentwicklung, die CapFlex-Prothese für das proximale Interphalangealgelenk, haben wir in einem eigenen Register dokumentiert. Jeder Patient wird bei jeder Kontrolle mit seinen Daten erfasst bis 5 Jahre nach dem Eingriff. Ob 5 Jahre genügen, ist eine andere Frage. Zunehmend werden wir auch konfrontiert mit Vorschriften der eidgenössischen Ethikkommission. Eine Registrierung darf zeitlich nicht beliebig lange fortgeführt werden. Das Lagern von Daten darf nur mit Einwilligung der Ethikkommission erfolgen. Jede wissenschaftliche Tätigkeit benötigt einen Antrag an die Ethikkommission. Dies ist in der Schweiz kantonal geregelt und untersteht dem kantonalen Gesundheitsdepartement. Für eine einfache Antragsstellung bezahlen wir 500 Schweizer Franken, für eine komplexere Studie 1.000. Erst dann kann die wissenschaftliche Arbeit aufgenommen, der Vortrag gehalten werden.

— Wie in allen chirurgischen Bereichen sind auch in der Handchirurgie die Langzeitresultate **durch den Patienten beeinflusst.** Die postoperative Beweglichkeit bei Fingergelenkeingriffen ist stark von der Motivation der Patienten abhängig. So kann der Wiedergewinn der Flexion zwischen 30° und 90° schwanken.

— Eine qualitativ **gut geführte Klinik** weist in der Regel auch eine **gute Langzeitdokumentation** auf. Unsere handchirurgischen Langzeitdokumente sind kodiert und problemlos über diese Kodierung abrufbar. Diese Dokumente dürften jedoch wiederum nur über die Ethikkommission abgerufen werden.

— Die Langzeitresultate werden durch **technischen Fortschritt** in allen Disziplinen stark beeinflusst. Dies ist in der Handchirurgie nicht anders. Neue Zugangswege bringen vielleicht nicht immer den Gewinn, der ihnen zugesprochen wird. Ob bei einer Radiusfraktur die Intervention von palmar oder dorsal her erfolgt, spiegelt sich im Langzeitverlauf kaum. Der palmare Zugang vereinfacht jedoch die Rehabilitation.

27.1 · Interview mit Stephan Schindele

- An Privatkliniken existiert aus meiner Sicht **kein Interesse** an Langzeitresultaten. Diese Kliniken leben von „der Hand in den Mund".
- Ein entzündlicher **Grundmorbus** beeinflusst die Resultate in der Handchirurgie heute wesentlich weniger als früher. Die entzündlichen Affektionen können mit neuen Medikamenten ausgesprochen positiv beeinflusst werden. Der Anteil an entzündlichen Erkrankungen in der Handchirurgie ist entsprechend regredient. Bei der Arthrose hat sich nichts verändert. Es bleibt nach wie vor bloß die Analgetikamedikation.
- Die **Zeitintervalle** für die Kontrollen bei der von uns entwickelten CapFlex-Fingerprothese waren bei der ersten Implantatserie mit 6 Wochen, 3 Monaten, 6 Monaten sowie 1, 3 und 5 Jahren eng. Nun lassen wir die Kontrollen nach einem halben Jahr und nach 3 Jahren weg. Auch uns scheinen jedoch bei den Implantaten weitere Langzeitkontrollen von 10, 20 und mehr Jahren ganz wichtig.
- Die Beeinflussung der Langzeitresultate durch **Infekte** kann ich für die handchirurgischen Wahleingriffe so nicht beantworten. Infekte sind bei Wahloperationen in der Handchirurgie ausgesprochen selten. Wieso das so ist, bleibt Spekulation. Vielleicht trägt die gute Durchblutung der Hand dazu etwas bei.
- Die **Lebensqualität** nach handchirurgischen Eingriffen steigt parallel zur verbesserten Mobilität der operierten Gelenke und deren Funktion. Anhand unserer Langzeitkontrollen stellten wir beispielsweise fest, dass eine Nervus-ulnaris-Vorverlagerung bezüglich Lebensqualität keinen Gewinn bringt. Wir beschränken uns heute auf die reine Dekompression des N. ulnaris ohne Vorverlagerung, und dies wenn möglich endoskopisch.
- Die **Archivierung** der alten Dokumente ist aufwendig. Eine vollständige **Digitalisierung** dieser Daten ist enorm teuer. Wir fanden die Lösung durch Outsourcing in einem Depot außerhalb der Klinik. Ob die Digitalisierung so sicher ist, wie heute angenommen wird, möchte ich mit einem Fragezeichen versehen. Nicht so selten stoßen wir auf digital gespeicherte Daten, die wir wegen nicht mehr vorhandener Abspielapparaturen auch nicht mehr abrufen können.
- **Alle Krankenhäuser, alle Kliniken** – ob öffentlich oder privat – sollten ihre Daten auch langfristig dokumentieren. Durch die Archivierung qualifizieren wir ja unsere tägliche Arbeit.
- Die **chronische Polyarthritis** spielt heute in der Handchirurgie eine geringere Rolle. Früher betrug der Anteil von Rheumapatienten an unserem handchirurgischen Patientenkollektiv über 30 %. Heute sind es noch geschätzte 5–10 %. Allerdings sind wir bei der medikamentösen Behandlung der pcP vielleicht etwas zu optimistisch. Wir bewirken unter Umständen mit den Medikamenten lediglich einen schleichenden Verlauf, und die Gelenke werden auf lange Sicht gleichwohl zerstört.
- Die Frage, ob die Langzeitarchivierung **analog oder digital** zu erfolgen hat, stellt sich in dieser Form meines Erachtens nicht. Meine Antwort heißt: analog und digital. Dies ist aber kaum realistisch.
- Die **Archivierung** der handchirurgischen Daten an der Schulthess Klinik erfolgt aus forensischen Gründen für die geforderten **10 Jahre**. In Wirklichkeit und aus wissenschaftlichen Überlegungen haben wir an unserer Klinik aber eine Datenaufbewahrung mit „open end".
- Ob eine **Sicherung** der Patientendaten **über den Patienten** selbst verbessert werden kann, ist kritisch zu hinterfragen. Wir können die CD als digitalen Speicher wohl an den Patienten abgeben. Eine kleine CD kann

aber verloren gehen. Das technische Abrufen der Daten in 20 oder 30 Jahren kann problematisch werden.
- Die **Langzeitdokumentation** bei der **SUVA** (Schweizerische Unfallversicherungsanstalt) ist meines Erachtens vorbildlich. Allerdings ergeben sich daraus auch originelle „side effects". Ein Beispiel: Ein Patient wird zur Beurteilung seiner Langzeitarbeitsfähigkeit überwiesen. Eine CD mit den gespeicherten Daten wird mitgeliefert. Der CD-Inhalt beträgt dann ca. 700 Seiten (!) – mit beliebig vielen Zusatzfragen.
- Die **Archivaufhebung** einer großen Gemeinschaftspraxis erfolgt zurzeit im Großraum Zürich. Alle neuen Patienten werden nun klinisch und radiologisch digital erfasst. Die analogen Dokumente der früheren Patienten stehen zur Disposition. Die Lösung besteht darin, dass alle Langzeitpatienten ihre schriftlichen und radiologischen Unterlagen in ihrem Eigeninteresse zur Aufbewahrung erhalten. – Ein Experiment, dessen Bewährung noch aussteht.
- Eine **chirurgische Fehlleistung** beeinflusst das Langzeitresultat auch in der Handchirurgie ganz erheblich. Ist dadurch eine postoperative Situation kompromittiert, ist sie dies bereits nach einem Jahr und bestimmt auch nach 10 Jahren. Wir können dann bloß auf den Gewöhnungseffekt beim Patienten hoffen.

27.2 20-Jahres-Verlauf einer Handgelenkarthrodese bei rheumatoider Arthritis

C. Krefter, S. Schindele

27.2.1 Klinischer Fall

Bei einer damals 24-jährigen Patientin traten kurz nach der Geburt ihres ersten Kindes erstmals rheumatische Beschwerden mit Schwellungen und Schmerzen an beiden Händen auf. Bei Persistenz der Beschwerden wurde nach verschiedenen rheumatologischen Abklärungen eine seropositive rheumatoide Arthritis diagnostiziert und eine entsprechende immunsuppressive Basistherapie eingeleitet. Diese musste über die Jahre immer wieder angepasst werden, wobei im Verlauf keine schweren Destruktionen an den großen Gelenken auftraten.

An den Händen mussten dagegen die ersten Synovektomien der Finger- und Handgelenke 12 Jahre nach Diagnosestellung durchgeführt werden. Bei persistierenden Beschwerden und radiologisch zunehmender Destruktion im linken Handgelenk wurde 6 Jahre später eine Silikonprothese (Swanson) als Interpositionsarthroplastik implantiert.

27.2.2 Implantation einer Silikonprothese nach Swanson am Handgelenk

Über einen dorsalen Zugang am Handgelenk wird das Retinaculum extensorum dargestellt und eröffnet. Nach der Präparation eines distal gestielten Handgelenkkapsellappens wird eine Synovektomie durchgeführt. Es zeigt sich eine massive Destruktion der proximalen Handwurzelreihe. Verbliebene Teile des Os lunatum, des Os scaphoideum und des Os triquetrum werden entfernt. Nach Eröffnen des Markraums des Radius, des Os capitatum bis zum Metacarpale III

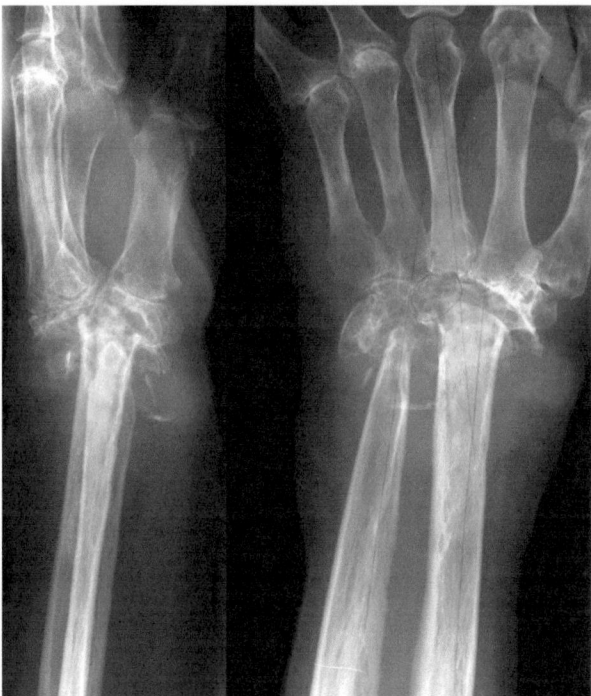

◘ **Abb. 27.1** Status bei Implantatbruch 15 Jahre nach Implantation einer Silikonhandgelenkprothese

wird dieser mit Spezialfräsen ausgeweitet, bis eine Prothese (Größe Nr. 3) einen guten Sitz findet. Der Handgelenkkapsellappen wird transossär am Radius fixiert und das distale Ende der Ulna mit einer Tabakbeutelnaht fixiert. Klinisch zeigen sich stabile, achsengerechte Stellungsverhältnisse und eine recht gute Beweglichkeit.

27.2.3 Verlauf

Nach initial für einige Jahre erfreulichem Verlauf stellte die Patientin sich 15 Jahre später wieder mit vermehrten Schmerzen im linken Handgelenk vor. Radiologisch zeigten sich ein Implantatbruch der Silikonprothese und ein weitestgehend resorbierter Carpus (◘ Abb. 27.1). Eine Revision mit Rekonstruktion und Prothesenwechsel war bei dieser schweren Destruktion und dem Knochenverlust nicht mehr möglich, weshalb der Patientin eine Handgelenkarthrodese nach Mannerfelt mit einem Beckenspaninterponat vorgeschlagen wurde. Der Eingriff wurde 1 Jahr später problemlos durchgeführt.

27.2.4 Technik der Mannerfelt-Arthrodese am Handgelenk mit „rush-pin"

Über den primären Zugang wird in das Handgelenk eingegangen. Makroskopisch präsentiert sich eine deutliche Fremdkörperreaktion. Die Prothese ist proximal und distal des Scharniers gebrochen und wird vollständig entfernt. Das Metacarpale III wird ulnarseitig eröffnet und von distal ein in 10° Dorsalextension vorgebogener „rush pin" intramedullär bis in den Radius vorgeschoben (◘ Abb. 27.2). Zur Sicherung der Rotation wird durch das proximale Metacar-

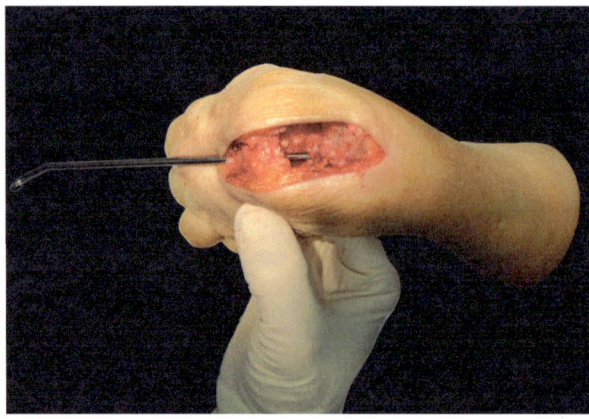

Abb. 27.2 Einführen des „rush pin" intramedullär ins Metacarpale III ulnarseitig

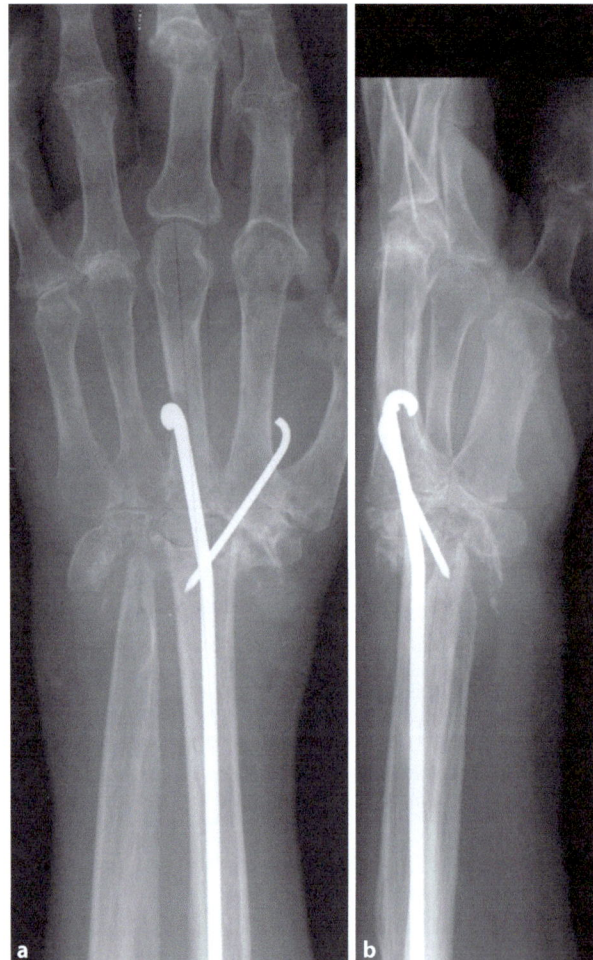

Abb. 27.3a,b Regelrechte Stellung postoperativ im a.-p.- und seitlichen Strahlengang

pale II ein 1,8 mm dicker Kirschner-Draht in den proximalen Radius eingebracht. Außerdem wird ein unikortikaler Beckenspan zwischen dem distalen Radius dorsal und dem verbliebenen Carpus interponiert. Unter Bildverstärker zeigt sich eine regelgemäße Stellung (Abb. 27.3a,b).

27.2 · 20-Jahres-Verlauf einer Handgelenkarthrodese bei rheumatoider Arthritis

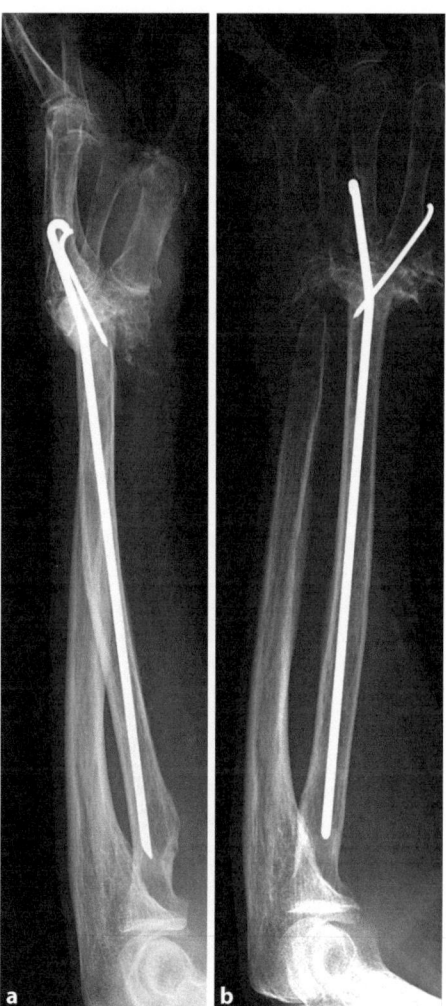

Abb. 27.4a,b Linkes Handgelenk a.-p. und seitlich 20 Jahre nach Handgelenkarthrodese

27.2.5 Verlauf

Nach 3-monatiger Ruhigstellung des Handgelenks stellte sich die Patientin beschwerdearm vor. Radiologisch konnte ein weitgehender ossärer Durchbau dokumentiert werden. Weitere Röntgenkontrollen zeigten dann einen kompletten ossären Durchbau mit Einheilung des Beckenkammspans (Abb. 27.4a,b).

Bis heute ist die Patientin mit dem Operationsergebnis zufrieden, und die Schmerzen sind gut kompensiert. Sie kann die Körperpflege selbstständig durchführen, im Haushalt erhält sie Unterstützung von ihrem Mann. Feinmanuelle Hobbies wie Handarbeiten musste sie aufgrund zusätzlicher Fehlstellung und Instabilität in den Fingergelenken aufgeben.

27.2.6 Diskussion

Bei dieser Patientin mit schwerer seropositiver chronischer Polyarthritis mussten aufgrund der Destruktion des linken Handgelenks mit ausgeprägten Beschwerden mehrere Eingriffe durchgeführt werden. Dieses Beispiel zeigt ein gutes Ergebnis im Langzeitverlauf, sowohl bei der Silikonarthroplastik wie auch bei der Handgelenkarthrodese. Über rund 15 Jahre konnte primär mit dem Silikonspacer eine Restbeweglichkeit des Handgelenks bei nur wenig Beschwerden erreicht werden. Bekanntermaßen kommt es jedoch bei Silikonprothesen am Handgelenk aufgrund einer Materialdegradation häufig zu Implantatbrüchen mit begleitender Silikonsynovialitis und hierdurch zu ausgeprägten Knochendestruktionen. Mit zunehmendem Aktivitätsgrad der Patienten wird dieser Prozess beschleunigt, weshalb eine primäre Implantation von solchen Silikonprothesen heute nur noch in Ausnahmefällen zur Diskussion steht. Bei niedriger entzündlicher Aktivität der Grunderkrankung selbst und bei suffizienter Basistherapie kommen heute primär nichtgekoppelte Kunstgelenke zum Einsatz, die jedoch einen ausreichend guten Knochen zur stabilen Primärverankerung voraussetzen. Da diese Primärverankerung bei hochaktiven Patienten großen Scherkräften ausgesetzt ist, somit die Lockerungsraten deutlich erhöht sind, werden diese modernen Gelenke eher bei wenig aktiven Patienten empfohlen.

Bei schwerer Gelenkdestruktion und bei hohem Aktivitätslevel des Patienten ist heute die primäre Panarthrodese des Handgelenks einem Kunstgelenk vorzuziehen. Das oben genannte Beispiel verdeutlicht, dass mit einer Handgelenkarthrodese ein schmerzfreier Zustand erzielt werden kann, der auch langfristig den Belastungen des Handgelenks standhält und eine hohe Patientenzufriedenheit ermöglicht. In unserem Fall konnte der Leidensdruck der Patientin durch die Handgelenkarthrodese dauerhaft – inzwischen 20 Jahre – verringert werden.

27.3 23-Jahres-Verlauf einer Resektionsarthroplastik nach Epping bei Daumensattelgelenkarthrose

C. Krefter, S. Schindele

27.3.1 Klinischer Fall

Bei der Erstuntersuchung in unserer Klinik litt die Patientin schon seit Jahren an Schmerzen in den Daumensattelgelenken, rechtsbetont. Die Möglichkeiten der konservativen Therapie, inklusive Ruhigstellung, Analgesie, Infiltrationen und ergotherapeutischer Maßnahmen, wurden bereits veranlasst und konnten die Beschwerden nicht mehr ausreichend lindern. Klinisch und radiologisch zeigte sich eindeutig eine Rhizarthrose (◘ Abb. 27.5)

27.3.2 Operativer Eingriff am Daumensattelgelenk rechts

Resektions-, Suspensions- und Interpositionsarthroplastik, modifiziert nach Epping: Über einen Hautschnitt ausgehend von der Basis des Metacarpale I bis zur Handgelenkbeugefalte über dem Sehnenfach der Flexor-carpi-radialis-Sehne wird eingegangen. Dabei müssen die Äste des Ramus superficialis des Nervus radialis geschont werden. Nach Darstellen und Anschlingen der Arteria radialis wird das Daumensattelgelenk durch Längsinzison eröffnet und die Kapsel vom Metacarpale I bis über das Os trapezium abgelöst. So können Diagnose und Indikation überprüft und bestätigt werden. Das Os trapezium wird anschließend komplett entfernt (◘ Abb. 27.6). Zur Durchführung der Suspensions- und Interpositionsarthroplastik wird die Sehne des Flexor carpi radialis (FCR) am Unterarm am Übergang zur Muskulatur dargestellt und ein distal gestielter Sehnenstreifen (ca. 50 % der Sehne) gewonnen und in

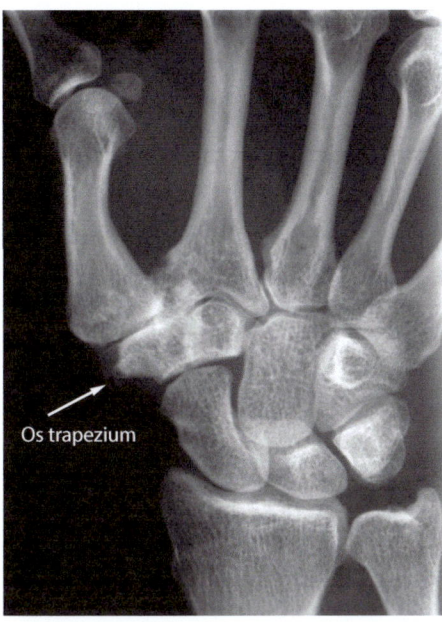

Abb. 27.5 Rhizarthrose mit Subluxation

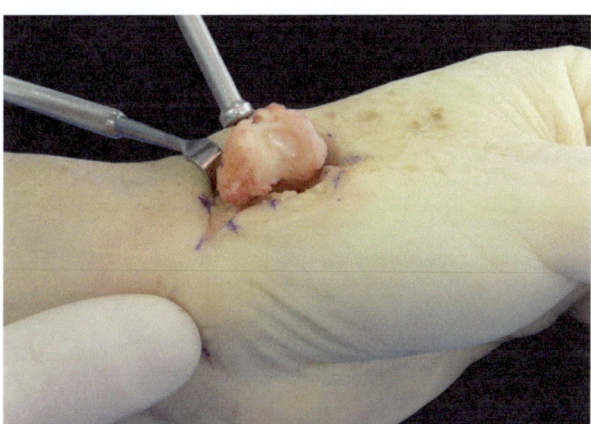

Abb. 27.6 Entfernung des Os trapezium

die Resektionshöhle des Os trapezium mobilisiert. Dieser Sehnenstreifen wird anschließend durch ein Bohrloch an der Basis des Os metacarpale I gezogen und mit Spongiosa im Bohrloch verblockt. Der durchgezogene Anteil des Sehnenstreifens wird mehrmals um die verbliebene Sehne geschlungen und an der Basis fixiert (Abb. 27.7). Dadurch entsteht ein Effekt, der den Daumenstrahl distalisiert und proniert. Zum Schluss wird die Gelenkkapsel und allseits die Haut verschlossen.

27.3.3 Verlauf

Der Daumen wird postoperativ für 4 Wochen ruhiggestellt und anschließend unter ergotherapeutischer Anleitung mobilisiert. Schon bei der ersten Kontrolle 5 Wochen postoperativ erreicht die Patientin beim Spitzgriff den Kleinfinger. 10 Wochen postoperativ stellt sie sich ohne nennenswerte Schmerzen und mit nur noch geringfügigen Einschränkungen bei Tätigkeiten im Haushalt vor. Bei einer Konsultation, nun 23 Jahre später, berichtet die Patientin weiterhin über

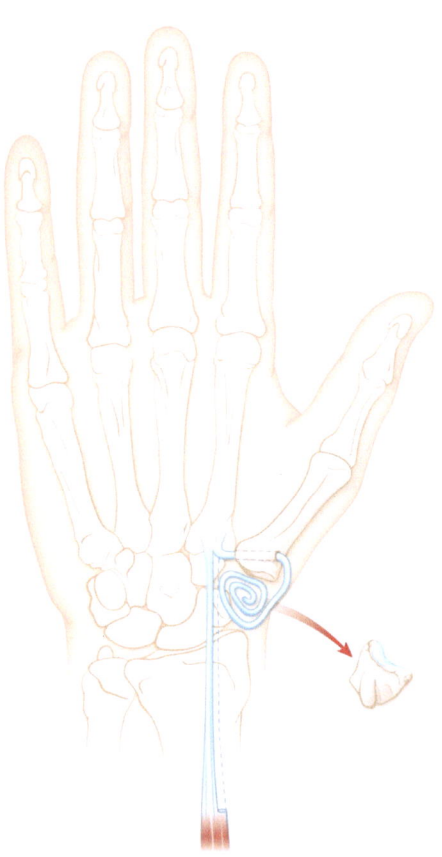

Abb. 27.7 Operationstechnisches Vorgehen

eine gute Funktion des Daumens ohne Einschränkungen und ohne Schmerzen. Die Kraft habe sich im Vergleich zum Zustand vor der Operation deutlich verbessert. Mühe bereiten lediglich feinmanuelle Tätigkeiten, da die Präzision etwas vermindert ist (Abb. 27.8).

27.3.4 Diskussion

Bei dieser Patientin mit Rhizarthrose wurde nach Ausschöpfen der konservativen, symptomatischen Therapie eine Resektions-, Suspensions- und Interpositionsarthroplastik durchgeführt. Die Rehabilitationszeit beträgt nach diesem Eingriff erfahrungsgemäß 3–12 Monate. Insbesondere der Schmerz zeigt postoperativ eine deutliche und schnelle Verbesserung. Die Präzision wie auch die Kraft für den Grob- und Zangengriff ist jedoch langfristig etwas eingeschränkt und setzt meist ein Rehabilitationstraining von mehreren Monaten selbstständigen Übens voraus. Im Langzeitverlauf zeigen sich jedoch in verschiedenen Studien gute bis sehr gute Ergebnisse mit hochzufriedenen Patienten. Als Modifikation zur Technik nach Epping werden heute überwiegend Aufhängeplastiken ohne Bohrloch durch das Metacarpale I durchgeführt, sodass der Interposition heute einen größeren Stellenwert als der Suspension eingeräumt wird. Als Sehnenmaterial können dabei diverse Sehnenstreifen (FCR, PL, APL, ECRL/ECRB) interponiert werden. An unserer Klinik geben wir überwiegend der dicken FCR-Sehne den Vorzug. Auch alleinige Resektionsarthroplastiken zeigen in einzelnen Studien gute bis sehr gute Ergebnisse, sodass die Sehneninterposition nicht immer zwingend notwendig ist. Da die starke Proximalisation des Metacarpale häufiger mit schlechteren Ergebnissen

27.3 · 23-Jahres-Verlauf einer Resektionsarthroplastik nach Epping bei Daumensattelgelenkarthrose

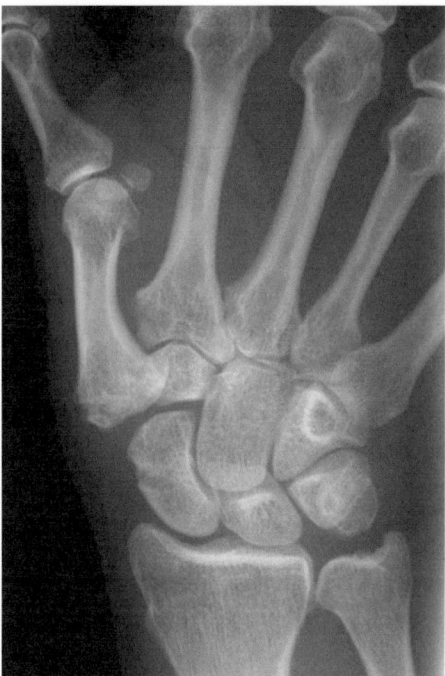

◘ **Abb. 27.8** Status 23 Jahre nach Intervention

vergesellschaftet ist, geben wir der Interposition und Suspension an unserer Klinik nach wie vor den Vorzug. Dieses Fallbeispiel zeigt sehr schön, dass auch im Verlauf von 23 Jahren ein langfristig gutes Ergebnis mit diesem Eingriff möglich ist, sodass dieser Eingriff in leichter Modifikation auch heute unseren Goldstandard in der operativen Behandlung der fortgeschrittenen Rhizarthrose darstellt.

Langzeitresultate bei Wirbelsäulenaffektionen von Kindern und Jugendlichen

D. Schlenzka

© Springer-Verlag Berlin Heidelberg 2016
R.-P. Meyer, H.-K. Schwyzer, B. R. Simmen (Hrsg.), *Langzeitresultate in der Extremitäten- und Wirbelsäulenchirurgie*,
DOI 10.1007/978-3-662-49090-7_28

Curriculum Dietrich Schlenzka (1946)
- Geboren in Stendal/Altmark in der damaligen Sowjetischen Besatzungszone Deutschlands (SBZ), die sich später zur Tarnung in Deutsche Demokratische Republik (DDR) umbenannte. Trotz intensiver „Rotlichtbestrahlung", das heißt obligaten Unterrichts in Marxismus-Leninismus während der Schulzeit und des Studiums, nicht von den behaupteten Vorzügen des Sozialismus zu überzeugen gewesen.
- Während des weiteren Lebens überwiegend von glücklichen Fügungen verfolgt. Zulassung zum Medizinstudium an der Universität Greifswald trotz hinterhältiger Torpedierungsversuche eines lokalen Parteifunktionärs. Nach Abschluss des Studiums Facharztausbildung für Orthopädie an der Greifswalder Universitätsklinik, die normalerweise nur treuen Parteigenossen vorbehalten war. 1976 Eheschließung mit einer finnischen Medizinstudentin, 1978 legale Übersiedlung nach Finnland. Dort Ausbildung zum Facharzt für Chirurgie, damals in Finnland noch Bedingung für den Orthopädie-Facharzt. Von 1984 bis 2014 tätig an der international renommierten Orthopädischen Klinik der Invalidenstiftung Helsinki, heute ORTON Hospital. Spezialgebiete: Kinderorthopädie, Wirbelsäulendeformitäten, Computernavigation.

28.1 Interview mit Dietrich Schlenzka

- Erst **Langzeitresultate** geben uns die Möglichkeit, überhaupt zu begreifen, was wir tun. Gerade bei Kindern und Jugendlichen ist es extrem wichtig, was aus ihnen wird.
- Bei der Erstellung von Langzeitresultaten gibt es verschiedene **Grenzen**. Aus politischer Sicht werden zunehmend gesetzliche Einschränkungen gegen die Langzeitarchivierung aufgebaut. Die verstärkte Mobilität und die Abwanderung ins Ausland erschweren auch in Finnland das Wiederauffinden unserer Patienten. Auch müssen die Patienten bereit sein, den Aufwand an Zeit und die Dislokation auf sich zu nehmen, um sich untersuchen zu lassen.

- Ist eine Therapie einmal abgeschlossen, der Patient ausgewachsen und der Zustand normalisiert, bringen **Langzeitresultate keinen großen Sinn** mehr.
- Aus medizinischer Sicht **engagieren sich wenige Ärzte für Langzeitresultate**. Die Mediziner wollen den schnellen Erfolg sehen. Ist bei der 2-Jahres-Kontrolle das Resultat gut, ist alles o.k. Die Ärzte haben keine Geduld. Auch aus der Sicht des Patienten kann das Engagement fehlen. Der Aufwand ist ihnen zu groß, insbesondere wenn sie beschwerdefrei sind. Und wer finanziert die Reise, den Arbeitsausfall und Ähnliches mehr?
- Die **Kontinuitätssicherung** von Langzeitresultaten ist schwierig. Oft finden wir die Patienten nicht mehr. Oft fehlt das Interesse der Ärzte. Oft spielt die Krankenhausverwaltung aus finanziellen Gründen nicht mit.
- Die **Endoprothesenregister** sind gerade in Skandinavien gut entwickelt. Ein Endoprothesenregister ist jedoch in seiner Aussage beschränkt. Der Endpunkt ist im Prinzip die Reintervention. Was jedoch dazwischen abläuft, ist im Endoprothesenregister nicht festgehalten. Eine Langzeitdokumentation bringt in dieser Hinsicht mehr. Das Endoprothesenregister ist aber bei einer drohenden Gefahr aussagekräftiger.
- In der operativen Therapie von Wirbelsäulenaffektionen ist die **Beeinflussung der Langzeitresultate** durch den Patienten zu vernachlässigen. Sind beispielsweise Kinder postoperativ nicht behindert, können sie wieder alles tun und lassen. Bei der Korsettbehandlung der idiopathischen Skoliose spielt die Compliance jedoch eine große Rolle. In Finnland nimmt die Korsettbehandlung eher wieder zu. Die Patientenkooperation der jugendlichen Korsettträger zu beeinflussen, ist schwierig.
- **Langzeitresultate** werden an **verschiedenen Kliniken verschieden gewertet**. Leider nimmt der ökonomische Druck auf die Kliniken ständig zu. Das Interesse der einzelnen Kliniken an einer Langzeitarchivierung nimmt wegen dieser ökonomischen Vorgaben zunehmend ab. Auch in Finnland ist dieser negative Trend in der Gesellschaft spürbar.
- **Neue Techniken** spielen auch im Langzeitverlauf eine Rolle. Die uns nachfolgende Ärztegeneration will von alten Techniken nichts mehr wissen. Der medizinisch-industrielle Komplex baut Druck auf. Auch der Patient wünscht selbstverständlich immer das Neueste, das Beste und übt seinerseits Druck auf uns Ärzte aus. Die Ärzte selbst denken in gutem Glauben: neu = besser! Ich habe immer wieder jüngere Kollegen im Hinblick auf neue Methoden gemahnt, nicht dem verständlichen Wunsch, etwas Neues zu tun, nachzugeben, wenn sie nicht hundertprozentig davon überzeugt sind, dass die neue Methode wirklich einen echten Nutzen für den Patienten bringt.
- Ob an **Privatkliniken** die Langzeitdokumentation schlechter gehandhabt wird als an öffentlichen Krankenhäusern, vermag ich kaum zu beurteilen. Finnland hat nur wenige Privatkliniken. Meine Klinik war eine Privatklinik, wurde aber durch eine Stiftung getragen. Wir wurden durch unsere Langzeitdokumentationen weltberühmt. Leider wird auch an unserem Haus der wirtschaftliche Druck immer stärker, sodass das Interesse an Langzeitkontrollen nachlässt. Früher waren die Ärzte durch die Klinik fix angestellt. Heute sind es Consultants, die lediglich zum Operieren an unsere Klinik kommen.
- An unserer Klinik lag der Schwerpunkt des Patientenkollektivs bei den kindlichen Wirbelsäulenaffektionen und den Hüftdysplasien. Aus ganz Finnland – mit seinen 5 Mio. Einwohnern – kamen die Skoliosepatienten

28.1 · Interview mit Dietrich Schlenzka

zu uns. So lässt sich mit Bestimmtheit von einer **Beeinflussung der Langzeitresultate durch einen Grundmorbus** sprechen.
- Die **zeitlichen Kontrollen** bei unserem kindlichen Patientenkollektiv endeten in der Regel mit dem Wachstumsabschluss. Lagen besondere Problemstellungen vor, beispielsweise neurogen induzierte Skoliosen, oder bestanden Komplikationen, sahen wir weitere Kontrollen vor.
- Die **Beeinflussung** der Langzeitresultate durch Infekte schätze ich bei unserem jugendlichen Patientenkollektiv für gering ein. Wir hatten ein elektives Patientenkollektiv, keine Traumapatienten. Bei gesunden Jugendlichen ist die Infektrate generell niedrig. Die Sterilitätsbedingungen und Operationstechniken an unserem Haus funktionierten gut.
- Die **Lebensqualität** wird heute bei den Langzeitresultaten anders gewichtet als früher. Standen vor etwa 15 Jahren noch Schmerzskalen und Röntgenbildinterpretationen zur Bewertung der Lebensqualität im Vordergrund, sind es heute mehr Fragen zum subjektiven Befinden: Wie hat die Wirbelsäulenintervention das Leben beeinflusst? Wie lebt der Patient heute mit seinem Leiden? Ist er zufrieden? Diese subjektive Bewertung ist meines Erachtens ein positiver Trend.
- Die **Aufhebung** von Langzeitarchiven ist ein Skandal. Seit 1940 wurden an unserer Klinik alle Daten der Patienten, alle Röntgenbilder archiviert. Vor einem Jahr wurde unter dem Druck der Klinikadministration alles vernichtet. In Finnland gilt wie in anderen europäischen Ländern, dass Patientendaten gesetzlich für 10 Jahre konserviert werden müssen. Danach aber dürfen sie vernichtet werden.
- **Alle Spitäler** sollten zur Archivierung der Patientendaten verpflichtet werden. Von wissenschaftlichem Nutzen sind vor allem die sogenannten Volumenkrankenhäuser. Aus Sicht der Patienten dürfen aber auch an kleineren Spitälern die Daten nicht einfach eliminiert werden.
- In der Wirbelsäulenchirurgie und auch in der konservativen Therapie von Wirbelsäulenaffektionen ist das Wissen über **Langzeitresultate von eminenter Wichtigkeit.** Gerade im Wirbelsäulenbereich existieren auch heute noch enorm viele unbekannte Faktoren. Umso notwendiger ist es, Problemstellungen immer wieder neu aufzurollen und die Resultate auch auf lange Sicht miteinander zu vergleichen.
- Die **Archivierung** stieß früher auf **Platzprobleme**. Mit der Digitalisierung der Daten fällt dieses Problem heute weg. Neue technische Probleme können jedoch auftreten: Wie können alle diese Files am Leben erhalten werden? Die notwendigen IT-Spezialisten kosten Geld. Wir können es uns nicht mehr leisten, alles auf dem Server zu haben.
- Eine **Beschränkung** der Langzeitarchivierung auf **10 Jahre** ist bei Wirbelsäulenpatienten nicht vertretbar. Bei Kindern und Jugendlichen müssen Kontrollen bis mindestens zum Wachstumsabschluss erfolgen. Bei speziellen Wirbelsäulenaffektionen darf es keine Zeitlimite geben.
- Ich bin ein **Befürworter der Konservierung** von Patientendaten **durch die Patienten** selbst. Gerade bei Wirbelsäulenaffektionen sind die Patienten meist stark für ihr Leiden sensibilisiert.
- Natürlich verfälschen **chirurgische Fehlleistungen** die Spätresultate. Doch chirurgische Fehlleistungen passieren immer und werden immer wieder passieren. Es ist nicht eine Verfälschung. Für mich ist es die Realität.
- Durch große **geographische Distanzen** wird bei uns in Finnland die Nachkontrolle der Patienten kaum behindert. Die Finnen sind ausgesprochen kooperativ. Wir müssen diese Langzeitkontrollen entsprechend gut

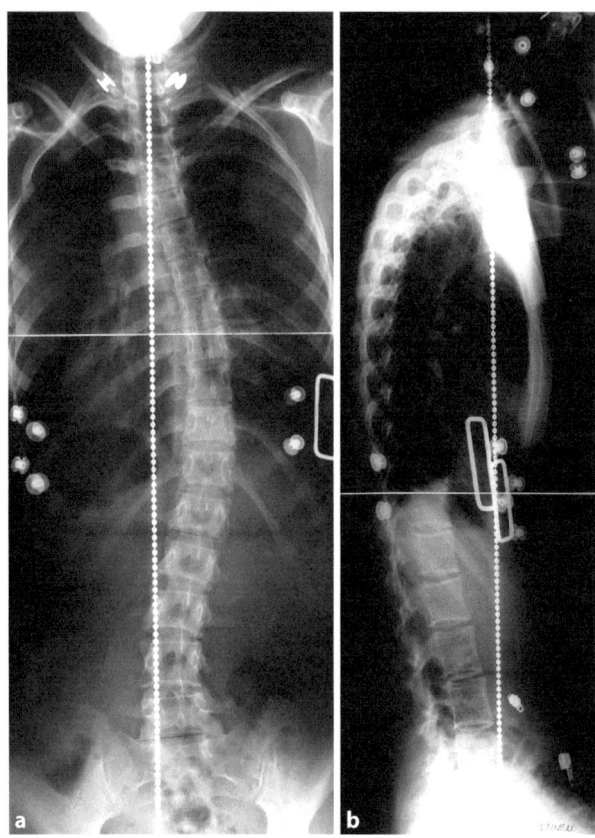

◘ Abb. 28.1 a Wirbelsäulenaufnahme a.-p. im Stehen mit Korsett: rechtskonvexe Skoliose von 36° mit Apex bei Th11; b im Seitenbild mit Korsett thorakale Skoliose Th1–L2 von ca. 40°

planen, Fahrtkosten erstatten, den Arbeitsausfall berücksichtigen. Dann werden die Patienten auch erscheinen.

28.2 Langzeitergebnis einer instrumentierten zervikothorakolumbalen Korrekturspondylodese wegen neuromuskulärer Kyphoskoliose

Ein 16-jähriges Mädchen wurde im August 1996 wegen einer paralytischen Kyphoskoliose an unsere Klinik überwiesen.

Sie war im Alter von 11 Jahren wegen einer Polyarthritis mit prolongiertem Fieber, schlechtem Allgemeinzustand, Schmerzen und Bewusstseinsstörungen in einem lokalen Krankenhaus zur Klärung aufgenommen worden. Als Ursache wurde eine von Yersinia enterocolitica hervorgerufene Sepsis festgestellt. Unter einer kombinierten Antibiotika-Kortison-Therapie besserte sich der Allgemeinzustand zunächst. Die schwere Polyarthritis sowie Bewegungsunfähigkeit bestanden jedoch weiter. Außerdem entwickelte das Mädchen eine extreme Berührungsempfindlichkeit mit anfallsartiger, jeweils etwa 10 min andauernder reflektorischer Beugung der Extremitätengelenke und Absenzen. Deshalb wurde sie nach 1 Monat zur Weiterbehandlung an die zuständige Universitätskinderklinik überwiesen. Das EEG, Gehirn-CT sowie MRT des Hirnstamms sowie die Ultraschalluntersuchung des Abdomens waren normal. Gelenkschmerzen und Berührungsempfindlichkeit erschwerten die Rehabilitation. Nach 7 Monaten konnte die Patientin das Bett verlassen und das Gehen mit

28.2 · Langzeitergebnis einer instrumentierten zervikothorakolumbalen Korrekturspondylodese

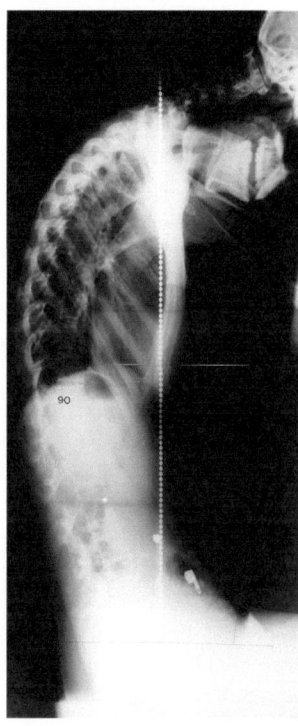

Abb. 28.2 Seitenaufnahme im Sitzen ohne Korsett: totale Kyphose C1–L3 von 30°

2 Unterarmstützen erlernen. Während sich die schlaffen Paresen der peripheren Extremitätenmuskulatur teilweise allmählich zurückbildeten, blieb eine fast vollständige Lähmung der Streckmuskulatur von der oberen Halswirbelsäule bis zum Becken bestehen.

Bei der Erstuntersuchung an unserer Klinik befand sie sich in gutem Allgemeinzustand. Sie trug eine zervikothorakolumbale Orthese und bewegte sich mit 2 Unterarmstützen leicht vornübergebeugt. Trendelenburg war rechts positiv, das Gangbild asymmetrisch. Der Fersengang war möglich, der Zehengang nicht. Die Funktion der oberen Extremitäten war normal, die Muskelkraft jedoch symmetrisch vermindert. Sie war nicht in der Lage, ohne Unterarmstützen frei zu stehen. Ohne die Orthese konnte sie auch nicht frei sitzen, sondern fiel vornüber, da sie den Kopf und den Oberkörper nicht aufrecht halten konnte.

Im Sitzen (gestützt durch eine Hilfsperson) bestand eine deutliche rechtskonvexe C-förmige Skoliose ohne nennenswerte Rotation. Die gesamte Wirbelsäule war im Sitzen kyphotisch. In Bauchlage korrigierte sich die Kyphose.

Die Muskeltestung ergab folgende seitengleiche Werte: Sternocleidomastoideus und Flexoren der Halswirbelsäule 2/5, Extensoren der HWS 1½ /5, Erector trunci pars thoracalis 1/5, pars lumbalis 1/5, Obliquus externus et internus abdominis 2½ /5, Rectus abdominis 2/5, Quadratus lumborum 3/5.

Es bestanden keine Sensibilitätsstörungen.

Auf der Wirbelsäulenganzaufnahme im Stehen mit Korsett (**Abb. 28.1a**) sah man eine rechtskonvexe Skoliose von 36° mit dem Apex bei Th11. Im Seitenbild sitzend mit Korsett (**Abb. 28.1b**) reichte die thorakale Kyphose von Th1 bis L2 und beträgt 40°. Die Lendenlordose von L3 bis L5 misst 10°.

Die Seitenaufnahme im Sitzen ohne Korsett (**Abb. 28.2**) wurde so aufgenommen, dass eine Hilfsperson den Kopf der Patientin hielt, um ein Vornüberfallen zu verhindern. Man sieht eine totale Kyphose von C1 bis L3 von 90°.

Da sich die Lähmungserscheinungen in den letzten 2–3 Jahren nicht weiter zurückgebildet hatten und seit der septischen Erkrankung bereits 5 Jahre vergangen waren, hielten wir eine posteriore Stabilisierung der Wirbelsäule für angebracht. Ziel dieser Operation sollte die Befreiung der Patientin vom Tragen eines Korsetts sein, worauf sie selbst auch sehr hoffte.

Bei der Planung der Operation hatten wir Probleme, den oberen Endwirbel der Instrumentation im Bereich der Halswirbelsäule zu bestimmen, da wir einen vergleichbaren Fall zuvor noch nie gesehen hatten. Auf Empfehlung von Herrn Prof. Dieter Grob von der Schulthess Klinik Zürich entschieden wir uns für C2. Als distalen Endwirbel für die Instrumentation wählten wir L3, ausgehend von der Annahme, dass die Restbeweglichkeit der unteren LWS zum Gehen nützlich sein könnte.

So führten wir eine posteriore Instrumentation und Spondylodese von C2 bis L3 durch. Die Längsstäbe des HWS-Systems wurden mit Schrauben in die Massae laterales von C2, C4, C5 und C7 verankert, die Längsstäbe der thorakolumbalen Instrumentation mit Pedikelhaken bei T2, T5, T8 und T10 sowie Pedikelschrauben bei L1 und L3 fixiert. Die Stäbe wurden dem physiologischen sagittalen Profil entsprechend vorgebogen und am zervikothorakalen Übergang miteinander verbunden. Die Instrumentation bereitete keine Schwierigkeiten, da die Deformität mobil war. Für die Spondylodese verwendeten wir Eigenknochen vom hinteren Darmbeinkamm sowie tiefgefrorene Femurkopfspongiosa aus der Knochenbank. Die Operationszeit betrug 6 h und 45 min, der intraoperative Blutverlust 2.900 ml. Die einzige intraoperative Komplikation war eine oberflächliche Hautnekrose am Kinn der Patientin, die durch unzureichende Polsterung bedingt war. Sie heilte ohne spezielle Therapie innerhalb einiger Wochen.

Die Patientin wurde am 1. postoperativen Tag mit einer HWS-Orthese mobilisiert. Wegen einer anfänglichen Kyphosierung der unteren LWS verordneten wir zusätzlich ein lumbales Stützmieder.

Auf den postoperativen Röntgenaufnahmen (Abb. 28.3a,b) war die Instrumentation von C2 bis L3 in regelgemäßer Position. Die thorakale Skoliose betrug 11°. Das sagittale Profil war physiologisch: Lordose der HWS 13°, Kyphose der BWS 24°, Lordose der LWS 33°. Die sagittale Balance war positiv.

Am 9. postoperativen Tag wurde die Patientin nach komplikationslosem Verlauf entlassen. Die HWS-Orthese und das lumbale Stützmieder trug sie für 4 Monate. Anlässlich der ambulanten Kontrollen berichtete sie, dass sich ihre motorischen Fähigkeiten innerhalb der ersten 4 Jahre nach der Operation noch insoweit verbessert hätten, als sie teilweise mit nur einer Unterarmstütze gehen könne. Sie studierte bildende Kunst.

Die bisher letzte Nachuntersuchung fand 18 Jahre und 3 Monate nach der Operation statt.

Die Patientin ist unverändert sehr zufrieden mit dem Ergebnis. Sie benötigt kein Korsett. Es sind keinerlei Spätkomplikationen aufgetreten. Außer dem Kunststudium hat sie auch noch ein Philosophiestudium abgeschlossen. Sie arbeitet als freischaffende Grafikerin. Sie hat keinen Rentenantrag gestellt. Die neurologische bzw. motorische Funktion hat sich in den letzten Jahren nicht mehr verändert. Die Gehstrecke mit 2 Unterarmstützen beträgt etwa 1 km; danach muss sie ausruhen, um weitergehen zu können. Kurze Strecken, z. B. in der Wohnung, kann sie mit einer Unterarmstütze zurücklegen. Ohne Stütze kann sie weder frei stehen noch gehen. Wenn sie lange ohne Unterbrechung gearbeitet hat, treten Schmerzen im Bereich der mittleren BWS sowie in der Schulter-Nacken-Region auf. So nimmt sie etwa 1-mal wöchentlich Schmerztabletten.

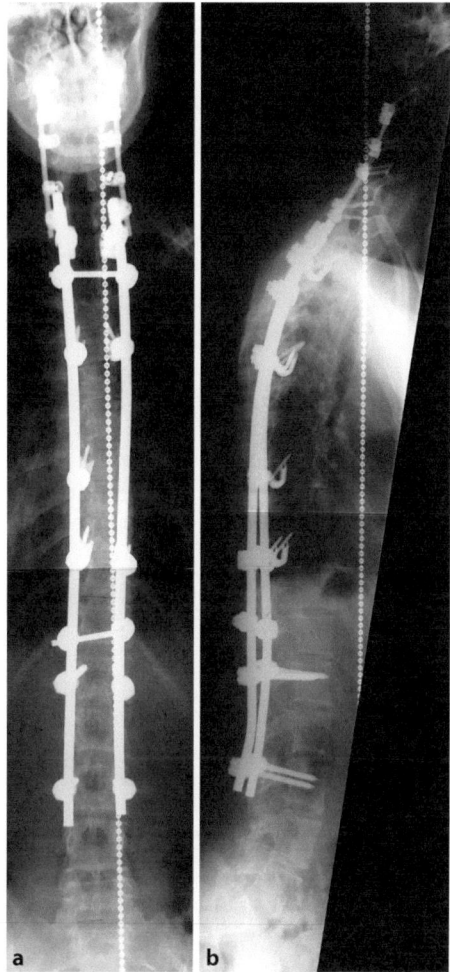

Abb. 28.3 a Wirbelsäulenganzaufnahme a.-p. postoperativ: Instrumentarien von C2 bis L3 in regelrechter Position mit thorakaler Skoliose von 11°; **b** Wirbelsäulenganzaufnahme seitlich postoperativ: HWS-Lordose 13°, BWS-Kyphose 24°, LWS-Lordose 33°

Bei der klinischen Untersuchung steht sie mit 2 Unterarmstützen leicht vornübergebeugt. Sie geht hinkend, Trendelenburg ist rechts positiv. Klinisch besteht keine Skoliose. Das sagittale Profil der Wirbelsäule ist physiologisch. Die Operationsnarbe von der oberen Halswirbelsäule bis zur unteren Lendenwirbelsäule ist reizlos und palpatorisch schmerzfrei. Die Instrumentation ist nicht tastbar.

Der Kopf ist in Neutralstellung. Die Bewegungen der HWS sind schmerzfrei und betragen: Flexion/Extension 25-0-20°, Flexion rechts-links 10-0-10°, Rotation rechts-links 30-0-45°.

Auf den aktuellen Röntgenaufnahmen (◘ Abb. 28.4a,b) ist das Korrekturergebnis unverändert. Am kaudalen Ende der Instrumentation (L3–L4) gibt es keine sichtbare Diskusdegeneration. Im Atlantoaxialgelenk sieht man leichte degenerative Veränderungen (◘ Abb. 28.5a,b). Es gibt keine Hinweise für eine Lockerung bzw. einen Bruch der Implantate, was dafür spricht, dass die Spondylodese stabil knöchern durchgebaut ist.

Dieser Langzeitverlauf zeigt meines Erachtens sehr gut, dass auch langstreckige Fusionen mit relativ geringer Implantatdichte und Implantaten, die heute nicht „en vogue" sind, den Test der Zeit bestehen, wozu höchstwahrscheinlich auch beigetragen hat, dass großer Wert auf eine sorgfältige Spondylodese mit gründlicher Dekortikation und einer ausreichenden Menge von Knochentransplantat gelegt wurde.

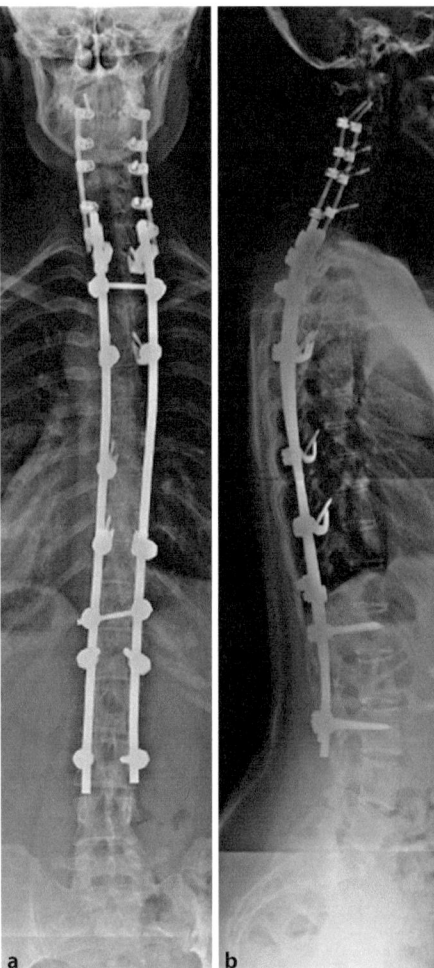

◘ **Abb. 28.4a,b** Wirbelsäulenganzaufnahme a.-p. und seitlich 18 Jahre und 3 Monate postoperativ: unverändertes Korrekturergebnis; keine sichtbare Diskusdegeneration L3/L4

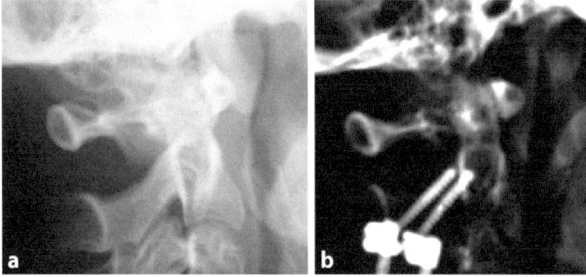

◘ **Abb. 28.5 a** Atlantoaxialgelenk zentriert, präoperativ; **b** Atlantoaxialgelenk zentriert, 18 Jahre und 3 Monate postoperativ: leichte degenerative Veränderungen

Langzeitresultate in der Schulter- und Ellbogenchirurgie

H.-K. Schwyzer

© Springer-Verlag Berlin Heidelberg 2016
R.-P. Meyer, H.-K. Schwyzer, B. R. Simmen (Hrsg.), *Langzeitresultate in der Extremitäten- und Wirbelsäulenchirurgie*,
DOI 10.1007/978-3-662-49090-7_29

Curriculum Hans-Kaspar Schwyzer (1955)
- Großvater Chirurg und Vollblutarzt, Vater Molekularbiologe und Vollblutwissenschaftler.
- Vollblutarzt oder Vollblutwissenschaftler?
- Ich „outete" mich als (zukünftiger) Arzt bereits im zarten Alter von 5 Jahren am Krankenbett meines Großvaters. Dies ersparte mir in der Folge die lästige Frage nach der Berufswahl.
- Primarschule Basel, USA, Zürich. Humanistische Bildung am Literargymnasium Zürich und schließlich auch das Medizinstudium an der Universität Zürich, immer mit dem Berufsziel „Arzt" vor Augen. Damals als Assistenzarzt noch breiteste Ausbildung möglich: 2 Jahre innere Medizin, FMH Chirurgie und FMH orthopädische Chirurgie.
- Seit fast 25 Jahren an der Schulthess Klinik. Damals unter den Fittichen von Norbert Gschwend Einführung in die offene Schulter- und Ellbogenchirurgie. Seither, auch als Wegbegleiter von Beat Simmen, Entwicklungen in der Schulterprothetik an vorderster Front und „Erliegen" der rasanten und faszinierenden arthroskopischen Technik der Schulterchirurgie.
- Und: stets den Patienten im Zentrum! Dies zum Trotz (!) leider andersläufiger Tendenzen im heutigen wirtschaftlich-politischen Umfeld.

29.1 Interview mit Hans-Kaspar Schwyzer

- Gerade in der **Schulterchirurgie** haben Langzeit-Follow-ups eine **große Bedeutung**. Wir haben dabei 2 Patientenkollektive zu unterscheiden. Das eine Kollektiv sind die rekonstruktiven Eingriffe wie Stabilisierungsoperationen oder Rotatorenmanschettenrekonstruktionen. Bei diesen bestehen heute echte Langzeitdokumentationen über 20 und mehr Jahre. Fragestellungen wie Arthrosebildung, Dezentrierung, Cuff-Konsumation und Ähnliches mehr können recht konklusiv beantwortet werden. Das zweite Kollektiv sind die endoprothetischen Operationen an Schulter und Ellbogen. Bei diesen können wir noch nicht mit maximalen Langzeitresultaten aufwarten. Zu viele technische Innovationen spielen dabei mit hinein. Die Monoblock-Schulterprothese nach Neer hat zwar im Langzeitverlauf gute Standzeiten. Doch was messen wir dabei? Allfällige Lockerungen? Vorhandene Schmerzen?

- Bei all den **neuen Produkten** gerade in der Schulterprothetik haben wir es daher mit **schwankenden Langzeitresultaten** zu tun. Bedeutend für den Langzeitverlauf ist bei Schulter- und Ellbogenprothesen auch die Produktewahl. Wir müssen uns genau überlegen, wie die Rückzugsmöglichkeiten bei einer Prothese sind. Auch die Operationstechnik ist anspruchsvoll. Vielen Operateuren fehlt eine genügend große Erfahrung. Die Langlebigkeit einer Schulterprothese hängt zu 80 % von der Wertigkeit der Operation und lediglich zu 20 % vom Prothesentyp ab. Noch komplexer und eindeutiger ist die Situation bei Revisionseingriffen. Wir diskutieren oft über die technischen Details einer Schulterprothese. Doch das beste Totalprothesenmodell versagt, wenn es schlecht eingebaut wird. Die Entwicklung in der Schulterendoprothetik geht zunehmend in Richtung anatomische Prothesen mit idealem Rotationszentrum und entsprechend guter Beweglichkeit. Bei korrektem Einbau solcher Prothesen besteht dann eine optimale Beweglichkeit mit entsprechend starker Belastung. Solche Belastungsspitzen können aber zu Inlaybrüchen führen. So entsteht die groteske Situation, dass bei von versierten Operateuren ideal implantierten Prothesen wegen guter Beweglichkeit und maximaler Belastung die Langzeitresultate schlechter ausfallen könnten als bei mäßig gut implantierten Produkten. Eine gut funktionierende Schulter- oder Ellbogentotalprothese wird unweigerlich mehr belastet.
- Die **Grenzen** bei den Langzeitresultaten sind **im Schultergürtelbereich evident**. Die Schultereingriffe betreffen – außer beim Trauma – meist ältere Personen. Die degenerativen Prozesse stehen im Vordergrund. Auch die Resultate von Rotatorenmanschettenrekonstruktionen bei jüngeren Patienten werden im Langzeitverlauf durch Alterungsprozesse entsprechend verändert. Es stellt sich auch immer wieder die Frage: In welchem Alter sind Rotatorenmanschettenrekonstruktionen noch sinnvoll? Stimmen die Grenzen, die wir uns heute setzen? Auch lassen uns die guten Resultate bei den inversen Schulterprothesen die Altersgrenze immer tiefer setzen. Es gibt bei inversen Schultertotalprothesen noch keine Langzeitdokumentationen von über 20 Jahren. Die Implantation von inversen Schulterprothesen ist an kein Alter gebunden. Sie bringt praktisch immer einen Benefit. Ein Beispiel: Eine 92-jährige Patientin konnte dank beidseitigen Knie- und Hüfttotalprothesen ihre Selbstständigkeit erhalten. Zunehmende Schulterschmerzen begannen diese Selbstständigkeit nun zu beeinträchtigen. Nach implantierter inverser Schultertotalprothese blieb die Dame in der Folge wieder für Jahre selbstständig.
- Es liegt nicht zuletzt an der Art unserer Ausbildung, dass sich **wenige Ärzte für Langzeitresultate interessieren**. Ein Oberarzt freut sich zu Beginn seiner Karriere an kurzfristigen Resultaten der von ihm operierten Patienten. Ich selbst wurde von meinem Lehrer, Prof. Norbert Gschwend, auf die Bedeutung von Langzeit-Follow-ups bei Schultertotalprothesen hingewiesen. Wir befassten uns damals vor allem mit den Glenoiderosionen bei Hemiprothesen. An einer anderen Klinik hätte ich mich vielleicht weniger für Langzeitresultate interessiert. Man ist zu sehr auf sich bezogen. Man will keine Operationen, die schiefgehen. Sicher ist auch der Datenschutz, wie er heute gesetzlich verankert ist, ein großes Handicap für Langzeitstudien. Auch die strikten Arbeitszeitauflagen lassen wenig Raum für solch aufwendige Studien und reduzieren das Interesse an ihnen.
- Die **Kontinuitätssicherung** von Langzeitdokumentationen wird möglicherweise durch die Digitalisierung der Daten verbessert. Wir benützen heute für unsere Patientendokumentation eine digitale Datenbank

namens „Red Cap". Der Zugang zu dieser Datenbank ist geschützt. Alles ist anonymisiert.

- Ein **Endoprothesenregister** – ob national oder international – hat sicher eine gewisse Bedeutung auch für Schulter- und Ellbogentotalprothesen. Viel wichtiger für uns werden jedoch Revisionsregister. Beim Endoprothesenregister interessiert sich niemand für Revisionseingriffe und ob Konversionsmöglichkeiten bei den Prothesenmodellen bestehen. Mich interessiert nicht so sehr, ob eine Schulterprothese 30 Jahre funktioniert. Mich interessieren die Revisions-, die Rückzugsmöglichkeiten bei einem Prothesentyp. Es existieren Schultertotalprothesenmodelle, die im Endoprothesenregister gut abschneiden, aber bei denen Revisionen technisch fast unmöglich sind. Wir sind sehr stark mit der Industrie liiert, ob wir das wollen oder nicht. „Wir sind die Hunde. Die Firma ist der Hundehalter!"
- **Patienten** beeinflussen oft ungewollt die **Langzeitresultate**. Gerade „Kraftsportler" wollen nach implantierter Schulterprothese ihr Konditionstraining so wie vor dem Eingriff weiterführen. Die Patienten halten sich wenig an die von uns vorgegebenen Vorschriften.
- Etwas einfach formuliert: gute Langzeitresultate = gute **Klinikqualität**. Eine große Klinik erfasst ihre Daten auch im Langzeit-Follow-up. Für wissenschaftlich interessierte Ärzte ist unsere Klinik bekannt wegen unserer gut geführten Prothesenregister. Wir benötigen jedoch bei diesen Registern einen sauberen Deal mit der Ethikkommission.
- **Neue Techniken**, neue Totalprothesenmodelle beeinflussen gerade in der Schulterchirurgie den Langzeitverlauf erheblich. Die heutige Schulterchirurgie findet – mit Ausnahme der Endoprothetik und des Traumas – nahezu ausschließlich arthroskopisch statt. Die Implantation einer anatomischen Schulterprothese steht bei vorbestehendem Rotatorenmanschettenschaden nicht mehr zur Diskussion. Das ist heute der Anwendungsbereich der inversen Schulterprothese. Als origineller Ausreißer auch im Langzeitverlauf zeigt sich, dass eine gut implantierte Schulterprothese mit exzellenter Funktion in der Langzeitdokumentation möglicherweise schlechter abschneidet als eine Totalprothese mit schlechterer Implantationstechnik und entsprechend reduzierter Funktion. Eine teilsteife Schulterprothese lockert kaum mehr aus!
- An **Privatkliniken** werden Langzeitstudien wohl nur von einzelnen Chirurgen durchgeführt. Die Privatklinik selbst ist daran nicht interessiert. Ihr Ziel ist die Gewinnoptimierung. Je mehr Prothesen implantiert werden, desto größer ist die Beteiligung. Die Privatklinik betreibt den Protheseneinkauf selbst, führt die Verhandlungen mit den Firmen unabhängig. Wird durch die Ärzte ein teureres Produkt eingebaut, wird der zusätzliche Betrag vom Operationshonorar abgezogen. Auch die Fallpauschale lässt grüßen!
- Ein allfälliger **Grundmorbus** kann die Langzeitresultate in eine negative, aber auch positive Richtung beeinflussen. Hat ein Patient einen multiplen Gelenkbefall, schont er seine Kunstgelenke zwangsläufig mehr als ein Patient mit isoliertem Gelenkersatz nach Trauma.
- Ein **infiziertes** Kunstgelenk an Schulter oder Ellbogen stellt ein schwieriges, jedoch lösbares Problem dar. Bei den inversen Schulterprothesen und der GSB-Ellbogenprothese (**G**schwend-**S**cheier-**B**ähler) sind die Kunstgelenke größer dimensioniert und hinterlassen größere Hohlräume. Dies kann die Infektelimination erschweren.
- Gute Langzeitresultate sind identisch mit guter **Lebensqualität**. Solange die Schulterprothesenfunktion gut ist, ist auch die Lebensqualität in die-

ser Beziehung gut. Sollte die anatomische Schulterprothese nach 10 Jahren revidiert und eine inverse Schultertotalprothese implantiert werden, ist dies bei einem modernen Modularsystem kein aufwendiger Eingriff. Auch die GSB-Ellbogenprothesen sind „revisionsfreundliche" Prothesen. Die Lebensqualität leidet bei Revisionsoperationen nur kurzfristig.
- **Zentrumkliniken** sollten zur Langzeitdokumentation verpflichtet werden. Heute bestehen jedoch zunehmende Schwierigkeiten bei allen Registern, da die Ethikkommission massiv regulierend eingreift. Es wird wohl bald so sein, dass auch bei Kongressen unsere Vortragsreihen von Ethikkommissionsmitgliedern überwacht werden. Diese Ethikkommissionen haben sich heute zu einem eigentlichen, neuen Erwerbszweig entwickelt und nehmen viel Geld ein.
- **Medikamente** und neue Therapieformen können Langzeitdokumentationen merklich beeinflussen. Ein Beispiel ist die pcP, die dank neuen Medikamenten prognostisch wesentlich besser dasteht. Unsere Klinik war früher ein Kompetenzzentrum für pcP-Patienten. Heute beträgt der Anteil dieses Patientenkollektivs noch wenige Prozent. Dies zeigt auch die Gefahr, wenn sich eine Klinik zu einseitig auf die Behandlung einer Krankheit festlegt.
- Die **Archivierungssicherheit** und die Zugriffsmöglichkeit sind an unserer Klinik gut. Mit dem Plazet der Ethikkommission sind unsere Daten greifbar.
- Heute läuft die Archivierung rein **digital**. Junge Ärzte gehen nicht mehr in ein Archiv. Sie holen die Daten aus digitalen Registern. In diesem Zusammenhang scheint mir folgende Abstufung interessant: Der Computer liefert Schwarz-weiß-Informationen. In den Krankengeschichten sind die Informationen grau, das heißt schon etwas breiter. Und der direkte Patientenkontakt bietet dann die breiteste Kontaktnahme.
- Die **individuelle Archivierung** durch den Patienten ist heute wohl bereits stärker verbreitet als angenommen. Wir geben unseren Patienten die Röntgenbilder ab Computer in Papierform mit, ebenso den Operationsbericht auf Wunsch.
- Die Beeinflussung des Operationsresultats durch den **Sportler** hängt stark von der Persönlichkeit des Sportlers sowie seiner Sportart ab. Es gibt Fälle von massiver Belastung nach rekonstruierten Rotatorenmanschetten und auch von Schultertotalprothesen ohne negative Folgen. Der Wunsch des Sportlers ist ja verständlicherweise, dass er nach dem Eingriff seine frühere sportliche Aktivität wieder aufnehmen kann.
- Die Langzeit-Follow-up-Raten bei unseren Patienten und auch generell bei der Population in der Schweiz sind extrem hoch. Ob das bei zunehmender Globalisierung so bleibt, ist abzuwarten.

29.2 Habituelle vordere Schulterluxation – 35 Jahre nach subkapitaler Humerusrotationsosteotomie nach Weber

29.2.1 Vorgeschichte

Bei primär traumatischer habitueller Schulterluxation links wurde ein heute 56-jähriger sportlicher Mann vor 35 Jahren an seiner Schulter an einer auswärtigen Klinik operiert. ◘ Abb. 29.1a und b zeigen die Erstluxation vor und nach

29.2 · Habituelle vordere Schulterluxation – 35 Jahre nach subkapitaler Humerusrotationsosteotomie

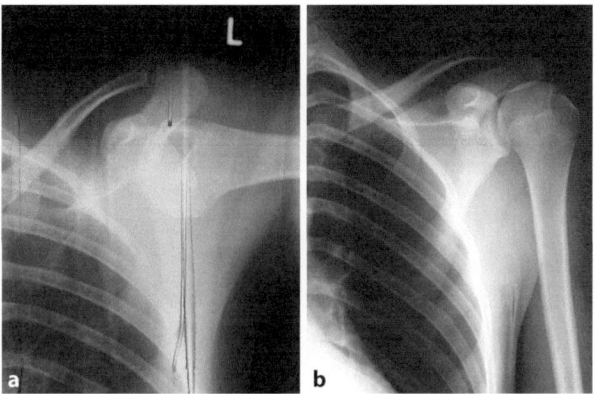

Abb. 29.1 Erstluxation vor (a) und nach (b) Reposition der vorderen unteren Schulterluxation

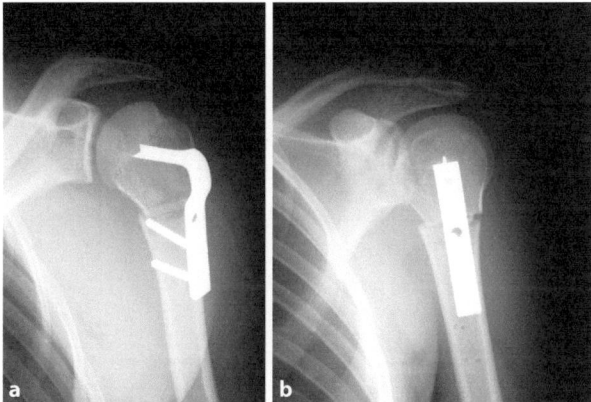

Abb. 29.2a,b Status nach Drehosteotomie postoperativ in a.-p.- und schräger Inzidenz

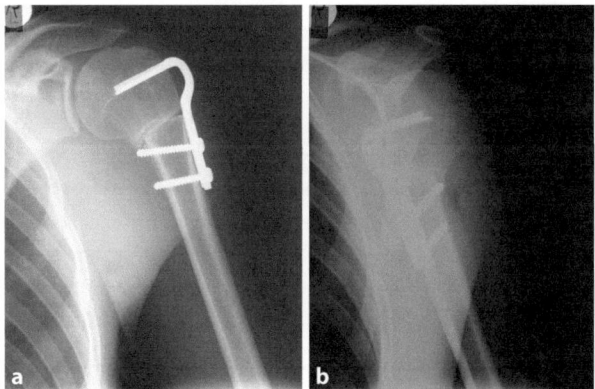

Abb. 29.3a,b Status nach Drehosteotomie 3 Monate nach dem Eingriff a.-p. und schräg: Abgleiten des Humeruskopfs in Varus- und Dorsalkippung

Reposition der vorderen unteren Schulterluxation. Es entwickelte sich in der Folge eine habituelle Luxation, die am 15.03.1979 durch Drehosteotomie nach Weber operativ auswärts angegangen wurde (Abb. 29.2a,b). Zur Fixation der Osteotomie wurde eine Adoleszentenwinkelplatte benutzt. Der postoperative Verlauf gestaltete sich bezüglich Konsolidation der Osteotomie protrahiert. Es trat ein Abgleiten des Humeruskopfs in varus mit zusätzlicher Dorsalkippung ein (Abb. 29.3a,b). Die Metallentfernung erfolgte 1980. Eine Reluxation trat in der Folge nicht mehr auf.

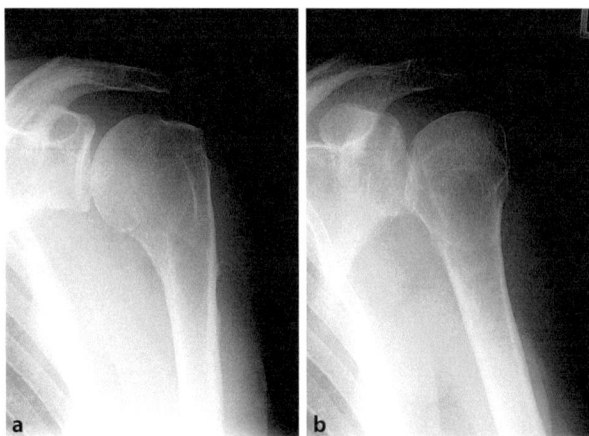

Abb. 29.4a,b Status 31 Jahre nach Drehosteotomie a.-p. und seitlich mit degenerativen Veränderungen bei verstärkter Innenrotation und Varuskippung

In den letzten Jahren verspürte der Patient zunehmend impingementartige Schmerzschübe an seiner linken Schulter. Im Januar 2010 wurden konventionelle Röntgenbilder (Abb. 29.4a,b) sowie eine Nativ-MRI-Untersuchung (Abb. 29.5a–c) der linken Schulter veranlasst. Die Bilder zeigen deutliche degenerative Veränderungen. Trotz Ausschöpfens der konservativen Therapiemöglichkeiten inklusive Steroidinfiltrationen sind die Schmerzen nun auch im Alltag störend. Der Patient meldet sich an unserer Klinik zu einer Standortbestimmung und allfälligen Therapie.

29.2.2 Situation 35 Jahre nach Rotationsosteotomie

Am 16.10.2014, das heißt 35½ Jahre nach der Primärintervention, untersuchen wir den Patienten klinisch und mit Arthro-MRI. Der Mann klagt über belastungsabhängige impingementartige Schmerzen in der linken Schulter. Die deltoideopektorale Narbe ist reizlos mit Einziehungen und Vernarbung des vorderen Deltoidmuskels. Bei aktiver Flexion/Elevation/Abduktion von 160° findet sich eine subakromiale Krepitation. Die abduzierte Außenrotation ist links deutlich abgeschwächt. Die auswärtigen Röntgenbilder vom 12.01.2010 dokumentieren den Status nach Derotationsosteotomie mit vermehrter Innenrotationsstellung des Humeruskopfs, ebenso eine leichtgradige Varuskippung. Der Gelenkspalt ist erhalten (Abb. 29.4a,b). Die vom Patienten mitgebrachten Arthro-MRI-Bilder vom 09.10.2014 zeigen den Status nach Rotationsosteotomie mit vermehrter Retroversion des Humeruskopfs. Die Infraspinatussehne ist vollständig rupturiert mit muskulärer Atrophie und fettiger Degeneration. Der Teres minor ist in Kontinuität. Der Supraspinatus weist eine Partialruptur auf. Das ventral nach kaudal gezogene Akromion und der wegen zusätzlicher Varusfehlstellung bedingte Tuberculum-majus-Hochstand führen zu einer ossären Impingementkonfiguration. Zusätzlich finden sich freie Gelenkkörper sowie eine Pulley-Läsion mit Tendinose der langen Bizepssehne. Auch zeigt sich eine glenohumerale Subluxation nach dorsal mit erheblicher Gelenkinkongruenz (Abb. 29.6a–d).

29.2 · Habituelle vordere Schulterluxation – 35 Jahre nach subkapitaler Humerusrotationsosteotomie

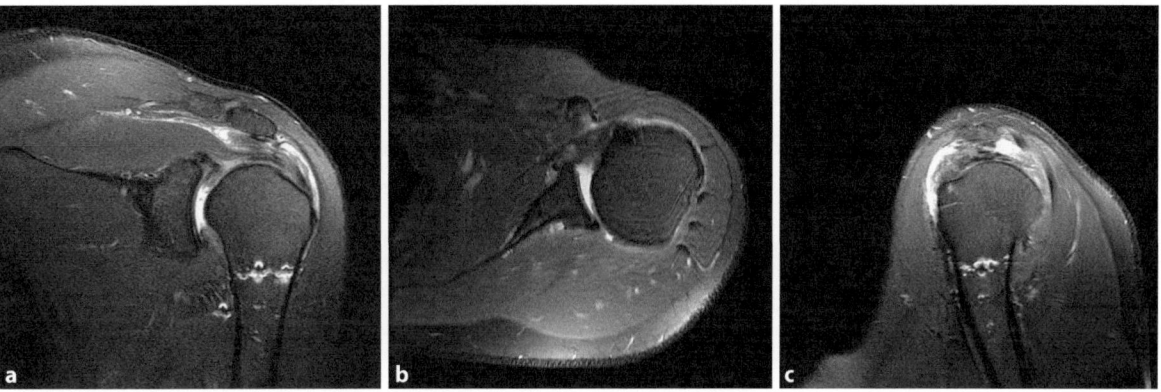

Abb. 29.5a–c Nativ-MRI 31 Jahre postoperativ mit deutlich degenerativen Veränderungen

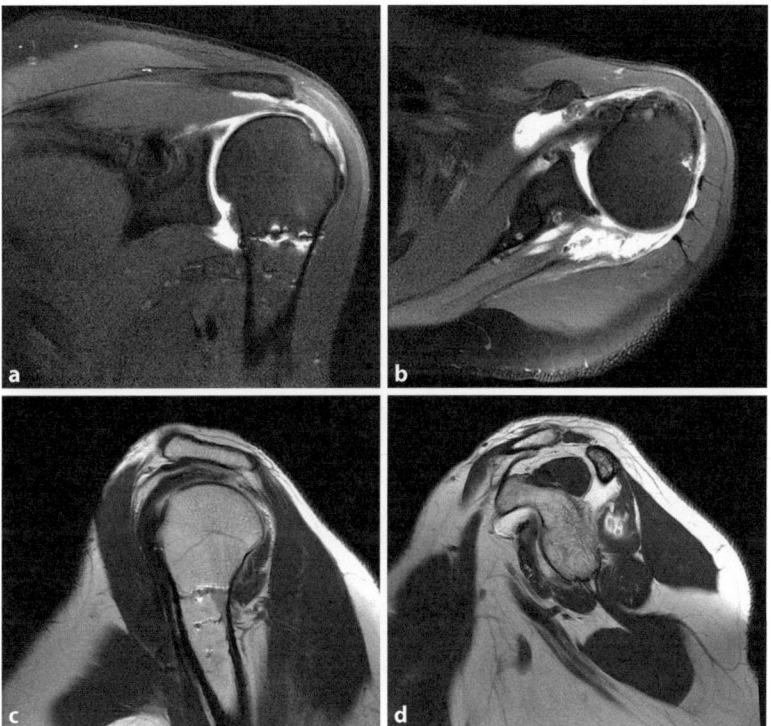

Abb. 29.6a–d Arthro-MRI 35½ Jahre postoperativ: Humeruskopf mit vermehrter Retroversion, Infraspinatussehne rupturiert, Supraspinatussehne mit Partialruptur, ossäre Impingementkonfiguration, glenohumeral Subluxation nach dorsal

29.2.3 Analyse

Die heute an der linken Schulter vorliegende pathologische Situation steht höchstwahrscheinlich in Zusammenhang mit der technisch unzulänglich durchgeführten Intervention vom 15.03.1979. Die Außendrehung des distalen Fragments erfolgte intraoperativ statt mit den empfohlenen 20–25° mit deutlich mehr Außenrotation. Die Fixation mit Winkelplatte war nicht suffizient, sodass wenige Wochen nach Intervention eine Varus- und Dorsalkippung des Humeruskopfs eintrat. Die Negativentwicklung für das Schultergelenk ist in der Folge vorprogrammiert: Durch die zu starke Innendrehung des Humeruskopfs wird der Infraspinatus überspannt. Dies führt zur

Sehnenalteration und schlussendlich zur Sehnenruptur mit konsekutiver Muskelatrophie. Der Supraspinatus leidet durch die ossäre Impingementkonstellation, die ihrerseits durch die Varuskippung mit relativem Tuberculum-majus-Hochstand bedingt ist. Die durch den Rotatorenmanschettendefekt gestörte glenohumerale Zentrierung führt zur dorsalen Dezentrierung und beginnenden Omarthrose. Die Omarthrose ist wahrscheinlich bedingt durch das „pathologische" Drehzentrum. Der Rotatorenmanschettendefekt fördert zusätzlich die Arthrose.

29.2.4 Was ist zu tun?

Eine Rotatorenmanschettenrekonstruktion hat in Anbetracht der anatomischen Fehlstellung des Humeruskopfs sowie der fettigen muskulären Degeneration kaum Aussicht auf Erfolg. Eine gleichzeitige Derotation mit Rotatorenmanschettenrekonstruktion kommt ebenfalls nicht in Betracht. Ein solcher Eingriff wäre zu aufwendig und würde die Situation kaum verbessern wegen der bereits deutlichen Arthrose und des Rotatorenmanschettendefekts. In Anbetracht der Beschwerden sowie der Bildgebung erscheint uns ein möglichst minimales Vorgehen mit Arthroskopie, Débridement, Entfernung freier Gelenkkörper sowie mit Akromioplastik, allenfalls auch Tuberoplastik am besten geeignet zu sein, die Situation weiter im derzeit labilen Gleichgewicht zu halten. Ob dann zu einem späteren Zeitpunkt die Implantation einer inversen Schultertotalprothese mit gleichzeitigem Latissimus-dorsi-/Teres-major-Transfer notwendig wird, wird der Verlauf zeigen.

Die von Hardy Weber entwickelte subkapitale Humerusrotationsosteotomie ist eine außerordentlich effiziente Therapie bei habitueller vorderer Schulterluxation mit Hill-Sachs-Defekt. Diese Technik hat sich auch bei Spitzenathletinnen und -athleten über Jahrzehnte bestens bewährt – ohne Reluxationen, ohne sich entwickelnde Arthrose. Solche Fälle werden in diesem Buch auch vorgestellt. Es ist bei diesem hier analysierten Fall also nicht die Operationstechnik, die an den Pranger gestellt werden muss, sondern der Operateur. Wie schwer es jedoch ist, einen Operateur in die Kritik zu nehmen, lehrt die Erfahrung.

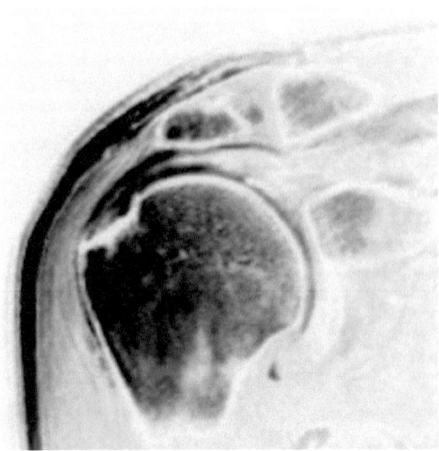

Abb. 29.7 Transmurale Supraspinatussehnenruptur rechts

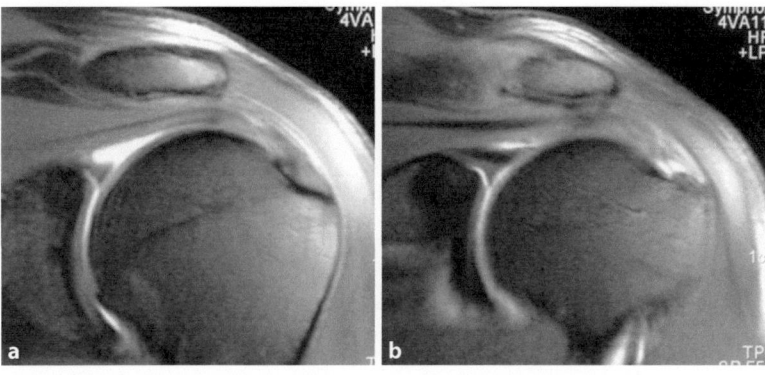

Abb. 29.8a,b Transmurale Supraspinatussehnenruptur links

29.3 20 Jahre nach offener Rekonstruktion einer traumatischen Rotatorenmanschettenläsion an der rechten Schulter

29.3.1 Vorgeschichte

Ein heute 74-jähriger Mann erlitt mit 51 Jahren bei einem Sturz am 10.12.1994 eine Rotatorenmanschettenruptur an seiner dominanten rechten Schulter. Die Abklärung mit Sonographie und Arthro-MRI vom 24.02.1995 ergab einen transmuralen Defekt der Supraspinatussehne ventrodistal von 10 auf 15 mm (Abb. 29.7). Am 26.10.1995 erfolgte die offene Rotatorenmanschettenrekonstruktion mit transossärer Reinsertion der Supraspinatussehne und subakromialer Dekompression. Nach 6-wöchiger Lagerung auf einer Abduktionsschiene mit begleitender Physiotherapie wurde die Schulter freigegeben. Dem Patienten ging es in der Folge zunehmend besser. – Er ist bis heute mit dem erzielten Operationsresultat an seiner rechten Schulter vollauf zufrieden und ist bei freier, symmetrischer Beweglichkeit schmerzfrei. Der Mann ist sportlich aktiv mit Skilaufen, Schwimmen und Fahrradfahren.

Im Jahr 2000 traten bei einem Bagatelltrauma ähnliche Beschwerden am linken Schultergürtel auf. Auch auf dieser Seite erfolgte eine ausführliche klinische und radiologische Abklärung. Die Arthro-MRI-Untersuchung vom 12.06.2001 zeigte eine praktisch identische Läsion der Supraspinatussehne links wie 1995 an der rechten Schulter (Abb. 29.8a,b). Der Patient wünschte wegen spontaner Schmerzregression vorerst eine konservative Therapie und lehnte die vorgeschlagene chirurgische Rekonstruktion der Rotatorenmanschette links ab. In der Folge verblieben an der linken Schulter nur noch geringfügige Schmerzen ventral, die dann ca. 4 Jahre nach dem Unfallereignis mit Spontanruptur der langen Bizepssehne links völlig verschwanden. Heute ist der Patient an beiden Schultern schmerzfrei und voll funktionstüchtig.

29.3.2 Situation 20 Jahre nach offener Rotatorenmanschettenrekonstruktion rechts

Am 19.11.2014, das heißt knapp 20 Jahre nach dem Unfallereignis an der rechten Schulter, untersuchen wir den nun 74-jährigen Mann klinisch, konventionell radiologisch, sonographisch (an beiden Schultern) sowie mit Nativ-MRI der rechten Schulter. Die Schultergelenke sind beidseits schmerzfrei

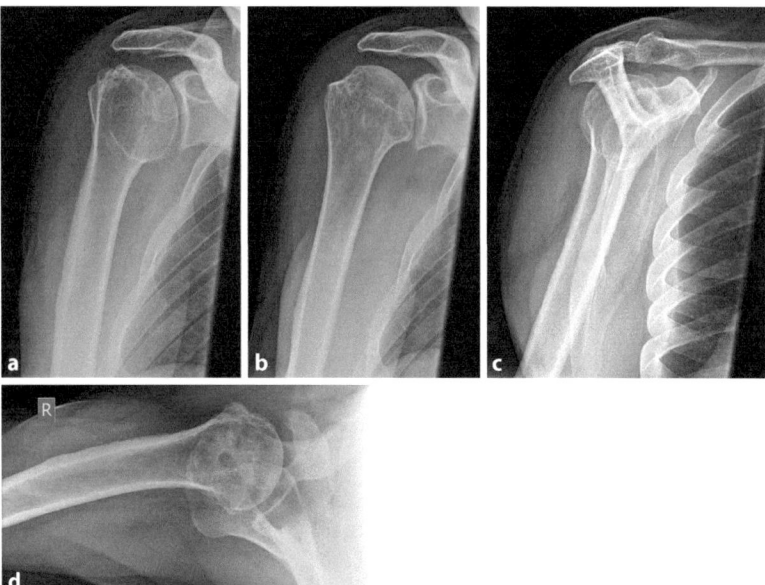

◘ Abb. 29.9a–d 20 Jahre nach offener Rotatorenmanschettenrekonstruktion; in den konventionellen Röntgenbildern keine Dezentrierung, beginnende Omarthrose

und symmetrisch beweglich. Der Job-Test ist rechts negativ, links positiv. Der Lift-off-Test ist rechts positiv. Die lange Bizepssehne ist rechts im Sulcus leicht druckdolent, links ist die lange Bizepssehne rupturiert. Die konventionellen Röntgenbilder der rechten Schulter vom 19.11.2014 dokumentieren ein zerklüftetes Tuberculum majus nach transossärer Supraspinatusrefixation. Der Humeruskopf weist weder in der a.-p.- noch in der axialen Inzidenz eine Dezentrierung auf. Es findet sich eine beginnende Omarthrose (◘ Abb. 29.9a–d). Das Nativ-MRI der rechten Schulter vom 19.11.2014 zeigt eine intakte, ausgedünnte, vernarbte Supraspinatussehne mit diskreter Muskelatrophie. Die Subscapularissehne ist partiell vom Tuberculum minus abgelöst mit atropher Muskulatur (◘ Abb. 29.10a,b). Die Ultraschalluntersuchung beider Schultergelenke bestätigt rechts den MRI-Befund. An der linken Schulter findet sich im Ultraschall eine Totalruptur der Supraspinatussehne bei im Übrigen intaktem Cuff. Die lange Bizepssehne ist rupturiert.

29.3.3 Analyse

Die operativ versorgten, traumatischen Rotatorenmanschettenläsionen zeigen erfahrungsgemäß wohl wegen der besseren Durchblutungsverhältnisse sowie dem meist etwas jüngeren Alter der Patienten in der Regel gute postoperative Resultate – auch im Langzeitverlauf. Dies bestätigt sich auch am hier präsentierten Fall. Die im neuen MRI vorliegende diskrete Muskelatrophie des Supraspinatus ist wohl dem Alter des Patienten zuzuschreiben. Auch die partielle Ablösung der Subscapularissehne und die rupturierte lange Bizepssehne sind Verschleißerscheinungen und mit 74 Jahren nicht so selten zu sehen.

Erstaunlich, jedoch nicht so überraschend ist das Resultat an der nicht operierten linken Schulter. Bei in der Arthro-MRI-Untersuchung nahezu identischen Rotatorenmanschettendefekten beidseits zeigt sich nach 15 Jahren bei der nichtoperierten Läsion links und nach 20 Jahren bei der chirurgisch rekonstruierten Ruptur rechts ein subjektiv und objektiv nahezu identisches Bild. Dies soll uns daran er-

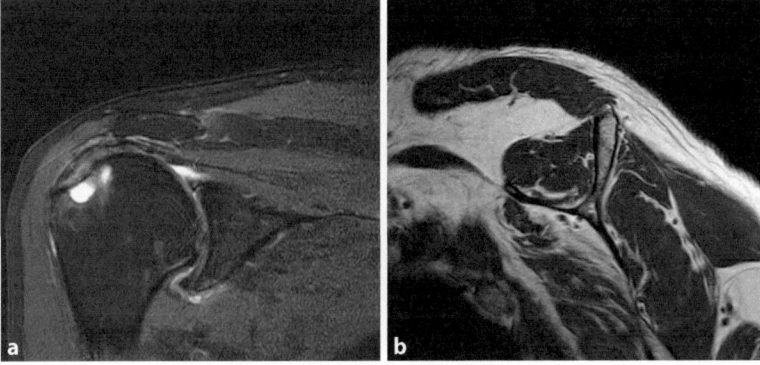

Abb. 29.10a,b Im Nativ-MRI nach 20 Jahren intakte Supraspinatussehne, Subscapularissehne vom Tuberculum minus partiell abgelöst

innern, wie relativ unser chirurgisches Tun oft sein kann und wie „nachdenklich" wir bei Rotatorenmanschettenläsionen die Operationsindikation stellen sollten.

29.4 Offene Rotatorenmanschettenrekonstruktion an der rechten Schulter – 20 Jahre nach Intervention

29.4.1 Vorgeschichte

Am 07.04.1995 stürzte ein knapp 30-jähriger Mann beim Skilaufen und zog sich dabei massive Kontusionierungen an beiden Schultergürteln zu. Die Beschwerden an der linken Schulter waren in der Folge deutlich regredient. An der rechten Schulter persistierten die Schmerzen trotz konservativer Therapie. Am 25.08.1995 erfolgte daher eine Arthro-MRI-Untersuchung der rechten Schulter. Diese dokumentierte eine 2,5 × 3 cm messende Ruptur der distalen Supraspinatussehne, die vom Intervall bis zur Insertion des Infraspinatus reichte. Die Muskulatur war leicht hypotroph, jedoch ohne Verfettung (Abb. 29.11). Am 04.12.1995 erfolgte die offene Rekonstruktion der Rotatorenmanschette mit transossärer Reinsertion der Supraspinatussehne, Akromioplastik und AC-Gelenkresektion. Die postoperativen Kontrollen ergaben einen guten Verlauf. Anlässlich der letzten klinischen und sonographischen Kontrolle am 09.12.1996, das heißt 1 Jahr nach Intervention, war die rechte Schulter ohne Schmerzen frei beweglich. Die Kraft für die Abduktion betrug rechts 13,5 kg, links 14 kg. Bei der Ultraschalluntersuchung war die Rotatorenmanschette rechts in Kontinuität.

Am 23.02.1998 wurde uns der Patient erneut zugewiesen, diesmal zur Beurteilung der linken Schulter. Der Patient klagte über zunehmende Beschwerden am linken Schultergürtel, insbesondere bei sportlicher Aktivität. Diese hätten diskret bereits nach dem Unfallereignis vom 07.04.1995 bestanden, waren jedoch erträglich. Der zuweisende Rheumatologe hatte bereits sonographisch und mit Arthro-MRI die linke Schulter abgeklärt. Es zeigte sich eine subtotale Ruptur der Supraspinatussehne ventrodistal. Der Patient wünschte wegen der guten Erfahrung an der rechten Schulter nun auch die chirurgische Sanierung links. Am 20.11.1998 wurde die offene Rotatorenmanschettenrekonstruktion an der linken Schulter mit Akromioplastik und AC-Gelenkresektion durchgeführt. Der postoperative Verlauf gestaltet sich ähnlich positiv wie an der rechten Schulter. Die Kontrolle 1 Jahr nach dem Eingriff zeigt auch links eine freie Beweglichkeit ohne Schmerzen bei einer Kraft von 12,5 kg rechts und 13 kg links an der Federwaage. Der Patient spielt mit großem Enthusiasmus wieder Wasserball.

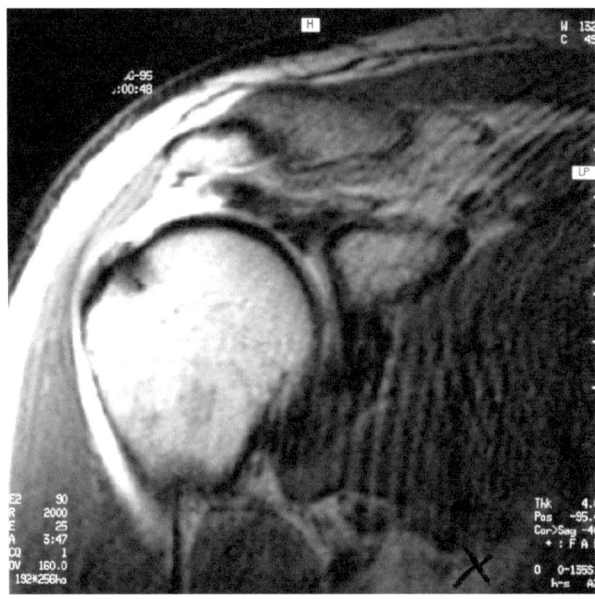

◘ Abb. 29.11 Arthro-MRI rechte Schulter mit transmuraler Supraspinatussehnenruptur distal

29.4.2 Situation 20 bzw. 17 Jahre nach offener Rotatorenmanschettenrekonstruktion an rechter bzw. linker Schulter

Am 27.11.2014, das heißt knapp 20 Jahre nach dem Unfallereignis an beiden Schultern, untersuchen wir den inzwischen fast 50-jährigen Mann klinisch, konventionell radiologisch und mit Ultraschall an der rechten Schulter. Die linke Schulter wird im Sinne einer Standortbestimmung sonographisch mitbeurteilt. Eine MRI-Untersuchung war vorgesehen, ist jedoch wegen des BMI technisch im geschlossenen System nicht durchführbar, weshalb wir uns auf die Ultraschallkontrolle beschränken. Die Schultergelenke sind symmetrisch und schmerzfrei beweglich mit Abduktion 90°, Vorwärts-/Rückwärtsheben 175/0/45°, Außen-/Innenrotation in Neutralstellung 70/0/70°, in Abduktion 80/0/60°. Klinisch sind an beiden Schultern keine pathologischen Rotatorenmanschetten-Zeichen fassbar. Die lange Bizepssehne ist im Sulcus beidseits indolent. Die AC-Gelenke sind beidseits reseziert und unauffällig. Die rohe Kraft beträgt beidseits gut 13 kg an der Federwaage. Die konventionellen Röntgenbilder der rechten Schulter dokumentieren den Status bei AC-Gelenkresektion sowie kleine zystische Alterationen am Tuberculum majus bei transossärer Supraspinatussehnenrefixation. Arthrosezeichen liegen nicht vor (◘ Abb. 29.12a–d).

Ultraschalluntersuchung vom 01.12.2014 Rechte Schulter: Supraspinatus und Infraspinatussehne in Kontinuität. Übrige Rotatorenmanschette ebenfalls intakt. Degenerierte, aber im Sulcus liegende Bizepssehne ohne peritendinöse Flüssigkeit. Keine Bursitis. Kein glenohumeraler Erguss. Linke Schulter: identischer Befund (◘ Abb. 29.13a–d)

Der Patient ist sowohl beruflich – bei vorwiegend sitzenden Tätigkeiten –, aber auch in seiner sportlichen Aktivität beim Wasserballspielen ohne jegliche Beeinträchtigung.

29.4 · Offene Rotatorenmanschettenrekonstruktion an der rechten Schulter – 20 Jahre nach Intervention

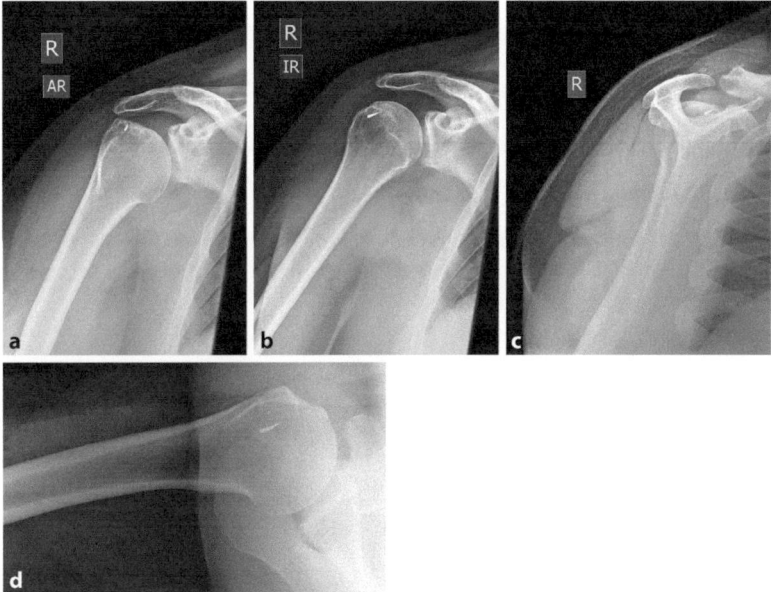

Abb. 29.12a–d Röntgenstatus der rechten Schulter 20 Jahre nach Intervention: AC-Gelenk reseziert, kleine zystische Alterationen im Tuberculum majus nach transossärer Supraspinatussehnenfixation, keine Arthrosezeichen

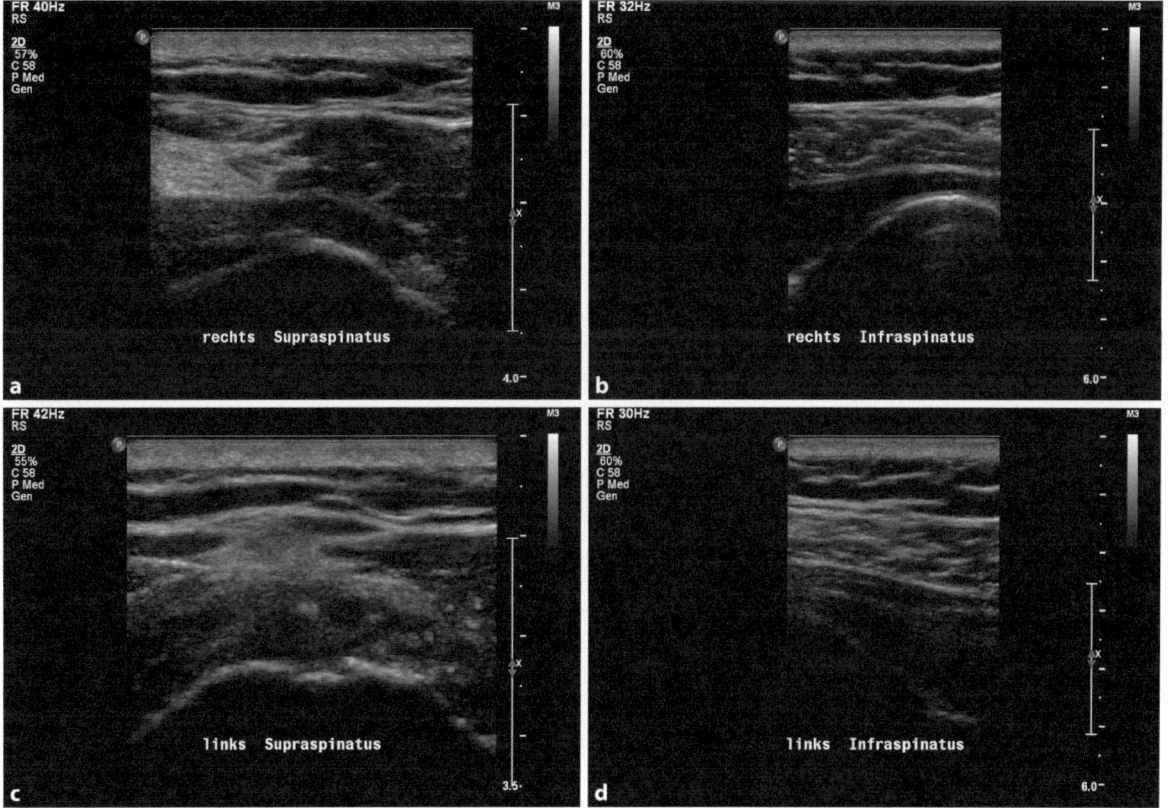

Abb. 29.13a–d Ultraschall der Schulter beidseits: Rotatorenmanschette beidseits intakt

29.4.3 Analyse

Der mit einer Körpergröße von 186 cm und einem Gewicht von 145 kg kräftig gebaute Mann beansprucht mit seinen großen Hebelarmen gerade beim Wasserballsport seine Cuffstrukturen sicher erheblich. Umso erfreulicher ist das vorliegende klinische und in der Bildgebung bestätigte optimale postoperative Resultat an beiden Schultern. Zugute kommt dem Mann aber sicher auch sein jugendliches Alter zum Zeitpunkt des Unfalls mit entsprechend optimaler Durchblutung der Rotatorenmanschette. Nicht unerwähnt sollte hier auch die korrekte operationstechnische Ausführung bleiben. Die Rotatorenmanschettenrekonstruktionen an unserer Klinik erfolgen seit ca. 10 Jahren zunehmend arthroskopisch, seit 5 Jahren ausschließlich arthroskopisch. Die Vorteile dieser arthroskopischen Chirurgie an der Schulter sind eine Minimierung der Infektquote, eine kurze Rehabilitationsphase und vor allem keine Schädigung der Deltoidmuskelinsertion. Im Langzeitverlauf sind die Resultate der offenen und der arthroskopischen Rotatorenmanschettenchirurgie aus unserer Sicht praktisch identisch.

29.5 Offene Stabilisierung einer anteroinferioren Schulterinstabilität 20 Jahre nach Intervention

29.5.1 Vorgeschichte

Ein heute 40-jähriger Patient erlitt mit 18 Jahren als Eishockeyspieler bei einem Bodycheck erstmals eine vordere-untere Schulterluxation links. In der Folge traten rezidivierende Schulterluxationen bereits bei Bagatelltraumatisierungen auf. Es entwickelte sich eine anteroinferiore Schulterinstabilität links. Die Arthro-MRI-Untersuchung vom 16.08.1994 zeigte einen Hill-Sachs-Defekt sowie eine Abrundung des ventrokaudalen Limbus bei intakter Rotatorenmanschette (◘ Abb. 29.14a,b). Am 18.10.1994 erfolgte an unserer Klinik nach explorierender Schulterarthroskopie die offene Schulterstabilisierung links mit Limbusrekonstruktion, Fixation durch 3 Mitek-Anker und Capsular-Shift nach Neer. Der postoperative Verlauf war problemlos. Eine letzte Kontrolle durch den Operateur fand am 08.02.1995 statt. Die Schulter war stabil, die Kraftmessung symmetrisch. Der Patient war schmerzfrei und wieder voll sportfähig.

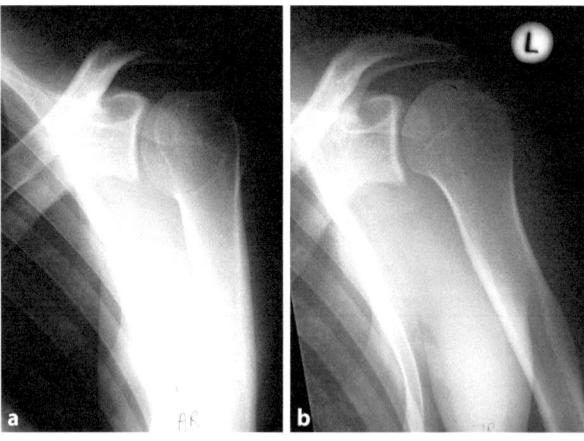

◘ Abb. 29.14a,b Konventionelle Röntgenaufnahmen präoperativ

29.5 · Offene Stabilisierung einer anteroinferioren Schulterinstabilität 20 Jahre nach Intervention

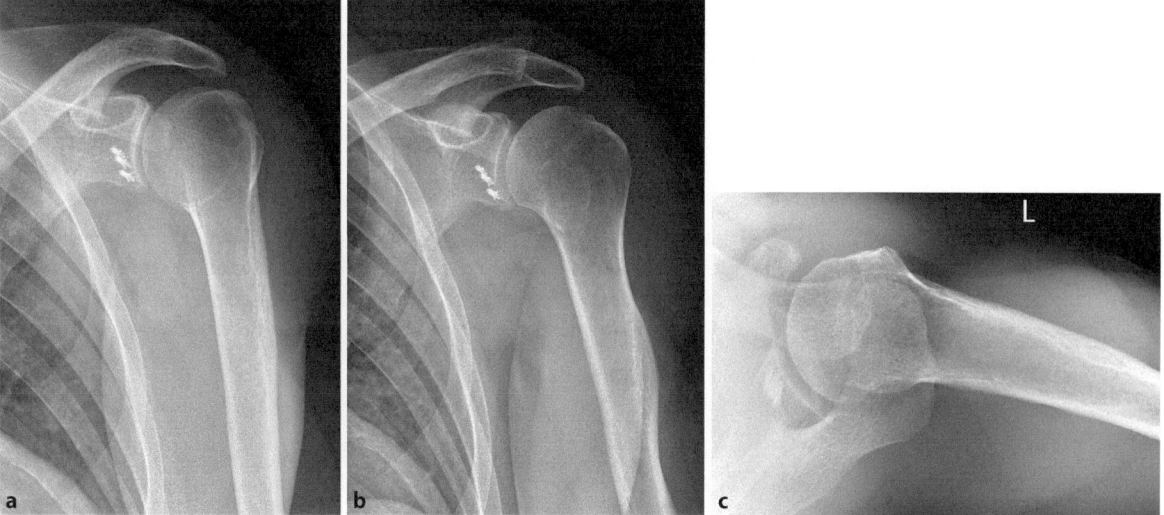

Abb. 29.15a–c Konventionelle Röntgenbilder 20 Jahre postoperativ: diskrete AC-Gelenk-Arthrose, stabil liegende Fixationssanker

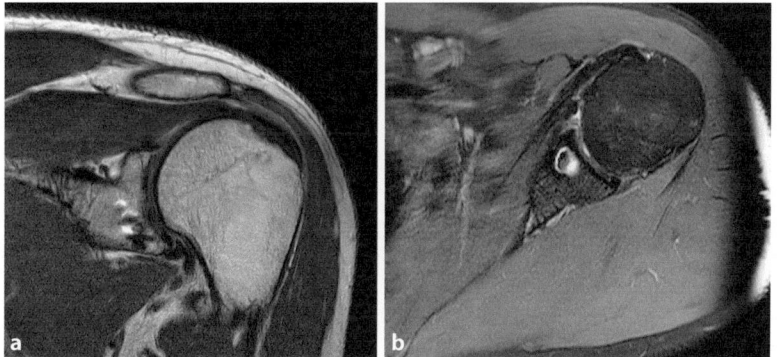

Abb. 29.16a,b Nativ-MRI 20 Jahre nach dem Eingriff: intakte Rotatorenmanschette, lange Bizepssehne leicht ausgedünnt

29.5.2 Situation 20 Jahre nach offener anteroinferiorer Schulterstabilisierung links

Am 10.12.2014, gut 20 Jahre nach der Intervention, untersuchen wir den heute 40-jährigen Mann klinisch, radiologisch mit Ultraschall und Nativ-MRI an der linken Schulter. Die Schultergelenkbeweglichkeit ist symmetrisch. Klinisch finden sich keine pathologischen Rotatorenmanschettenzeichen. Das Sulcuszeichen ist beidseits angedeutet positiv. Der Apprehensiontest ist negativ. Die konventionellen Röntgenbilder der linken Schulter a.-p. in Außenrotation/Innenrotation und axial zeigen eine diskrete AC-Gelenkarthrose, eine altersentsprechende Situation glenohumeral bei drei stabil liegenden Mitek-Ankern anterodistal nach Limbusrefixation (Abb. 29.15a–c). Das Nativ-MRI dokumentiert eine intakte Rotatorenmanschette. Das Labrum ist ventrokaudal refixiert. Es findet sich kein Gelenkerguss glenohumeral. Die lange Bizepssehne liegt leicht ausgedünnt korrekt im Sulcus (Abb. 29.16a,b). Der Patient ist an seiner linken Schulter nach wie vor beschwerdefrei. Ein funktionelles Instabilitätsgefühl besteht nicht. Der Mann ist sportlich engagiert mit Krafttraining, Hometrainer, Biken und Ähnlichem mehr. Eishockey spielt der 40-jährige Mann nun jedoch aus Altersgründen nicht mehr.

29.5.3 Analyse

Die heute an der linken Schulter vorliegende Situation 20 Jahre nach offener Stabilisierungsoperation entspricht einer Restitutio ad integrum. Der Patient ist bis heute mit dem erzielten Resultat zufrieden und voll sportfähig. Irgendwelche Beeinträchtigungen werden nicht erwähnt.

Seit gut 10 Jahren führen wir an unserer Klinik die Schulterstabilisierungsoperationen arthroskopisch durch. Es darf mit guten Gründen angenommen werden, dass die arthroskopisch durchgeführten Stabilisierungen auch im Langzeitverlauf ähnlich gute Resultate erbringen werden wie die offenen Techniken.

Langzeitresultate in der orthopädisch-traumatologischen Praxis

R. Sheikh, U. Kappeler

© Springer-Verlag Berlin Heidelberg 2016
R.-P. Meyer, H.-K. Schwyzer, B. R. Simmen (Hrsg.), *Langzeitresultate in der Extremitäten- und Wirbelsäulenchirurgie*,
DOI 10.1007/978-3-662-49090-7_30

Curriculum Ralph Sheikh (1971)
- Aufgewachsen in eher ländlicher Umgebung in multikulturellem Umfeld. Schon früh starke Affinität zum Sport. Dadurch sowie vor allem auch durch eigene harmlosere Blessuren, retrospektiv wohl überlastungsbedingt, dann zunehmendes Interesse am menschlichen Bewegungsapparat und seinen Erkrankungen. Dies war dann auch ausschlaggebend, anstelle eines Sportstudiums Medizin in Zürich zu studieren.
- Während der Ausbildung im Rahmen der verschiedenen Praktika die Erfahrung gemacht, dass die Orthopädie näher an die Anatomie angelehnt ist als die Rheumatologie und daher näher und fassbarer erschien. Die Weiterbildung hat mir dann zwar vor Augen geführt, dass das Fach mehr mit degenerativen Erkrankungen verbunden ist als mit jungen Sportlern, aber auch, dass die Behandlung Ersterer in der Regel befriedigender und nachhaltiger ist, sodass ich bis heute meine Berufswahl nicht bereue.

30.1 Interview mit Ralph Sheikh

- Im Prinzip sind **Langzeitresultate** nichts anderes als die Qualitätskontrolle meiner Arbeit – auch in der Privatpraxis.
- **Zeitliche Grenzen** sind bei den Langzeit-Follow-ups **obsolet**. Es gibt keine Legitimation zu glauben, dass man aus einem Einzelfall aufs Ganze schließen kann.
- **Langzeitresultate** machen **immer Sinn**. Es ist denkbar, dass Endoprothesen in naher Zukunft bis 40 Jahre Laufdauer erbringen können. Dies kann bloß im Langzeitverlauf ermittelt und dokumentiert werden.
- Sowohl Ärzte wie auch Patienten lassen sich meines Erachtens **nicht leicht zu Langzeitstudien motivieren**. Zum einen liegt kein Geld drin. Zum anderen ist es in der Praxis im Gespräch oft schwierig, Patienten für Langzeitkontrollen zu begeistern.
- Die **Kontinuitätssicherung** der Langzeitresultate liegt in der **Eigenverantwortung des Operateurs**. Nicht der Patient ist dafür verantwortlich. Der Operateur muss die Resultate sichern.

- Einen Widerspruch zwischen **Langzeit-Follow-up-Studien** und **nationalen Endoprothesenregistern** sehe ich nicht. Im Gegenteil – es bestehen Synergien. Ein Beispiel: Das Permalock-Desaster in der Hüftendoprothetik wäre durch ein Endoprothesenregister wohl früher entdeckt worden. Auch beim Oberflächenersatz in der Hüftprothetik könnten Fehlentwicklungen rascher erfasst werden. Der Operateur beschönigt ja unwillentlich seine eigenen Operationsresultate. Das Endoprothesenregister ist da ehrlicher, weil anonym.
- Die **Patienten** können sehr wohl **Langzeitresultate beeinflussen** – im Positiven wie im Negativen. Wir Ärzte müssen sorgfältig auf die Bedürfnisse unserer Patienten eingehen. Die Bedürfnisse müssen allerdings realistisch sein. Will ein Patient nach implantierter Hüftprothese weiterhin seinen Marathonmärschen frönen, dann liegt er verquer. Dann können wir Ärzte seine Bedürfnisse nicht akzeptieren. Wir sind keine Verkäufer von Medizinalprodukten. Wir wollen gute Langzeitresultate. „It's not the case, it's the patient!"
- **Gute Langzeitresultate** wirken sich sicher positiv auf die **Qualität und das Ansehen einer Klinik** aus. Allerdings orientiert sich der Patient zunehmend an der Persönlichkeit des Operateurs und weniger an einem Kliniknamen. Der Zentrumsgedanke scheint mir allmählich etwas zu schwinden. Man geht wieder vermehrt wegen einer menschlich und fachlich qualifizierten Persönlichkeit an die Klinik, an der diese arbeitet. So ist es auch ein gefährliches Spiel, wenn Klinikadministrationen glauben, sie könnten Ärzte beliebig austauschen und ersetzen – aus welchen kommerziellen oder anderen Gründen auch immer.
- **Neue Techniken** können **Langzeitresultate beeinflussen** – in welche Richtung auch immer. Es ist nicht nur, aber vor allem auch in der Medizin schwierig, vorauszusehen, ob und wie neue Techniken sich bewähren. Die Beeinflussung durch die Industrie ist für uns Ärzte außerordentlich gefährlich. Es geht bei der Einführung von neuen Techniken leider oft in Richtung: „Hurra – ich bin der Erste!" Ebenso gefährlich ist aber auch ein Sichverschließen gegenüber Neuem. Da bleiben dann schlicht Innovation und Fortschritt auf der Strecke.
- **Langzeitstudien** müssen auch für **Privatkliniken** ihre Bedeutung haben. Im Letzten ist es auch an diesen Kliniken der Mensch, der zählt. Und er hat ein Anrecht auf gut dokumentierte Langzeitverläufe.
- Ein vorhandener **Grundmorbus** muss im Hinblick auf das Langzeit-Follow-up entsprechend einbezogen werden. Ich denke hier nicht so sehr an die rheumatoide Arthritis, die inzwischen medikamentös effizient angegangen werden kann. Schwierig ist die Einschätzung von Negativauswirkungen beispielsweise bei Spastikern. Wie wirkt sich die Spastizität bei Implantation einer Knietotalprothese auf lange Sicht aus? Wie können wir die Erwartungshaltung solcher Patienten korrekt kontern? Welche Extremitätenchirurgen können uns dabei kompetent beraten?
- Die **sinnvollen Zeitintervalle** bei Langzeitstudien in der Endoprothetik sind inzwischen gut definiert: 6 Monate, 1 Jahr, 2 Jahre, 5 Jahre, 10 Jahre, dann wohl im 5-Jahres-Rhythmus – aber **lebenslänglich**!
- **Infekte** beeinflussen im **Langzeitverlauf** das Operationsresultat wohl **negativ**. Es sind ja insbesondere bei Spätinfekten viele Negativfaktoren, die mitspielen: Diabetes, Gicht, Übergewicht, eine mögliche Mischflora, Noncompliance und mehr.
- Die **Lebensqualität** ist das entscheidende Kriterium bei der Beurteilung von Langzeitresultaten. Auch bei klinisch und radiologisch noch bestens

funktionierendem Kunstgelenk können jedoch allgemeinmedizinische Negativfaktoren die Lebensqualität des Prothesenträgers derart negativ beeinflussen, dass er vom Gelenkersatz nicht mehr profitiert. Das ist dann aber die individuelle Biographie des Patienten. Er klinkt sich so aus dem objektivierbaren Langzeitverlauf aus.

- Eine **Zerstörung der Langzeitstudien durch Archivaufhebung** darf es nicht geben. Es steht einer Klinikverwaltung nicht zu, Archive zu eliminieren – aus welchen Gründen auch immer. Die Archivdokumentation einer Klinik gehört in den Zuständigkeitsbereich von uns Ärzten. Wir Operateure sind verantwortlich für das Langzeit-Follow-up. Wir sind dies auch unseren Patienten gegenüber schuldig. Im Digitalzeitalter sollten Archivführungen über Jahrzehnte auch kein Problem mehr darstellen. Ein Platzproblem besteht nicht. Höchstens die technische Weiterentwicklung mit der Reproduzierbarkeit der Daten kann zu einem – allerdings lösbaren – Problem werden.
- **Alle öffentlichen Spitäler** sollten zu einer Langzeitarchivierung verpflichtet werden. Der finanzielle Aufwand bei der Datendigitalisierung ist überschaubar und zu verantworten.
- Die **Aufbewahrung** von Patientendaten **durch die Patienten selbst** ist wohl eher die Ausnahme und nicht die Regel. Allerdings kann ja parallel zur klassischen Archivierung der Patient in seine persönliche Dokumentation einbezogen werden. Es liegt in seinem ureigenen Interesse, eine Daten-CD bei sich aufzubewahren.
- **Neue Medikamente** wirken sich meist positiv auf **Langzeitverläufe** aus. Ein gutes Beispiel dafür ist die aktuelle Medikation bei pcP. Nichtsteroidale Antirheumatika, Zytostatika, Immunsuppressiva, auch steroidhaltige Medikamente wirken sich bei korrekter Applikation nach dem heutigen Wissensstand bei Kunstgelenkträgern nicht negativ aus.
- Die Verfälschung von Langzeitresultaten durch **chirurgische Fehlleistungen** ist nicht von der Hand zu weisen. Wo beginnen jedoch die „chirurgischen Fehlleistungen"? Sind es Fehlindikationen? Sind es technische Fehler? Ich selbst habe großes Vertrauen in die gute Ausbildung unserer Extremitätenchirurgen und auch in die korrekte Applikation ihres Wissens und Könnens.

30.2 31-Jahre-Follow-up nach valgisierender Tibiakopfosteotomie

R. Scheikh, U. Kappeler

Circa 20-jährig erlitt eine Patientin eine Kniedistorsion rechts mit folgender offener medialer Meniskektomie. In der Folge entwickelte sich die zu erwartende mediale Gonarthrose, sodass 1984 eine valgisierende Tibiakopfosteotomie erfolgte und 2 Jahre danach die Metallentfernung (◘ Abb. 30.1a,b). In der Folge beschwerdefrei und vor allem auch wieder gute Sportfähigkeit (Tennis). Zum Zeitpunkt der Nachuntersuchung klagt die Patientin beidseits über leichte Anlaufschmerzen. Daneben aber auch bei körperlicher Überlastung oder milden Traumata starke Ergussneigung. Die Patientin lebt selbstständig, geht regelmäßig 1 km zu Fuß zum Einkaufen und spielt auch nach wie vor regelmäßig, 1-mal wöchentlich, Tennis im Doppel. Zum Zeitpunkt der Nachuntersuchung zeigt sich eine deutlich valgische Beinachse rechts bei eher gerader bis leicht varischer Achse links. Hinkfreier Gang. Leichter Erguss rechts. Beweglichkeit links in

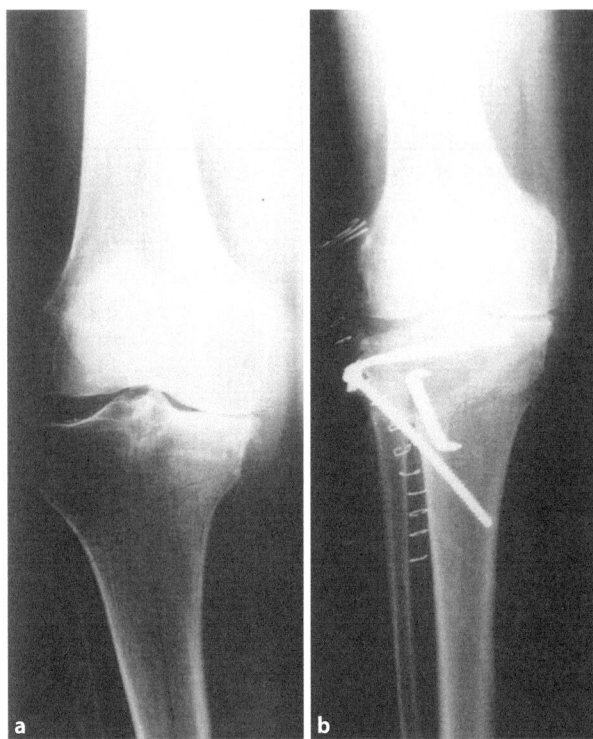

◘ Abb. 30.1 a Varusgonarthrose; b Status nach valgisierender Tibiakopfosteotomie 1984

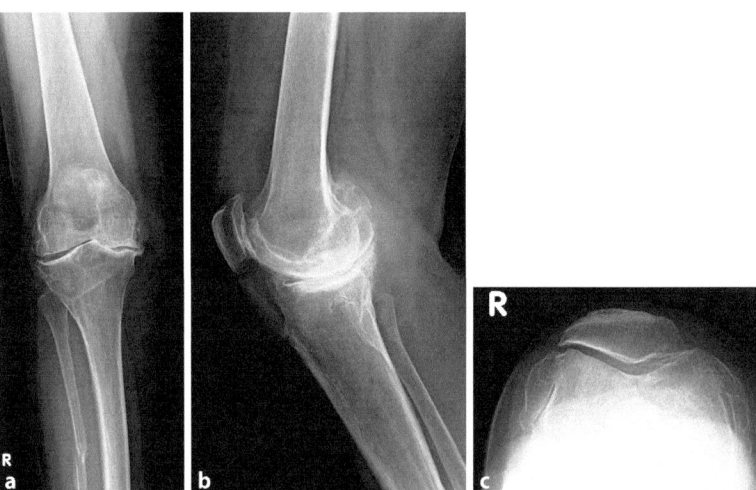

◘ Abb. 30.2 a Knie a.-p. im Einbeinstand: ausgeprägte femorotibiale Gonarthrose. Sichtbare Sklerose am Ort der ehemaligen zuklappenden Osteotomie sowie der damaligen Fixation mittels abgebogener 4-Loch-Halbrohrplatte. b Knie seitlich: deutliche tibiale Schleifspuren und große posteriore Osteophyten bei femorotibialer Arthrose. c Patella tangential: deutliche patellofemorale Arthrose bei zentrierter Patella

Flexion/Extension 130°/0°/0°, rechts 110°/0°/0°. Ligamentär beidseits stabile Kollateralbänder. Rechts zudem posteromediales Sehnenschnappen palpabel, dies aber schmerzfrei. Radiologisch zeigt sich eine fortgeschrittene, medial betonte Pangonarthrose bei zentrierter Patella (◘ Abb. 30.2a–c).

Es zeigt sich hier ein Follow-up von 31 Jahren nach valgisierender Tibiakopfosteotomie. Wie vom Eingriff zu erwarten, konnte die weitere arthrotische

30.3 22-Jahre-Follow-up nach Hüfttotalprothese links

R. Scheikh, U. Kappeler

Schon in relativ jungem Alter symptomatische Koxarthrose eines Patienten beidseits, links ausgeprägter als rechts. Daher vor 25 Jahren zunächst der Versuch, mittels gelenkerhaltender, intertrochantärer Varisationsosteotomie (10°) die Situation zu verbessern (◘ Abb. 30.3a–c). Dies jedoch ohne anhaltenden Erfolg, sodass 3 Jahre später zunächst der endoprothetische Ersatz der linken Hüfte und dann vor 18 Jahren der endoprothetische Ersatz der rechten Hüfte vorgenommen wurde. Seither komplett schmerzfrei und ohne Einschränkungen. Seit 6 Jahren Rentner, zuvor noch volle Arbeitsfähigkeit als Lastwagenchauffeur mit Notwendigkeit der Be- und Entladung von bis zu 100 Paletten täglich.

Zum Zeitpunkt der Nachuntersuchung klagt der Patient über lumbale/gluteale Schmerzen ohne Ausstrahlung in die Beine. Keine typischen Hüftschmerzen. Gang hinkfrei. Kein Trendelenburg-Zeichen. Ausgeglichene Beinlänge. Hüfte beidseits schmerzlos und fast symmetrisch beweglich, rechts in Flexion/Extension 110°/0°/0°, Innenrotation/Außenrotation 10°/0°/35°, Abduktion 35°. Links in Flexion/Extension 100°/0°/0°, Innenrotation/Außenrotation 0°/0°/30°, Abduktion 30°. Kein Rotationsschmerz gegen Widerstand, keine Schmerzen bei forcierter Flexion-Rotation. Schmerzprovokation bei forcierter Extension-Rotation der LWS. Radiologisch beidseits stabile Implantate. Links zementierte Totalprothese, rechts Hybridfixation. Keine Lockerungszeichen (◘ Abb. 30.4a,b).

Dieser Fall zeigt ein Follow-up von gut bzw. fast 20 Jahren nach endoprothetischem Ersatz beider Hüften bei einem noch jungen, aktiven Patienten.

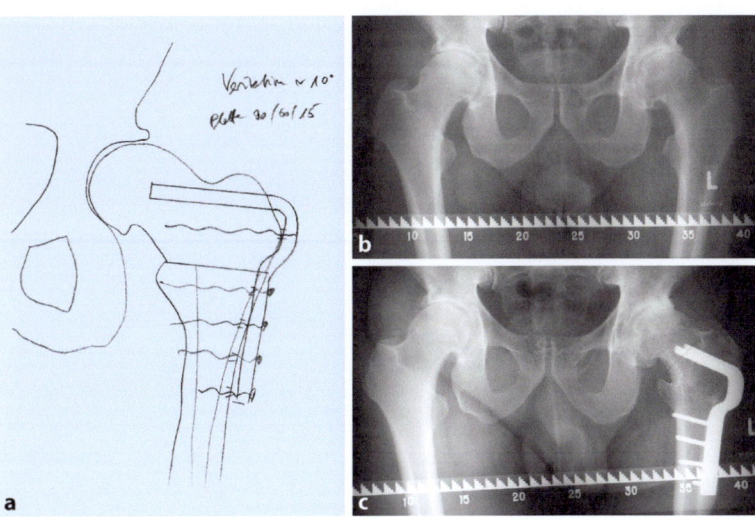

◘ Abb. 30.3 a Planungsfolie der intertrochantären Varisationsosteotomie links; b Beckenübersichtsaufnahme mit Koxarthrose beidseits, links ausgeprägter als rechts; c Beckenübersichtsaufnahme mit Zustand nach Varisationsosteotomie links

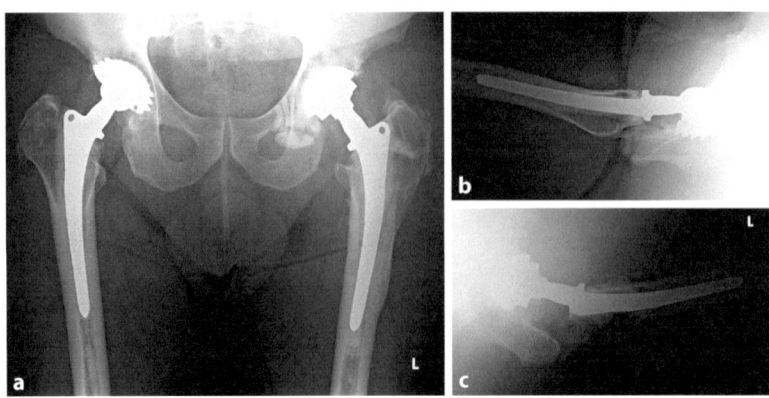

Abb. 30.4 a Beckenübersichtsaufnahme aktuell mit zementierter Hüfttotalprothese links und Hüftprothese rechts. Zystische Kortikalisaufhellung medial im unteren Schaftdrittel. Veränderungen im proximalen Femur nach Osteotomie. **b,c** Hüfte beidseits axial mit stabiler Hüfttotalprothese

Interessant scheint hier vor allem, dass – wie so häufig – die Umstellungsosteotomie bei einer schon fortgeschrittenen Arthrose kaum zum Erfolg führt und dementsprechend heute auch nicht mehr durchgeführt wird. Dies vor allem auch aufgrund der zunehmend guten Langzeitresultate nach endoprothetischem Ersatz. Andererseits zeigt dieser Fall aber auch, dass trotz erschwerter Implantationsbedingungen aufgrund des Voreingriffs die Funktion und vor allem auch die Dauerhaftigkeit der Prothese nicht beeinträchtigt werden. So kann weiterhin bei ausgewählten Patienten durchaus ein gelenkerhaltender Eingriff versucht werden, ohne dass damit die Prognose für eine spätere endoprothetische Versorgung verschlechtert wird.

Langzeitresultate und ihre Bedeutung für eine orthopädisch-traumatologische Universitätsklinik

K. A. Siebenrock, M. Attinger

© Springer-Verlag Berlin Heidelberg 2016
R.-P. Meyer, H.-K. Schwyzer, B. R. Simmen (Hrsg.), *Langzeitresultate in der Extremitäten- und Wirbelsäulenchirurgie*,
DOI 10.1007/978-3-662-49090-7_31

Curriculum Klaus Arno Siebenrock (1959)
Aufgewachsen im nicht allzu weit entfernten Schwarzwald in einer idyllischen Kleinstadt am Neckar. Medizinstudium an der Universität Tübingen mit Abschluss 1986. Übersiedlung nach Bern in die orthopädische Universitätsklinik des Inselspitals 1990. Begeisterung für die Traumatologie und insbesondere Hüft- und Beckenchirurgie. Ausländische Fellowships an der Mayo Klinik und in Los Angeles. Nach der Rückkehr oberärztliche Tätigkeit in der orthopädischen Klinik und im Notfallzentrum des Inselspitals Bern. 2005 Wahl zum Ordinarius und Chefarzt für orthopädische Chirurgie und Traumatologie. An diesem Status hat sich bis heute nichts geändert.

Curriculum Marc Attinger (1977)
Mit romanischen Wurzeln als Sohn zweier Bündner Oberländer geboren, bis und mit Mittelschule in behütetem Umfeld in Chur, dann Medizinstudium in Basel. Beeindruckt von Kapazitäten wie Martin Allgöwer und Thomas Rüedi, chirurgisch-traumatologische Ausbildung – als Heimweh-Bündner – am Kantonsspital Chur. Dann Weiterbildung in Orthopädie in St. Gallen bei Markus Kuster und dank seinen Kontakten zu Australien mit fünfköpfiger Familie Koffer gepackt und ein Trauma-Fellowship in Perth, Australien angehängt. Danach Angebot als Fellow in der orthopädischen Universitätsklinik in Bern unter Klaus Siebenrock, wo es mir so gut gefallen hat, dass ich hängengeblieben bin. Spezialisierung in Hüft- und Fußchirurgie. Das Steckenpferd Traumatologie ist geblieben. Seit September 2015 nun stellvertretender Leiter der Orthopädie des Standorts Stadtspital Tiefenau, als Dependance der Universitätsklinik Bern.

31.1 Interview mit Klaus Arno Siebenrock

- Nach 20 und mehr Jahren zeigen Langzeitresultate am **genauesten** und **besten** die **Erfolgsraten** auf. Mittelfristige Follow-ups von 10 Jahren be-

- dingen Hochrechnungen. Solche Wahrscheinlichkeitsrechnungen bleiben immer approximativ. Langzeitdokumentationen bleiben der unbestechlichste Maßstab und gehören somit zu den wertvollsten Studien.
- Je größer der überwachte Zeithorizont bei langzeitlichen Follow-up-Studien ist, desto klarer manifestieren sich auch die **Grenzen** einer Langzeitdokumentation. Wir verlieren Patienten durch Wegzug, durch Namens- und Landwechsel, nicht zuletzt auch durch den Tod. Die Ausfälle werden erheblich.
- Keinen **Sinn** bringen meines Erachtens Langzeitverläufe, wenn man gleiche, bereits bekannte Ergebnisse immer wieder neu hinterfragt. Eine Langzeitstudie über dasselbe Hüfttotalprothesenmodell von M. E. Müller in Bern, Basel und Zürich anzusetzen, bringt kaum Zusatzinformationen.
- Für Langzeitdokumentationen werden sich wohl **immer nur wenige** interessieren. Solche Langzeitdokumentationen gehören mit zu den aufwendigsten Studien überhaupt. Sie sind enorm zeit- und arbeitsintensiv mit ihrer Suche nach Patienten, deren Akten und Röntgenbildern.
- Die **Kontinuitätssicherung** von Langzeitresultaten bedingt einen „sauberen Start". Wir müssen dieselben Patienten langfristig alle 5 Jahre abrufen. Wir müssen die Patientenlisten kontrollieren, auch die Erreichbarkeit der Patienten und ihrer Daten. Wir können nicht einfach in einem plötzlichen, wissenschaftlichen „effort" die Patienten einbestellen, die wir vor 20 Jahren operiert haben. Das wird nicht funktionieren.
- Ein nationales **Endoprothesenregister** wird a priori eine geringere Aussagekraft haben als die Langzeitdokumentation der eigenen Fälle. Das Endoprothesenregister zeigt uns an, ob ein Kunstgelenk noch funktioniert oder nicht, jedoch nicht, warum dieses nicht mehr funktioniert. Eine Fehleranalyse anhand von „SIRIS" (Schweizerisches nationales Endoprothesenregister) wird nicht möglich sein. Eine eigene Langzeitdokumentation kann das wohl besser. Ein Beispiel: M. E. Müller initiierte die AO-Dokumentation, eine exzellente Idee. Die AO-Dokumentation besteht nun aus einem riesigen Datenpool ohne viele Details. Wesentliche Daten fehlen dabei. Wenn ich also wissen will, wann und wie ein Kunstgelenk funktioniert oder eben nicht mehr funktioniert, werde ich in einem Endoprothesenregister nicht fündig. Ich benötige dazu eine dezidierte Studie über einen bestimmten Prothesentyp.
- Wie sehr **Patienten** Langzeitresultate **beeinflussen**, ist wohl eine Frage der Lebensphilosophie. Das Kunstgelenk gehört von einem gewissen Moment an zum Leben des Patienten. Ich habe einen Patienten, der mit seiner vor 10 Jahren implantierten Hüfttotalprothese Fallschirm springt. Im Letzten sind wir begleitende Ärzte und nicht überwachende Polizisten!
- Die Langzeitdokumentation ist eine wertvolle Hilfe für jede Klinik und dokumentiert dabei auch die **Klinikqualität**. Wir beurteilen im langzeitlichen Follow-up die Qualität unserer Arbeit und können so bei Bedarf auch Gegensteuer geben.
- Wirklich langzeitige Ergebnisse weisen mich darauf hin, ob **neu eingeführte Techniken** zu übernehmen, zu verbessern oder gar infrage zu stellen sind. Ein Beispiel: Der Oberflächenersatz am Hüftgelenk ergab nach 5 Jahren gute Resultate, nach 10 Jahren stellte er sich als Flop heraus.
- **Privatkliniken** sind an Langzeitdokumentationen nicht sonderlich interessiert, sei es aus logistischen, sei es aus finanziellen Gründen. In der Regel entfallen an den Privatkliniken Lehre und Forschung. Dafür stehen weder genügend Zeit noch Geld zur Verfügung.

31.1 · Interview mit Klaus Arno Siebenrock

- Ein **Grundmorbus** kann bei Langzeitresultaten eine große Rolle spielen. Häufig ist die Stratifizierung ein Problem. Liegt eine posttraumatische Arthrose vor oder eine postdysplastische? Meist kommen solche Differenzierungen in Statistiken kaum vor. Der Grundmorbus wird selten präzise definiert. Handelt es sich um eine einfache oder schwierige Koxarthrose? Eine neurogeninduzierte Koxarthrose hat im Outcome eine ganz andere Wertigkeit als eine „konventionelle" Koxarthrose. Multiple Voroperationen sind zwar kein „Grundmorbus", aber schaffen ganz andere Vorbedingungen für das langzeitliche Follow-up.
- **Sinnvolle Zeitintervalle** sind schwierig festzulegen und lassen sich vor allem nicht verallgemeinern. In der Endoprothetik sollten die Kontrollen lebenslänglich erfolgen und machen in 5-Jahres-Abständen am meisten Sinn. Bei Frakturen existieren andere Limiten. In schlecht verlaufenden Fällen entwickelt sich bei Azetabulumfrakturen nach 2 Jahren in bis zu 50 % eine Arthrose. Die anderen 50 % benötigen ein zeitlich entsprechend differenzierteres Follow-up.
- **Infekte** beeinflussen den Langzeitverlauf erheblich. Infekte nehmen heute generell zu. Das Patientenkollektiv wird immer älter und ist somit meist auch kränker.
- Die **Lebensqualität** ist das wirklich Interessante beim Langzeit-Follow-up. Unsere Patienten wünschen ja nach Implantation eines Kunstgelenks nicht weniger als dieselbe Lebensqualität wie ein gesunder Mensch.
- Die **Archivaufhebung** bedeutet die Vernichtung von patientenhistorischen Dokumenten. Vor allem wenn diese für Langzeitstudien relevant sind, ist das nicht tolerierbar.
- **Alle Kliniken**, die Forschung betreiben, haben auch eine Pflicht zur Langzeitdokumentation. Einer meiner Kollegen aus Norwegen befasst sich mit Hüftepiphysenlösungen. Er konnte an seiner Universitätsklinik durchsetzen, dass keine Patientendokumentationen mehr nach 10 Jahren vernichtet werden dürfen.
- Eine **Wirbelsäulenchirurgie** ohne langzeitliches Follow-up ist unvorstellbar. Gerade in der Wirbelsäulenchirurgie stehen immer wieder Fragen an bezüglich operativer oder konservativer Therapie. Diese lassen sich nur im Langzeitverlauf klären.
- Die **Kinderorthopädie** ist die wichtigste Spezialität, die einer Langzeitdokumentation bedarf. Diese hat selbstverständlich lebenslänglich zu erfolgen. Kinder leiden am längsten unter nicht funktionierenden Therapien. Sie leiden ein Leben lang!
- Früher hatten wir in unserem Patientenkollektiv recht viele **Rheumapatienten**. Heute haben auch wir wie andere Kliniken nur noch wenige operationsbedürftige Rheumatiker. Das hat wohl multifaktorielle Ursachen. Eine wichtige ist zweifelsohne die enorm verbesserte Wirksamkeit der neuen Medikationen.
- Die **Problematik der Langzeitarchivierung** ist durch die Digitalisierung geringer geworden. Digital lassen sich bei genügender Speicherkapazität die Daten abrufen. Die Faktoren Zeitaufwand und Geldbedarf sind aber nicht vom Tisch. An unserer Klinik wird seit 10 Jahren alles digital gespeichert. Die früheren Röntgendossiers wurden ausgelagert. Viele davon sind nicht mehr auffindbar und vermutlich zerstört.
- Heute wird generell **digital** archiviert. Damit stellt sich aber auch automatisch die Forderung nach einem professionellen Informatiker. Dieser muss dann die Abrufbarkeit und Lesbarkeit unserer Langzeitdokumente über Jahrzehnte gewährleisten.

- Eine **Auflösung** der Langzeitarchive **nach 10 Jahren** kann nicht zur Diskussion stehen. Wir führen seit 30 Jahren periazetabuläre Osteotomien durch. Wir ließen unsere Hüft-Arthro-MRI-Untersuchungen zu Beginn wegen technisch modernerer Apparaturen an einer Berner Privatklinik durchführen. Wegen Platz- und Geldmangels sind diese Dokumente nun vernichtet.
- Eine **individuelle Archivierung** durch den Patienten selbst ist im digitalen Zeitalter einfacher geworden und wird von mir auch befürwortet.
- Die Langzeitdokumentation durch die **SUVA** (Schweizerische Unfallversicherungsanstalt) scheint mir einwandfrei. Persönlich habe ich aber wenig Erfahrung mit dieser Versicherung. Die Zusammenarbeit mit der SUVA ist aus unserer Sicht sehr gut.
- Eine **Verfälschung** der Langzeitresultate durch **chirurgische Fehlleistungen** ist immer möglich. Im Langzeitverlauf werden diese dann auch entsprechend klar aufgezeigt. Am Beispiel der periazetabulären Osteotomie lässt sich dies fast exemplarisch dokumentieren: Die Gesamtzahl unserer periazetabulären Osteotomien weist bei korrekter chirurgischer Ausführung nach 10 Jahren in 80 %, nach 20 Jahren noch in 60 % ein gutes Langzeitresultat auf. Erfolgt primär jedoch eine unbefriedigende Korrektur, zeigen diese Patienten bereits nach wenigen Jahren ein schlechtes Ergebnis.
- Ob **beim Sportler** die Langzeitresultate schlechter ausfallen als beim „Normalverbraucher", ist schwer messbar. Wie stark ist die sportliche Belastung/Überbelastung? Welche Risiken geht er zusätzlich ein? Dies alles läuft unabhängig vom jeweils durchgeführten Eingriff ab.
- Bei den Langzeitkontrollen spielt die **geographische Lage** eine nicht unerhebliche Rolle. In der Schweiz ist die Situation wegen der kurzen Distanzen gut. Allerdings sind die Skandinavier bei wesentlich größeren Distanzen noch besser!

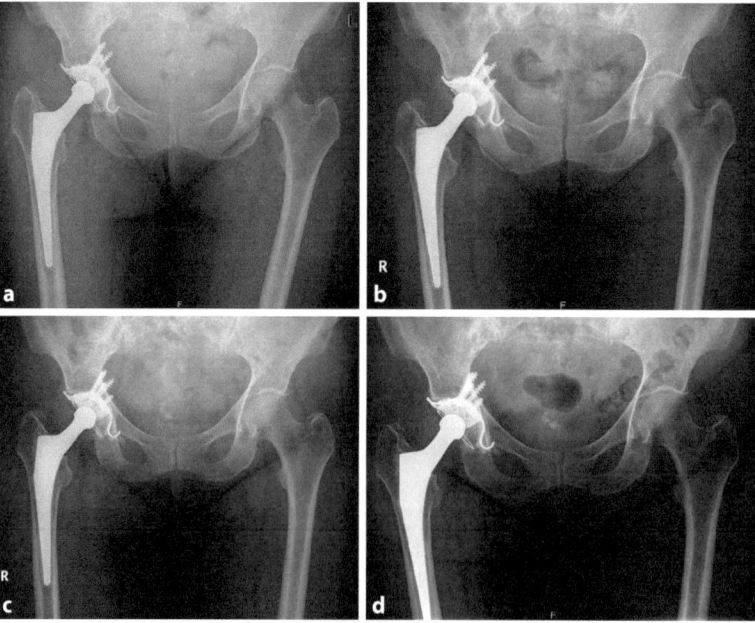

Abb. 31.1a–d Radiologischer Verlauf (Beckenübersichts-Röntgen) nach Hüfttotalprothesenimplantation. **a** 5-Jahres-Kontrolle; **b** nach 11 Jahren; **c** 22 Jahre postoperativ; **d** 26-Jahres-Kontrolle

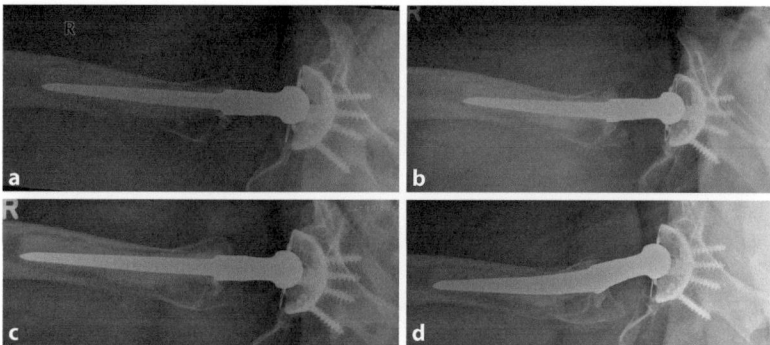

 Abb. 31.2a–d Radiologischer Verlauf (Hüfte axial). a 5-Jahres-Kontrolle; b nach 11 Jahren; c 22 Jahre postoperativ; d 26-Jahres-Kontrolle

31.2 Langzeitresultat nach Implantation einer Hüfttotalprothese mit der Ganz-Schale

M. Attinger, K. A. Siebenrock

31.2.1 Fall 1

Frau L.M. erlitt knapp vor ihrem 60. Geburtstag im Januar 1989 eine dislozierte mediale Schenkelhalsfraktur, die mittels Hüfttotalprothese über einen transglutealen Zugang versorgt wurde. Prof. Ganz implantierte eine Hakendachschale mit einer Größe von 44 mm, die mit 5 Schrauben im Azetabulum fixiert wurde. Ein Flachprofilinlay der Größe 42 wurde in den Ganz-Ring in korrekter Inklination und Anteversion einzementiert. Femoral erfolgte die Implantation eines zementierten Müller-Geradschafts in der Größe 7,5 mm mit einem CoCr-Kopf mit einem Durchmesser von 22 mm.

In der Verlaufskontrolle 10 Jahre postoperativ war die Patientin beschwerdearm mit gelegentlicher Schmerzmitteleinnahme und einem klinisch guten funktionellen Ergebnis ohne Hinken und unlimitierter Gehstrecke. Klinisch besteht etwas Trochanterirritation sowie eine Reizung der kurzen Außenrotatoren. Die Patientin unternimmt mehrstündige Wanderungen an 2 Wanderstöcken. Radiologisch zeigten sich aktenanamnestisch keine Lockerungszeichen, jedoch bereits ein leichter Polyethylenabrieb mit in der Pfanne angedeuteter Dezentrierung des Prothesenkopfs.

In der klinisch-radiologischen Verlaufskontrolle 26 Jahre nach Hüftprothesenimplantation ist die Patientin vonseiten der Hüfte beschwerdefrei. Zwischenzeitlich wurde 2003 wegen einer fortgeschrittenen OSG-Arthrose eine OSG-Prothese implantiert, die bereits gelockert war. Gehstrecke und Mobilität sind deshalb eingeschränkt. Schmerzmittel werden wegen der Beschwerden im Fuß, nicht aber wegen der Hüfte eingenommen. Die Patientin beschreibt aber ein „Springen" oder „Knacken" in der operierten Hüfte, was klinisch im Sinne eines Subluxationsphänomens in der Hüfte provoziert werden kann. Radiologisch war die Hakendachschale ossär schön integriert, es zeigten sich keine Osteolysen, weder um die Ganz-Schale noch um die Schrauben (Abb. 31.1; Abb. 31.2). Hingegen zeigte sich im Verlauf ein eindrücklicher Abrieb des Polyethylens mit zunehmender Dezentrierung des Prothesenkopfs in der Pfanne. Dabei kommt es zur Migration des Prothesenkopfs relativ zur Pfanne auf der Basis von Verlust von Polyethylen aufgrund mechanischen Abriebs. Dieser findet vor allem in der Hauptbelastungszone der Hüfte statt, also kranial-medial.

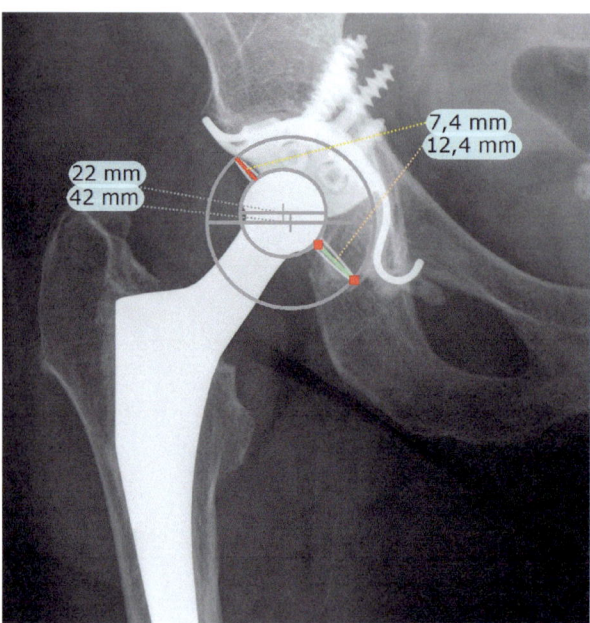

Abb. 31.3 Hüft-a.-p.-Röntgen mit Prothesenkopf (Durchmesser 22 mm), der nicht mehr in der Pfanne (Durchmesser 42 mm) zentriert ist. Als indirektes Zeichen der Ausdünnung des Polyethylens durch zunehmenden Abrieb in der Hauptbelastungszone wandert der Kopf nach kranial (kürzeste Distanz zwischen Prothesenkopf kranial 7,4 mm, kaudal 12,4 mm)

Radiologisch zeigt sich als indirektes Zeichen der Ausdünnung des Polyethylens ein Prothesenkopf, der nicht mehr zentral in der Pfanne liegt und nach kranial und medial wandert. Dieses vermehrte „Spiel" des Hüftkopfs im Polyethylen-Liner kann die von der Patientin beschriebenen Instabilitäts- oder gar Subluxationsphänomene erklären (Abb. 31.3).

Insgesamt war die Patientin aber mit dem Resultat zufrieden und wünschte bei der letzten Verlaufskontrolle keine weiteren Interventionen mehr.

31.2.2 Fall 2

Herr C.M. erlitt 1986 mit 46 Jahren bei einem Fallschirmabsturz eine komplizierte Beckenringfraktur und Hinterpfeilerfraktur des Azetabulums. Es erfolgte eine Stabilisierung des Beckenrings und eine Osteosynthese des Azetabulums. Im Verlauf entwickelte der Patient aber innerhalb eines Jahres eine symptomatische Koxarthrose. Er wurde von Prof. Ganz 1987 operiert und über einen transglutealen Zugang mit einer Hüfttotalprothese mit Hakendachschale versorgt. Aufgrund eines azetabulären Knochendefekts musste zusätzlich Knochen hinter der Pfanne angelagert werden.

In Rahmen der 5- und 10-Jahres-Kontrolle berichtete der Patient über einen guten Verlauf ohne Schmerzen oder Einschränkungen. Seinem Hobby Fallschirmspringen konnte er relativ schnell wieder nachgehen.

Kürzlich ist der Patient im Rahmen unserer Studie zur klinischen und radiologischen Nachkontrolle erschienen. 25 Jahre nach Implantation der Hüfttotalprothese ist der 73-jährige Patient beschwerdefrei. Er ist für seine eigene Firma noch teilweise arbeitstätig und daher viel im Ausland unterwegs. Seine Passion, das Fallschirmspringen, hat er nach wie vor nicht aufgegeben und hat seit der Hüftprothesenoperation beachtliche 9.000 Sprünge absolviert. Zweimal sei es dabei im Rahmen von Abstürzen zu Beckenringverletzungen gekommen

31.2 · Langzeitresultat nach Implantation einer Hüfttotalprothese mit der Ganz-Schale

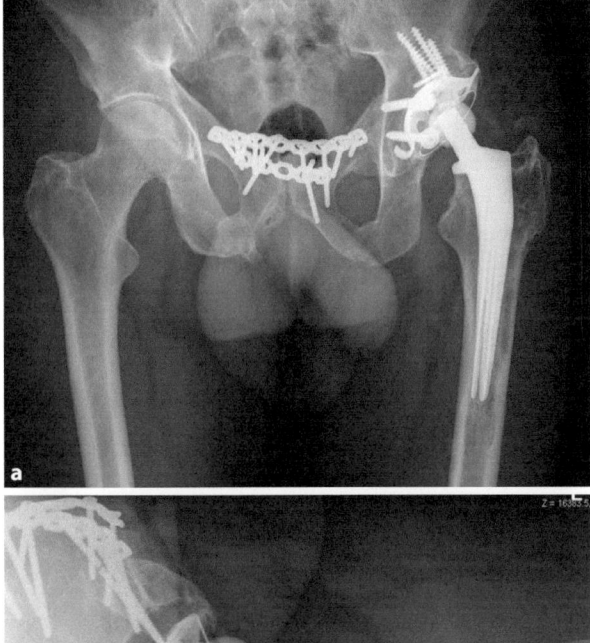

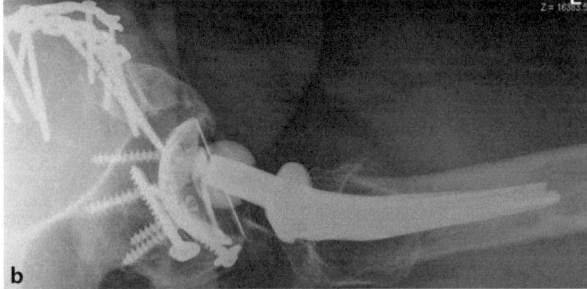

◘ **Abb. 31.4a,b** Radiologische Verlaufskontrolle 25 Jahre nach Hüfttotalprothesenimplantation nach Versorgung einer posttraumatischen Koxarthrose. **a** Beckenübersicht, **b** Hüfte axial

– ohne notwendige Revision der Hüftprothese. Klinisch zeigte er eine gute und schmerzfreie Beweglichkeit. Radiologisch zeigte sich ein stabiles Implantat mit umschriebenen Osteolysesäumen um den Schaft. Die Pfanne zeigte eine gute Integration mit intakten Schrauben ohne Lysesäume. Bemerkenswert ist die lateralisierte Position der Hakendachschale. Diese rührt von der damaligen Knochenanlagerung in der Pfanne her, die so ausgeprägt war, dass der Haken der Ganz-Schale nicht an seiner üblichen Position in der Tränenfigur eingehängt werden konnte. Dies zeigt schön das Potenzial des Erhalts, ja sogar des Aufbaus des azetabulären „bone stocks" (◘ Abb. 31.4).

31.2.3 Das Implantat „Ganz-Schale"

Der azetabuläre Reinforcementring mit Haken, kurzum auch als „Ganz-Schale" bekannt, wurde in den 1980er-Jahren von Prof. Reinhold Ganz entwickelt. Das Implantat wurde ursprünglich als Revisionsimplantat in der Hüftprothetik entwickelt mit dem Ziel, azetabuläre Knochendefekte mit einer stabilen Verankerung im Knochen zu behandeln. Aufgrund von hervorragenden Langzeitresultate in der Revisionsprothetik sowie in der prothetischen Versorgung von azetabulären Defekten bei der Hüftdysplasie wird der Ganz-Ring seit 1987 an unserer Klinik auch als Primärimplantat verwendet.

Das Implantat wird in die Pfanne eingeschlagen und verklemmt so bereits meistens, ähnlich einer modernen Press-fit-Pfanne. Als anatomische Leitstruktur gilt die Tränenfigur, in die der Haken des Implantats vor dem Einschlagen eingesetzt wird. Zusätzlich werden mehrere Spongiosaschrauben (6,5 mm)

zur Verankerung in den superioren Quadranten des Azetabulums eingedreht. Schließlich wird ein Flachprofilinlay in die Pfanne einzementiert.

Die Ganz-Schale kann mehrere Vorteile haben im Vergleich zu einem konventionellen, modernen Press-fit-Implantat. Pfannendefekte – wie beispielsweise eine defizitäre Vorder- oder Hinterwand – können mit dem Implantat einfach überbrückt werden. Allenfalls kann Knochengraft unter die Pfanne eingebracht werden, um defizitären „bone stock" wieder aufzubauen (s. Fall 2, ▶ Abschn. 31.2.2). Der Haken, der in die Tränenfigur eingesetzt wird, vereinfacht das korrekte Positionieren des Implantats und vermindert das Risiko eines zu hohen Rotationszentrums. Zu guter Letzt kann das Inlay unabhängig von der Lage der Ganz-Schale einzementiert werden und damit eine allfällige Fehlpositionierung unabhängig von den anatomischen Landmarken vermieden werden.

In unserer Studie über die Langzeitresultate von 240 Ganz-Schalen konnten wir eine Überlebensrate von 97 % nach 10 Jahren dokumentieren. Damit sind die Resultate dieses Implantats vergleichbar mit anderen modernen, unzementierten Pfannen. Auch die Langzeitüberlebensrate ist mit 90 % nach 20 Jahren sehr gut.

Wir sind auch heute noch der Ansicht, dass dieses Implantat sowohl als Primär- als auch als Revisionsimplantat seine Berechtigung hat und ein Fehler verzeihendes Implantat mit beeindruckenden Langzeitresultaten ist.

Langzeitresultate und ihre Bedeutung für die Ausbildung

B.R. Simmen

© Springer-Verlag Berlin Heidelberg 2016
R.-P. Meyer, H.-K. Schwyzer, B.R. Simmen (Hrsg.), *Langzeitresultate in der Extremitäten- und Wirbelsäulenchirurgie*,
DOI 10.1007/978-3-662-49090-7_32

Curriculum Beat R. Simmen (1946)
- Medizinstudium und Promotion Universität Bern. Venia legendi Otto-von-Guericke-Universität Magdeburg
- Facharztausbildungen in Allgemeinchirurgie, orthopädischer Chirurgie und Traumatologie sowie Handchirurgie
- 1989–2013 Mitglied der ärztlichen Leitung der Schulthess Klinik Zürich, 1996–2000 ärztlicher Direktor, 2003–2009 Vorsitz des ärztlichen Beirates
- 1994–2009 Chefarzt Obere Extremitäten und Handchirurgie, Ausbildungsleiter der Schulthess Klinik Zürich
- Seit 2013 Praxis in der Endoclinic Hirslanden Zürich
- Vorstandsmitglied Schweizerische Gesellschaft für Orthopädie und Traumatologie, Schweizerische Gesellschaft für Handchirurgie (Präsident), Arbeitsgemeinschaft Rheumaorthopädie (ARO) und European Rheumatoid Arthritis Surgical Society (ERASS) (Präsident)
- Eigenentwicklungen von Kunstgelenken für Schulter, Ellbogen und Fingergelenke

32.1 Interview mit Beat R. Simmen

- Von Langzeitresultaten **versprechen** wir uns eine genaue Kenntnis über die Langzeitauswirkungen und die Leistungsfähigkeit von Rekonstruktionsverfahren wie Implantaten, Endoprothesen, Weichteilrekonstruktionen. Dies ist die persönliche Qualitätskontrolle jeder operativen Tätigkeit.
- Bei der **Endoprothetik** gibt es **keine Grenzen** in der Langzeitdokumentation. In der **Traumatologie** sind die Grenzen anders zu definieren. Ziel bei einer Osteosynthese ist die Wiederherstellung des Vorzustands. Wenn dies gelingt, sind die Langzeitkontrollen nicht mehr notwendig. Liegt bei der osteosynthetischen Versorgung jedoch eine Gelenkbeteiligung vor, sind Langzeitkontrollen zur Beurteilung einer allfällig sich entwickelnden posttraumatischen Arthrose nötig. Bei **Weichteileingriffen** wiederum, wie beispielsweise bei einer Rotatorenmanschettenrekonstruktion, muss das operierte Patientenkollektiv in Relation zum Spontanverlauf gebracht werden. Langzeitresultate von Weichteileingriffen ohne Kenntnis des Spontanverlaufs sind ohne große Bedeutung.

- Keinen großen **Sinn** mehr bringen Langzeitresultate, wenn die bekannte Leistungsfähigkeit eines Rekonstruktionsverfahrens, beispielsweise eines Kunstgelenks, von längerer Dauer ist als die Lebenserwartung des behandelten Patienten. Das bedeutet: Je jünger der Patient ist, desto wichtiger ist das Langzeit-Follow-up.
- Es braucht die **persönliche Einsicht** in die Notwendigkeit von Langzeitresultaten, um sich dafür zu engagieren. Langzeitdokumente sind ein Anstoß für das persönliche Verantwortungsbewusstsein eines jeden operativ Tätigen.
- Es braucht **personelle und finanzielle Ressourcen**, um Langzeitresultate generieren und archivieren zu können. Die Langzeitdokumentation muss auf Institutionen basieren, die auf Ausbildung, Fortbildung und Entwicklung von neuen Techniken spezialisiert sind. Anderseits entbindet dies den einzelnen Operateur nicht davon, sich über die Langzeitresultate bei den von ihm angewandten Techniken in Kenntnis zu setzen.
- Ich bin Befürworter eines **nationalen Endoprothesenregisters**. Wir können einem solchen Register Überlebenskurven von neuen Techniken und Implantaten entnehmen. Dies ist entscheidend für die Wahl eines bestimmten operativen Verfahrens. Das nationale Endoprothesenregister ist für jedermann zugänglich und funktioniert unabhängig von Medizinaltechnik-Firmen. Der ins Endoprothesenregister eingegebene Datensatz sollte jedoch konzis und nicht zu ausufernd sein.
- Inwiefern Patienten die **Langzeitresultate beeinflussen**, ist nicht so eindeutig beurteilbar. Die an die Patienten abgegebenen Richtlinien sind häufig vom zeitbedingten Vorstellungsvermögen des Operateurs abhängig. So erweisen sie sich leider oft auch als subjektiv und falsch. Leichte, sportliche Aktivität bei Hüft- und Knietotalprothesenträgern kann sich als hilfreich und nicht als ergebnisschwächend erweisen. Ein immer wieder auftauchender Konflikt ist die Häufung von endoprothetischen Revisionsoperationen bei arbeitsfähigen Patienten mit physisch belastenden Berufen. Nicht zu unterschätzen ist auch die meist ungewollte Einflussnahme der Patienten auf die Operationsindikation und den Operationszeitpunkt. Dies ist nicht zuletzt auch ein Spiegelbild von Gesellschaftsnormen.
- Die **Klinikqualität** reflektiert sich auch in den Langzeitresultaten. Jede Klinik ist bestrebt, ihren Patienten die bestmögliche Behandlung zu bieten. Dies kann nur gelingen, wenn die Klinik auch über exzellente Chirurgen verfügt. Die Auswahl dieser Ärzte und deren Ausbildung führen dann zu entsprechend hochwertigen Langzeitresultaten.
- Bei **neuen Techniken** ist es so, dass die Natur sich oft nicht so verhält, wie es sich der in Theorien denkende Mensch vorstellt. Krasse Beweise dazu finden sich bei der Materialwahl in der Endoprothetik. Die Endler-Hüftpfanne mit direktem Knochen-Polyethylen-Kontakt oder der Permalock-Hüftprothesenschaft mit Titan-Zement-Knochenhaftung sind solche Horrorbeispiele. Auch Korrekturosteotomien wirken sich nicht immer so aus, wie Biomechaniker sich das vorstellen.
- Das Erstellen von Langzeitdokumentationen ist nicht die primäre Aufgabe von **Privatkliniken**. In einer Privatklinik ist jeder Operateur selbst für sein Tun und seine Qualitätskontrollen verantwortlich. Letztendlich ist dies eine Charakterfrage des Operateurs.
- Bei allen **Grunderkrankungen** ist der Chirurg derjenige, der strukturelle Schäden beheben muss. Die Therapie des Grundmorbus ist Aufgabe der Internisten, der Rheumatologen und weiterer Spezialisten. Daher

kommt der Schnittstelle zwischen konservativer und operativer Behandlung eine so große Bedeutung zu. Was sich in meiner langen chirurgischen Tätigkeit nicht bewährt hat, sind sogenannte prophylaktische Eingriffe. In der Rheumachirurgie beispielsweise sind Synovektomien an Gelenken oder Sehnen ohne mechanische Beeinträchtigung wirkungslos.

- Die Frage der optimalen **Zeitintervalle** beim Langzeit-Follow-up ist eine Frage des Endpunkts. Ist der Endpunkt eine Funktionsverschlechterung, braucht es engmaschige Kontrollen, um diese Funktionsverschlechterung überhaupt zu erkennen. In der Endoprothetik sind es allfällige Abriebprobleme, bei denen die klinische Symptomatik den objektiven Befunden nachhinkt. Es ist bei anderen Zielsetzungen aber auch nicht notwendig, dass lückenlos alle Patienten im Langzeit-Follow-up nachkontrolliert werden. Es genügt dann, jeden 2. oder auch jeden 5. Patienten langfristig nachzukontrollieren.
- Bei **Infekten** sind die Langzeitkontrollen ausgesprochen wichtig, nicht zuletzt auch aus persönlich-wissenschaftlichen Gründen. Ich habe alle meine eigenen, wegen eines Infekts revidierten Kunstgelenke langfristig nachkontrolliert. Langzeitresultate bei Infekten können ein Therapieschema jedoch kaum relevant beeinflussen.
- In den Langzeitresultaten reflektiert sich auch die **Lebensqualität** unserer Patienten. Was tun wir mit unserer Tätigkeit anderes, als den Patienten Lebensqualität zu geben oder zurückzugeben.
- Die Verhinderung von **Langzeitarchivaufhebungen** ist im Wesentlichen ein logistisch-finanzielles Problem. Es endet meist in einem Kompromiss zwischen Anspruch und Möglichkeiten. In meinem Einflussbereich haben wir uns darauf geeinigt, gewisse Schlüsselergebnisse aus allen gespeicherten Daten auszuwählen und elektronisch zu archivieren. Es braucht eine Selektion, verbunden mit einer vernünftigen Archivierung, die für den Endverbraucher mit überschaubarem Aufwand verfügbar ist. Die Produktion von „Datenfriedhöfen" hat sich noch nie gelohnt.
- **Nicht alle Kliniken**, sondern Kliniken mit einem Ausbildungsauftrag und einer Forschungstätigkeit sollten zur **Langzeitdokumentation** verpflichtet sein. Dies sieht auf den ersten Blick nach wenig aus. Wenn man jedoch bedenkt, wie viele orthopädisch tätige Ärzte sich bei der Entwicklung von neuen Techniken und Implantaten engagieren, sieht die Sache anders aus.
- Langzeitdokumentation in der **Kinderorthopädie** ist absolut entscheidend. Meine persönliche Erfahrung erstreckt sich auf das Gebiet der Fehlbildungen im Bereich der oberen Extremität, insbesondere der Hand. Hier erstreckt sich das Minimum der Langzeitkontrollen bis zum erwachsenen Alter, endet jedoch häufig nicht mit dem 20. Altersjahr. Wesentliche Folgen zeigen sich bei solchen Patienten oft erst bei der Berufswahl oder später in der Langzeitbelastung bei der Berufsausübung.
- Der Kernsatz der erfolgreichen Behandlung der **chronischen Polyarthritis** ist die Zusammenarbeit zwischen den konservativ und den operativ tätigen Akteuren. Diese Zusammenarbeit ist nicht nur für die Patienten, sondern auch für das Verständnis der Erkrankung selbst und für die Entwicklung neuer therapeutischer Möglichkeiten von essenzieller Bedeutung. Die Biologica wurden mithilfe der Gewebekulturen von operierten Patienten entwickelt. Die enge Zusammenarbeit unter anderem mit der rheumatologischen Universitätsklinik Zürich führte zu diesen Erfolgen. Die Anzahl der notwendigen operativen Rekonstruktionen bei Rheumati-

kern hat aufgrund der neuen medikamentösen Behandlungsmöglichkeiten signifikant abgenommen.
- Eine konsequent aufgebaute **Langzeitdokumentation** stellt **hohe Ansprüche an personelle, räumliche und finanzielle Ressourcen**. Die heutigen digitalen Möglichkeiten sind diesen Zielen entgegengekommen, da räumliche Ansprüche nur noch für die Computer nötig sind. Die personellen Aufwendungen an die Generierung, Verwaltung und Speicherung der Daten sind jedoch unverändert. Entscheidend ist heute vor allem auch die Mitarbeit eines **Informatikers**.
- Ich befürworte eine **Individualarchivierung** durch die Patienten und praktiziere diese bereits seit Jahrzehnten. Ich gebe meinen Patienten alle Dokumente in ausgedruckter Form analog mit. Ein weiterer Schritt in diese Richtung wäre die Erstellung einer persönlichen Gesundheitskarte. In der Schweiz gehen Anstrengungen des Bundes in diese Richtung. Die Gefahr des Datenmissbrauchs besteht. Der Datenschutz muss gesichert sein.
- Positive Erfahrungen bei der Langzeitarchivierung durch eine **Sozialversicherung** habe ich bei meiner Tätigkeit in Hamburg mit der **deutschen Berufsgenossenschaft** gemacht.
- Die Verfälschung von Langzeitresultaten durch **chirurgische Fehlleistungen** zielt in Richtung der persönlichen Qualitätskontrolle und der persönlichen Verantwortlichkeit. Leider ist bei uns die Spannweite zwischen Haftpflicht und lediglich qualitativer Versäumnisse noch immer zu groß. Alle Anstrengungen der SGOT (Schweizerische Gesellschaft für Orthopädie und Traumatologie) gehen dahin, diese Grauzone zu verringern und den Anspruch auf beste Behandlungsqualität zu verbessern.
- **Geographisch bedingte Distanzen ersch**weren die Langzeitdokumentation. Räumliche Hindernisse sollten jedoch überwindbar sein. In Deutschland wird von der Berufsgenossenschaft eine Reiseentschädigung bezahlt. Daher rührt zum Teil auch meine positive Einschätzung der deutschen Berufsgenossenschaften und ihrer Spitäler.

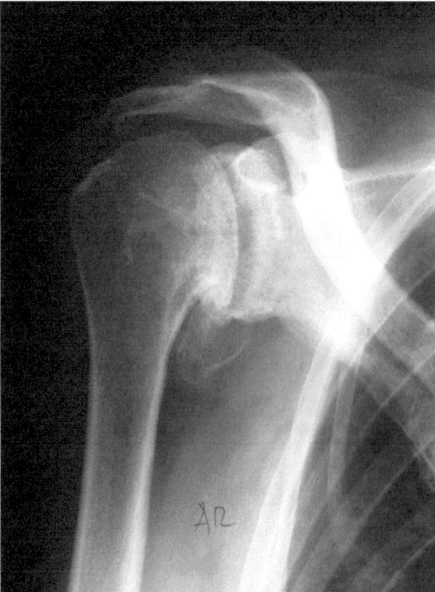

Abb. 32.1 Rechte Schulter a.-p. in Außenrotation präoperativ

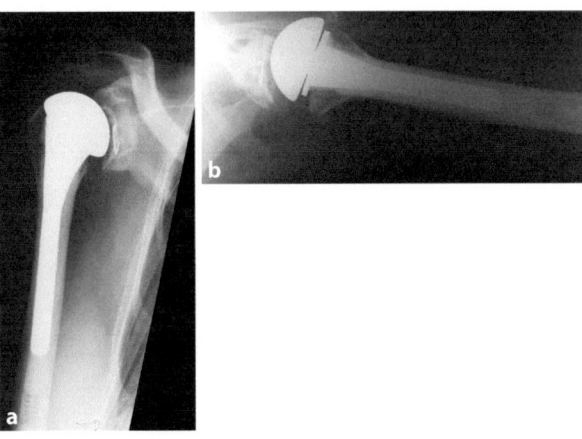

Abb. 32.2 a Rechte Schulter a.-p. postoperativ, b rechte Schulter axial postoperativ

32.2 Schultertotalprothese – Aequalisprothesensystem – 20-Jahre-Follow-up

B. R. Simmen, R.-P. Meyer

32.2.1 Vorgeschichte

Ein heute 78-jähriger Mann wurde 1995 wegen einer primären Omarthrose rechts an seiner Schulter prothetisch versorgt (**Abb. 32.1**; **Abb. 32.2a,b**). Es wurde das damals erste anatomisch adaptierbare Modell des Aequalisprothesensystems implantiert. Der Prothesenschaft wurde zementiert, ebenso das Depuy-Polyethylenglenoid vom Typ Chylamer. In der Folge funktioniert diese Schulterprothese nun zur vollen Zufriedenheit des Patienten bis heute – 20 Jahre nach Intervention. Regelmäßige klinische und radiologische Kontrollen finden im Rahmen der im Endoprothesenregister vorgesehenen Zeitintervalle statt.

32.2.2 Situation 20 Jahre nach dem Eingriff

20 Jahre nach Implantation der Schultertotalprothese rechts ist der Patient nach wie vor weitgehend beschwerdefrei. Die rechte Schulter ist gelegentlich etwas belastungsschmerzhaft. Die Schulterfunktion rechts ist mit Flexion/Elevation von 100° und Außen-/Innenrotation in Abduktion von 80/0/0° schmerzfrei und für den Alltag suffizient. Die Röntgenkontrolle dokumentiert einen festen Prothesensitz sowohl der Glenoidkomponente wie des Prothesenschafts. Die Polyethylenoberfläche ist abriebbedingt teilweise aufgebraucht. Das Gelenk ist zentriert (**Abb. 32.3a–c**). In der Ultraschalluntersuchung liegt eine intakte Rotatorenmanschette bei leichter Atrophie der Supraspinatus- und Infraspinatusmuskulatur vor.

Der Patient meldet sich nun bei seinem früheren Operateur, da seine linke Schulter zunehmend Schmerzen bereitet. Da er mit dem Kunstgelenkersatz an der rechten Schulter vollauf zufrieden ist, wünscht er nun den Gelenkersatz auch an der linken Schulter. Die Röntgenbilder der linken Schulter zeigen eine destruierende Omarthrose (**Abb. 32.4a–c**). Der Patient wird für den Eingriff vorgesehen.

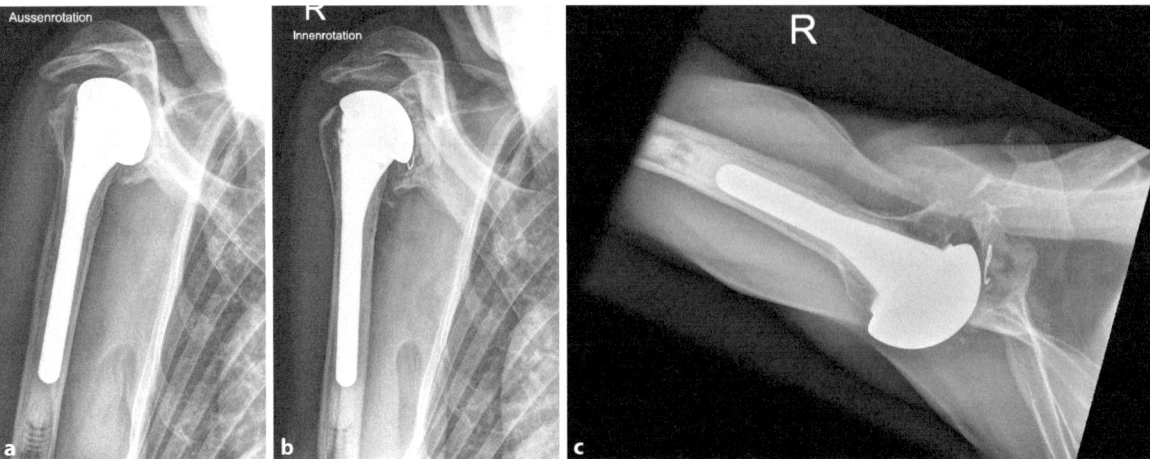

Abb. 32.3 a Rechte Schulter a.-p. in Außenrotation, b rechte Schulter a.-p. in Innenrotation, c rechte Schulter axial

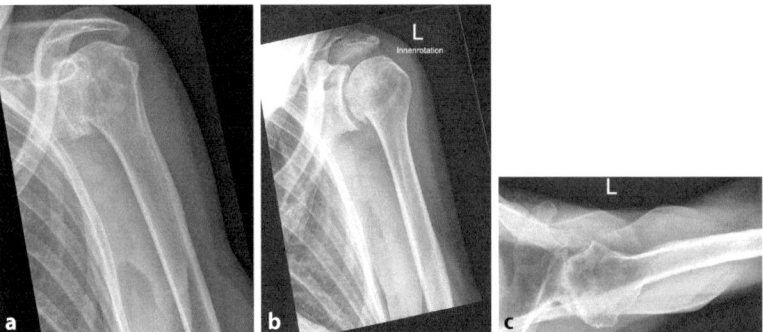

Abb. 32.4 a Linke Schulter in Außenrotation, b linke Schulter in Innenrotation, c linke Schulter axial

32.2.3 Diskussion

Hier zeigt sich eindrücklich der technische Fortschritt in der Entwicklung neuer Schulterprothesensysteme. Es ist nicht mehr die Anatomie, die sich den klobigen Standardmodellen anzupassen hat, sondern die modular entwickelten Schulterprothesen passen sich den individuellen anatomischen Verhältnissen an. Das hier angewandte Aequalisprothesensystem brachte als eines der ersten Modularsysteme den entsprechenden Gewinn an Funktion und Dauerhaftigkeit. Dies dokumentiert eindrücklich auch der hier vorgestellte Fall. Nach 20 Jahren Laufzeit liegt aus radiologischer Sicht eine durch Abrieb verursachte Teilkonsumation der glenoidalen Polyethylenoberfläche vor. Der Cuff ist sonographisch dokumentiert intakt und gibt dem Patienten die gewünschte Funktion. Ob nun bei diesem 78-jährigen Mann die Rotatorenmanschettendegeneration oder der Polyethylenabrieb am Glenoid rascher fortschreitet, ist nicht so relevant. Ein Wechsel auf den inversen Prothesentyp ist in beiden Fällen die Therapie der Wahl und nach über 20 Jahren Laufzeit auch für den Patienten eine vertretbare Intervention.

Langzeitresultate in der Neurologie

M. Sutter

© Springer-Verlag Berlin Heidelberg 2016
R.-P. Meyer, H.-K. Schwyzer, B. R. Simmen (Hrsg.), *Langzeitresultate in der Extremitäten- und Wirbelsäulenchirurgie*,
DOI 10.1007/978-3-662-49090-7_33

Curriculum Martin Sutter (1960)
Nach der Primär- und Sekundarschule im Heimatkanton, Appenzell, Schweiz, wurde ich in einem ersten Bildungsweg Werkzeugmacher und arbeitete 5 Jahre in diesem Beruf. 1985 erwarb ich die Maturität Typus C und studierte anschließend an der Universität Zürich Humanmedizin mit Staatsexamen 1992. Die Spezialisierung in Neurologie erfolgte an der neurologischen Universitätsklinik Zürich. Seit dem Jahr 2000 arbeite ich an der neurologischen Abteilung der Schulthess Klinik Zürich, seit 2004 in der Funktion als leitender Arzt.

33.1 Interview mit Martin Sutter

- **Langzeitdokumentationen** sind in der **Neurologie** absolut **essenziell**. Eine neurologische Schädigung kann oft erst nach 2–3 Jahren definitiv beurteilt werden. Ob Restschäden bleiben, ob neurologische Defizite persistieren, manifestiert sich erst nach Jahren. In diesen 2–3 Jahren muss der Patient mit seinem neurologischen Leiden von uns Ärzten psychologisch geschickt geführt werden. Neurologische Ausfälle sind nicht ein rein „medizinisch-anatomisches" Problem. Sie betreffen den Menschen als Ganzes, in seinem Innersten, und sind dadurch auch ein psychologisches Problem. Kurz gesagt: „Ich habe ein Problem, ich bin ein Problem." Die neurologischen Problemstellungen sind nicht mit chirurgischen Problemen vergleichbar. Häufig müssen Patienten wegen ihres neurologischen Leidens ihr ganzes Leben umstellen. Es gibt ein Vorher, es gibt ein Nachher, wenn man an eine Querschnittslähmung oder an eine multiple Sklerose denkt.
- Für mich als Neurologen sind **Langzeitverläufe eine Herausforderung**. Ein Beispiel: Ein Ependymom im Rückenmark soll zum dritten Mal operativ angegangen werden. Eine radikale Entfernung ist problematisch. Wie viel soll entfernt werden? Was für eine Prognose besteht bezüglich der Erholung des funktionellen Defizits bei Totalexstirpation? Welche Prognose ist dem Tumor und seinem Wachstum inhärent? Während der 3. Operation zeigt das intraoperative Monitoring eine Fußheberparese. Der Resttumor wird deshalb belassen. 1 Jahr später wird der Tumor bestrahlt. Er bleibt dadurch in seiner Größe unverändert. Im Anschluss

an die Bestrahlung bildet sich jedoch im Bestrahlungsfeld ein Neurinom. Ist es Folge der Bestrahlung? Ist es ein Zweittumor? Soll operiert werden? Wir infiltrieren probatorisch. Die Patientin entwickelt daraufhin passagere Gehstörungen. Wir verzichten daher auf eine operative Entfernung des Neurinoms.

- Für uns Neurologen ist der **funktionelle Aspekt im Langzeitverlauf** entscheidend. Welche therapeutische Strategie ist für den Patienten die richtige? Was soll gemacht werden, was nicht? Den Tumor in toto entfernen, teilweise entfernen, gar nicht entfernen? Wir gehen oft ans Limit. Mit der elektrophysiologischen Diagnostik sind Funktionen objektiv messbar. Wir können beispielsweise die Blasenfunktion intraoperativ messen. Für die operative Vorgehensweise spielt dies eine entscheidende Rolle.
- Jede Methode hat ihre Grenzen. Die Verhältnismäßigkeit muss gewichtet werden. Der **natürliche Langzeitverlauf** muss miteinbezogen werden, bis ein operatives Vorgehen zur Diskussion steht.
- Aus **Langzeitbeobachtungen** lernen wir viel bezüglich der **therapeutischen Indikationsstellung.** Es sollte möglichst die effizienteste Therapie gefunden werden. Wenn wir 5 Jahre konservativ behandeln, und die Situation ist noch immer nicht gut, haben wir wohl nicht die beste Therapie gewählt. Falls eine andere Behandlungsmethode existiert, die einen größeren Erfolg bringt, muss diese angewandt werden. Wir lernen aus dem Langzeitverlauf.
- Ausgesprochen wichtig bei der Bewertung von Langzeitverläufen ist die **Vernetzung**. Je mehr wir zu Fachidioten werden, desto wichtiger ist die Vernetzung, ist die Kommunikation mit den anderen involvierten Spezialisten und Fachbereichen.
- Langzeitverläufe sind eine der **effizientesten Lernquellen** für jeden Arzt in jeder Spezialität. Werden jedoch nur immer neue Therapien ohne Langzeitkontrollen eingebracht, wird der Fortschritt nicht fassbar.
- Beim Langzeitverlauf in der Neurologie ist die **Erstdiagnose** oft eine **Hypothese**. Die Diagnose wird im Verlauf der Zeit verifiziert oder falsifiziert. Stimmt sie nicht, geht es zurück auf Feld 1. Dies ist der Algorithmus in der Neurologie. Ein typisches Beispiel dafür ist die spastische Lähmung. Erst der Langzeitverlauf führt zur Diagnose. Mit der Magnetresonanz kann die Frühdiagnostik gelingen, sie kann aber auch zu Fehlbehandlungen verleiten, zum Beispiel zur „Dekompression" einer asymptomatischen Spinalkanalstenose.
- Eigentliche **Zeitintervalle** für Langzeit-Follow-ups bestehen in der Neurologie nicht. Bei vaskulären Ereignissen liegt eine Notfallsituation vor mit entsprechendem Handlungsbedarf. Bei chronisch neurologischen Leiden wie beispielsweise der Parkinson-Krankheit genügen Jahreskontrollen, solange es gut geht. Einem Parkinson-Patienten kann es 30 Jahre lang gut gehen.
- Die **Archivierung** der Langzeitresultate in der Neurologie erfolgt bereits seit längerer Zeit digital. Wichtig ist auch das Übertragen von alten, analogen Daten in ein modernes digitales Archiv. Wir haben beispielsweise eine über 40 Jahre minutiös geführte analoge Dokumentation zu einer Charcot-Marie-Tooth-Patientin aus einer neurologischen Privatpraxis in unsere digitale Dokumentation übernommen. Die zunehmende Untergruppierung des Charcot-Marie-Tooth-Krankheitskomplexes zeigte sich auch in diesem 40-Jahres-Follow-up klar.

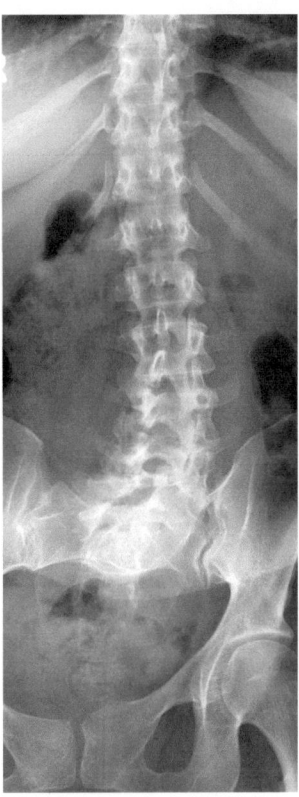

Abb. 33.1 Lumbale Wirbelsäulenaufnahme a.-p.: hemilumbalisierter Sakralwirbel mit konsekutiver Skoliosierung

33.2 Vier Operationen ohne ursächliche Diagnose, 25 Jahre bis zur gesicherten Diagnose – ein Horrorlangzeitverlauf

M. Sutter

33.2.1 Vorgeschichte

Bereits während der Schulzeit litt eine heute 40½-jährige Frau periodisch unter Gangstörungen. Auch lumbale Schmerzen wurden damals bereits erwähnt. Verschiedentlich fanden ärztliche Abklärungen statt. Mit 22 Jahren traten zusätzlich Hüftschmerzen beidseits auf. Auch verstärkten sich die lumbalen Beschwerden. Eine radiologische Abklärung der Hüftgelenke zeigte eine beidseitige Hüftdysplasie. Mit 23 Jahren wurde von einem in dieser Technik versierten Orthopäden eine periazetabuläre Beckenosteotomie rechts durchgeführt. Eine Besserung im Hüftbereich trat nicht ein. Die lumbalen Schmerzen nahmen zu. Mit 24 Jahren kam als neue Diagnose die eines hemilumbalisierten Sakralwirbels hinzu (Abb. 33.1).

Physiotherapie wurde verordnet. Mit 26 Jahren erlitt die Patientin eine banale Kniekontusion und wurde in der Folge weitgehend gehunfähig. Die Frau wurde mit der Diagnose „funktionelle Gehstörung" entsprechend stigmatisiert. Mit 27 Jahren wurde diese „funktionelle Gehstörung" zum ersten Mal aus neurologischer Sicht beurteilt. Es zeigten sich pathologische sensibel evozierte Potenziale des Nervus tibialis links und eine Fußheberschwäche links. So wurde nun aus ärztlicher Sicht erstmals ein objektiver pathologischer Befund festgehalten.

Wegen zunehmender lumbaler Beschwerden wurde bei der inzwischen 28-jährigen Frau im Hinblick auf eine allfällige Spondylodese probatorisch

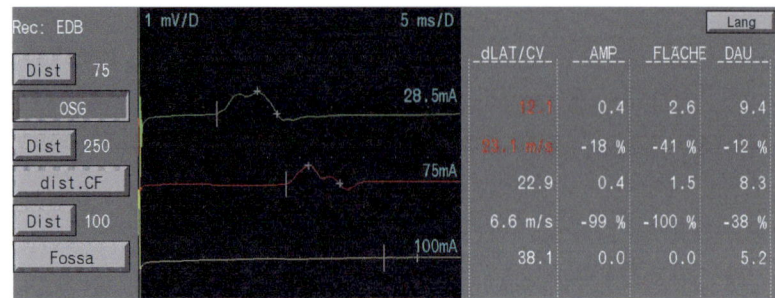

◘ Abb. 33.2 Kompletter Leitungsblock des Nervus peronaeus communis links auf Höhe des Fibulaköpfchens im Rahmen einer HNPP („hereditary neuropathy with liability to pressure palsies")

ein Fixateur externe montiert. Die chirurgische Spondylosierung wurde dann jedoch wegen fehlender Besserung verworfen. Mit 28½ Jahren trat bei exazerbierenden lumbalen Rückenschmerzen eine Zunahme der Fußheberschwäche links auf. Missempfindungen an der Planta pedis führten zu rezidivierenden Stürzen. Neue Befunde waren neurologisch objektivierbar, unter anderem durch einen abgeschwächten Patellarsehnenreflex links. Es stellte sich eine groteske Gangstörung ein, die bis zur Gehunfähigkeit führte. Nun im Rollstuhl, wurde der Patientin die Diagnose einer **Contusio lumbosacralis** mitgeteilt! Es folgte eine stationäre Rehabilitation. Der Klinikpsychologe erklärte expressis verbis: „Somatische Erkrankung ausgeschlossen." Obwohl bei periodischen Beinlähmungen neurologisch objektive Befunde vorlagen, wurde die Patientin für psychisch alteriert erklärt. Durch intensive Physiotherapie gelang es, die Patientin aus dem Rollstuhl und zum Gehen an Handstöcken zu bringen. Mit 31 Jahren wurde die Frau mit der Pauschaldiagnose „Borderline" an einer psychiatrischen Klinik hospitalisiert. Wegen Hüftschmerzen wurde mit 36 Jahren eine chirurgische Korrektur bei Hüft-Offset links vorgenommen. Wegen postoperativ persistierender Hüftschmerzen wurde 9 Monate später die Metallentfernung bei gleichzeitiger Gelenkinspektion durchgeführt. Eine Besserung der Gangstörung und der Hüftbeschwerden trat nicht ein. Mit 37 Jahren verstärkten sich die Sensibilitätsstörungen an den unteren Extremitäten mit Kraftverlust und Missempfindungen an den Füßen beidseits, rechts dominant.

Am **30.11.2004** erfolgte bei der inzwischen 37 Jahre alten Frau die erste ausführliche elektrodiagnostische Untersuchung. Es fanden sich objektive pathologische Befunde, nämlich die einer sensomotorischen, demyelinisierenden Polyneuropathie mit multiplen Leitungsblöcken (◘ Abb. 33.2). Die genetisch gesicherte Diagnose einer hereditären Neuropathie mit Neigung zu Druckparesen (HNPP, „hereditary neuropathy with liability to pressure palsies") wurde am 21.09.2005 festgehalten.

33.2.2 Analyse

Das Leiden trat bei der Patientin bereits in der Schulzeit auf. Die erste objektiv belegte neurologische Störung wurde mit 26 Jahren festgehalten. Trotz des objektivierbaren Befunds wurde das Krankheitsbild als funktionell interpretiert. Trotz dieser objektiven Befunde musste die Patientin in der Folge 4 Operationen erdulden (◘ Abb. 33.3):

– eine periazetabuläre Beckenosteotomie rechts 1990,
– eine probatorische Fixateur-externe-Montage lumbal 1994,
– eine Offsetkorrektur an der linken Hüfte im Januar 2003,

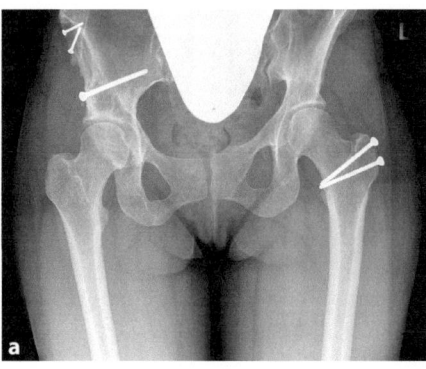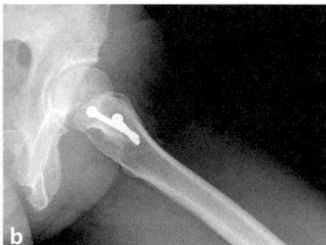

Abb. 33.3a,b Beckenröntgenbild a.-p. und linke Hüfte axial: Status nach periazetabulärer Beckenosteotomie rechts, Status nach Offsetkorrektur linke Hüfte

- eine Metallentfernung mit Gelenkinspektion an der linken Hüfte im September 2003.

Keine dieser chirurgischen Interventionen brachte eine Besserung respektive eine Klärung der Situation.

Sicher können diese Operationen in ihrer Indikation begründet werden. Sicher wurde hier nicht alles falsch gemacht. Wenn die Patientin schlecht geht und eine Hüftdysplasie vorliegt, kann man eine periazetabuläre Osteotomie rechtfertigen. Die zugrunde liegende Diagnose ist ja nicht gestellt – ergo Operation.

Da man der Patientin nicht glaubt respektive die Ursache der Gehstörung, der rezidivierenden Lähmungen und Sensibilitätsausfälle nicht richtig abklärt, wird die Patientin als Borderline stigmatisiert und der ganze Symptomenkomplex als funktionell-psychisch interpretiert. Heute ist die neurologische Diagnose zwar gesichert. Die Patientin bleibt jedoch – in Anbetracht der langjährigen Anamnese mehr als verständlich – psychisch auffällig und ist als Laborantin beruflich nicht mehr integrierbar. Die durch den Psychiater attestierte **psychiatrische Vollberentung** ist irreversibel.

33.2.3 Diskussion

Langzeitresultate basieren nicht nur objektiv auf einer prospektiven Analyse, sondern auch auf einer sorgfältigen Anamnese und Aufarbeitung der Befunde. Wieso liegt hier ein solcher Verlauf vor? Dieser Fall hätte ganz anders – sprich positiver – verlaufen können. Im Klartext: Wir Ärzte haben diese Patientin auf dem Gewissen. Der chirurgische Akt muss die Lösung eines Problems sein und nicht eine Verzweiflungstat. Heute ist hier nun nicht der Operateur, sondern die Patientin verzweifelt.

Lernen setzt die Bereitschaft und den Willen voraus, den Langzeitverlauf aufzuarbeiten und zu reflektieren. In der Chirurgie führen Langzeitauswertungen zu einer Verbesserung der Technik oder zu ihrer völligen Ablehnung. Unsere retrospektiven neurologischen Langzeitanalysen führen letztlich zur gleichen Konsequenz, das heißt, durch frühe respektive rechtzeitige Diagnosestellung können Behandlungsfehler, überflüssige Behandlungen und/oder falsche Behandlungen vermieden werden.

Nachwort

© Springer-Verlag Berlin Heidelberg 2016
R.-P. Meyer, H.-K. Schwyzer, B. R. Simmen (Hrsg.), *Langzeitresultate in der Extremitäten- und Wirbelsäulenchirurgie*,
DOI 10.1007/978-3-662-49090-7_34

In diesem Buch haben wir uns mit der Zusammenstellung und Publikation von Langzeitresultaten über 20 und mehr Jahre eine recht anspruchsvolle Aufgabe gestellt. Diese Aufgabe hat uns aber mit ständig neu auftauchenden Aspekten und Überraschungen immer wieder positiv beeindruckt. Kurzum – wir würden mit der gleichen Zielsetzung erneut antreten. Alle 38 beteiligten Autoren lassen nie den geringsten Zweifel offen bezüglich der Wichtigkeit dieser Langzeitanalysen. Es handelt sich bei Langzeitstudien also keinesfalls um einen alten Zopf, den es baldmöglichst abzuschneiden gilt.

Bei vielen Langzeitverläufen, gerade in der Endoprothetik, können die Operateure den Beweis erbringen, mit welch qualitativ hochstehenden Implantaten sie über die Jahrzehnte gearbeitet haben und weiterhin arbeiten. Umso erschreckender ist es aber auch, feststellen zu müssen, mit welcher Nonchalance gewisse Prothesenbauer im Verbund mit experimentierfreudigen Ärzten fragliche Produkte nach „schmaler Testung" auf den Markt werfen. Diesem Trend ist von uns Fachärzten mit größter Konsequenz entgegenzutreten. Dazu braucht es ein hohes Fachwissen und eine ebenso hohe Integrität – gepaart mit Mut.

Und zum Schluss noch eine optimistische Perspektive: Eine statistische Erhebung von 1990 bis 2013 – die Anzahl von Publikationen im Bereich Orthopädie mit „Long-term-Titeln" betreffend – zeigt eine stetige Zunahme solcher Arbeiten. Waren es 1990 knapp 50 Publikationen, fanden sich 2013 deren 200. Ist doch schon etwas!

R.-P. Meyer
H.-K. Schwyzer
B. R. Simmen

Sommer 2016

If you have any concerns about our products,
you can contact us on
ProductSafety@springernature.com

In case Publisher is established outside the EU,
the EU authorized representative is:
Springer Nature Customer Service Center GmbH
Europaplatz 3, 69115 Heidelberg, Germany

Printed by Libri Plureos GmbH
in Hamburg, Germany